めざせ！

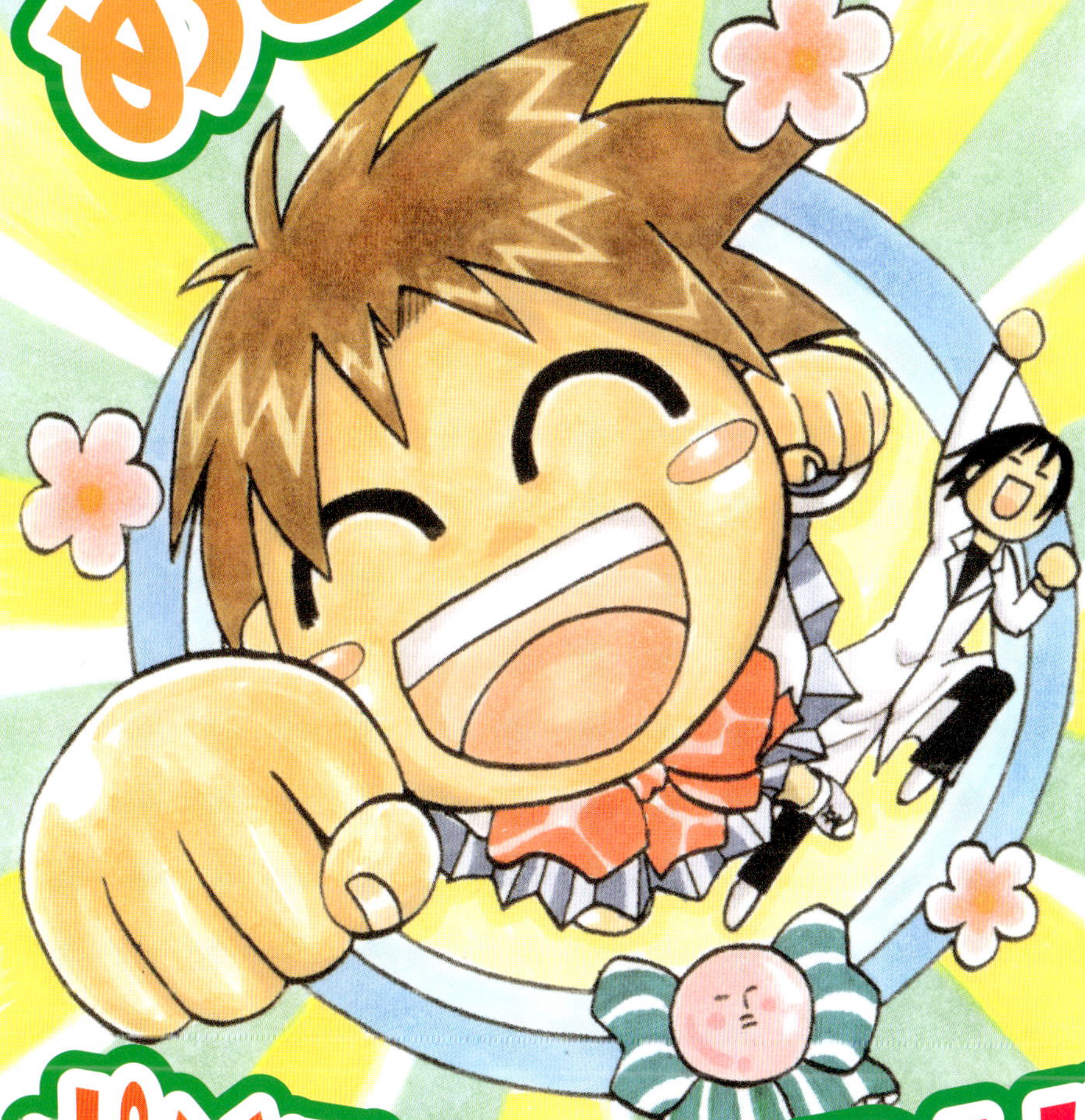

ポジティブADHD

『ADHD』

Attention
Deficit
Hyperactivity
Disorder

和訳
『注意欠陥多動性障害』

・
・
・

脳の発達障害の一種

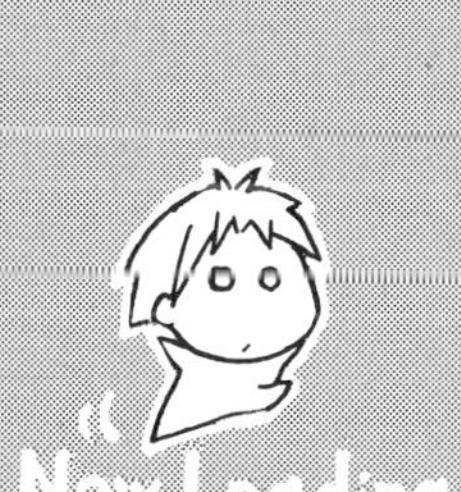

プロローグ

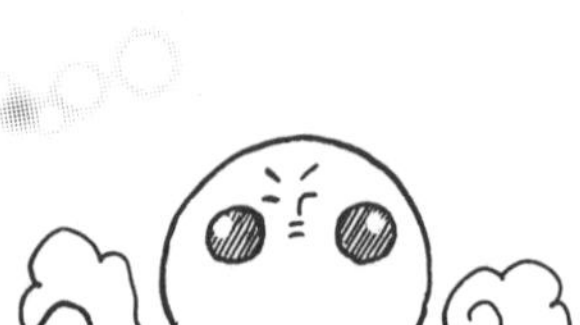

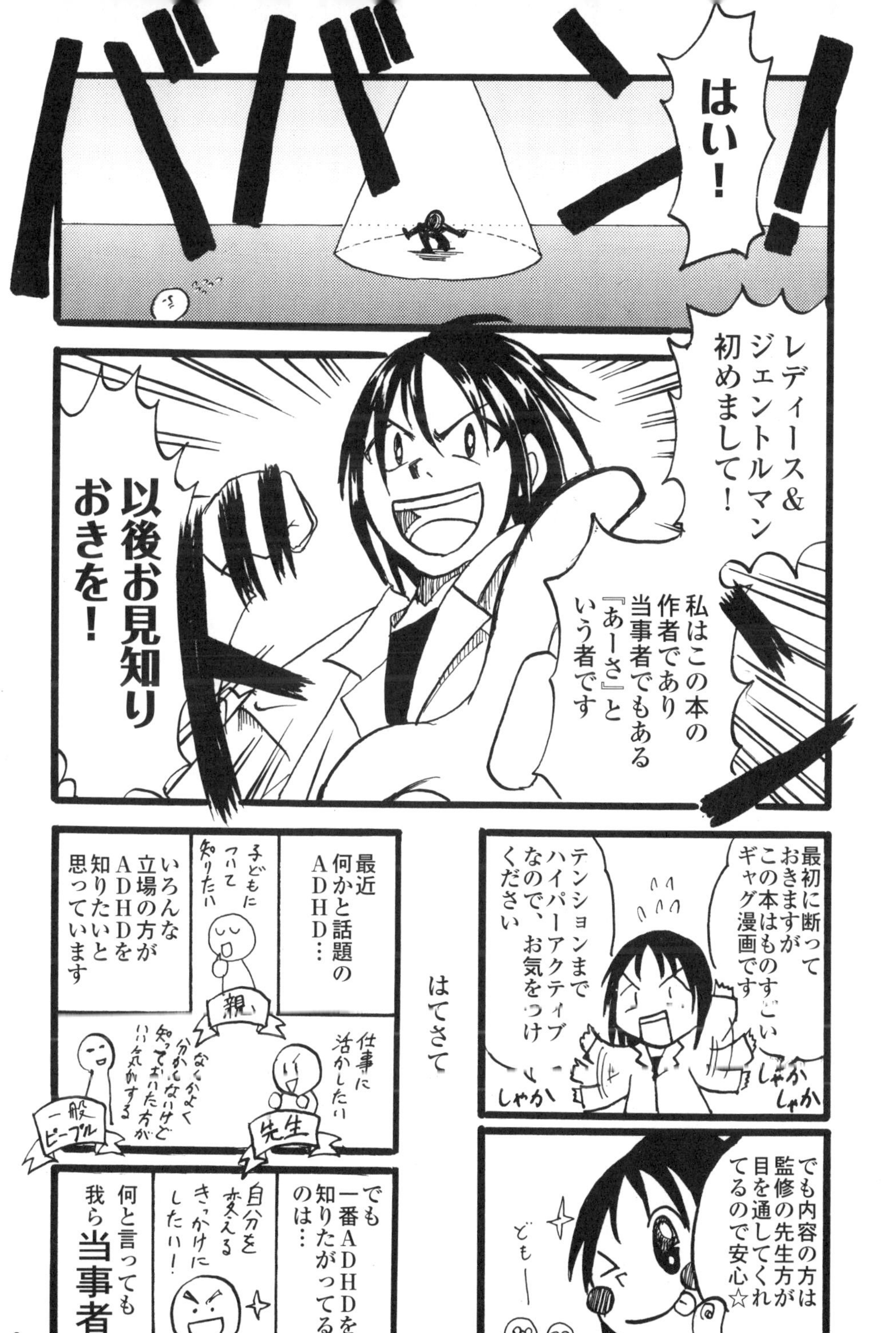
はい!
レディース&ジェントルマン初めまして!
私はこの本の作者であり当事者でもある『あーさ』という者です
以後お見知りおきを!
最初に断っておきますがこの本はものすごいギャグ漫画です
テンションまでハイパーアクティブなので、お気をつけください
しゃかしゃか
しゃか
はてさて
最近何かと話題のADHD…
子どもについて知りたい
いろんな立場の方がADHDを知りたいと思っています
親
仕事に活かしたい
先生
なんかよく分かんないけど知っておいた方がいい気がする
一般ピープル
でも内容の方は監修の先生方が目を通してくれてるので安心☆
ども――
でも一番ADHDを知りたがってるのは…
自分を変えるきっかけにしたい!
何と言っても我ら当事者

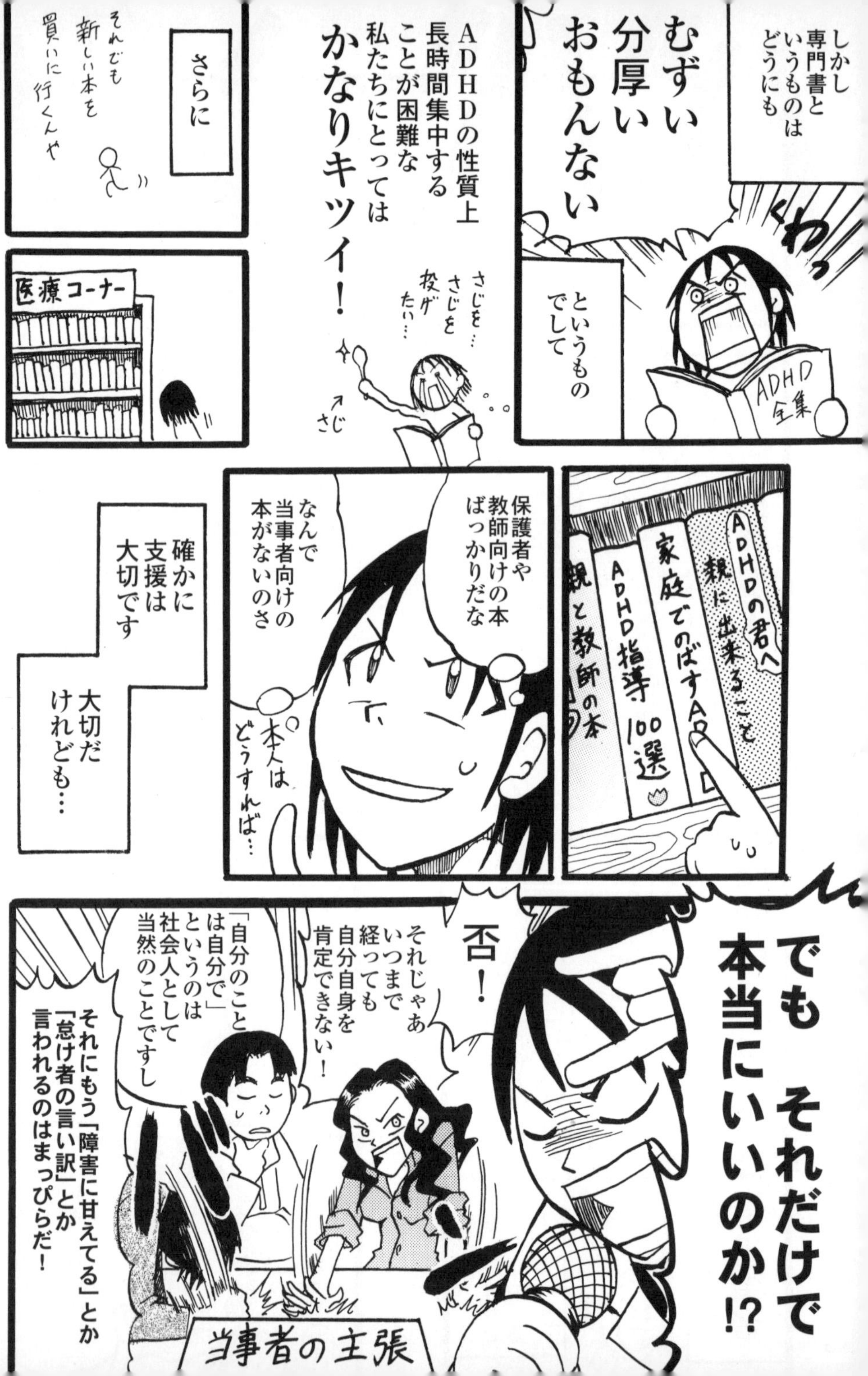

しかし専門書というものはどうにも
むずい
分厚い
おもんない
くわっ
ADHD全集
というものでして
ADHDの性質上長時間集中することが私たちにとって困難な
かなりキツイ！
さじを…さじを投げたい…
さじ
さらに
それでも新しい本を買いに行くんや
医療コーナー
ADHDの君へ
親に出来ること
家庭でのばすAD
ADHD指導100選
親と教師の本
保護者や教師向けの本ばっかりだな
なんで当事者向けの本がないのさ
本人はどうすれば…
確かに支援は大切です
大切だけれども…
でもそれだけで本当にいいのか!?
否！
それじゃあいつまで経っても自分自身を肯定できない！
「自分のことは自分で」というのは社会人として当然のことですし
それにもう「障害に甘えてる」とか「怠け者の言い訳」とか言われるのはまっぴらだ！
当事者の主張

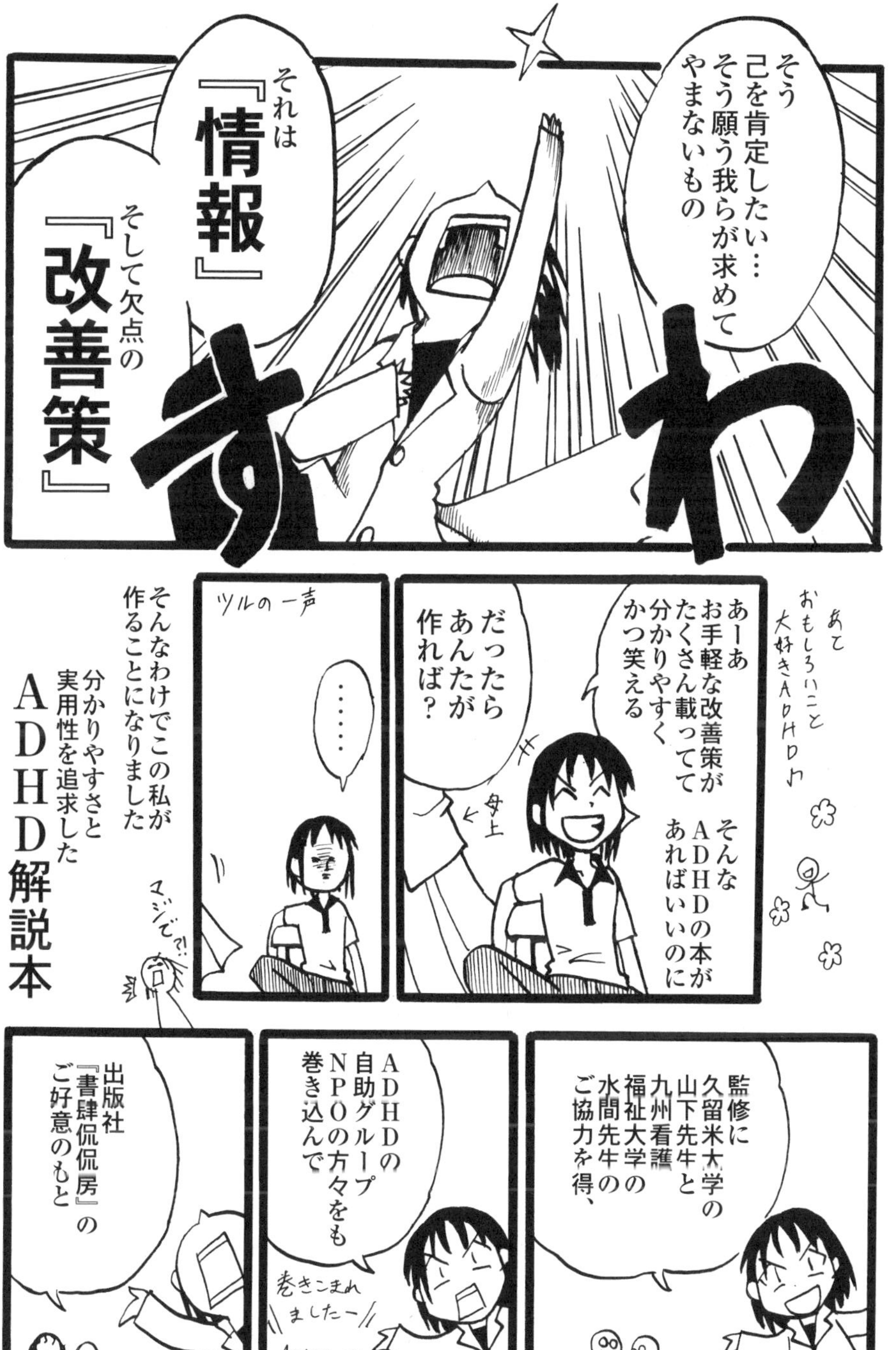
そう
己を肯定したい…
そう願う我らが求めてやまないもの
それは『情報』
そして欠点の『改善策』
すわ
あーあ
お手軽な改善策がたくさん載ってて分かりやすくかつ笑える
そんなADHDの本があればいいのに
おもしろいこと大好きADHD♪
だったらあんたが作れば？
母上
ツルの一声
……
そんなわけでこの私が作ることになりました
分かりやすさと実用性を追求した
ADHD解説本
マジで?!
監修に久留米大学の山下先生と九州看護福祉大学の水間先生のご協力を得、
ADHDの自助グループNPOの方々をも巻き込んで
巻きこまれましたー
出版社『書肆侃侃房』のご好意のもと

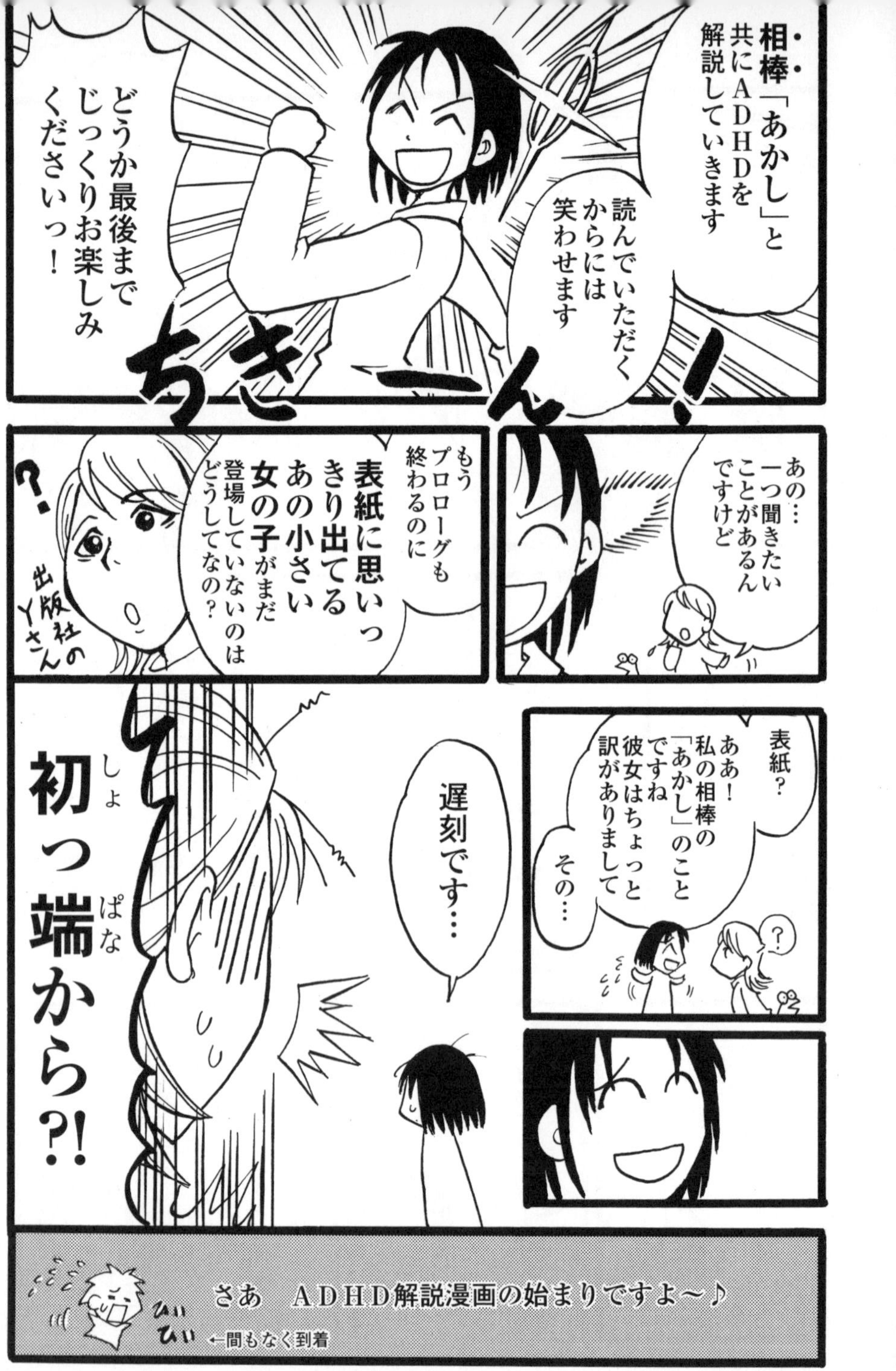

・・相棒「あかし」と共にADHDを解説していきます
読んでいただくからには笑わせます
どうか最後までじっくりお楽しみくださいっ！
ちきーん！
あの…一つ聞きたいことがあるんですけど
もうプロローグも終わるのに表紙に思いっきり出てるあの小さい女の子がまだ登場していないのはどうしてなの？
？
出版社のYさん
表紙？
ああ！私の相棒の「あかし」のことですね 彼女はちょっと訳がありまして
その…
？
遅刻です…
初っ端から?!
さあ　ADHD解説漫画の始まりですよ〜♪
ひぃひぃ
←間もなく到着

ちょっと　その前に
この本を楽しむために

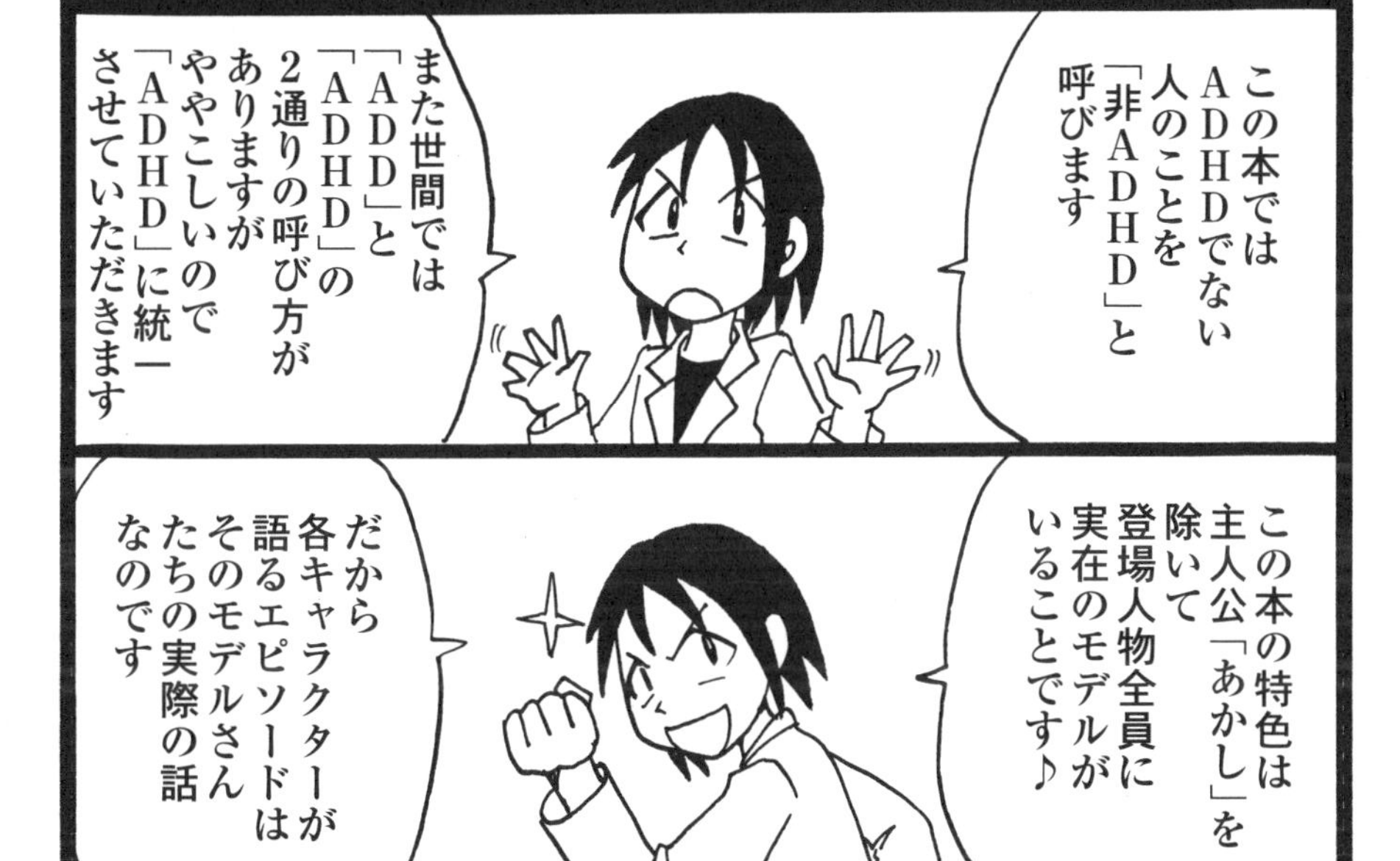
この本ではADHDでない人のことを「非ADHD」と呼びます
また世間では「ADD」と「ADHD」の2通りの呼び方がありますがややこしいので「ADHD」に統一させていただきます
この本の特色は主人公「あかし」を除いて登場人物全員に実在のモデルがいることです♪
だから各キャラクターが語るエピソードはそのモデルさんたちの実際の話なのです
そして
私は白衣を着ておりますが
別に医療関係者じゃないですよ！
カッ
ただ見た目がかっこいい!!
気がするから…
あと描きやすい↑重要

ご案内

『フロンティア☆ADHD』

http://homepage2.nifty.com/ryantairan/

あーさの個人サイトです
ここからADHDの解説漫画がスタートしました
本書はその漫画をもとに、全て新しく書き下ろしたものです
この本の原作ともいえるweb版を読んでみたい方は
サイトの方にもぜひお越しください

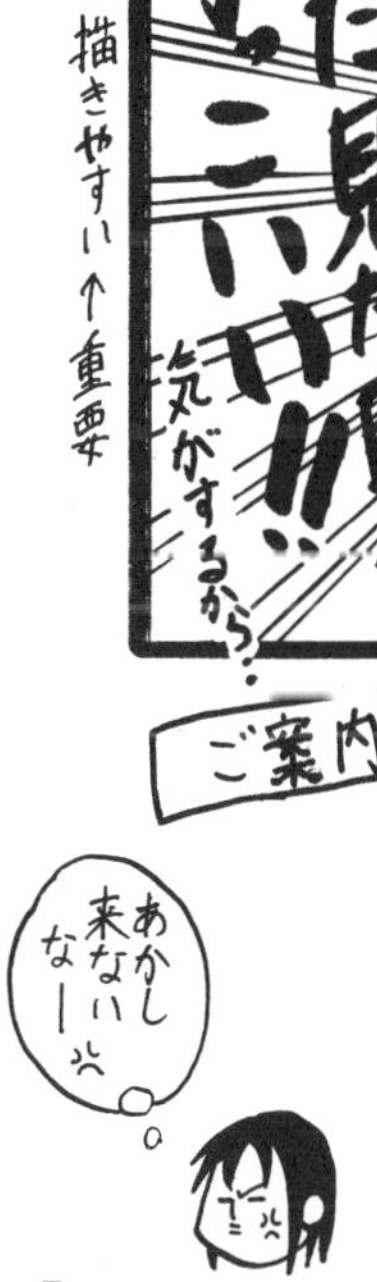
あかし来ないなー

目　次

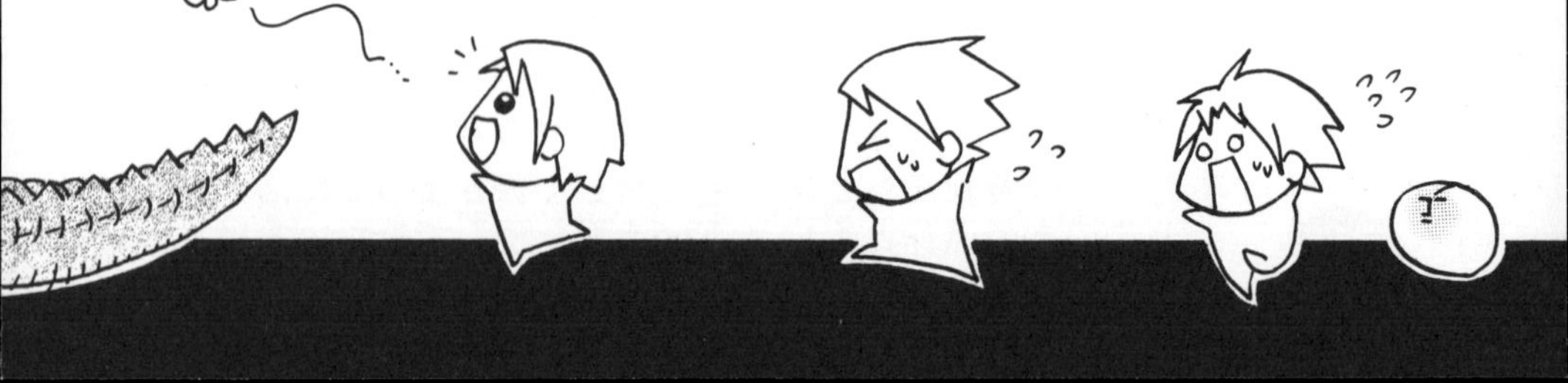

第三章　改善策編

エピローグ

ADHDの解説

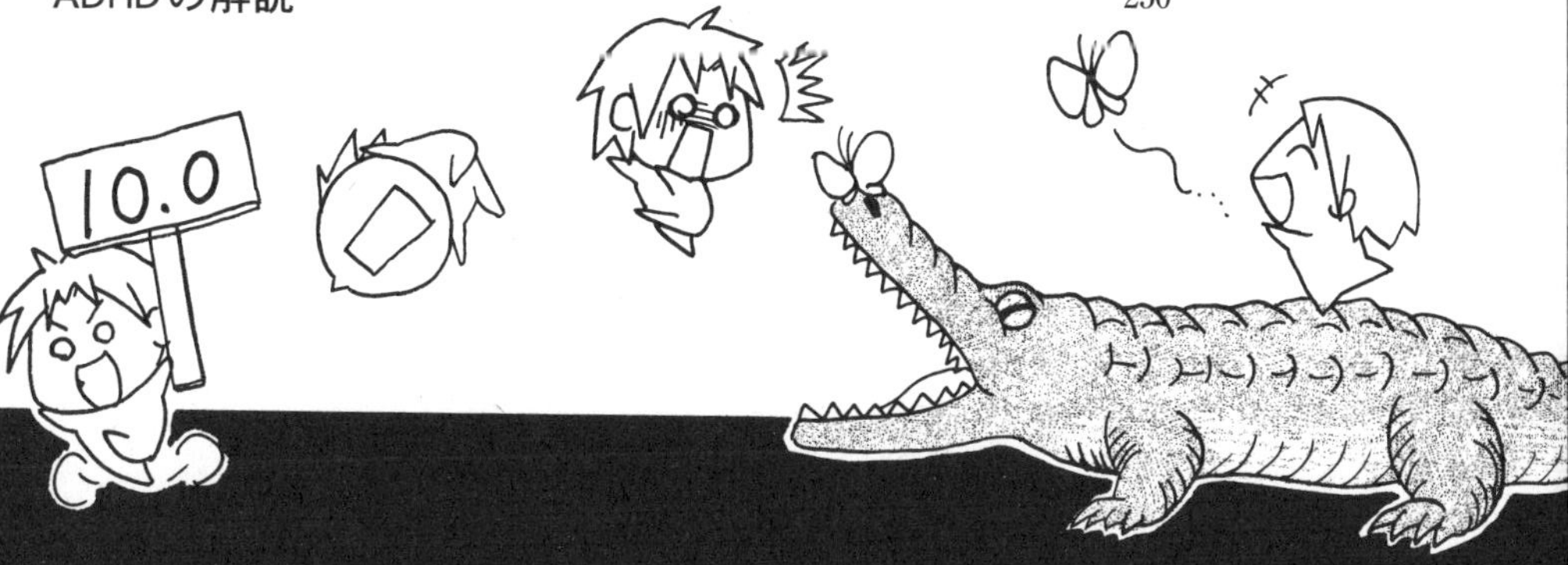

第一章
基礎知識編

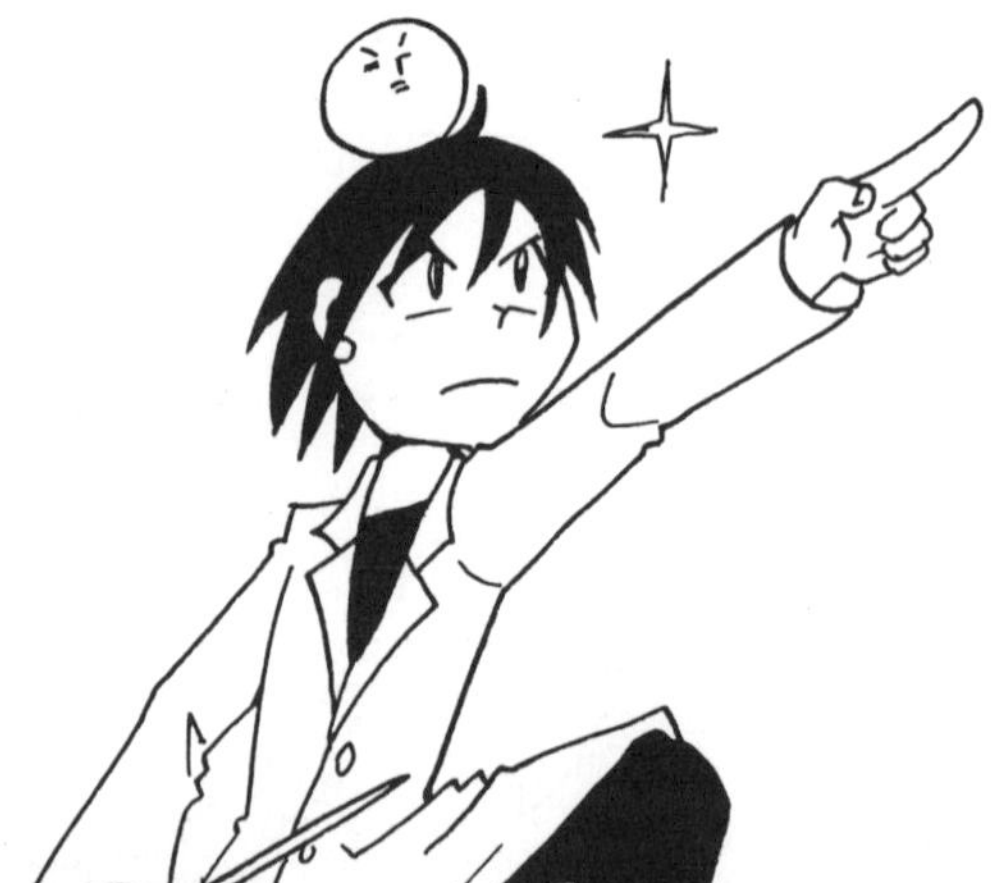

ADHDってどんな障害？

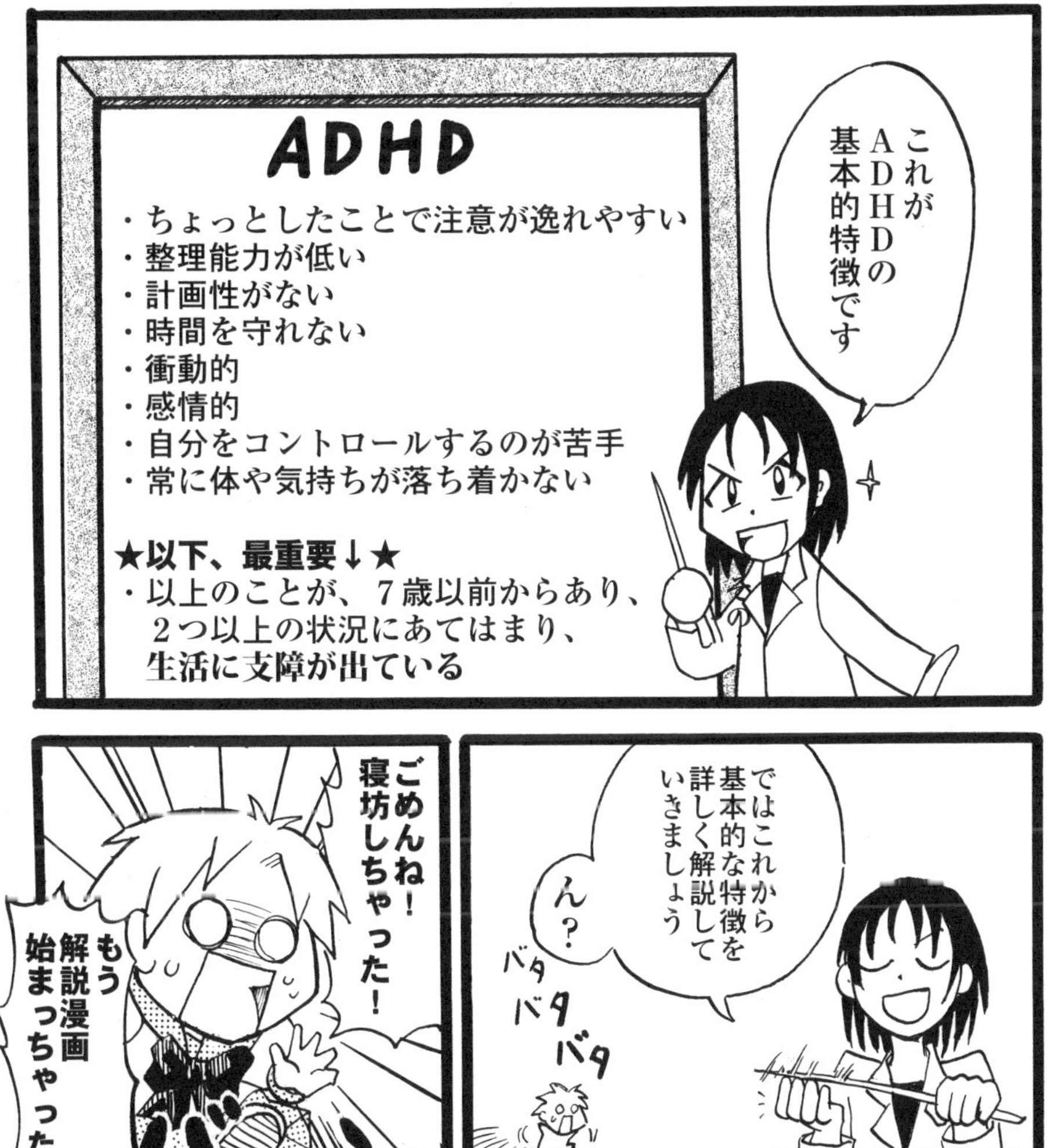
ADHD
・ちょっとしたことで注意が逸れやすい
・整理能力が低い
・計画性がない
・時間を守れない
・衝動的
・感情的
・自分をコントロールするのが苦手
・常に体や気持ちが落ち着かない
★以下、最重要↓★
・以上のことが、７歳以前からあり、２つ以上の状況にあてはまり、生活に支障が出ている
これがADHDの基本的特徴です
ではこれから基本的な特徴を詳しく解説していきましょう
ん？
バタ
バタ
バタ
ごめんね！寝坊しちゃった！
もう解説漫画始まっちゃった？

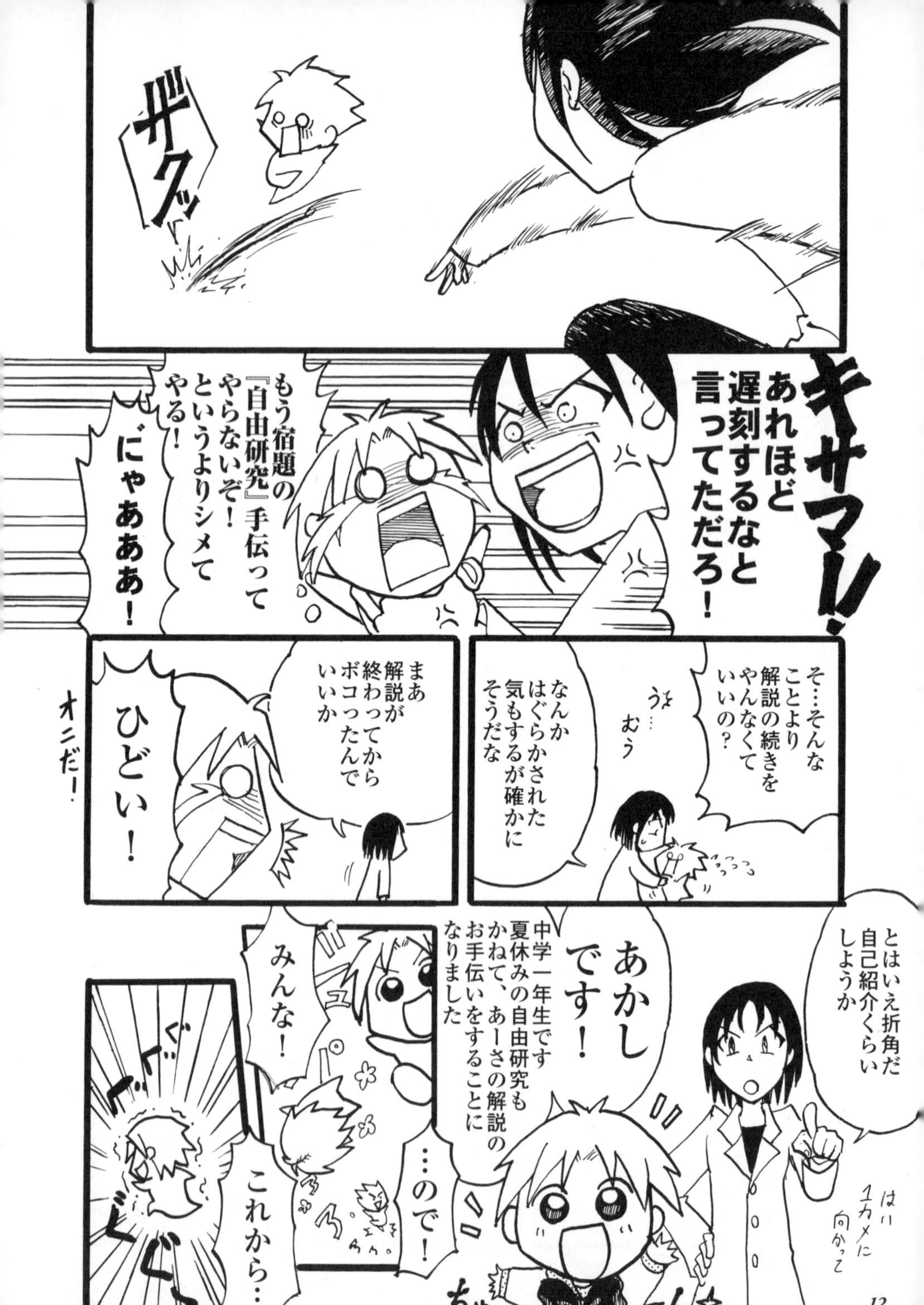
ザクッ
キサマ!!
あれほど遅刻するなと言ってただろ!
もう宿題の『自由研究』手伝ってやらないぞ! というよりシメてやる!
にゃあああ!
そ…そんなことより解説の続きをやんなくていいの?
うぅ… むう
なんか はぐらかされた気もするが確かにそうだな
まあ 解説が終わってからボコったんでいいか
ひどい!
オニだ!
とはいえ折角だ自己紹介くらいしようか
はい ユカメに向かって
あかしです!
中学一年生です
夏休みの自由研究もかねて、あーさの解説のお手伝いをすることになりました
ちゃーーん
みんな!
…ので!
これから…

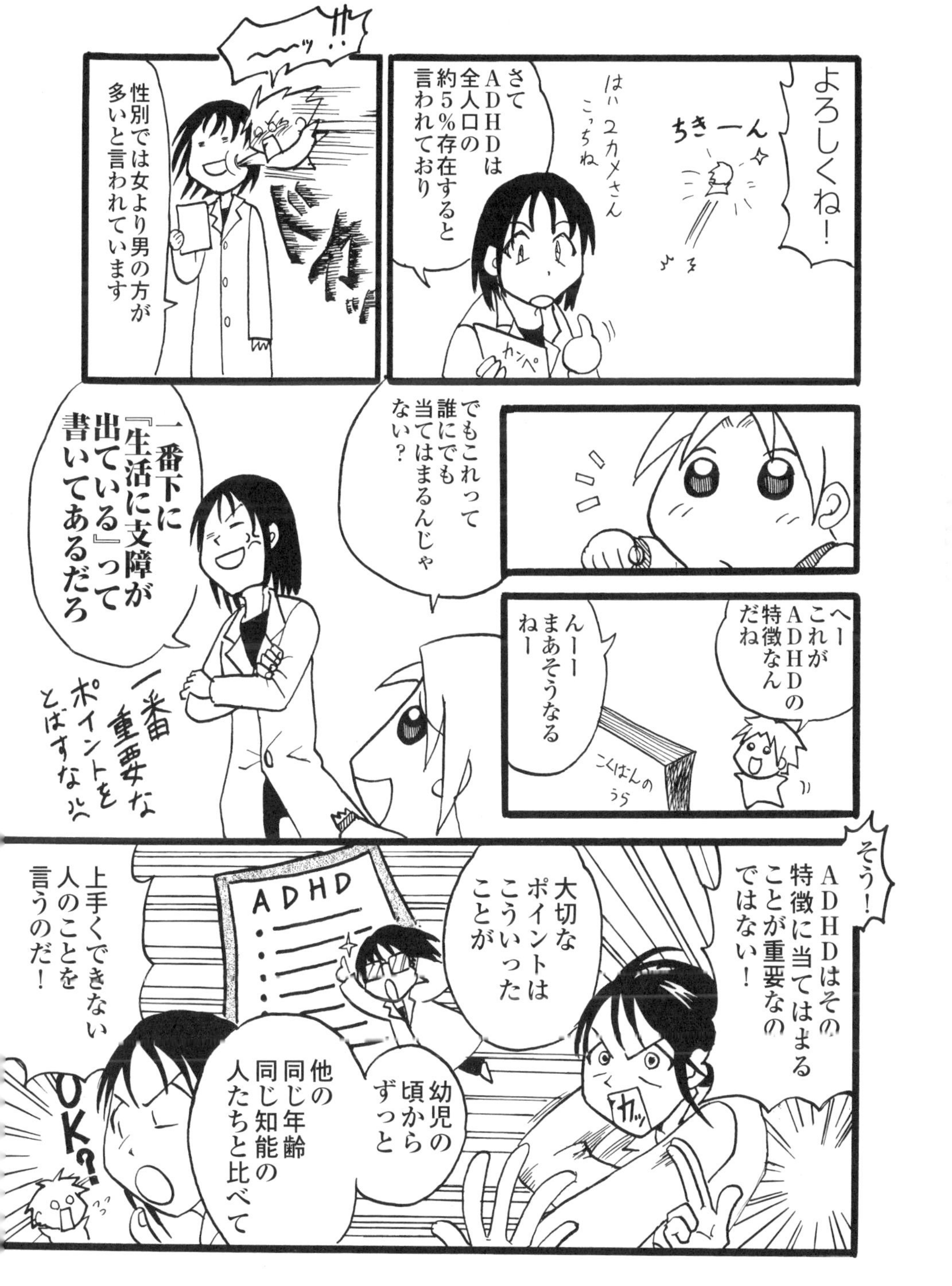
よろしくね！
ちきーん
はい ユカメさん こっちね
さて ADHDは 全人口の 約５％存在すると 言われており
カンペ
〜〜〜ッ!!
性別では女より男の方が 多いと言われています
ドカ
へー これが ADHDの 特徴なん だね
んーー まあそうなる ねー
こくはんの うら
でもこれって 誰にでも 当てはまるんじゃ ない？
一番下に 『生活に支障が 出ている』って 書いてあるだろ
一番 重要な ポイントを とばすな
そう！
ADHDはその 特徴に当てはまる ことが重要なの ではない！
カッ
大切な ポイントは こういった ことが
ADHD
幼児の 頃から ずっと
他の 同じ年齢 同じ知能の 人たちと比べて
上手くできない 人のことを 言うのだ！
OK?

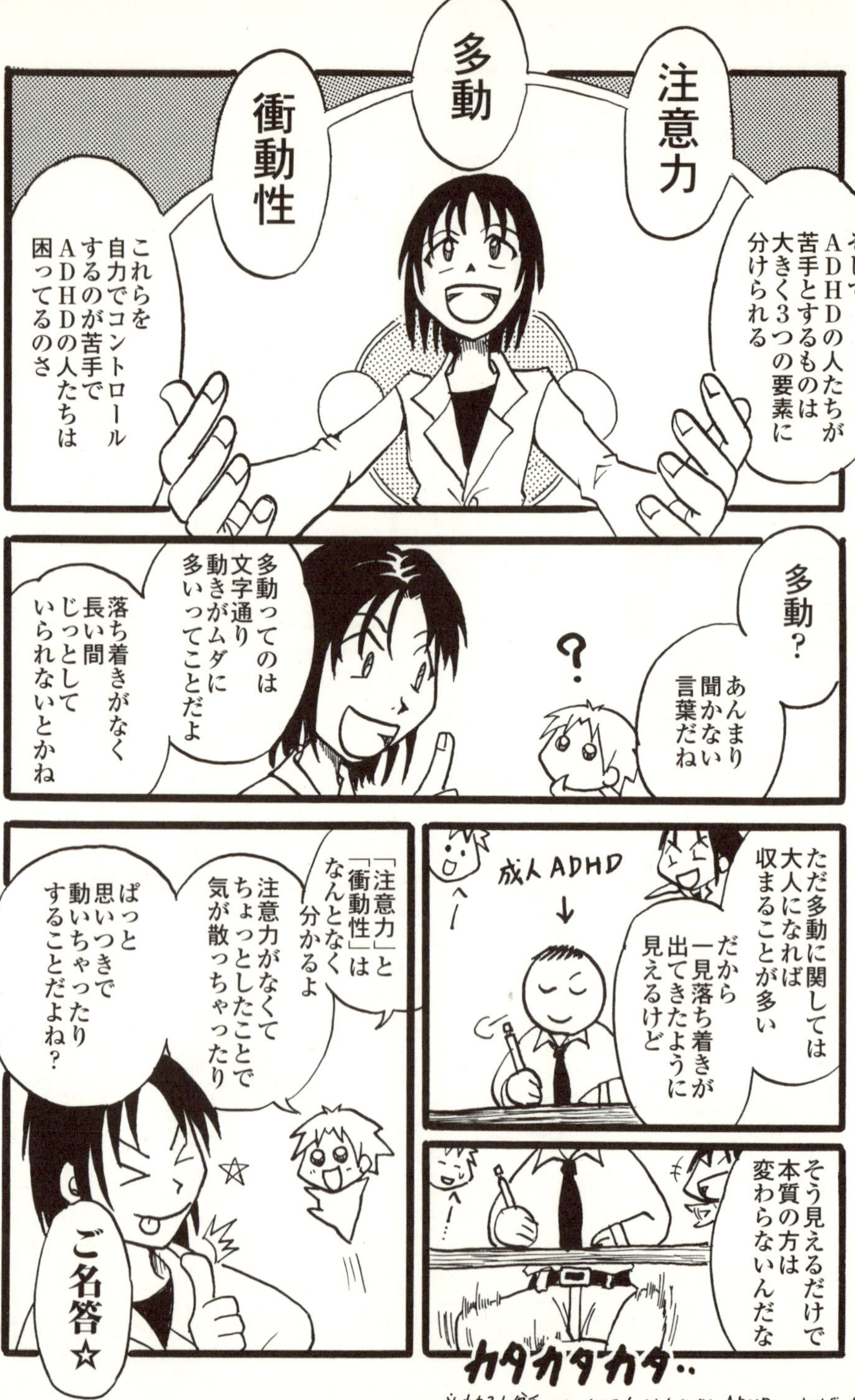
そしてADHDの人たちが苦手とするものは大きく3つの要素に分けられる
注意力
多動
衝動性
これらを自力でコントロールするのが苦手でADHDの人たちは困ってるのさ
多動？
あんまり聞かない言葉だね
多動ってのは文字通り動きがムダに多いってことだよ
落ち着きがなく長い間じっとしていられないとかね
ただ多動に関しては大人になれば収まることが多い
成人ADHD
だから一見落ち着きが出てきたように見えるけど
そう見えるだけで本質の方は変わらないんだな
カタカタカタ‥
「注意力」と「衝動性」はなんとなく分かるよ
注意力がなくてちょっとしたことで気が散っちゃったり
ぱっと思いつきで動いちゃったりすることだよね？
ご名答☆

※もちろん貧乏ゆすりしてる人みんながADHDってわけじゃないよっ

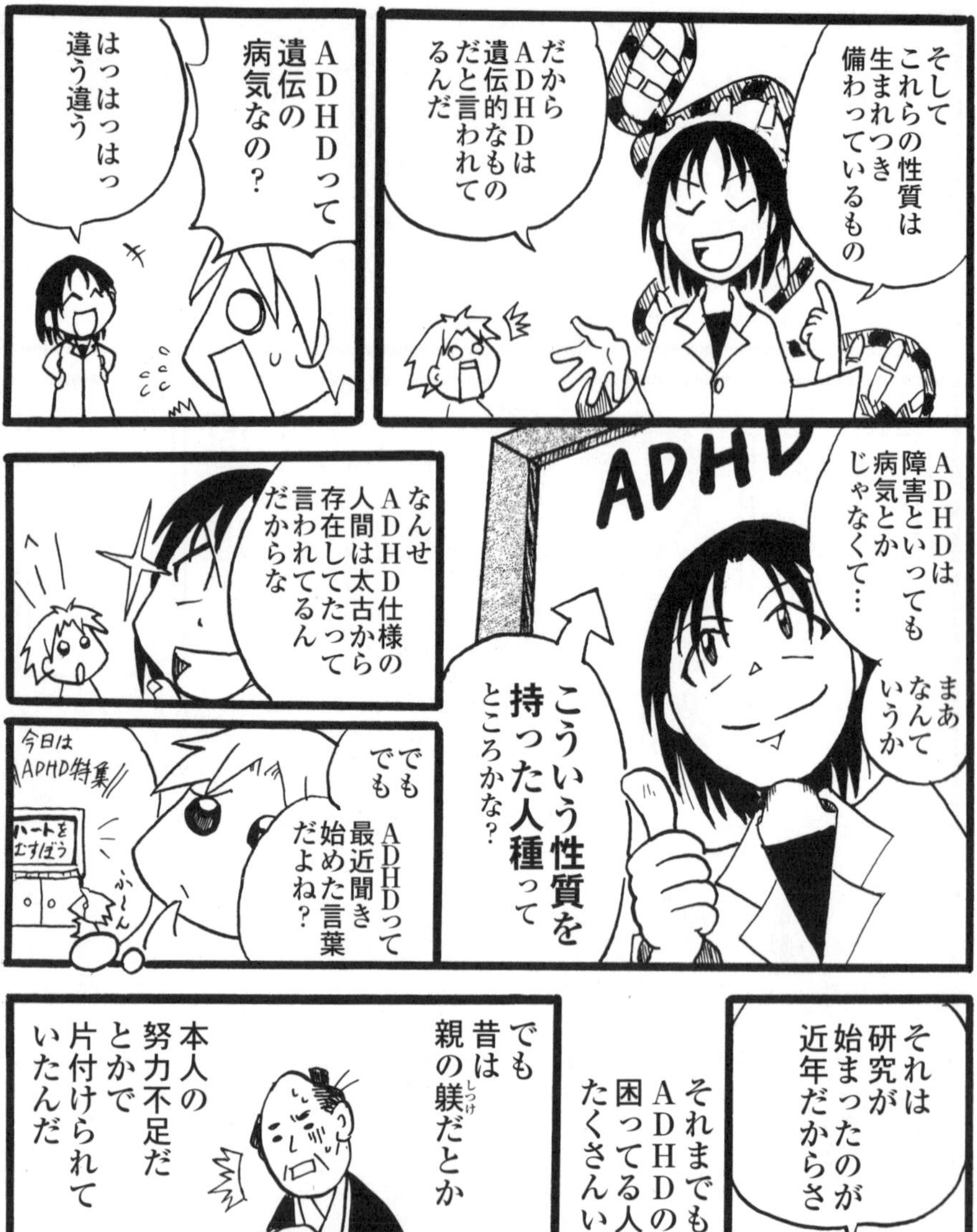
そして これらの性質は 生まれつき 備わっているもの
だから ADHDは 遺伝的なもの だと言われて るんだ
ADHDって 遺伝の 病気なの？
はっはっはっ 違う違う
ADHDは 障害といっても 病気とか じゃなくて…
ADHD
まあ なんて いうか
こういう性質を 持った人種って ところかな？
なんせ ADHD仕様の 人間は太古から 存在してたって 言われてるん だからな
でも でも ADHDって 最近聞き 始めた言葉 だよね？
今日は ADHD特集
ハートを むすぼう
ふ〜ん
それは 研究が 始まったのが 近年だからさ
それまでも ADHDの性質で 困ってる人は たくさんいたんだ
でも 昔は 親の躾だとか
本人の 努力不足だ とかで 片付けられて いたんだ
in 寺小屋
特に海外はね

始まりは海外から

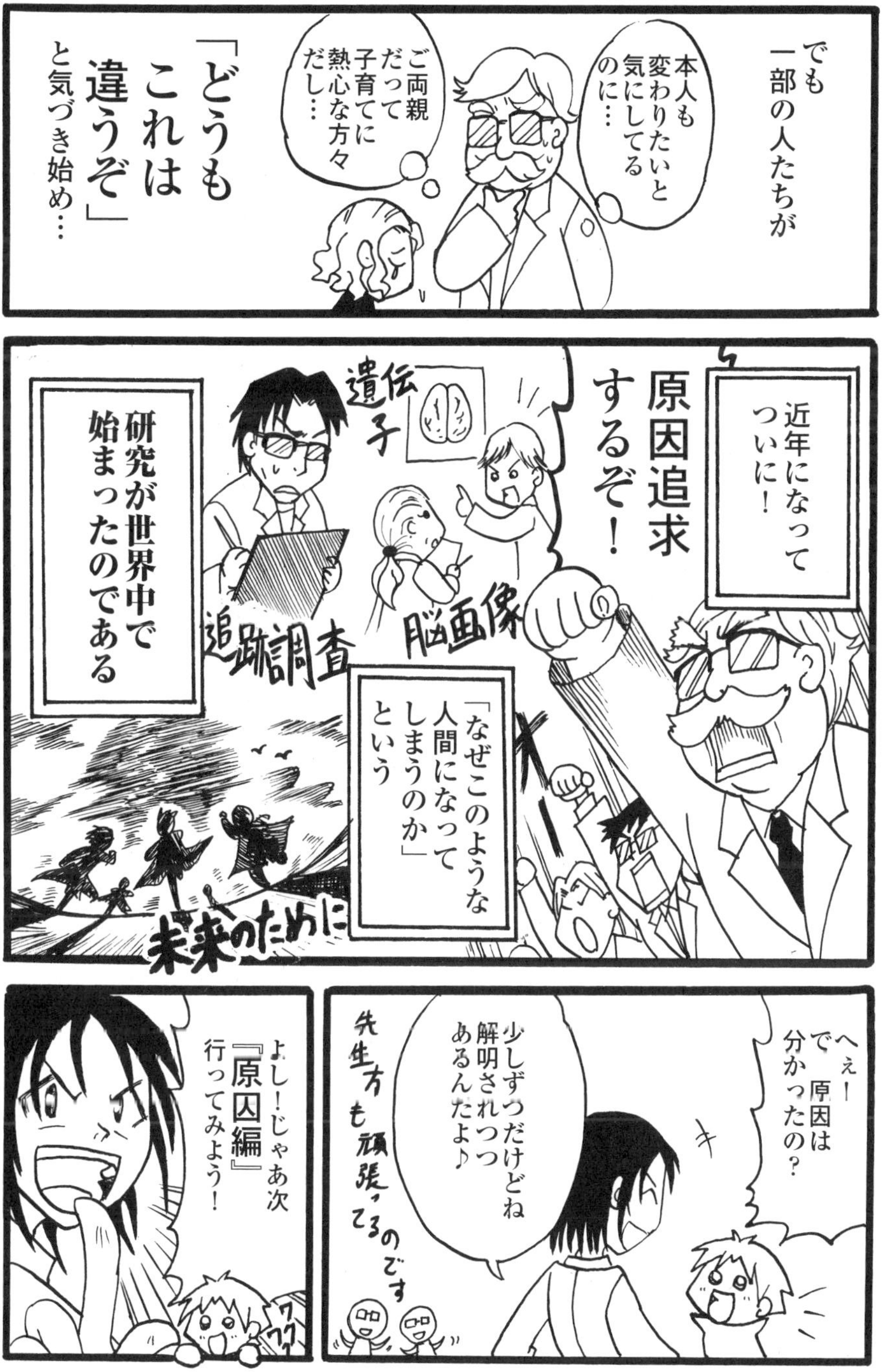
でも一部の人たちが
本人も変わりたいと気にしてるのに…
ご両親だって子育てに熱心な方々だし…
「どうもこれは違うぞ」と気づき始め…
近年になってついに！
原因追求するぞ！
遺伝子
研究が世界中で始まったのである
追跡調査
脳画像
「なぜこのような人間になってしまうのか」という
未来のために
へぇー で原因は分かったの？
キ
少しずつだけどね解明されつつあるんだよ♪
先生方も頑張ってるのです
よし！じゃあ次『原因編』行ってみよう！
ワクワク

間。

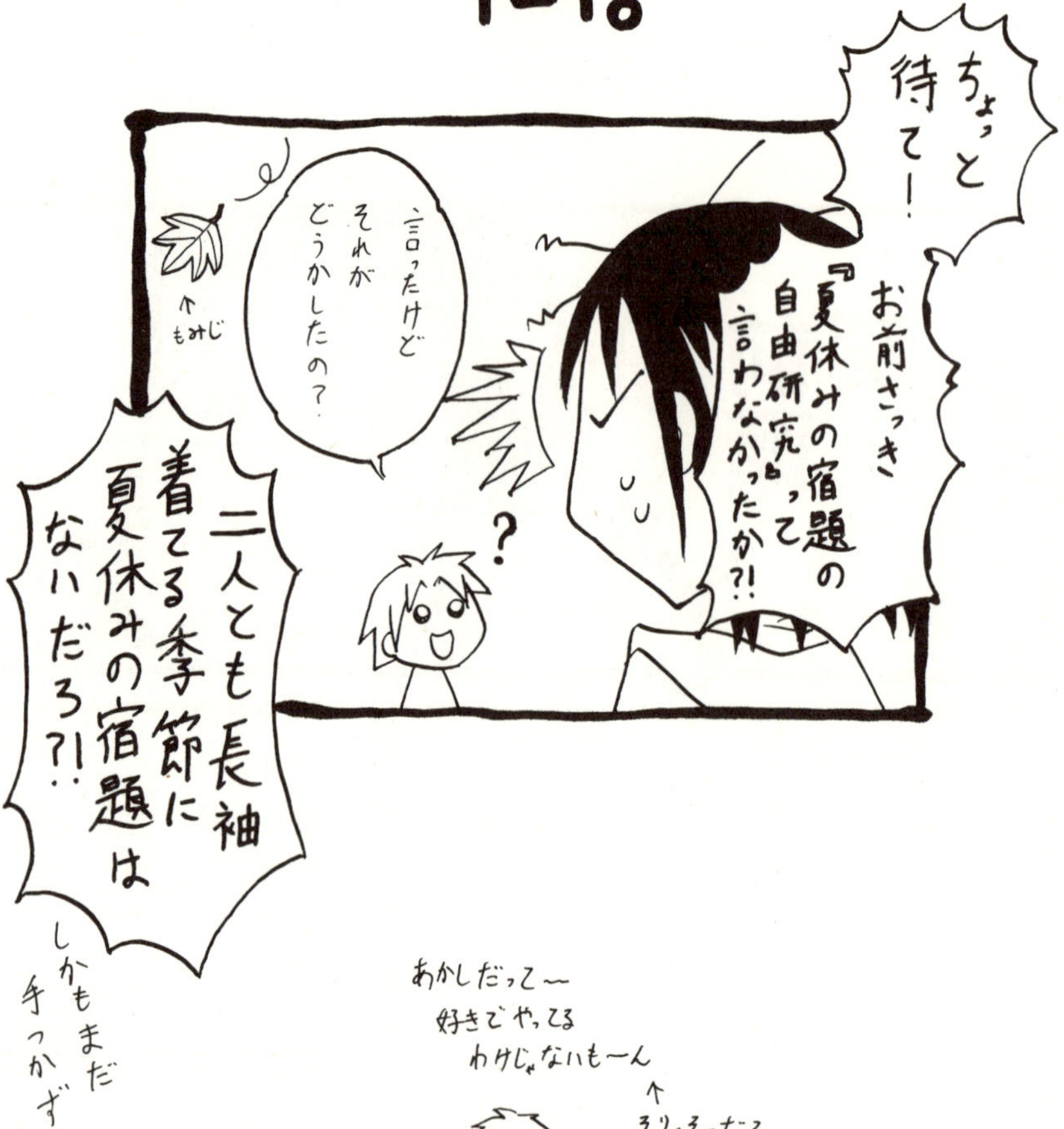
ちょっと待て！
お前さっき『夏休みの宿題の自由研究』って言わなかったか?!
言ったけど それが どうかしたの？
?
もみじ
二人とも長袖着てる季節に夏休みの宿題はないだろ?!
しかもまだ手つかずかい?!
あかしだって〜 好きでやってる わけじゃないも〜ん
そりゃそーだろ

ADHDって何が原因？

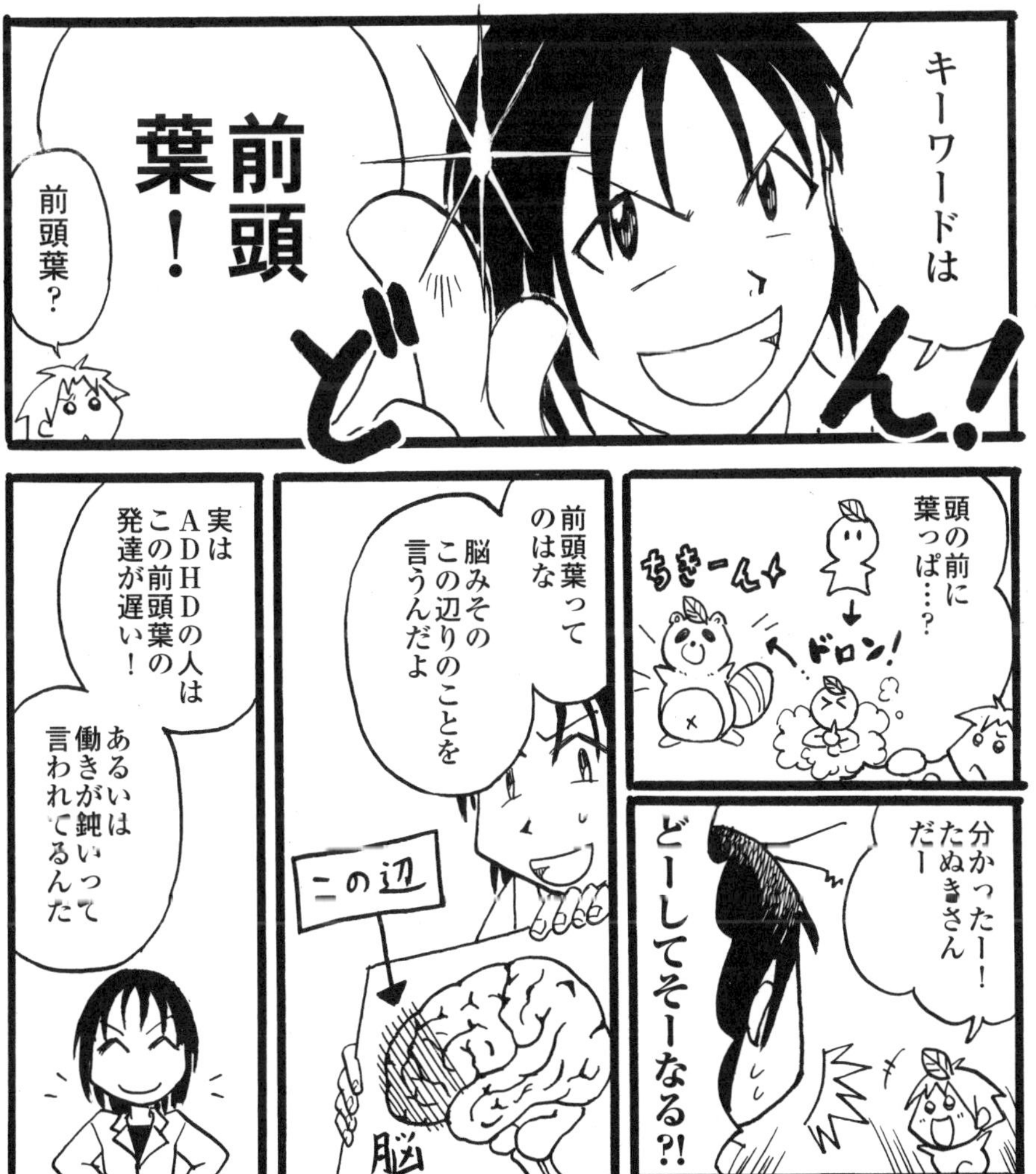

キーワードは
前頭葉！
前頭葉？
どーん！
頭の前に葉っぱ…？
ドロン！
分かったー！たぬきさんだー
どーしてそーなる?!
前頭葉ってのはな
脳みそのこの辺りのことを言うんだよ
この辺
脳
実はADHDの人はこの前頭葉の発達が遅い！
あるいは働きが鈍いって言われてるんだ

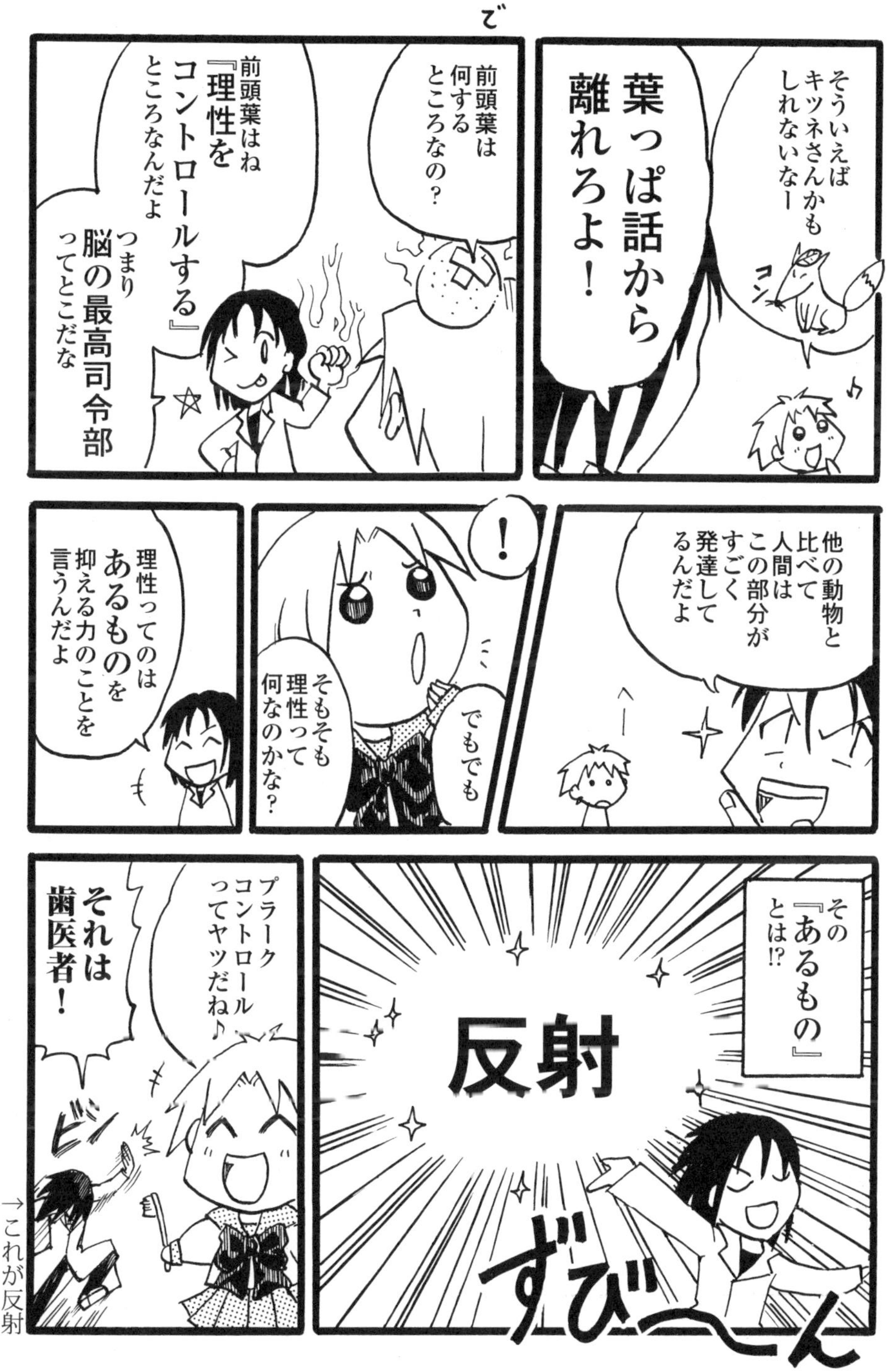

で
そういえばキツネさんかもしれないなー
コン
葉っぱ話から離れろよ！
前頭葉は何するところなの？
前頭葉はね『理性をコントロールする』ところなんだよ
つまり脳の最高司令部ってとこだな
他の動物と比べて人間はこの部分がすごく発達してるんだよ
へー
！
でもでも
そもそも理性って何なのかな？
理性ってのはあるものを抑える力のことを言うんだよ
その『あるもの』とは!?
反射
ずびーん
プラークコントロールってヤツだね♪
それは歯医者！
ビシ
→これが反射

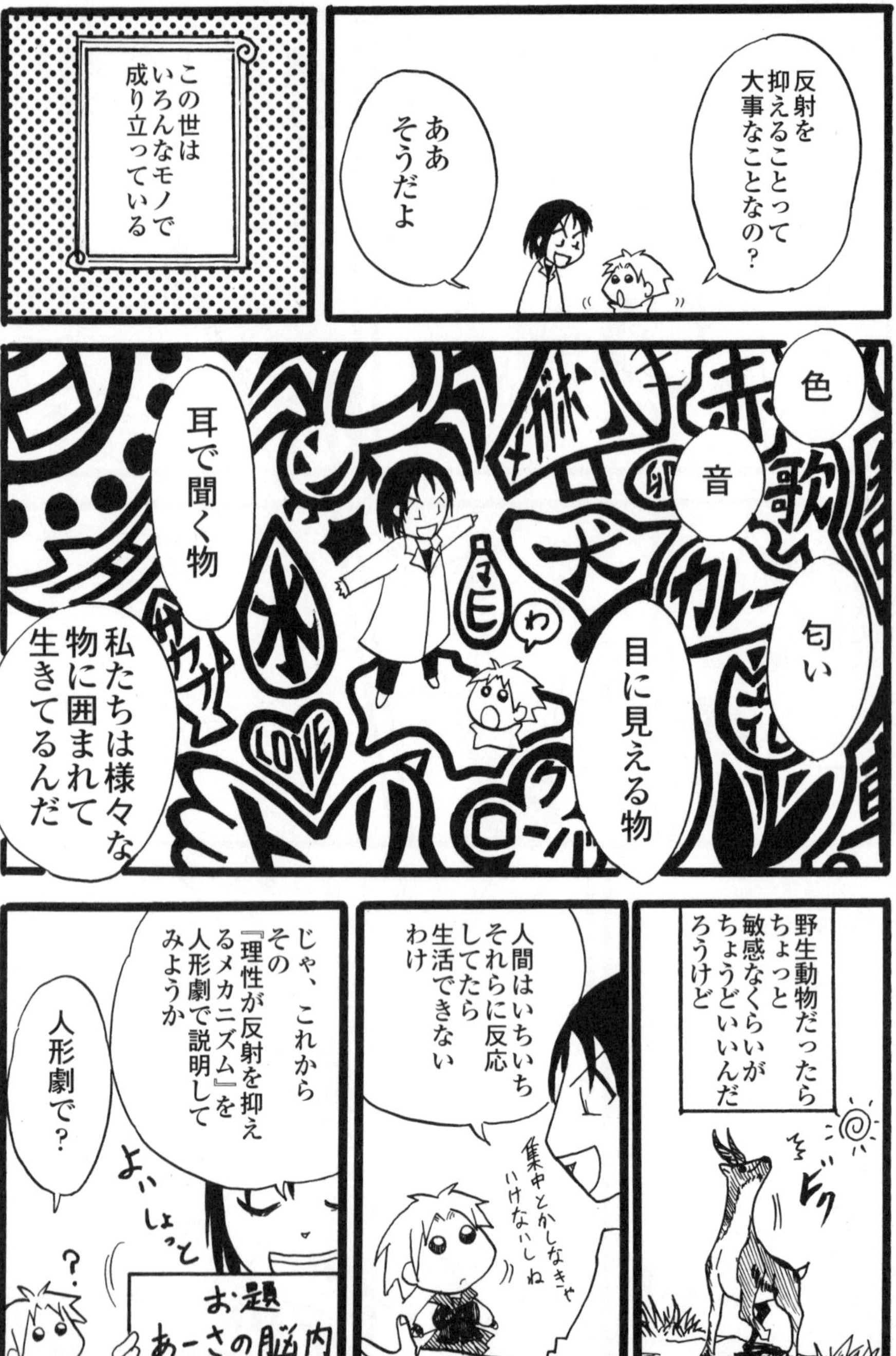
反射を抑えることって大事なことなの？
ああ そうだよ
この世はいろんなモノで成り立っている
色
音
匂い
目に見える物
耳で聞く物
私たちは様々な物に囲まれて生きてるんだ
LOVE
野生動物だったらちょっと敏感なくらいがちょうどいいんだろうけど
ビクッ
人間はいちいちそれらに反応してたら生活できないわけ
集中とかしなきゃいけないしね
じゃ、これから その『理性が反射を抑えるメカニズム』を人形劇で説明してみようか
人形劇で？
よいしょっと
？
お題 あーさの脳内

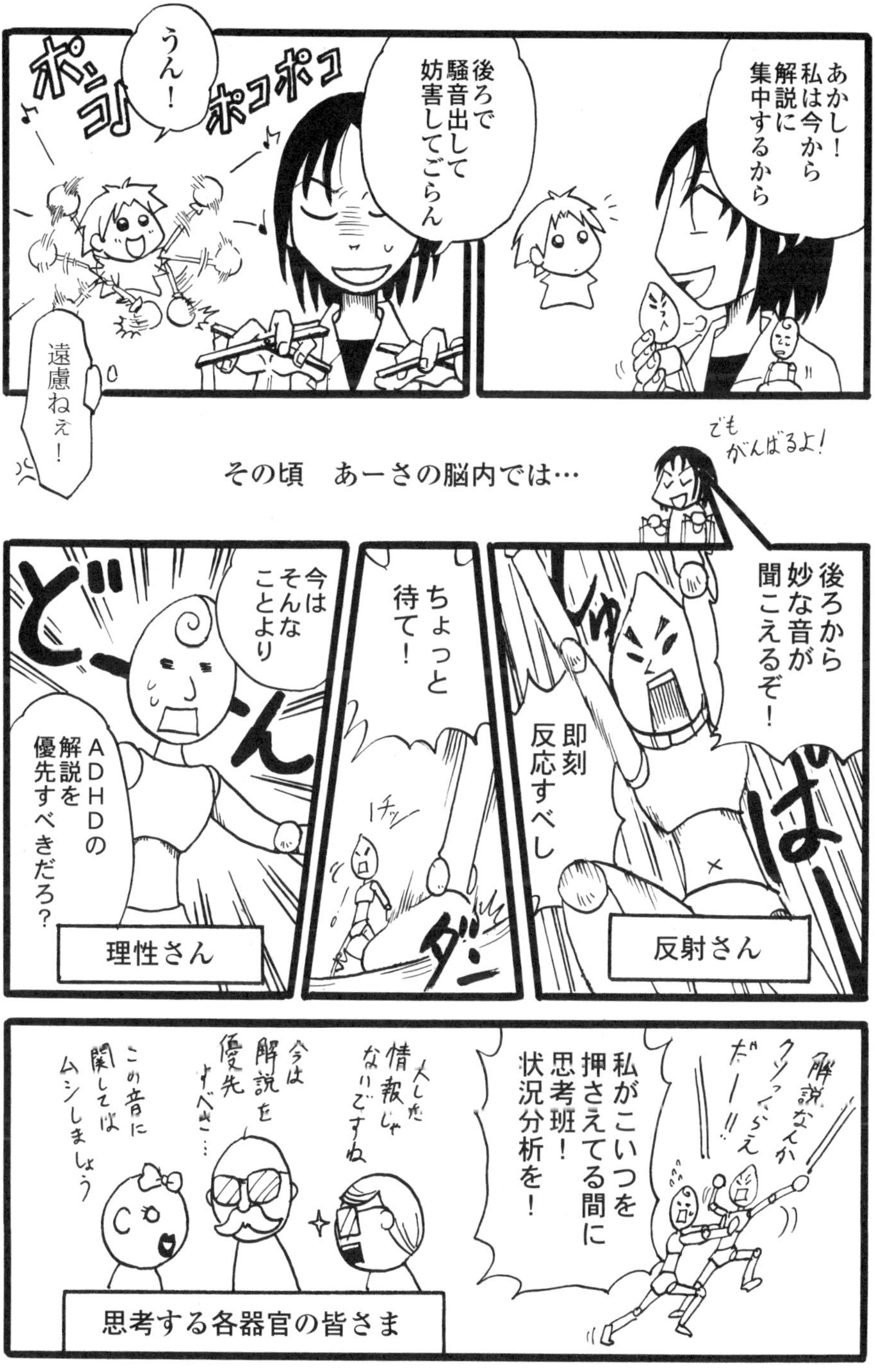
あかし！
私は今から
解説に
集中するから
後ろで
騒音出して
妨害してごらん
うん！
ポコポコ♪
ポコポコ
遠慮ねぇ！
その頃　あーさの脳内では…
でも
がんばるよ！
後ろから
妙な音が
聞こえるぞ！
即刻
反応すべし
反射さん
ちょっと
待て！
チッ
今は
そんな
ことより
ADHDの
解説を
優先すべきだろ？
どーん
理性さん
解説なんか
クソくらえ
だーー!!
私がこいつを
押さえてる間に
思考班！
状況分析を！
大した
情報じゃ
ないですね
今は
解説を
優先
すべき…
この音に
関しては
ムシしましょう
思考する各器官の皆さま

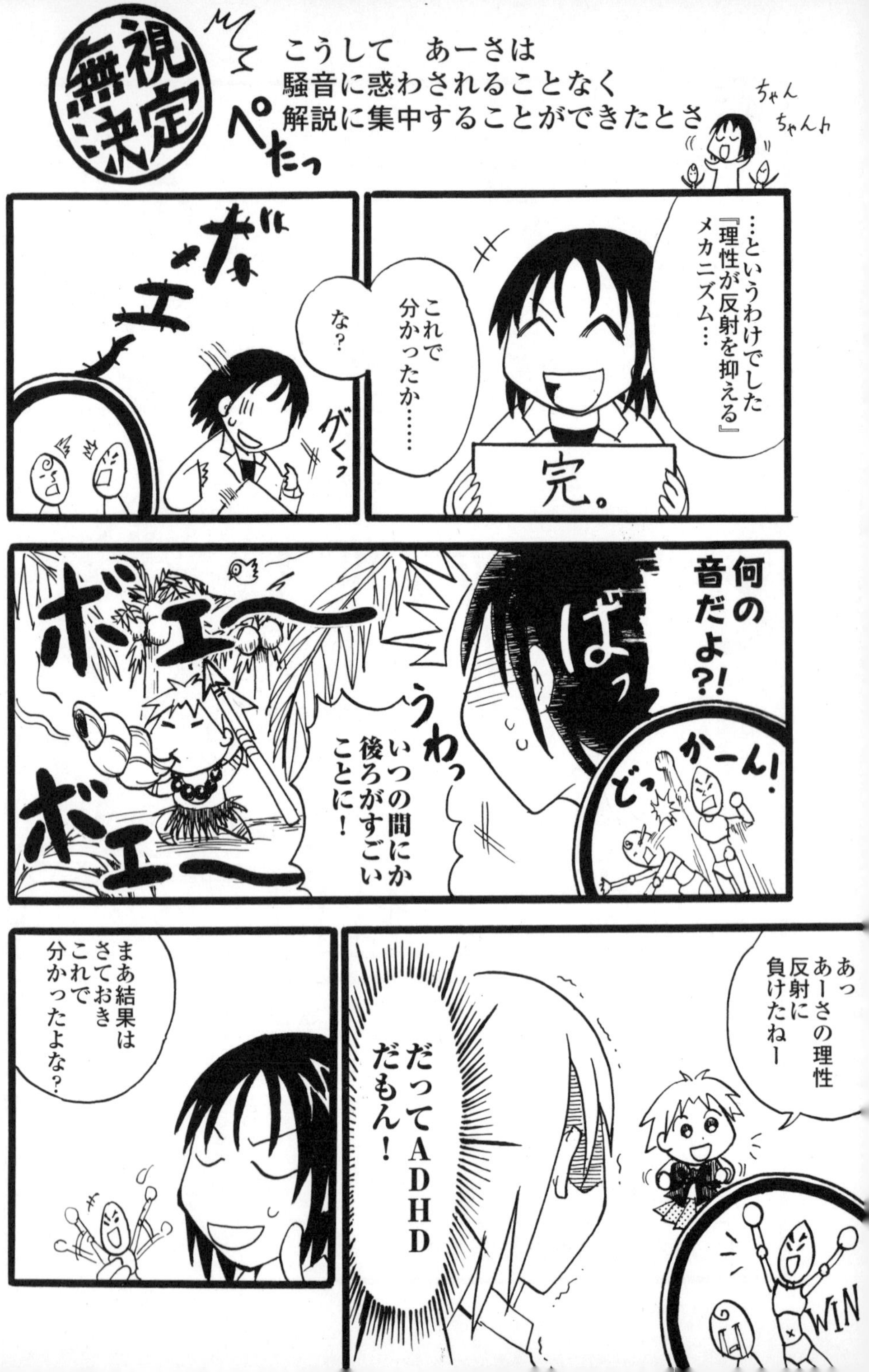
無視決定
ペたっ
こうして　あーさは
騒音に惑わされることなく
解説に集中することができたとさ
ちゃん
ちゃん♪
…というわけでした
『理性が反射を抑える』
メカニズム…
完。
これで
分かったたか……
な？
がくっ
何の
音だよ?!
ばっ
かーん！
どっ
うわっ
いつの間にか
後ろがすごい
ことに！
ボエ〜
ボエ〜
あっ
あーさの理性
反射に
負けたねー
だってADHD
だもん！
WIN
まあ結果は
さておき
これで
分かったよな？

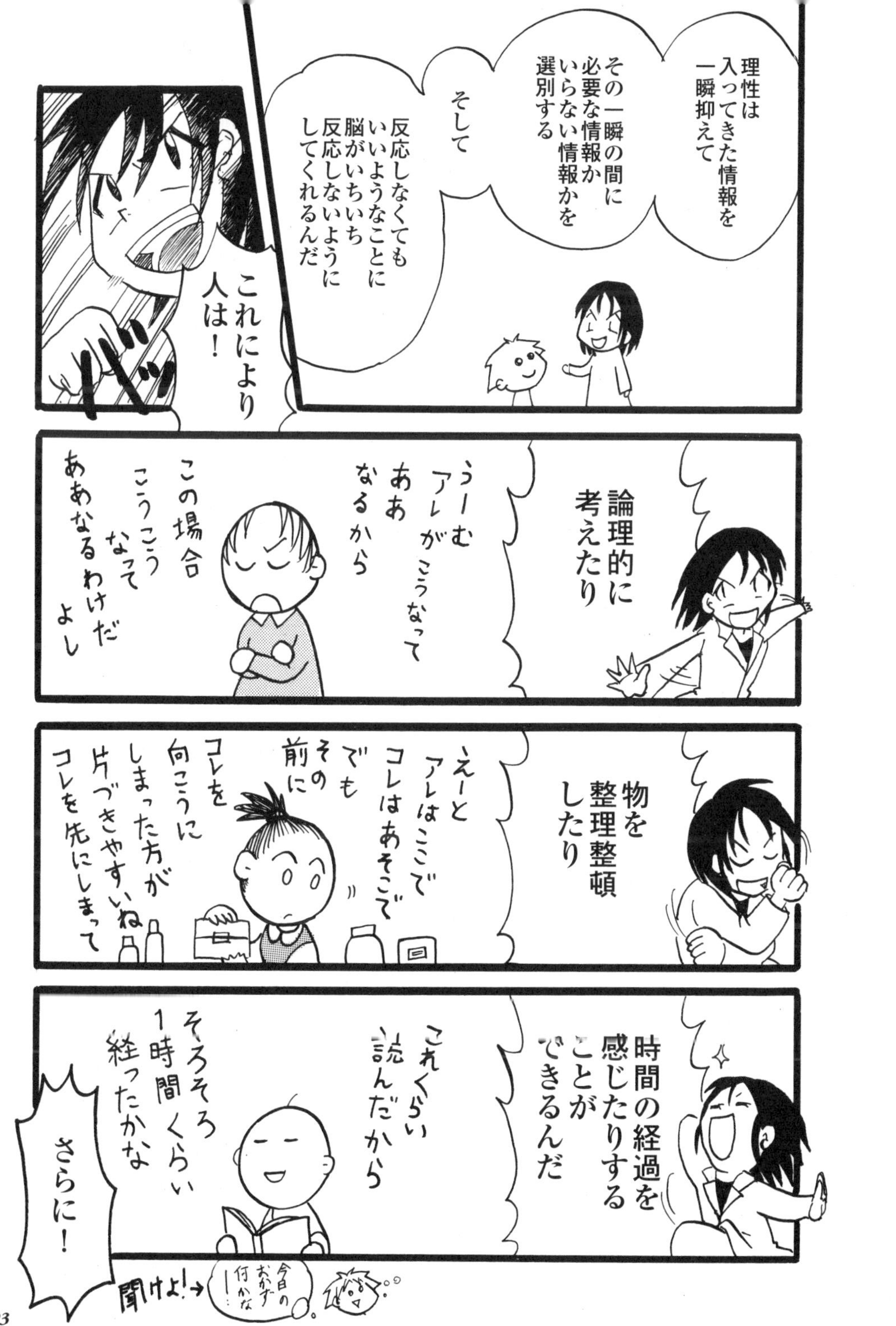
理性は入ってきた情報を一瞬抑えて
その一瞬の間に必要な情報かいらない情報かを選別する
そして
反応しなくてもいいようなことに脳がいちいち反応しないようにしてくれるんだ
これにより人は！
バッ
論理的に考えたり
うーむ アレがこうなって ああなるから
この場合 こうこう なって ああなるわけだ よし
物を整理整頓したり
えーと アレはここで コレはあそこで でも その前に
コレを向こうにしまった方が片づきやすいね コレを先にしまって
時間の経過を感じたりすることができるんだ
これくらい読んだから
そろそろ1時間くらい経ったかな
さらに！
聞けよ！
今日のおかず何かな！

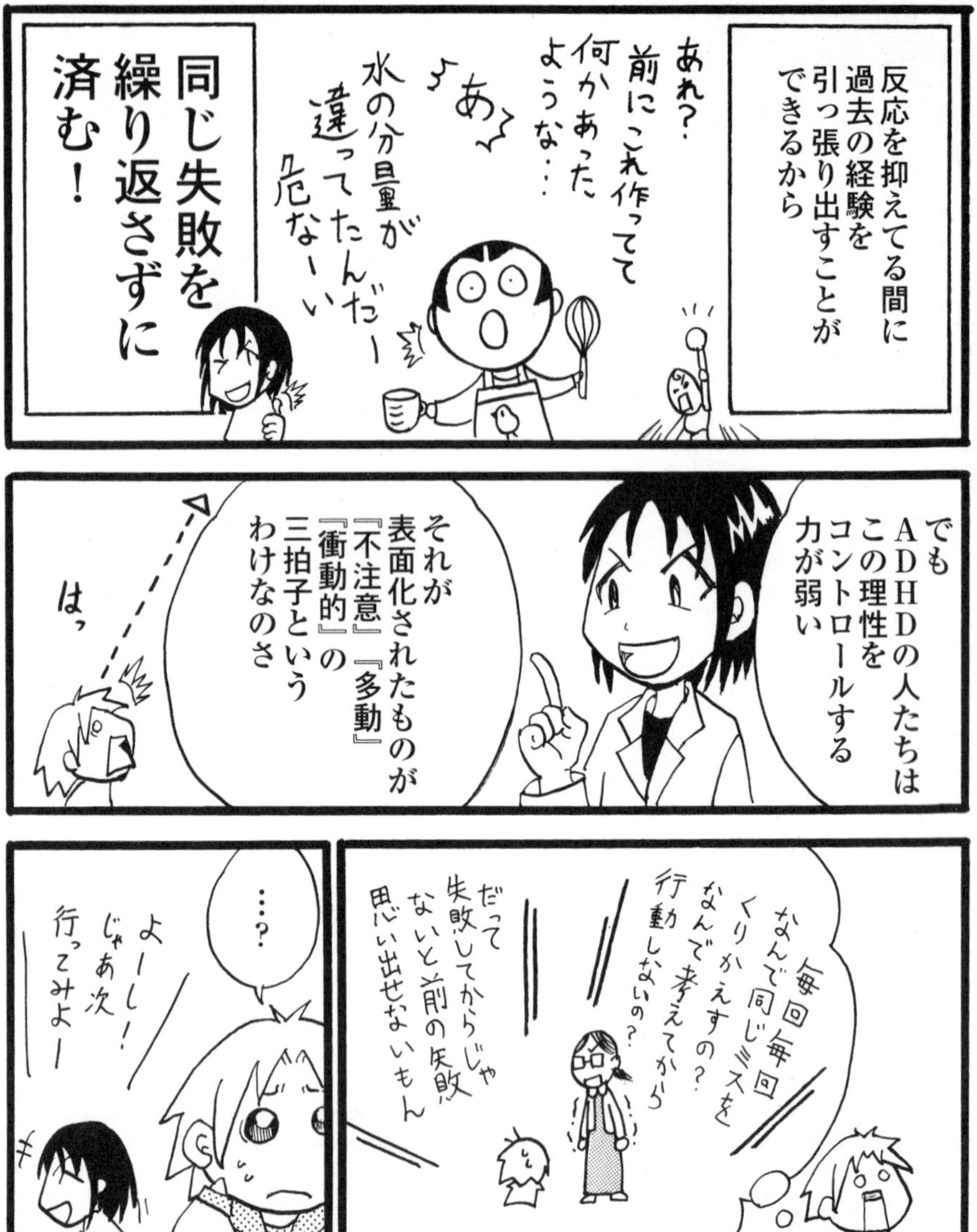

反応を抑えてる間に
過去の経験を
引っ張り出すことが
できるから
あれ？
前にこれ作ってて
何かあった
ような・・・
あ
水の分量が
違ってたんだー
危なーい
同じ失敗を
繰り返さずに
済む！
でも
ADHDの人たちは
この理性を
コントロールする
力が弱い
それが
表面化されたものが
『不注意』『多動』
『衝動的』の
三拍子という
わけなのさ
はっ
毎回毎回
なんで同じミスを
くりかえすの？
なんで考えてから
行動しないの？
だって
失敗してからじゃ
ないと前の失敗
思い出せないもん
…？
よーし！
じゃあ次
行ってみよー

ADHDマメ知識①

理性の成長の遅さゆえ、ADHDの人は精神年齢の
成長も遅いという。その成長スピードは、
非ADHDの約３分の２だとか。
もちろん個人差アリ！

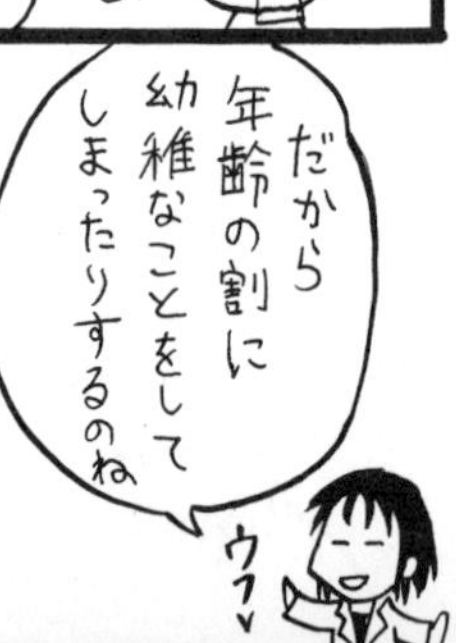

だから
年齢の割に
幼稚なことをして
しまったりするのね
ウン

どうして前頭葉が働かないの？

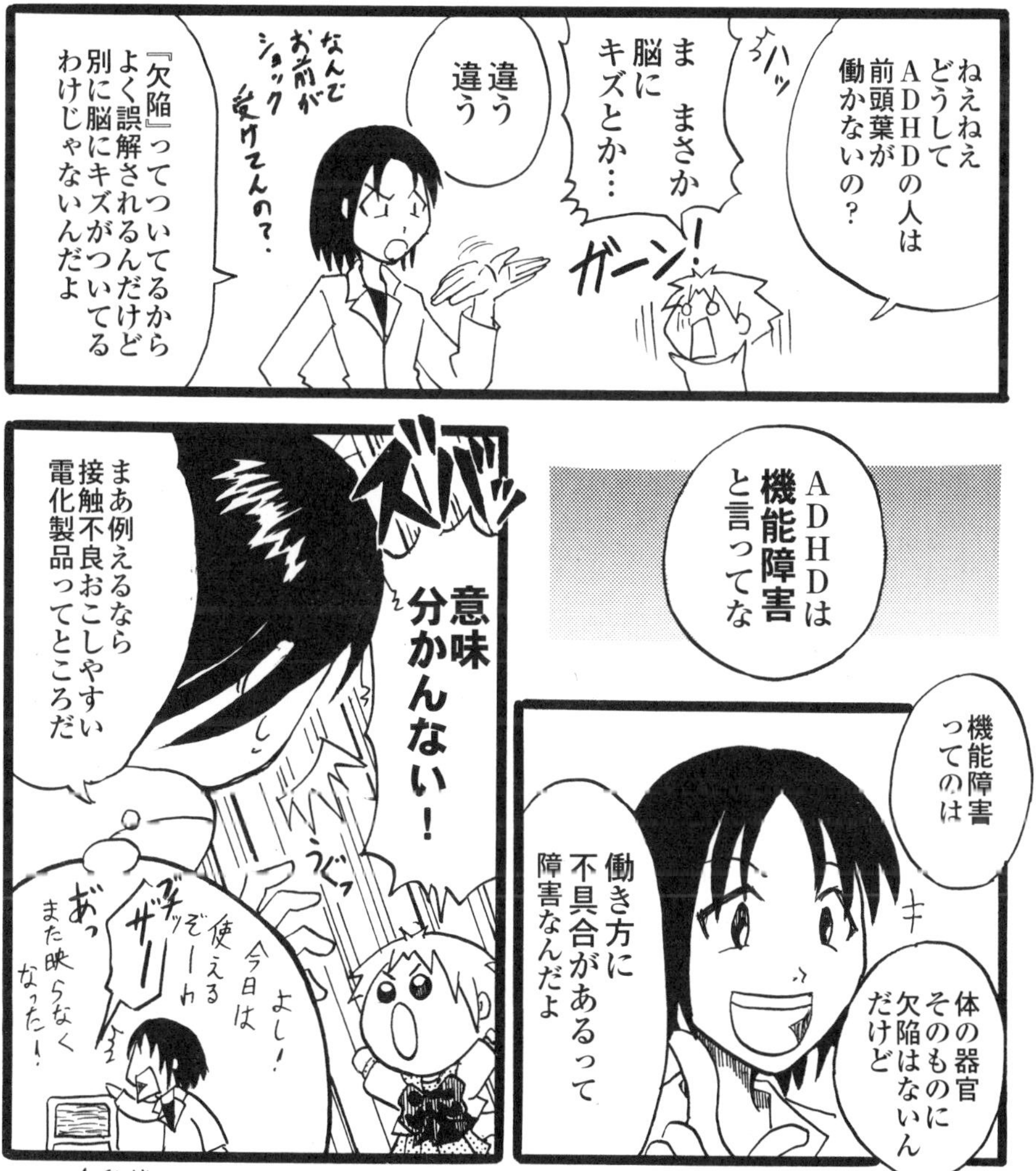
ねえねえ どうして ＡＤＨＤの人は 前頭葉が 働かないの？
ハッ
ま まさか 脳に キズとか…
ガーン！
違う 違う
なんで お前が ショック 受けてんので…
『欠陥』ってついてるから よく誤解されるんだけど 別に脳にキズがついてる わけじゃないんだよ
ＡＤＨＤは 機能障害 と言ってな
機能障害 ってのは
体の器官 そのものに 欠陥はないん だけど
働き方に 不具合があるって 障害なんだよ
ズバ
意味 分かんない！
うぐっ
まあ例えるなら 接触不良おこしやすい 電化製品ってところだ
よし！ 今日は 使えるぞーｈ
ザー！
あっ また映らなく なった！
↑テレビ

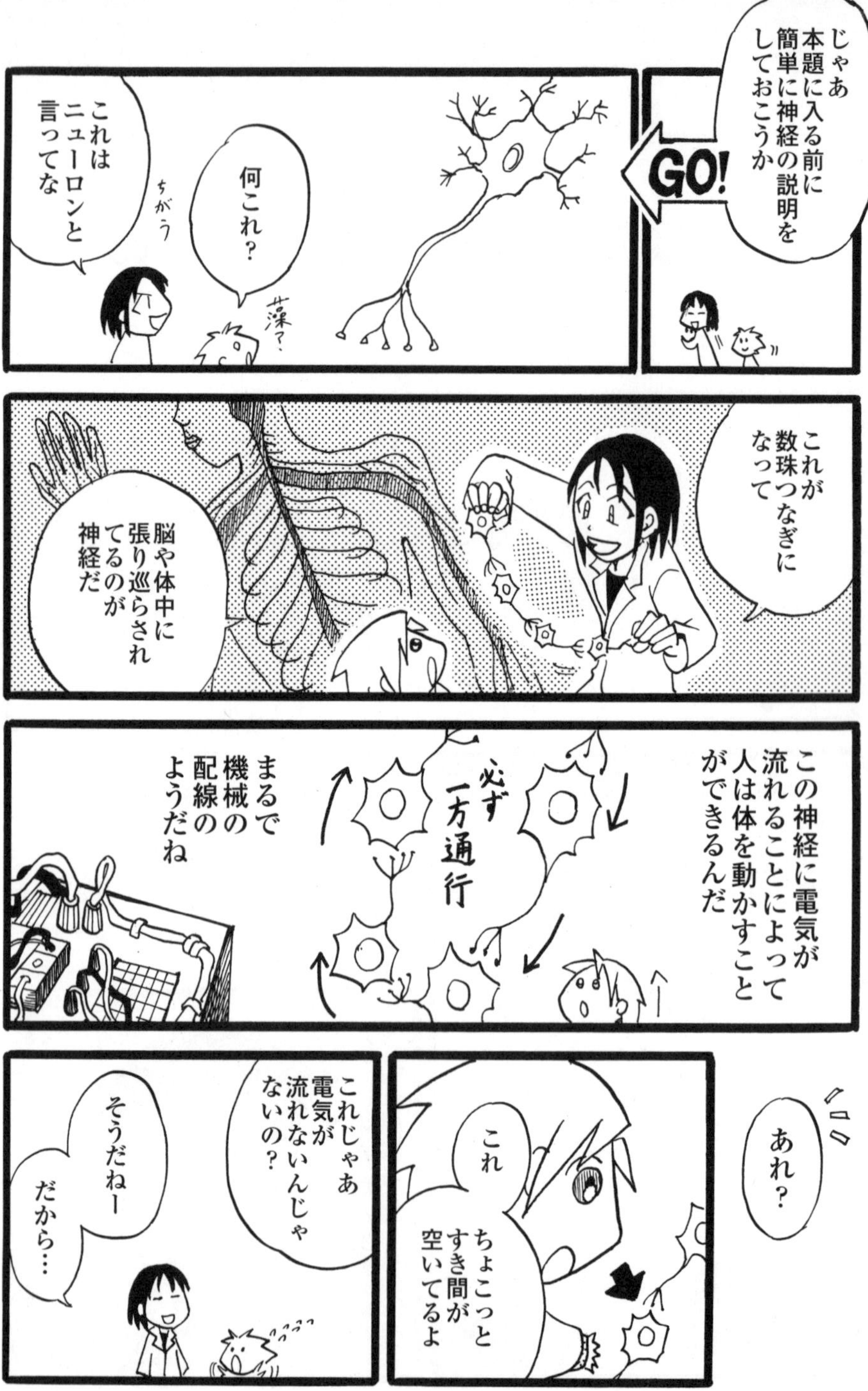
じゃあ本題に入る前に簡単に神経の説明をしておこうか
GO!
何これ？
藻？
ちがう
これはニューロンと言ってな
これが数珠つなぎになって
脳や体中に張り巡らされてるのが神経だ
この神経に電気が流れることによって人は体を動かすことができるんだ
必ず一方通行
まるで機械の配線のようだね
あれ？
これ
ちょこっとすき間が空いてるよ
これじゃあ電気が流れないんじゃないの？
そうだねー
だから…

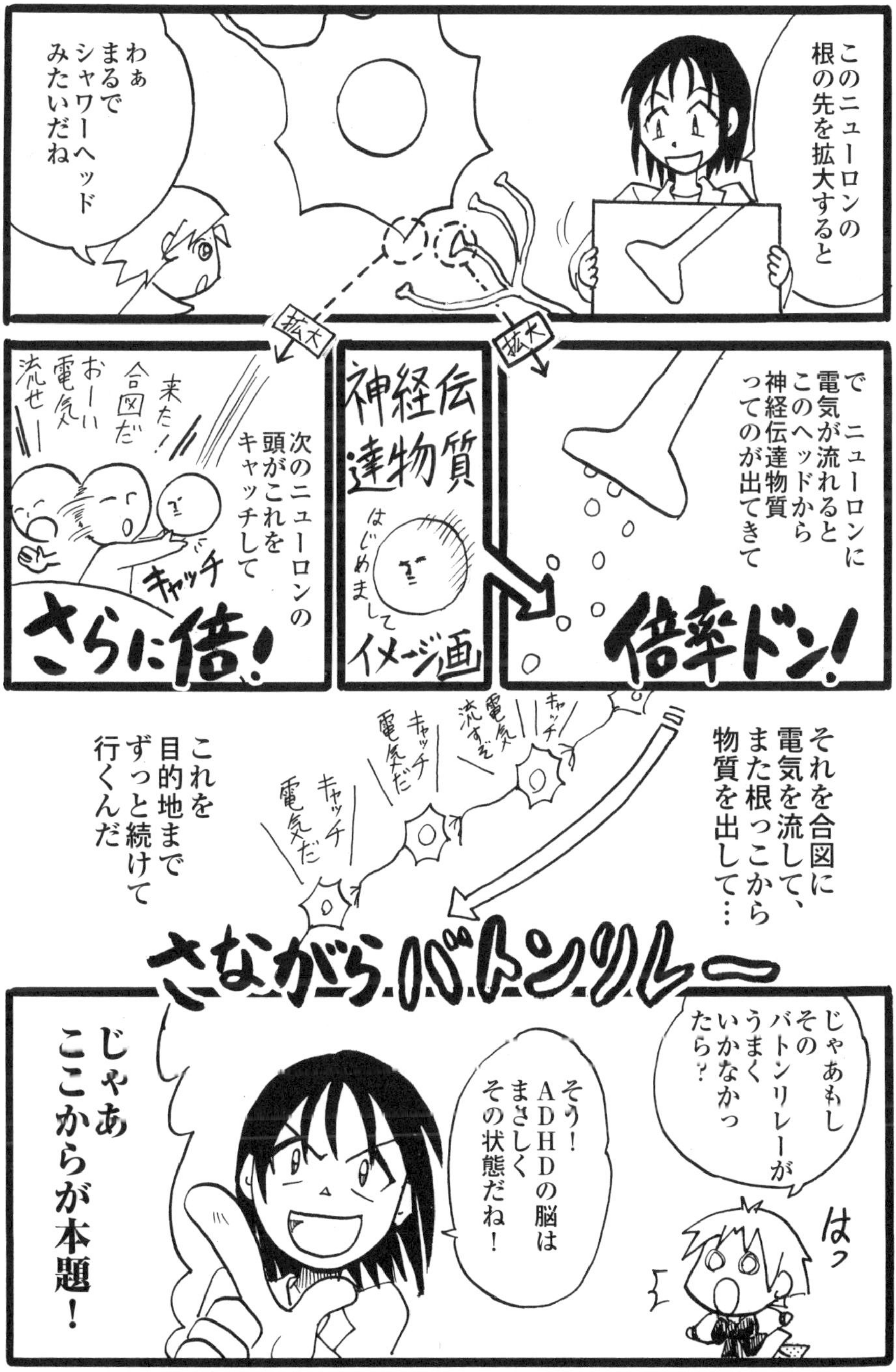
このニューロンの根の先を拡大すると
わぁまるでシャワーヘッドみたいだね
拡大
拡大
でニューロンに電気が流れるとこのヘッドから神経伝達物質ってのが出てきて
倍率ドン!
神経伝達物質
はじめまして
イメージ画
次のニューロンの頭がこれをキャッチして
来た!
合図だ
おーい電気流せー
キャッチ
さらに倍!
それを合図に電気を流して、また根っこから物質を出して…
キャッチ
電気流すぞ
キャッチ
電気だ
キャッチ
電気だ
これを目的地までずっと続けて行くんだ
さながらバトンリレー
じゃあもしそのバトンリレーがうまくいかなかったら?
はっ
そう!ADHDの脳はまさしくその状態だね!
じゃあここからが本題!

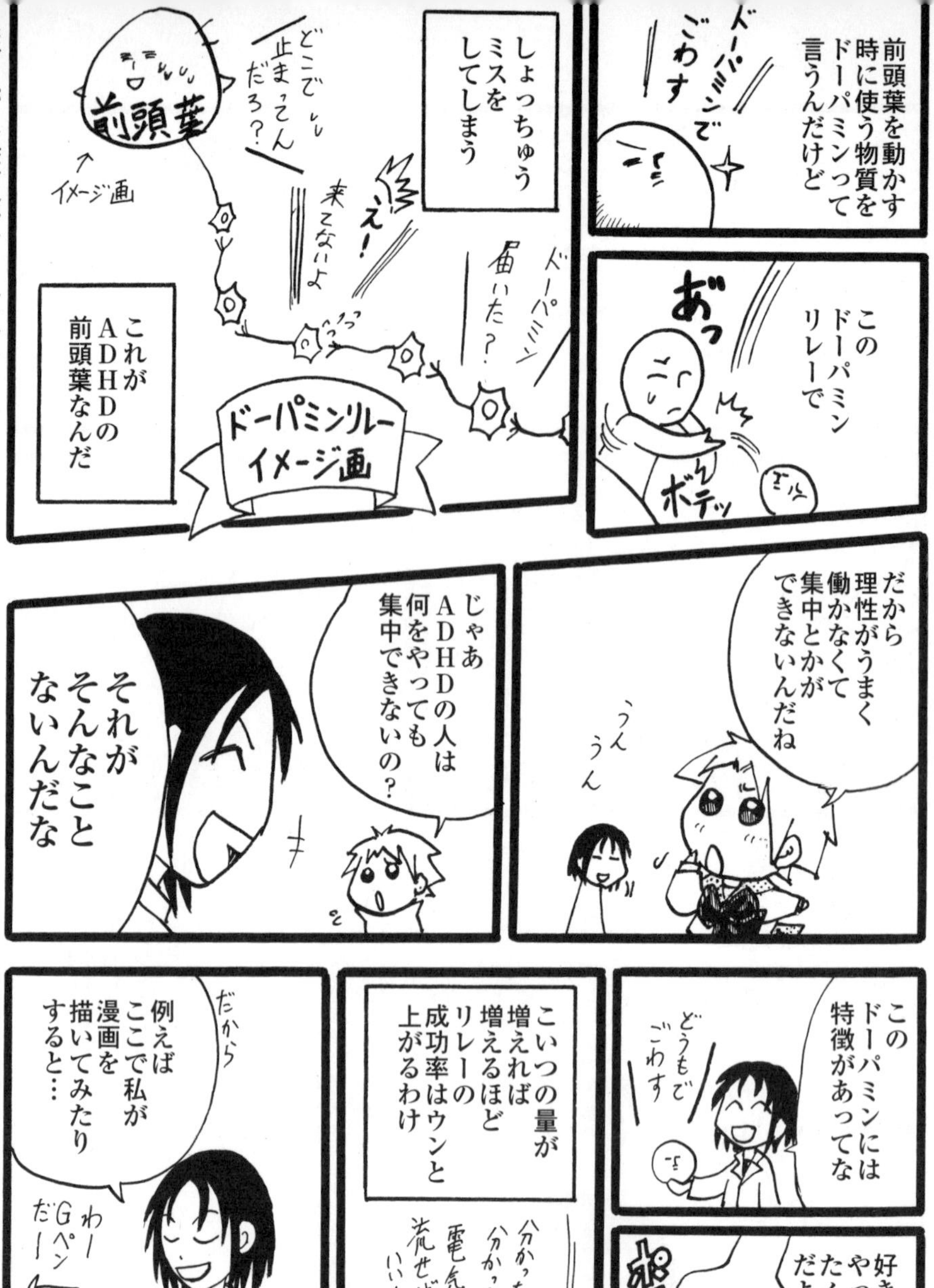
前頭葉を動かす時に使う物質をドーパミンって言うんだけど
ドーパミンでごわす
このドーパミンリレーで
あっ
ボテッ
しょっちゅうミスをしてしまう
どこで止まってんだろ?
前頭葉
イメージ画
来てないよ
え!
ドーパミン届いた?
これがADHDの前頭葉なんだ
ドーパミンリレーイメージ画
だから理性がうまく働かなくて集中とかができないんだね
うんうん
じゃあADHDの人は何をやっても集中できないの?
それがそんなことないんだな
このドーパミンには特徴があってな
どうもでごわす
好きなことをやってる時ほどたくさん発生するんだよ
ポコ
ポコ
ポコ
こいつの量が増えれば増えるほどリレーの成功率はウンと上がるわけ
分かった分かった 電気流せばいいんだろ
急げよ
だから例えばここで私が漫画を描いてみたりすると…
わーGペンだー!

※ドーパミンだけじゃなくノルアドレナリンも関わってるんじゃないかって説もアリ!

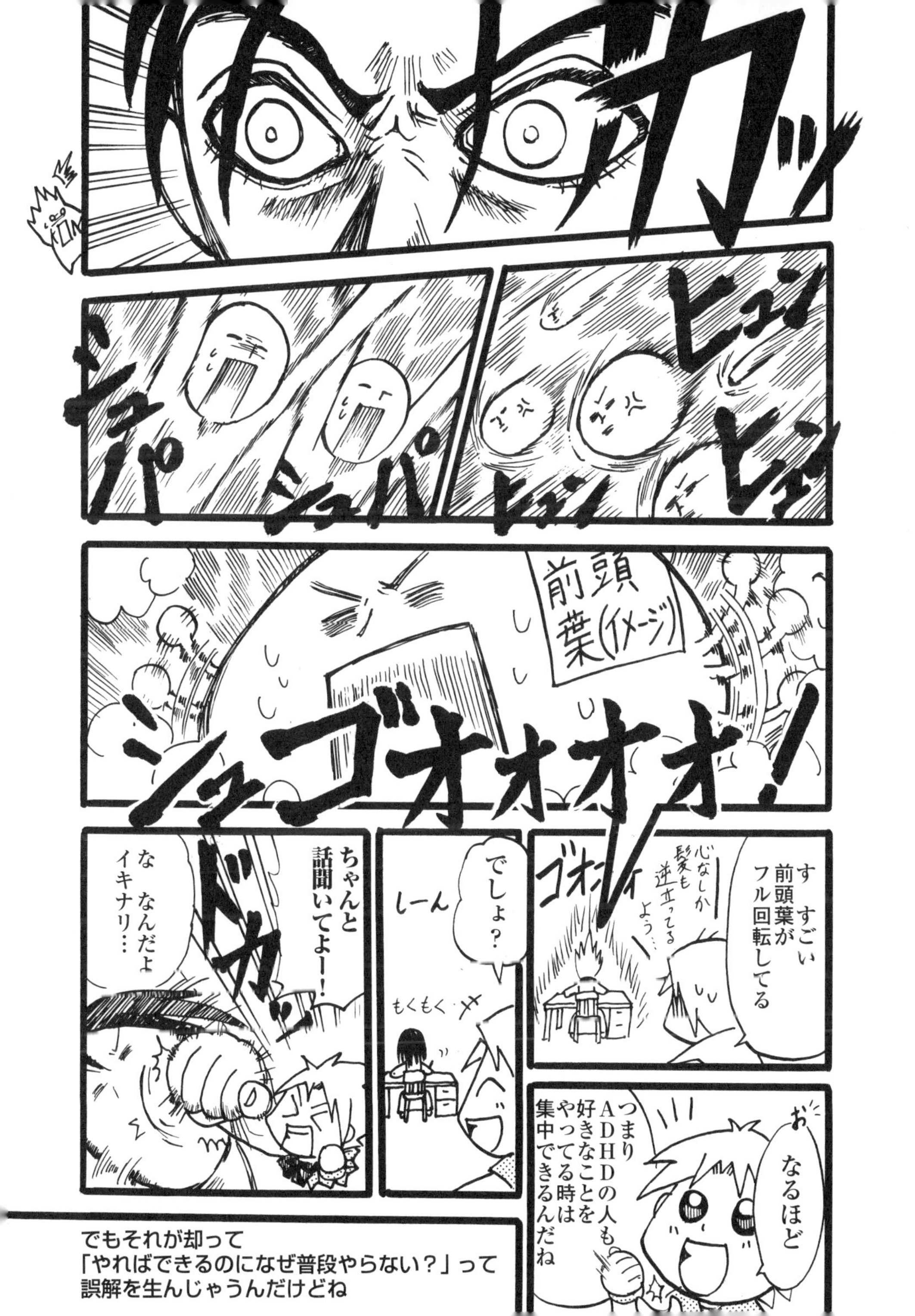
ビュン
ビュン
シュパ
シュパ
前頭葉(イメージ)
シュゴオオオオ!
す すごい 前頭葉が フル回転してる
心なしか髪も逆立ってるよう…
でしょ?
しーん
もくもく
ちゃんと話聞いてよー!
な なんだよ イキナリ…
ドカッ
お なるほど
つまり ADHDの人も 好きなことを やってる時は 集中できるんだね
でもそれが却って
「やればできるのになぜ普段やらない?」って
誤解を生んじゃうんだけどね

ADHDの有名人

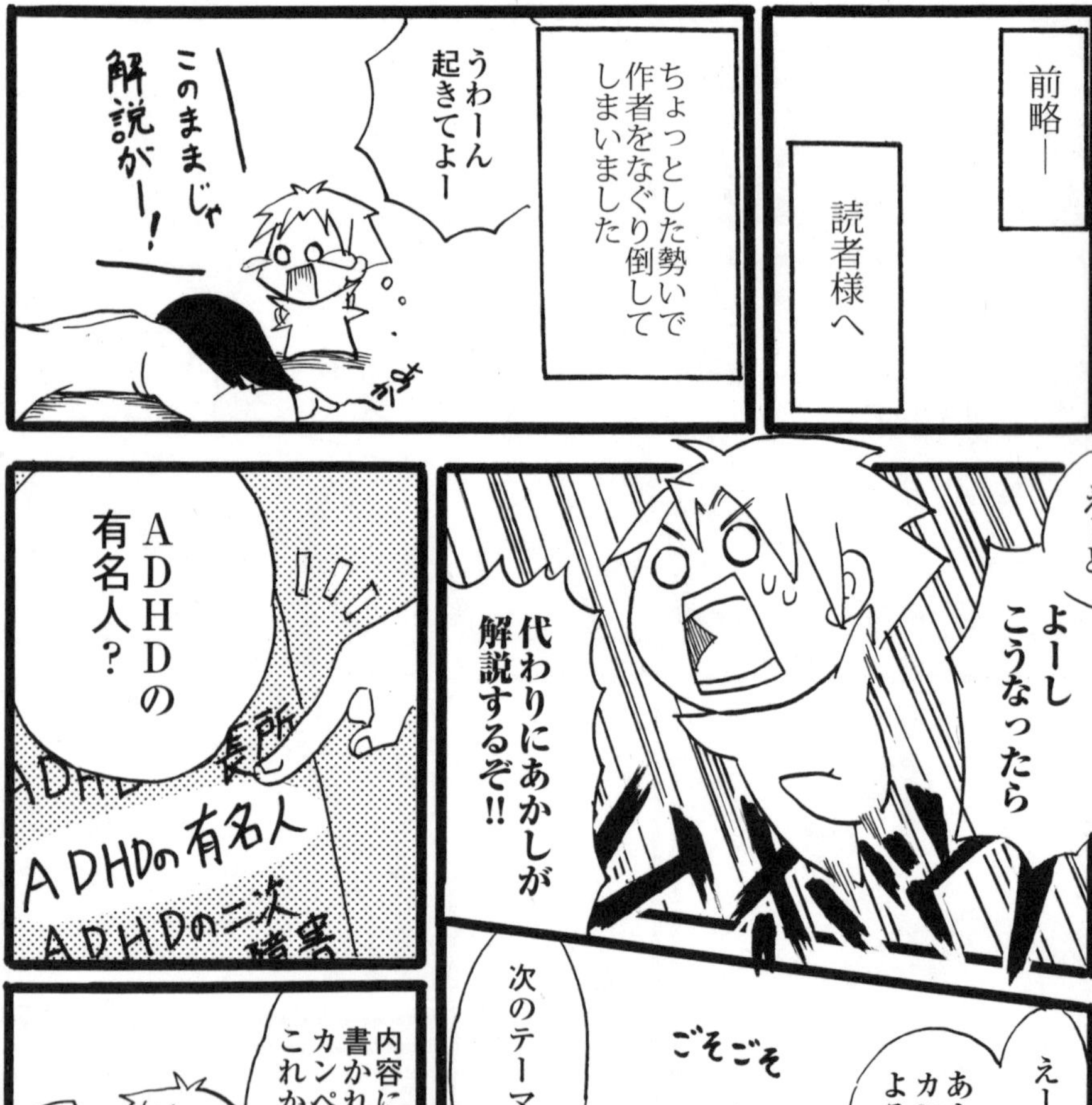
前略――
読者様へ
ちょっとした勢いで作者をなぐり倒してしまいました
うわーん起きてよー
このままじゃ解説がー!
え…えーと
よーしこうなったら
代わりにあかしが解説するぞ!!
ADHDの有名人?
ADHDの長所
ADHDの有名人
ADHDの二次障害
えーとあーさのカンペによると
ごそごそ
次のテーマは…
内容について書かれたカンペはこれかな?
カンペ

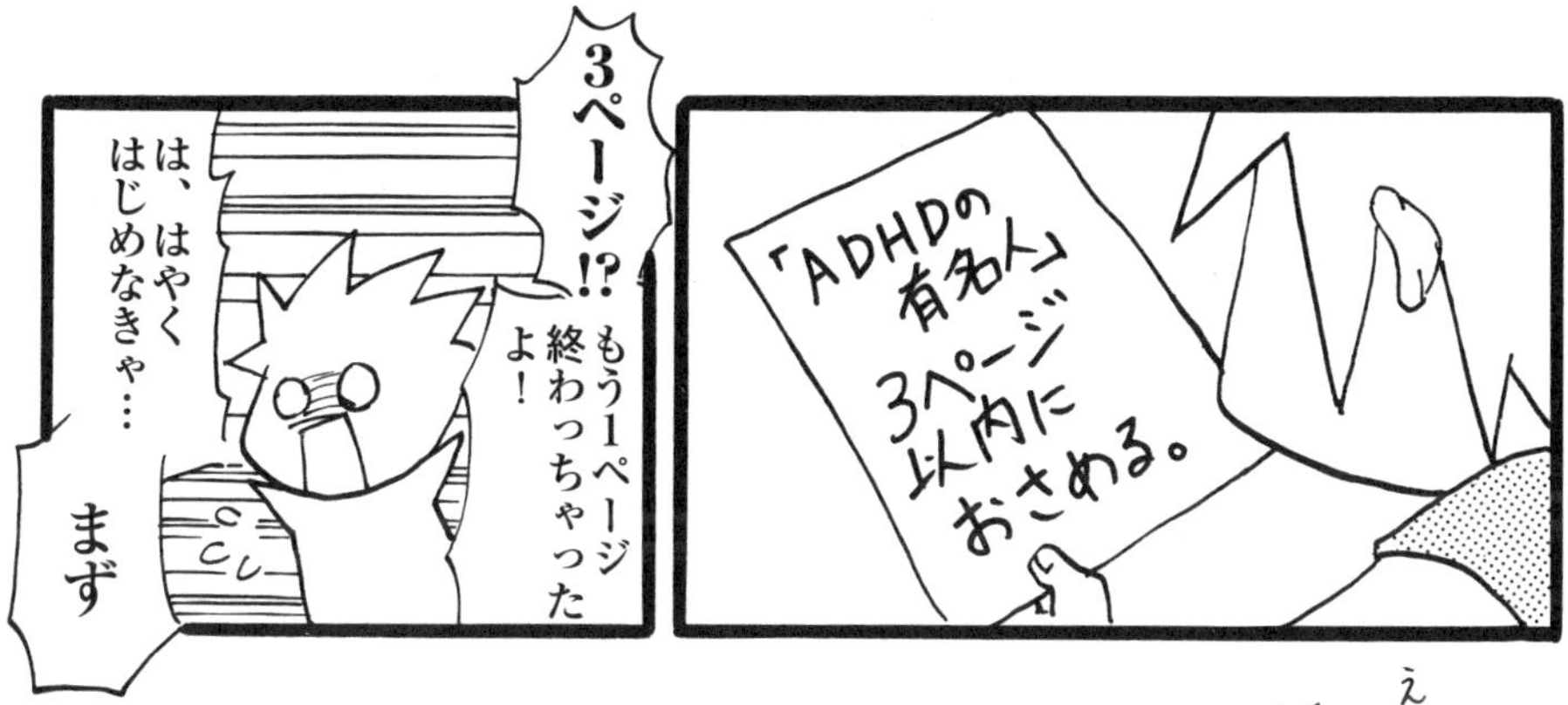
「ADHDの有名人」
3ページ以内におさめる。
3ページ!?
もう1ページ終わっちゃったよ!
は、はやくはじめなきゃ…
まず

ADHDの有名な歴史的偉人

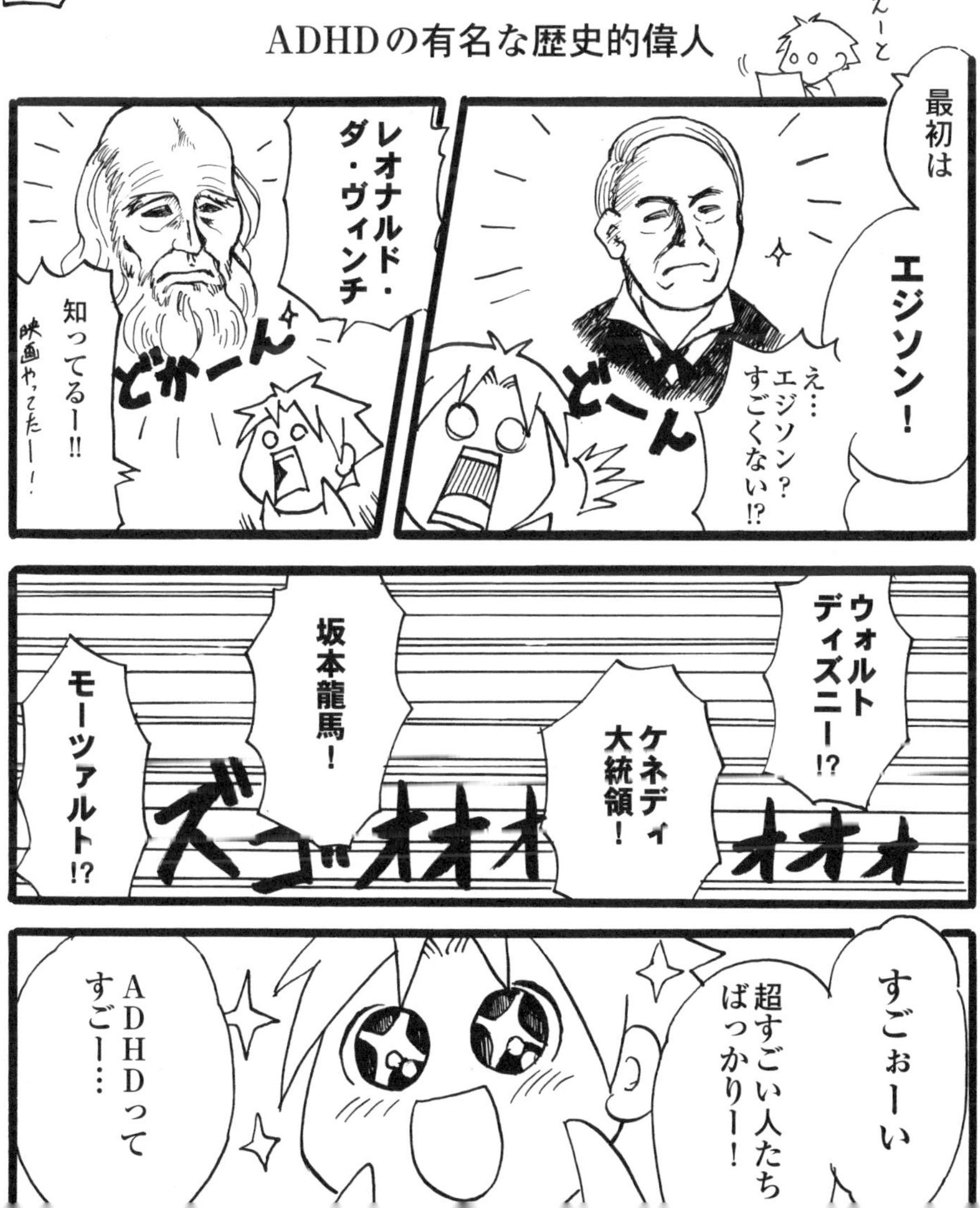
えーと
最初は
エジソン!
え…エジソン?すごくない!?
どーん
レオナルド・ダ・ヴィンチ
どかーん
知ってるー!!
映画やってたー!
ウォルトディズニー!?
ケネディ大統領!
坂本龍馬!
モーツァルト!?
ズゴオオオオオオ
すごぉーい
超すごい人たちばっかりー!
ADHDってすごー…

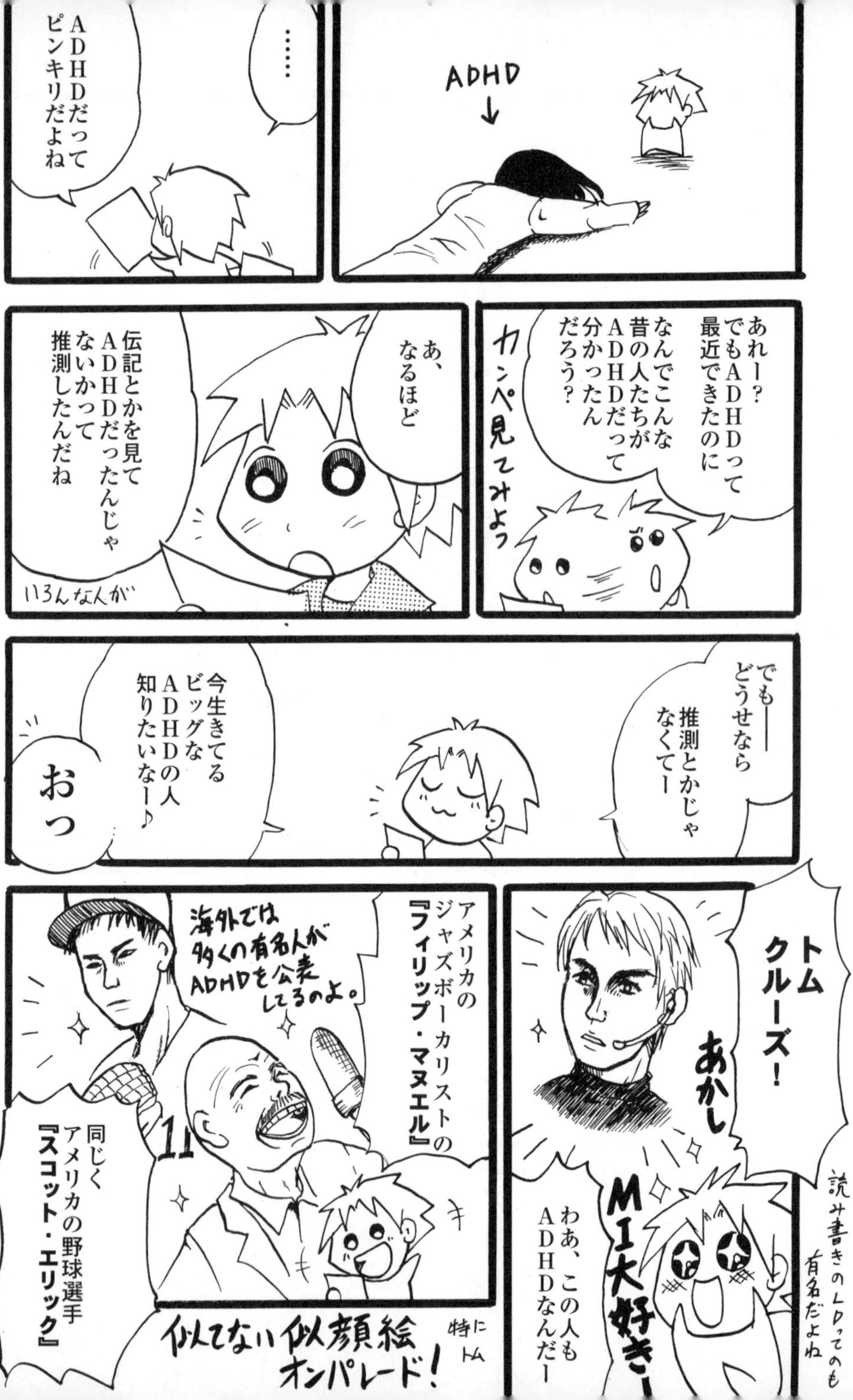
ADHD
……
ＡＤＨＤだってピンキリだよね
あれー？でもＡＤＨＤって最近できたのになんでこんな昔の人たちがＡＤＨＤだって分かったんだろう？
カンペ見てみよっ
あ、なるほど
伝記とかを見てＡＤＨＤだったんじゃないかって推測したんだね
いろんなんか
でもーー どうせなら推測とかじゃなくてー
今生きてるビッグなＡＤＨＤの人知りたいなー♪
おっ
トムクルーズ！
あかし
ＭＩ大好きー
わあ、この人もＡＤＨＤなんだー
読み書きのLDってのも有名だよね
海外では多くの有名人がADHDを公表してるのよ。
アメリカのジャズボーカリストの『フィリップ・マヌエル』
同じくアメリカの野球選手『スコット・エリック』
似てない似顔絵オンパレード！
特にトム

ADHDの嬉しい長所

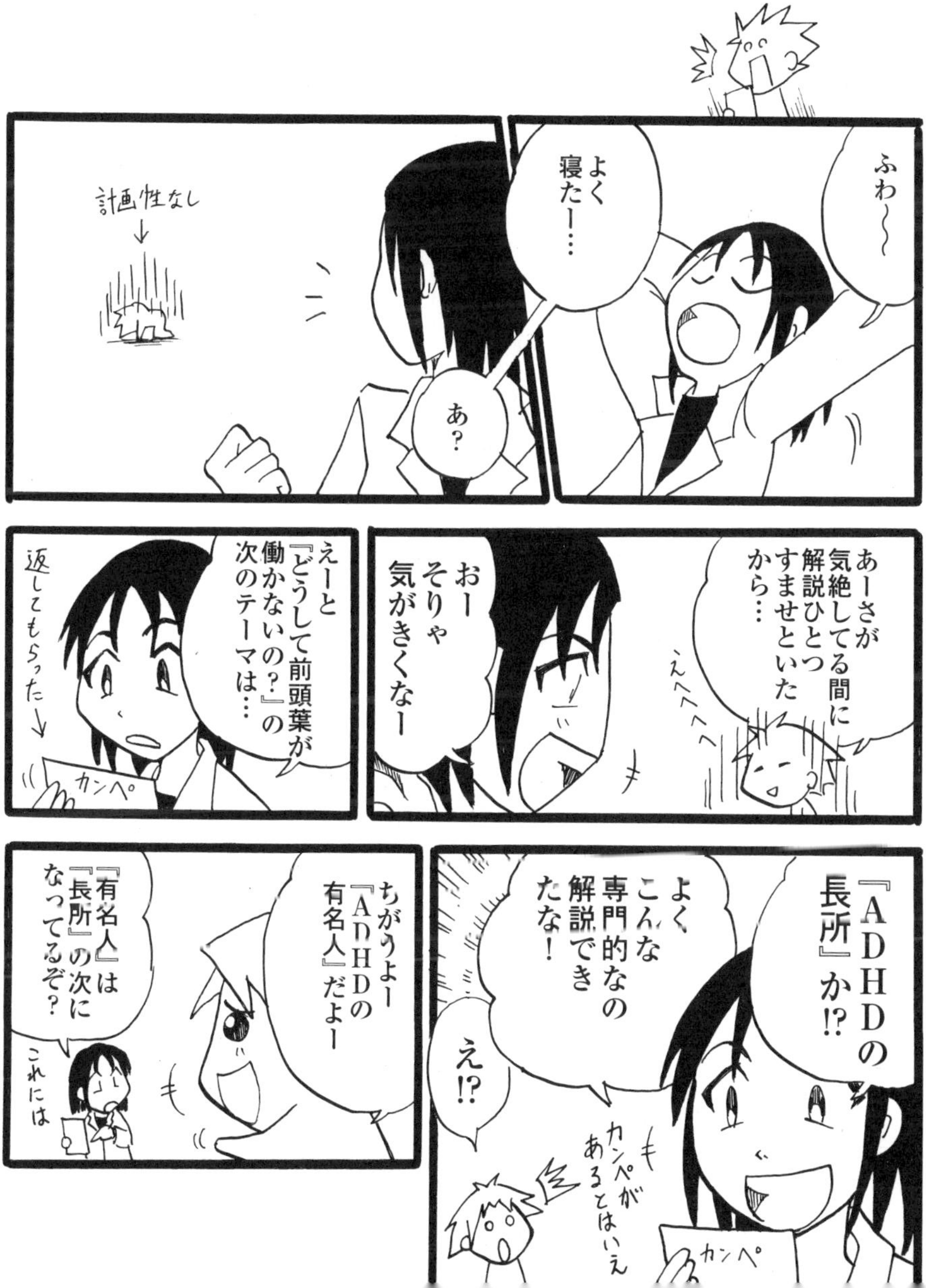
ふわ〜〜
よく寝たー…
あ？
計画性なし
あーさが気絶してる間に解説ひとつすませといたから…
えへへへへ
おーそりゃ気がきくなー
えーと『どうして前頭葉が働かないの？』の次のテーマは…
返してもらった
カンペ
『ADHDの長所』か!?
よくこんな専門的なの解説できたな！
え!?
カンペがあるとはいえ
カンペ
ちがうよー『ADHDの有名人』だよー
『有名人』は『長所』の次になってるぞ？
これには

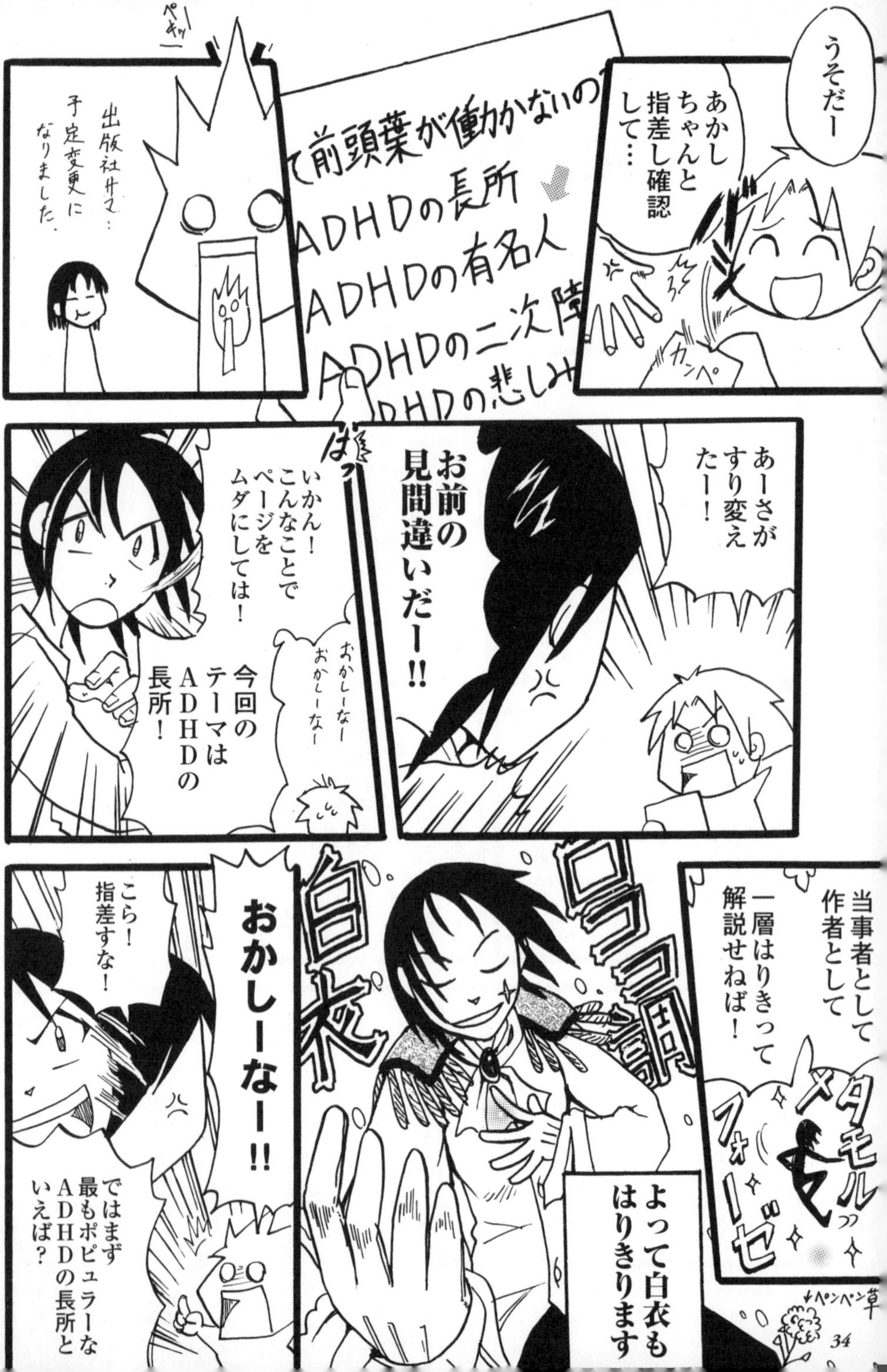
うそだー
あかしちゃんと指差し確認して…
カンペ
ペキッ
ADHDの長所
ADHDの有名人
出版社サマ…予定変更になりました
あーさがすり変えたー！
お前の見間違いだー!!
はっ
いかん！こんなことでページをムダにしては！
今回のテーマはADHDの長所！
おかしーなーおかしーなー
当事者として作者として一層はりきって解説せねば！
メタモルフォーゼ
↓ペンペン草
白衣
よって白衣もはりきります
おかしーなー!!
こら！指差すな！
ではまず最もポピュラーなADHDの長所といえば？

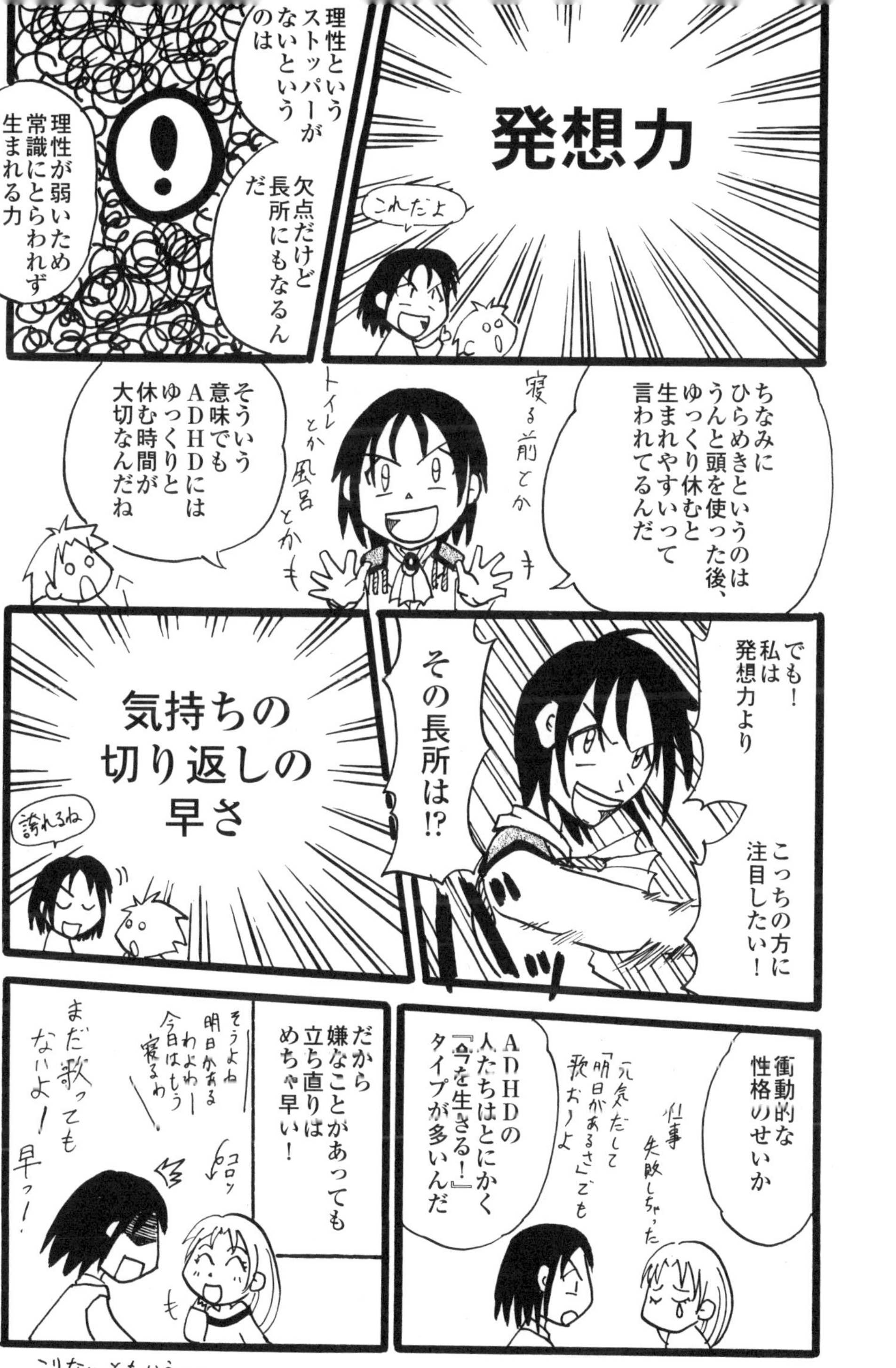
発想力
これだよ
理性というストッパーがないというのは
欠点だけど長所にもなるんだ
理性が弱いため常識にとらわれず生まれる力『ひらめき』
ちなみにひらめきというのはうんと頭を使った後、ゆっくり休むと生まれやすいって言われてるんだ
寝る前とか
トイレとか風呂とかも
そういう意味でもADHDにはゆっくりと休む時間が大切なんだね
でも！私は発想力より
その長所は!?
こっちの方に注目したい！
気持ちの切り返しの早さ
誇れるね
衝動的な性格のせいか
仕事失敗しちゃった
元気だして「明日があるさ」でも歌おーよ
ADHDの人たちはとにかく『今を生きる！』タイプが多いんだ
だから嫌なことがあっても立ち直りはめちゃ早い！
そうよね明日があるわね～今日はもう寝るわ
コロッ
まだ歌ってもないよ！
早っ！
こりないともいう….

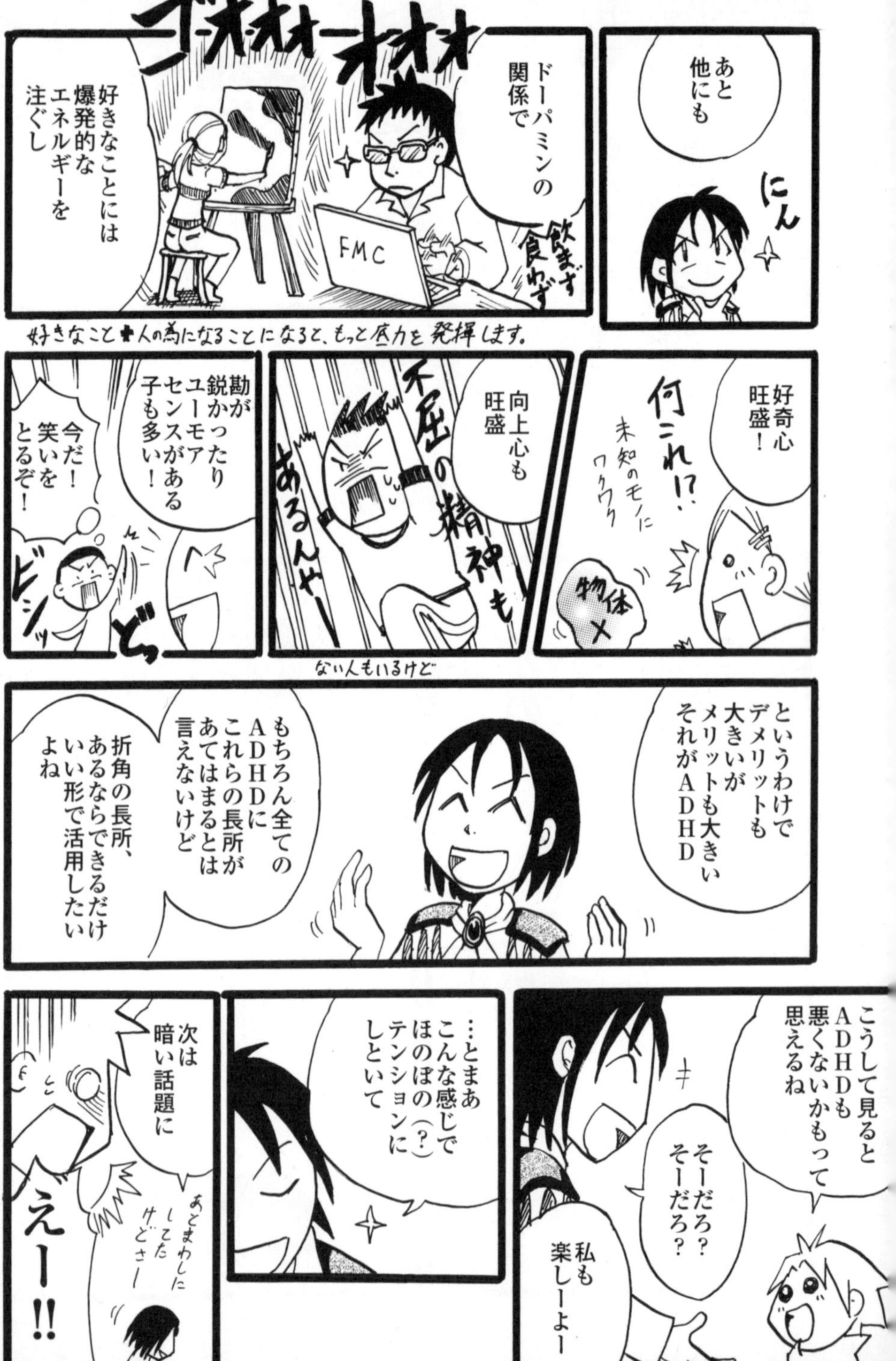
あと
他にも
にん
ドーパミンの関係で
ゴオオオーオオオ
好きなことには爆発的なエネルギーを注ぐし
FMC
飲まず食わず
好きなこと＋人の為になることになると、もっと底力を発揮します。
好奇心旺盛！
何これ!?
未知のモノにワクワク
物体X
向上心も旺盛
不屈の精神も
あるんや－
勘が鋭かったりユーモアセンスがある子も多い！
今だ！笑いをとるぞ！
ビシッ
どっ
ない人もいるけど
というわけでデメリットも大きいがメリットも大きいそれがＡＤＨＤ
もちろん全てのＡＤＨＤにこれらの長所があてはまるとは言えないけど
折角の長所、あるならできるだけいい形で活用したいよね
こうして見るとＡＤＨＤも悪くないかもって思えるね
そーだろ？そーだろ？
私も楽しーよー
…とまあこんな感じでほのぼの(?)テンションにしといて
次は暗い話題に
えー!!
あとまわしにしてたけどさー

ADHDが陥りやすい二次障害

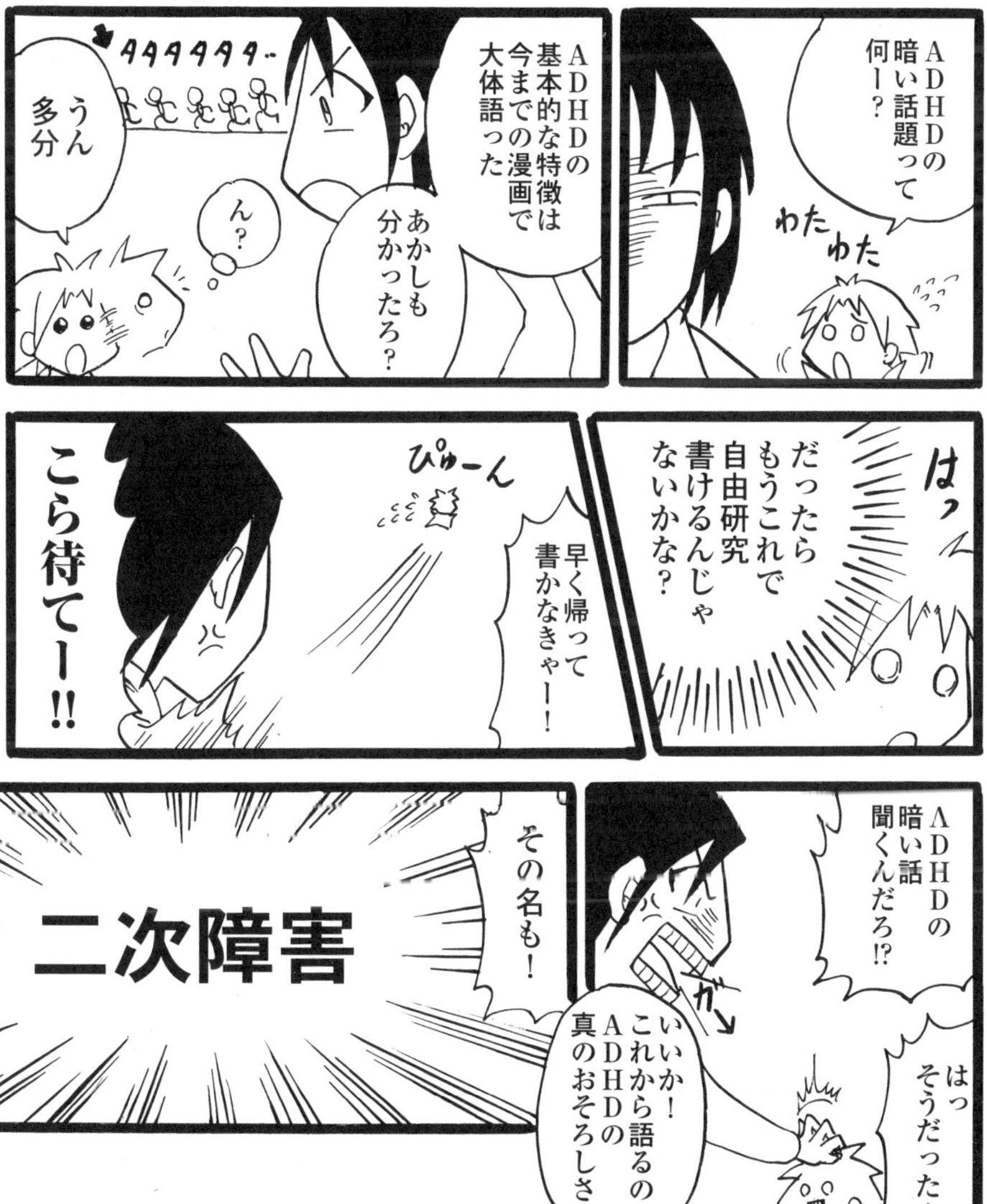
ＡＤＨＤの暗い話題って何ー？
わたわた
ＡＤＨＤの基本的な特徴は今までの漫画で大体語った
あかしも分かったろ？
ん？
うん多分
はっ
だったらもうこれで自由研究書けるんじゃないかな？
ぴゅーん
早く帰って書かなきゃー！
こら待てー!!
ＡＤＨＤの暗い話聞くんだろ!?
ガッ
はっそうだった！
いいか！これから語るのはＡＤＨＤの真のおそろしさ…
その名も！
二次障害

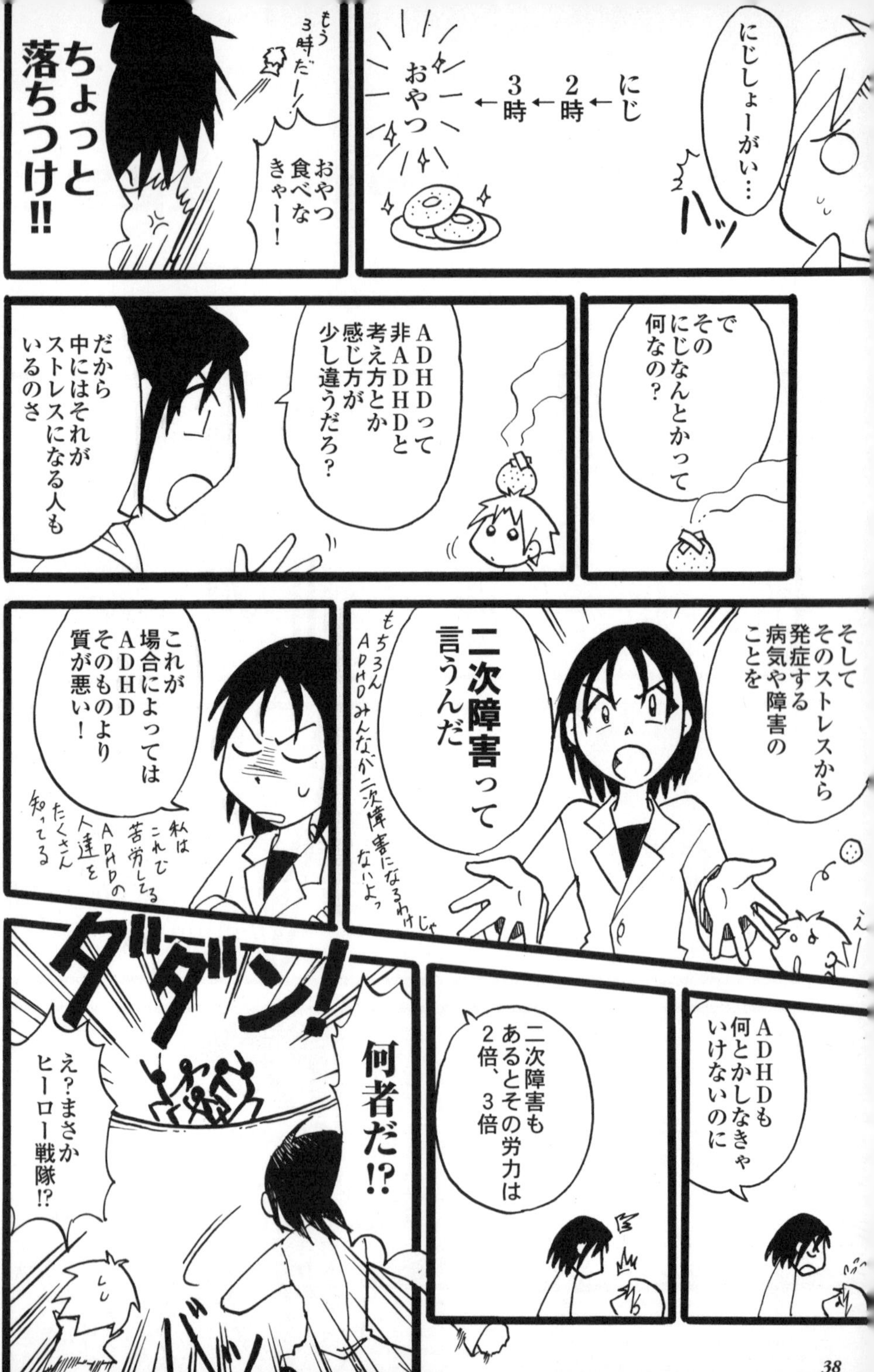
にじしょーがい…
ハッ
にじ ← 2時 ← 3時 ← おやつ
もう3時だー!
おやつ食べなきゃー!
ちょっと落ちつけ!!
でそのにじなんとかって何なの？
ADHDって非ADHDと考え方とか感じ方が少し違うだろ？
だから中にはそれがストレスになる人もいるのさ
そしてそのストレスから発症する病気や障害のことを
二次障害って言うんだ
もちろんADHDみんなが二次障害になるわけじゃないよっ
え…
これが場合によってはADHDそのものより質が悪い！
私はこれで苦労してるADHDの人達をたくさん知ってる
ADHDも何とかしなきゃいけないのに
二次障害もあるとその労力は2倍、3倍
ダダン！
何者だ!?
え?まさかヒーロー戦隊!?

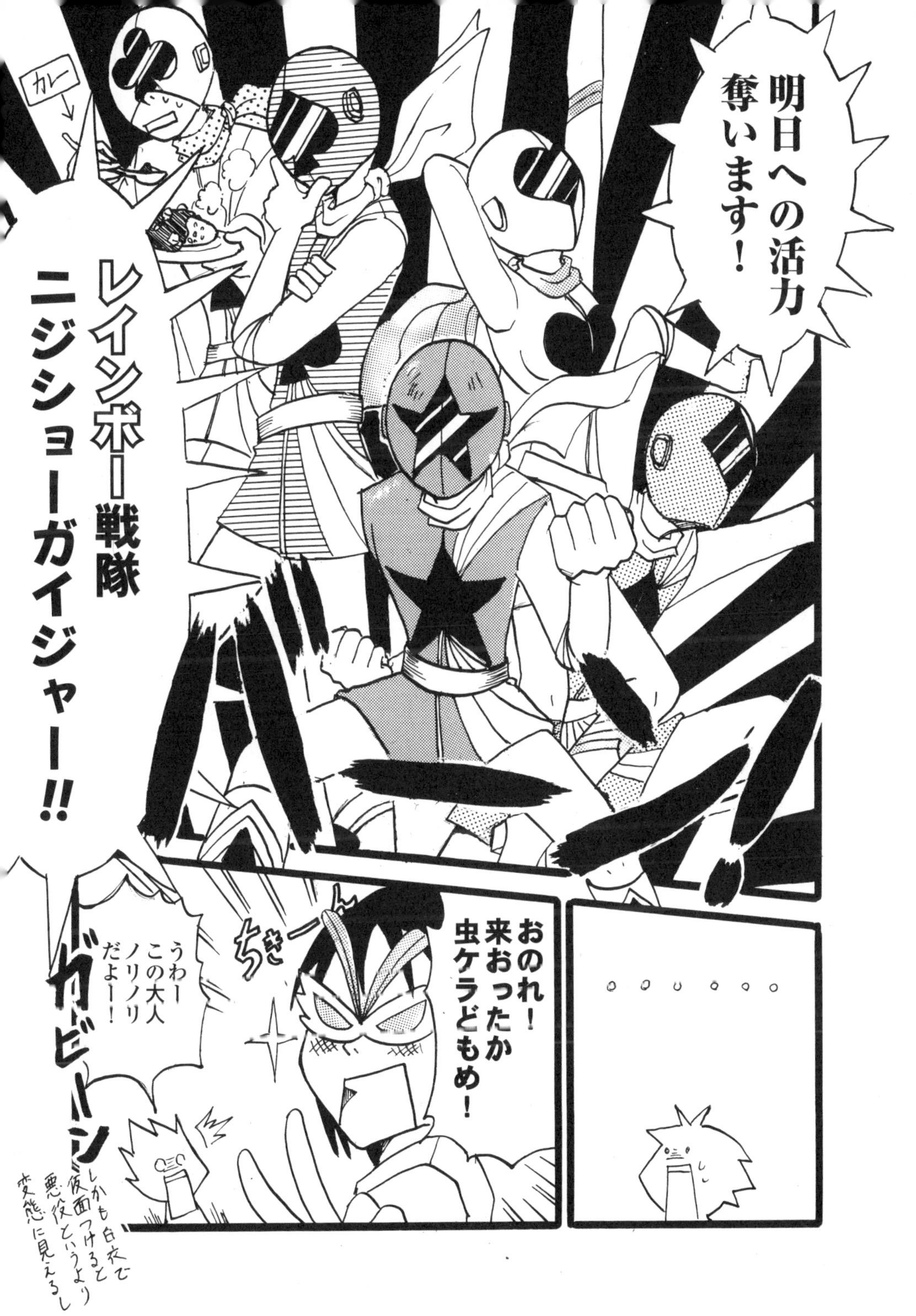
明日への活力
奪います！
カレー
レインボー戦隊
ニジショーガイジャー!!
ガビーーーン
ちきーん
おのれ！
来おったか
虫ケラどもめ！
うわー
この大人
ノリノリ
だよー！
。。。。。。。
しかも白衣で
仮面つけると
悪役というより
変態に見えるし

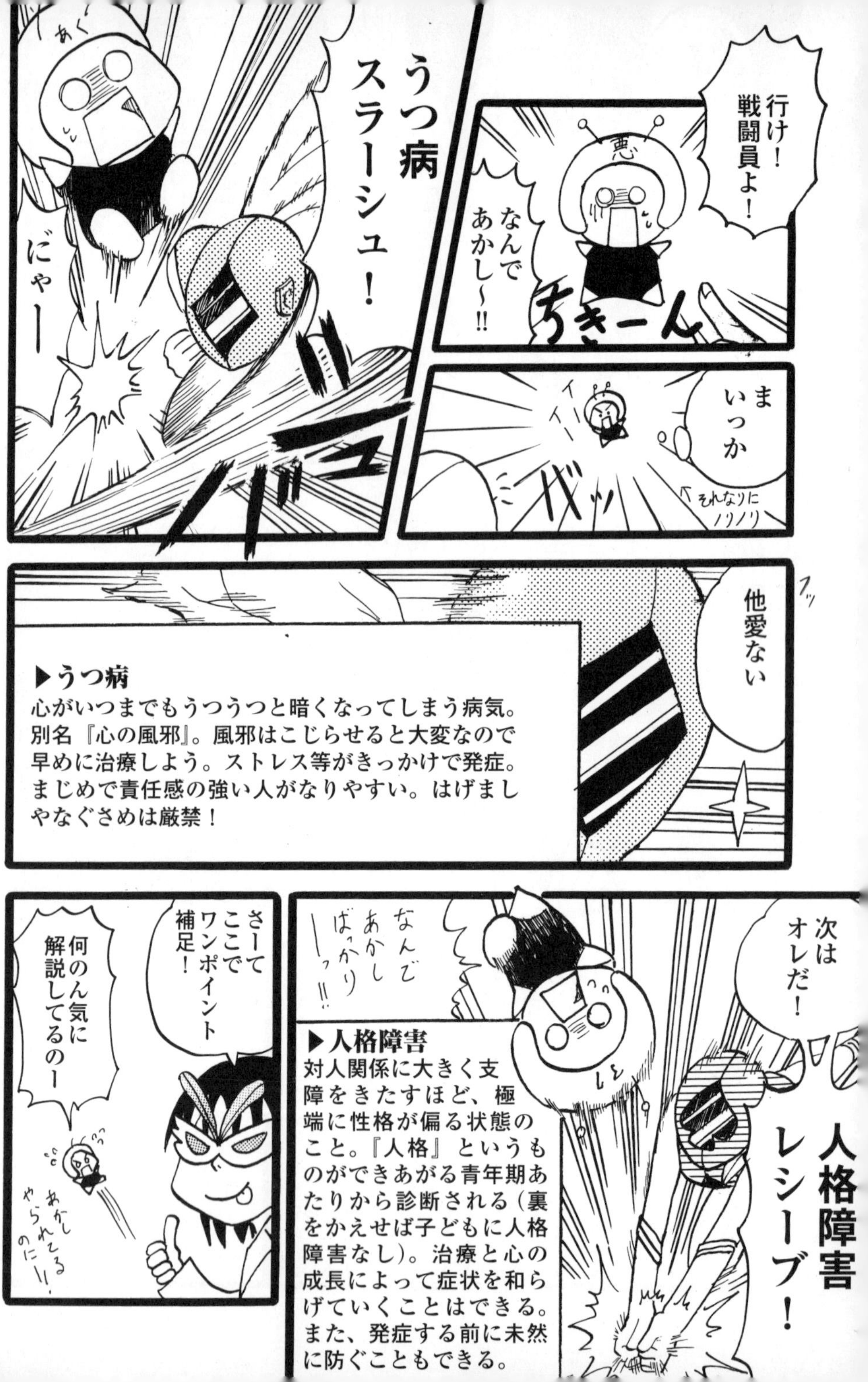

行け！戦闘員よ！
なんであかし～!!
ちきーん
まっいっか
それなりにノリノリ
うつ病スラーシュ！
あぐ
にゃーー
他愛ない
フッ
▶うつ病
心がいつまでもうつうつと暗くなってしまう病気。別名『心の風邪』。風邪はこじらせると大変なので早めに治療しよう。ストレス等がきっかけで発症。まじめで責任感の強い人がなりやすい。はげましやなぐさめは厳禁！

次はオレだ！

人格障害レシーブ！

なんであかしばっかりーっ!!
▶人格障害
対人関係に大きく支障をきたすほど、極端に性格が偏る状態のこと。『人格』というものができあがる青年期あたりから診断される（裏をかえせば子どもに人格障害なし）。治療と心の成長によって症状を和らげていくことはできる。また、発症する前に未然に防ぐこともできる。
さーてここでワンポイント補足！
何のん気に解説してるのー
あかしやられてるのにー!!

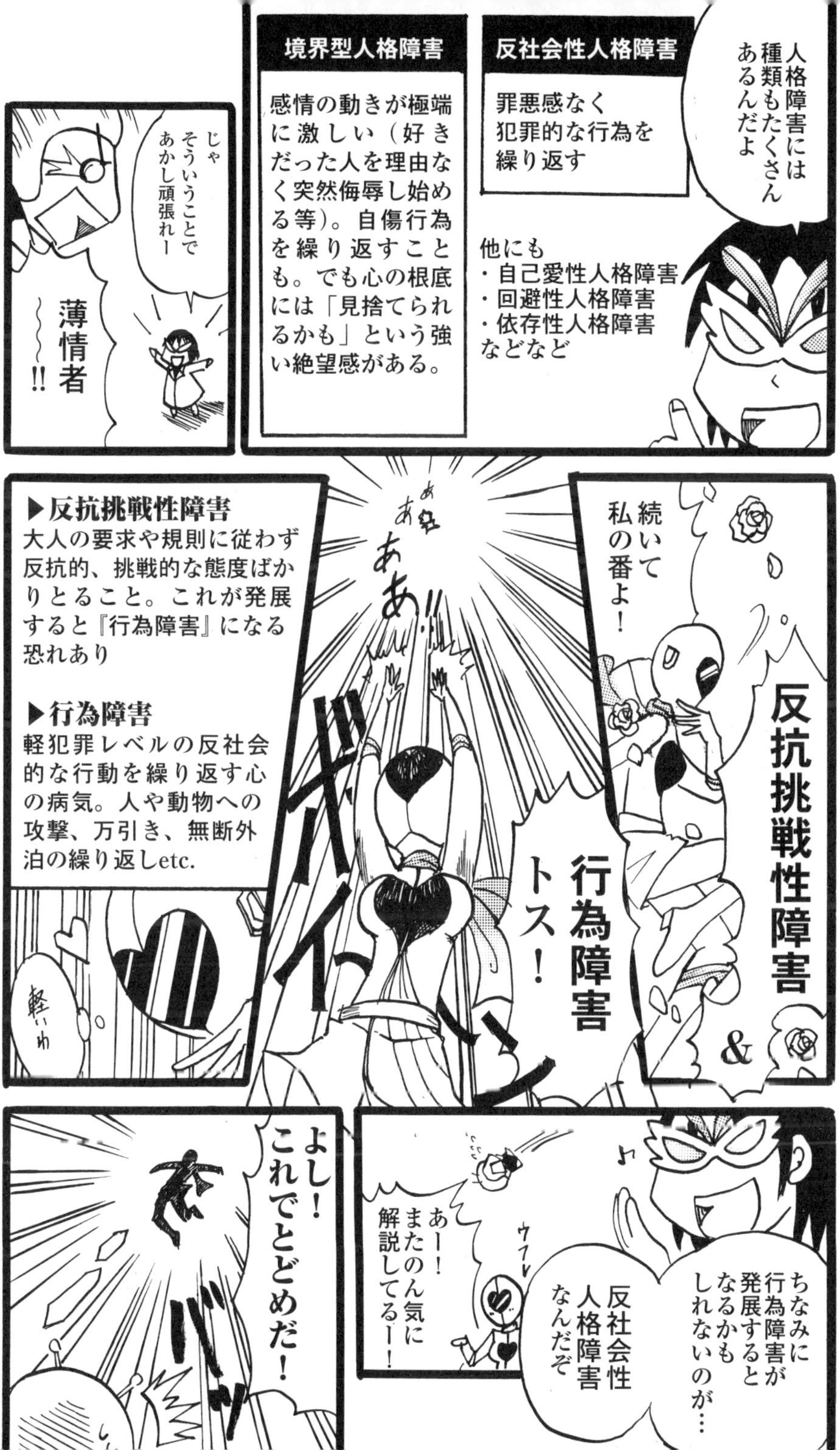
人格障害には種類もたくさんあるんだよ
反社会性人格障害
罪悪感なく犯罪的な行為を繰り返す
境界型人格障害
感情の動きが極端に激しい（好きだった人を理由なく突然侮辱し始める等）。自傷行為を繰り返すことも。でも心の根底には「見捨てられるかも」という強い絶望感がある。
他にも
・自己愛性人格障害
・回避性人格障害
・依存性人格障害
などなど
じゃそういうことであかし頑張れー
薄情者〜〜〜!!
続いて私の番よ!
反抗挑戦性障害
&
行為障害トス!
ああ!!!
▶反抗挑戦性障害
大人の要求や規則に従わず反抗的、挑戦的な態度ばかりとること。これが発展すると『行為障害』になる恐れあり
▶行為障害
軽犯罪レベルの反社会的な行動を繰り返す心の病気。人や動物への攻撃、万引き、無断外泊の繰り返しetc.
軽いわ
ちなみに行為障害が発展するとなるかもしれないのが…
反社会性人格障害なんだぞ
あー!またのん気に解説してるー!
よし!これでとどめだ!

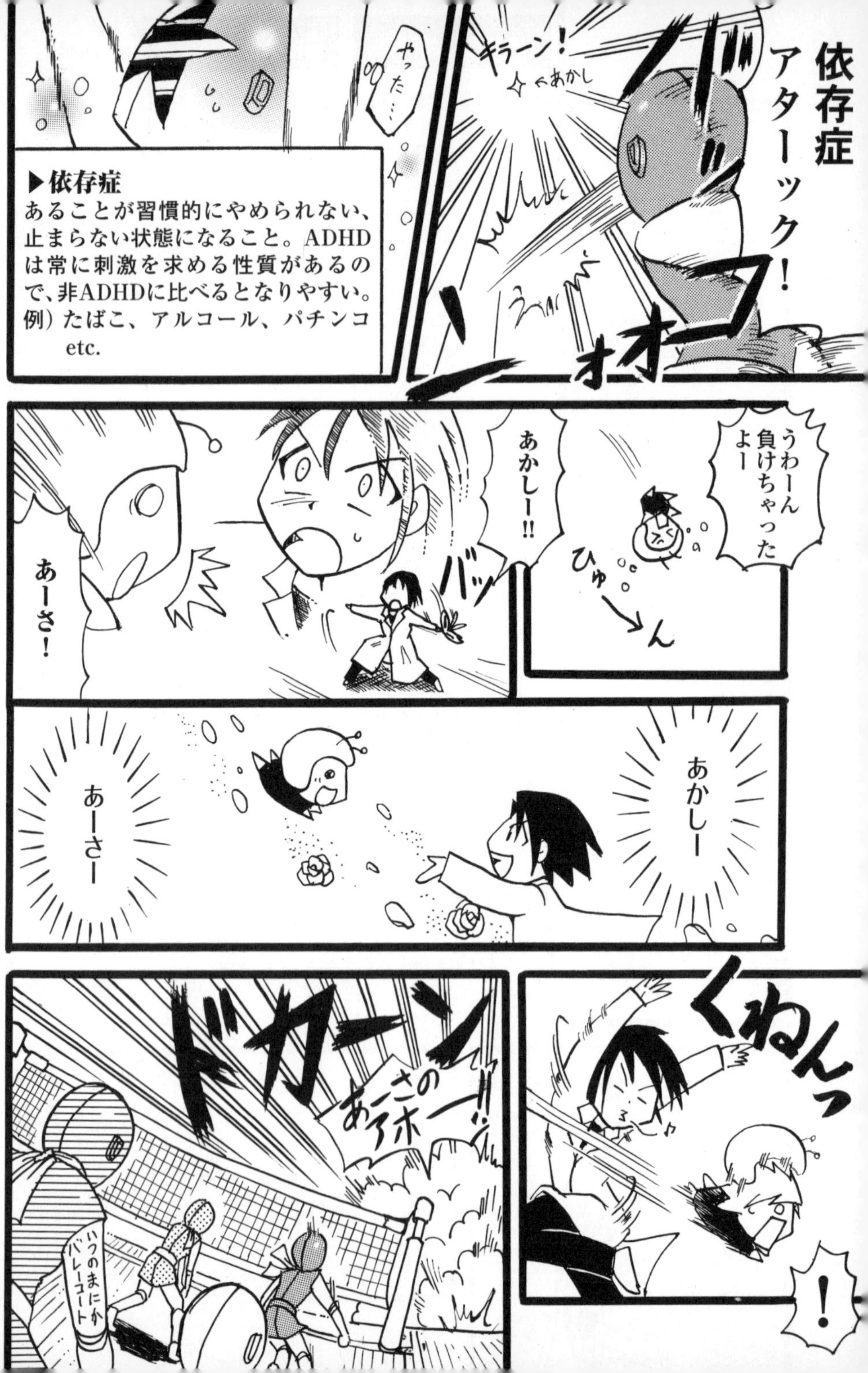
依存症アタ―ック!
キラーン!
←あかし
やった…
▶依存症
あることが習慣的にやめられない、止まらない状態になること。ADHDは常に刺激を求める性質があるので、非ADHDに比べるとなりやすい。
例）たばこ、アルコール、パチンコ etc.
うわーん負けちゃったよー
ひゅ～ん
あかしー!!
バッ
あーさ!
あかしー
あーさー
くねんっ
!
ドカーン
あーさのアホーー!!
いつのまにかバレーコート

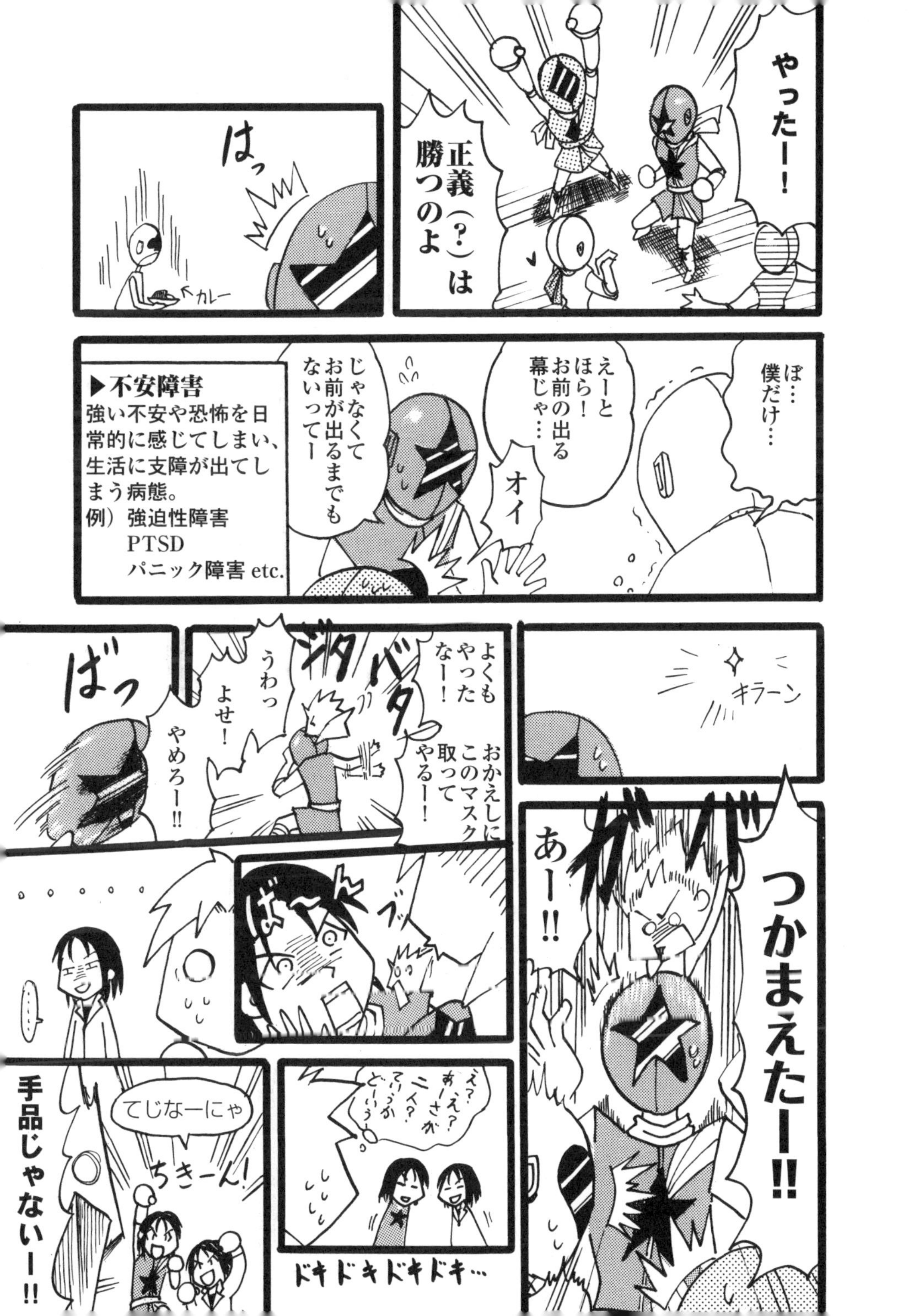
やったー！
正義（？）は勝つのよ
はっ
カレー
ぼ…僕だけ…
えーとほら！お前の出る幕じゃ…
オイ
じゃなくてお前が出るまでもないってー
▶不安障害
強い不安や恐怖を日常的に感じてしまい、生活に支障が出てしまう病態。
例）強迫性障害
PTSD
パニック障害 etc.
キラーン
よくもやったなー！
おかえしにこのマスク取ってやるー！
ジタバタ
うわっ
よせ！
やめろー!!
ばっ
あー!!
つかまえたー!!
ばーん
……
え？あ、え？二人？ていうかどーいう…
ドキドキドキドキ…
てじなーにゃ
ちきーん！
手品じゃないー!!

ADHDに向いてる仕事

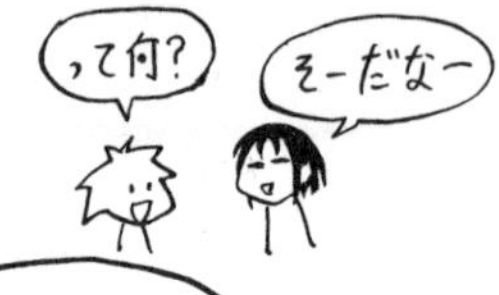
って何？
そーだなー

ひらめきと独創性を活かせるならば

・企画、開発部門
・芸人
・デザイナー
・イラストレーター、漫画家
・プログラマー

等、クリエイティブな仕事なんてどうかな？
あと、ADHDの人で意外に多いのが

・医療関係、福祉関係
・研究者

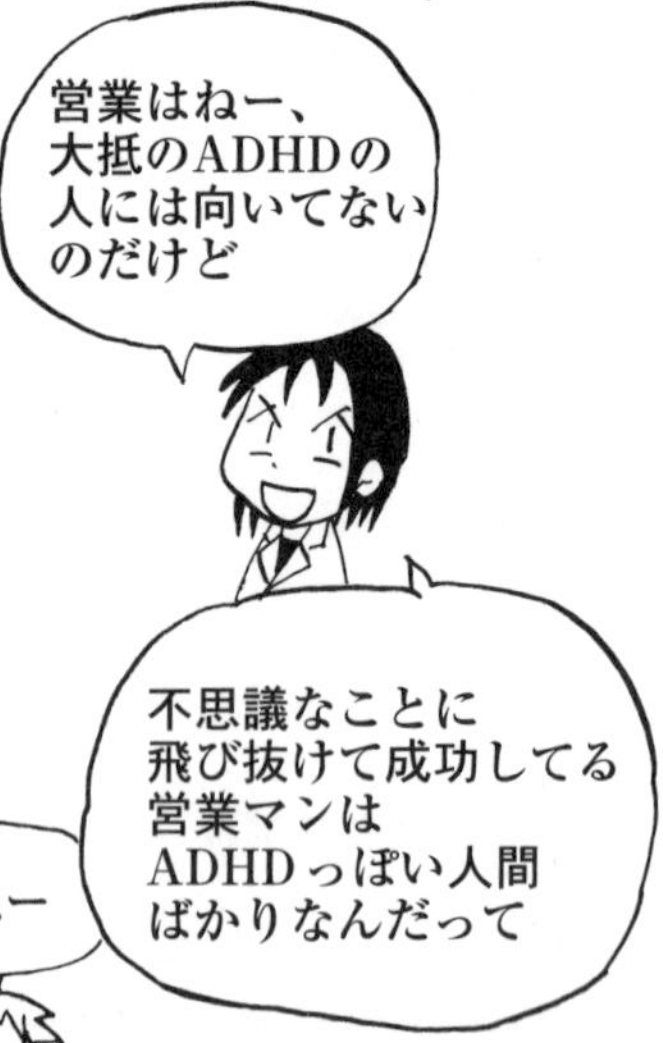
営業はねー、大抵のADHDの人には向いてないのだけど
不思議なことに飛び抜けて成功してる営業マンはADHDっぽい人間ばかりなんだって

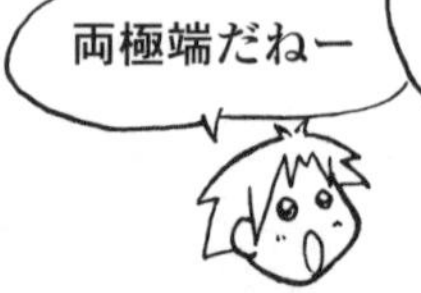
両極端だねー

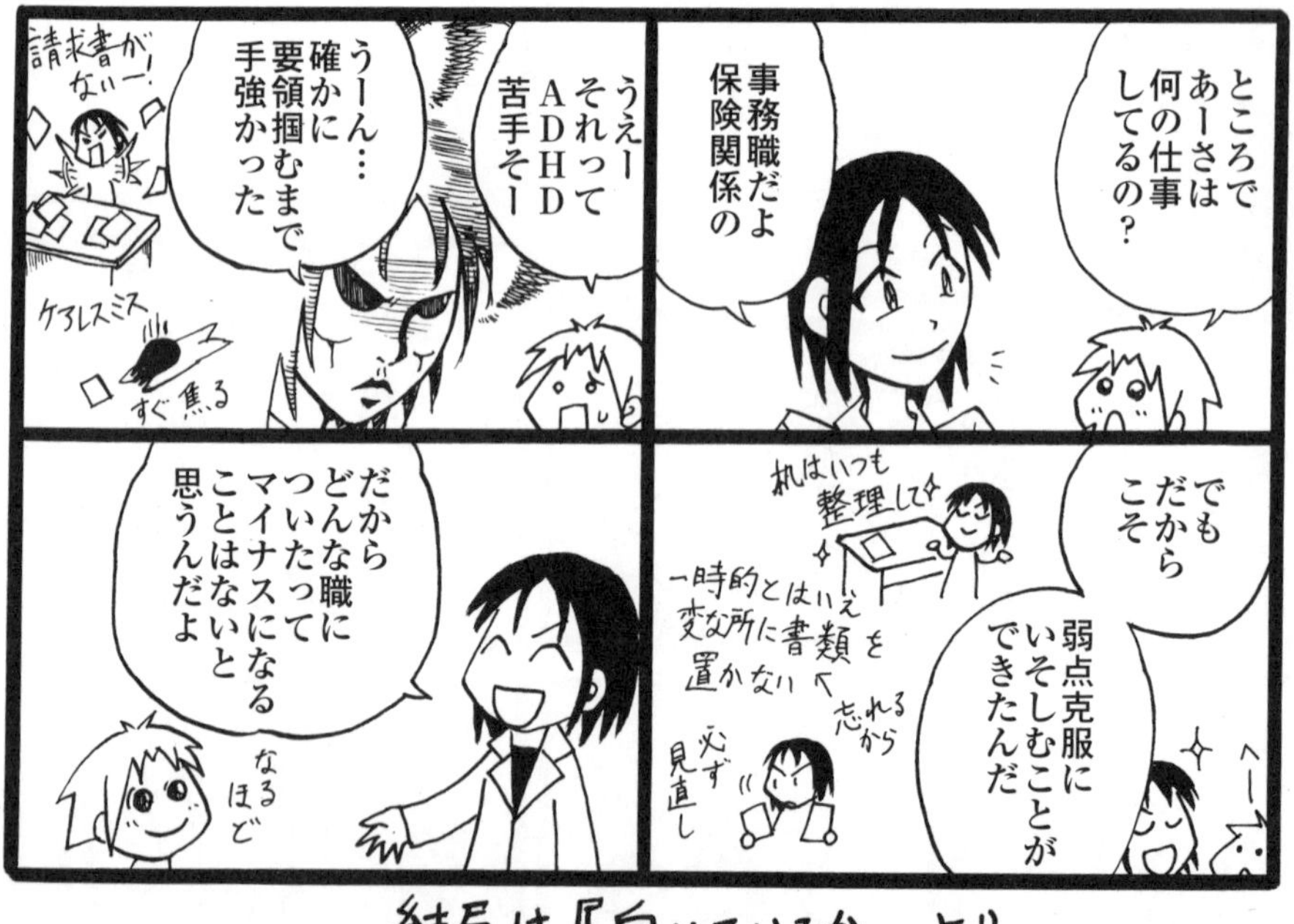
ところで あーさは 何の仕事 してるの？
事務職だよ 保険関係の
うぇー それって ADHD 苦手そー
うーん… 確かに 要領掴むまで 手強かった
請求書がないー！
ケアレスミス
すぐ焦る
でも だからこそ
弱点克服に いそしむことが できたんだ
机はいつも整理して
一時的とはいえ 変な所に書類を 置かない
忘れるから
必ず見直し
へー
だから どんな職に ついたって マイナスになる ことはないと 思うんだよ
なるほど

結局は『向いているか』より
『どれだけこの仕事に情熱を注げるのか』という事!!

ADHDの悲しみ

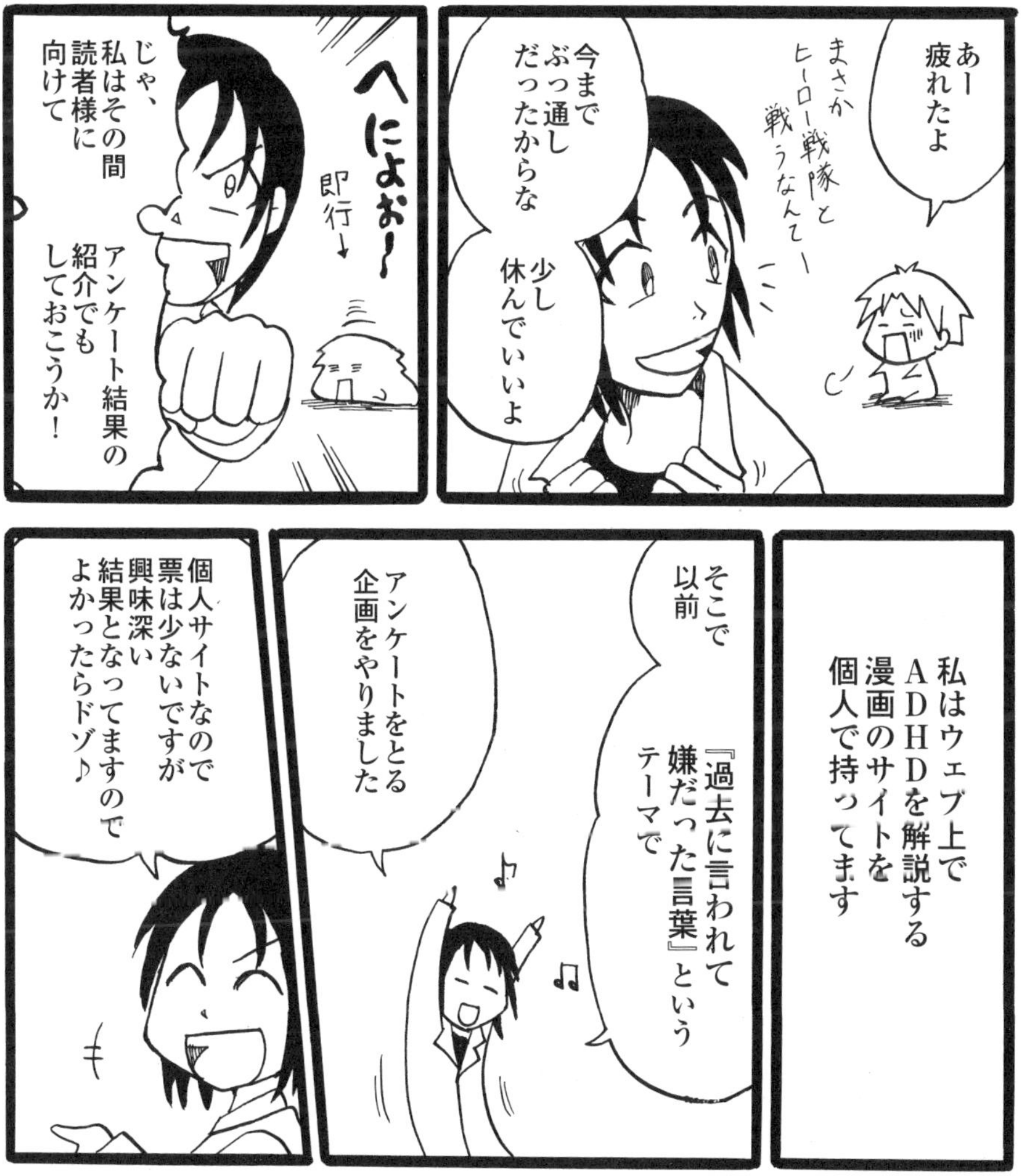
あー疲れたよ
まさかヒーロー戦隊と戦うなんてー
今までぶっ通しだったからな
少し休んでいいよ
へにょお～
即行↓
じゃ、私はその間読者様に向けて
アンケート結果の紹介でもしておこうか！
私はウェブ上でADHDを解説する漫画のサイトを個人で持ってます
そこで以前『過去に言われて嫌だった言葉』というテーマで
アンケートをとる企画をやりました
個人サイトなので票は少ないですが興味深い結果となってますのでよかったらドゾ♪

アンケート企画①
ADHDの人に聞きました
『過去に言われて嫌だった言葉』

順位	言葉	票数
1位	なんでできないの？	29
2位	そんなの誰にでもあるよ	14
3位	なんで家の中こんなに汚いわけ？	9
3位	真面目に頑張りなさい	9
5位	また考えずに失敗したろ？	8
6位	普通になりたいということ自体間違ってる！	6
7位	○歳にもなってそんなこともできないのか	5
7位	普通はこうでしょ？	5
7位	何をグズグズしてるのよ！	5
10位	何とか言ってみろ　反論できんだろ？	4

11位以下

「ADHDに生んでしまって申し訳ない」

「だらしない」「また先延ばしして…」

「何も言われてないけど、陰で言われてる雰囲気」

「マイペースでいいねえ」

「なんでそんなことでパニックになるのさ？」

「同じことを何度も言わせるな！」

「あんたは人の気持ちが分からないから」

「頭の病気」


（計142票）

投稿コメント★一部抜粋

★第１位★「なんでできないの？」

- なんでできないかなんて自分が一番知りたい‼
- って言われても。。。と焦ってしまう。この言葉が一番怖いです。
- 「そんなんこっちが聞きてぇよ！」とキレそうになります…。
- 分かってるのにできないんだって言っても誰も信じてくれない…。
- なんでだか自分でも分からないし、逆に自分を責めちゃいます。
- ADHDと診断してもらって調べて、一番今まで自分でも謎だったことだから。
- 一生懸命やろうとしてるのにできないから。

★第２位★「そんなの誰にでもあるよ」

- 悩むほど、薬飲むほど、困ってるのかと言いたい。
- 誰にでもあるのに自分は解決できないと思うと自己嫌悪に陥る。
- うちの父さんは、死ぬまでそう言い続けてました。婆ちゃんも言います。信じてようっ。
- 部屋の汚さの質が違う友人たちに、よく言われます。
- そうかな？自分だけじゃないかな？と思う。

★第３位★「なんで家の中こんなに汚いわけ？」

- だって、できないものはできないんだよぉ。
- 自分でもなんとかしたいと思いつつ、どうにもならないで悩んでいることだから、これ以上言われたくない。
- 本当にこの言葉、何千回言われたか分からない。そのたびくやしくって泣いていました。

★第３位★「真面目に頑張りなさい」

- やってるんだけどなあ…と思って悲しくなる。
- 真面目とか真面目じゃないとか、押し付けないでほしい。
  顔を見れば、一生懸命なのが分かるでしょう！

★第５位★「また考えずに失敗したろ？」

- 考えてないわけじゃないんだけど……

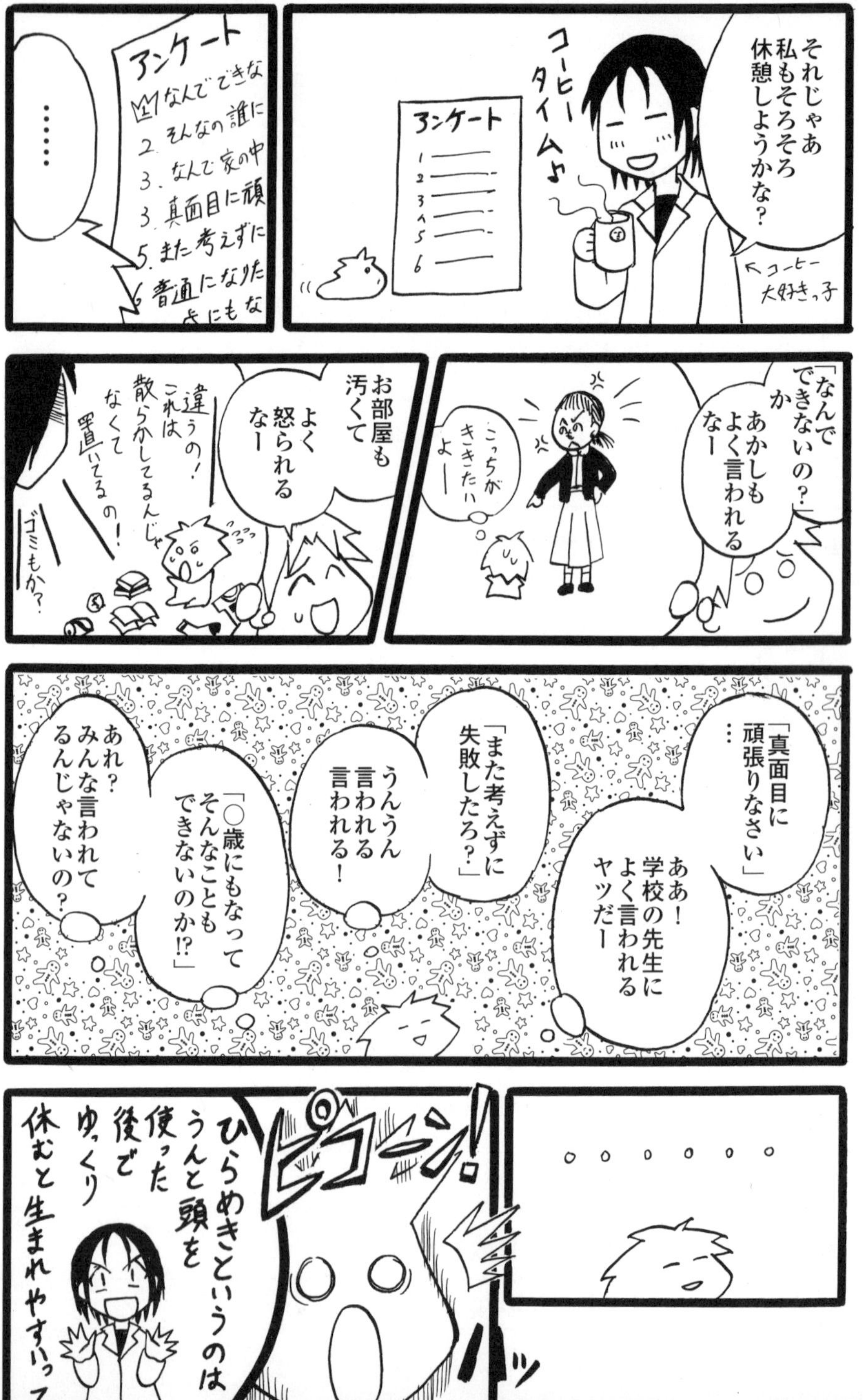
それじゃあ私もそろそろ休憩しようかな？
コーヒータイム♪
アンケート
1
2
3
4
5
6
←コーヒー大好きっ子
……
アンケート
1.なんでできな
2.そんなの誰に
3.なんで家の中
3.真面目に頑
5.また考えずに
6.普通になりた
きにもな
「なんでできないの？」か
あかしもよく言われるなー
こっちがききたいよー
お部屋も汚くてよく怒られるなー
違うの！これは散らかしてるんじゃなくて置いてるの！
ゴミもか？
「真面目に頑張りなさい」…
ああ！学校の先生によく言われるヤツだー
「また考えずに失敗したろ？」
うんうん言われる言われる！
「○歳にもなってそんなこともできないのか!?」
あれ？みんな言われてるんじゃないの？
・・・・・・・
ピコーン！
ハッ
ひらめきというのはうんと頭を使った後でゆっくり休むと生まれやすいって

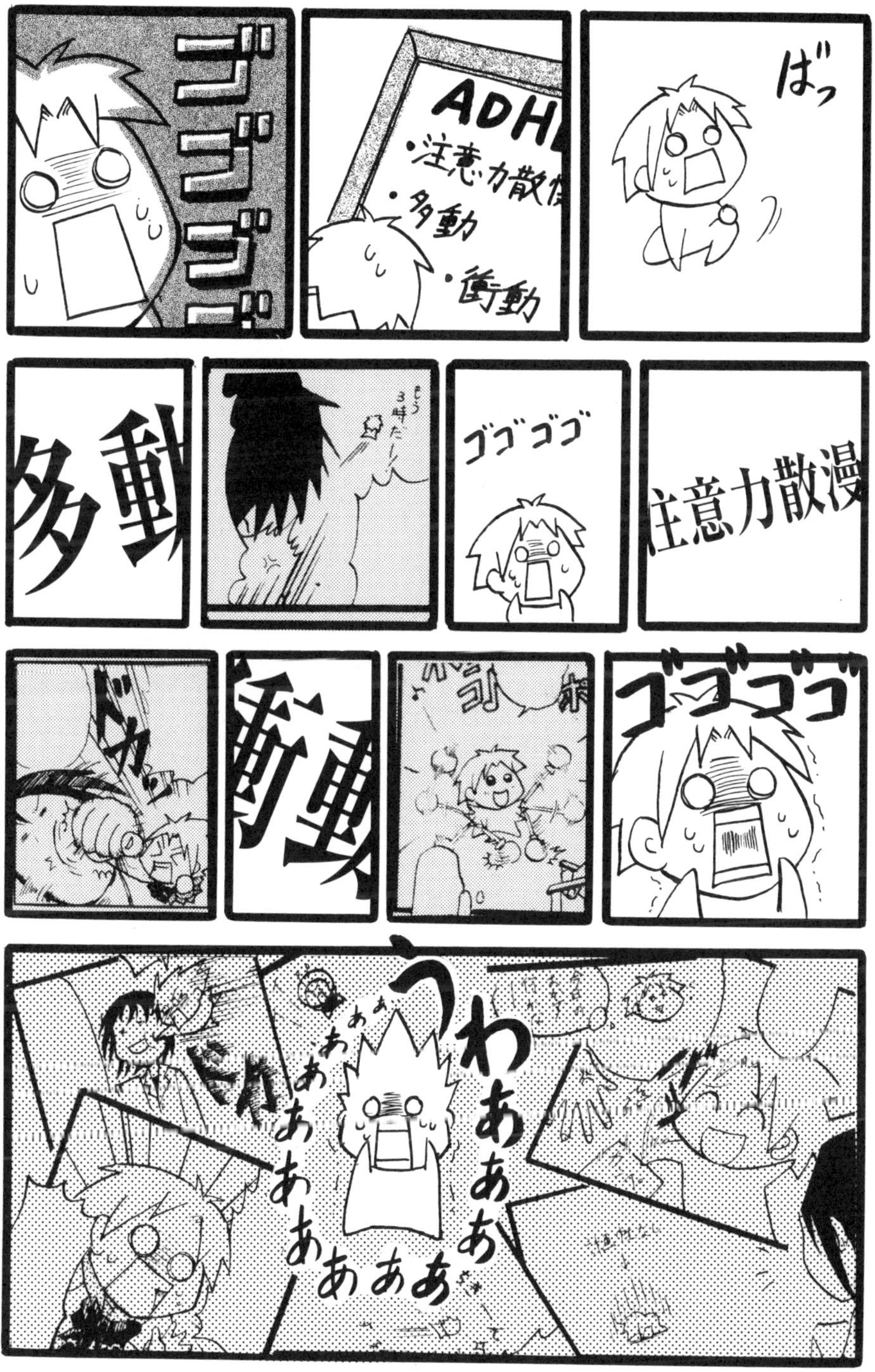
ばっ
ADHD
・注意力散慢
・多動
・衝動
ゴゴゴゴゴ
注意力散漫
ゴゴゴゴ
もう3時だーー
多動
ゴゴゴゴ
ボカッ
衝動
ドカッ
今日のおやつ何かな
うわあああああああああああ

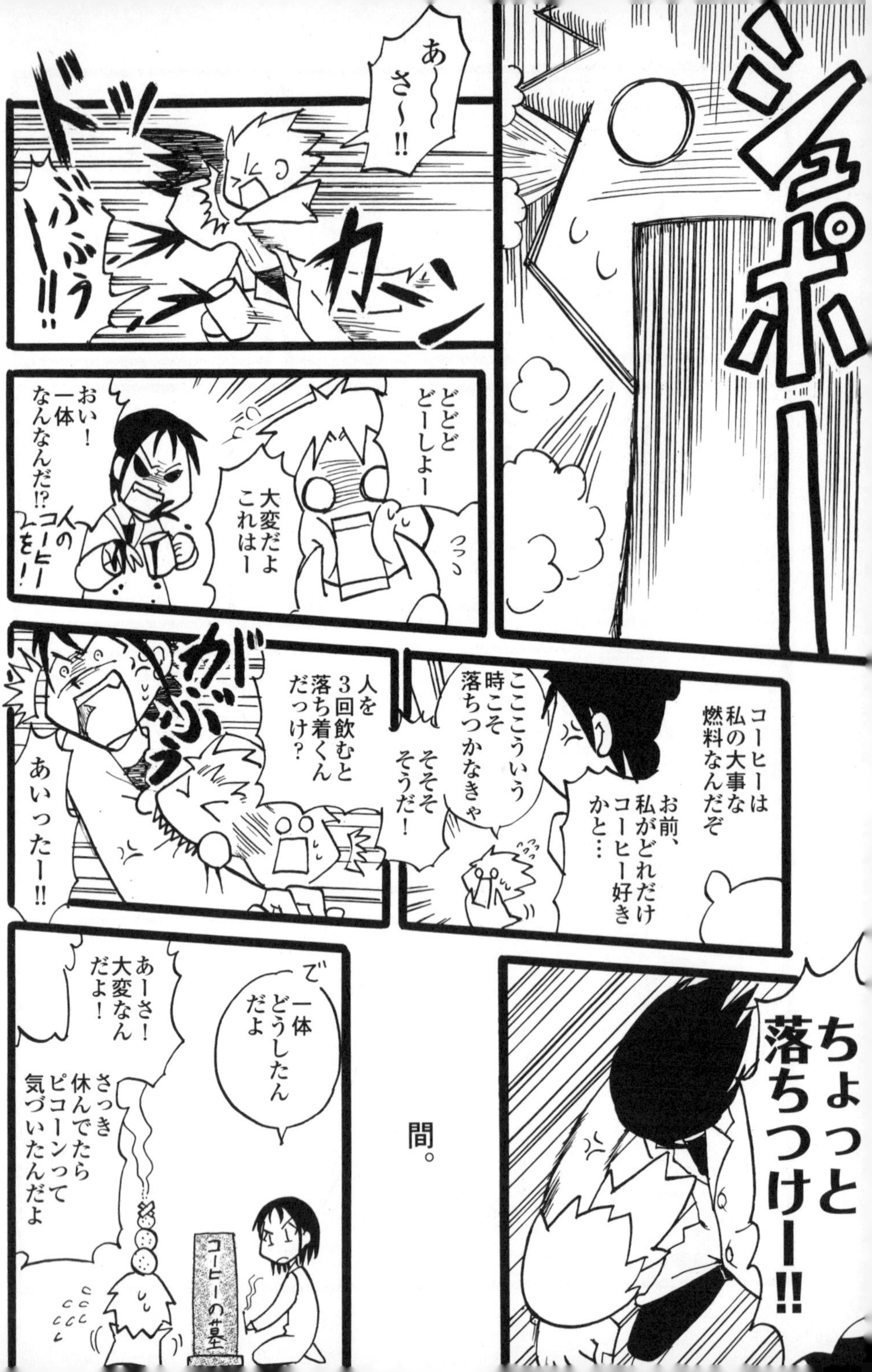
シュポー
あ〜〜さ〜!!
ドッ
ぶぶぅーー!!
カーン
どどどーしょー
大変だよこれはー
おい!一体なんなんだ!?
人のコーヒーを!
コーヒーは私の大事な燃料なんだぞ
お前、私がどれだけコーヒー好きかと…
こここういう時こそ落ちつかなきゃ
そそそうだ!
人を3回飲むと落ち着くんだっけ?
がぶぅ
あいったーー!!
ちょっと落ちつけーー!!
間。
で 一体どうしたんだよ
あーさ!大変なんだよ!
さっき休んでたらピコーンって気づいたんだよ
コーヒーの墓

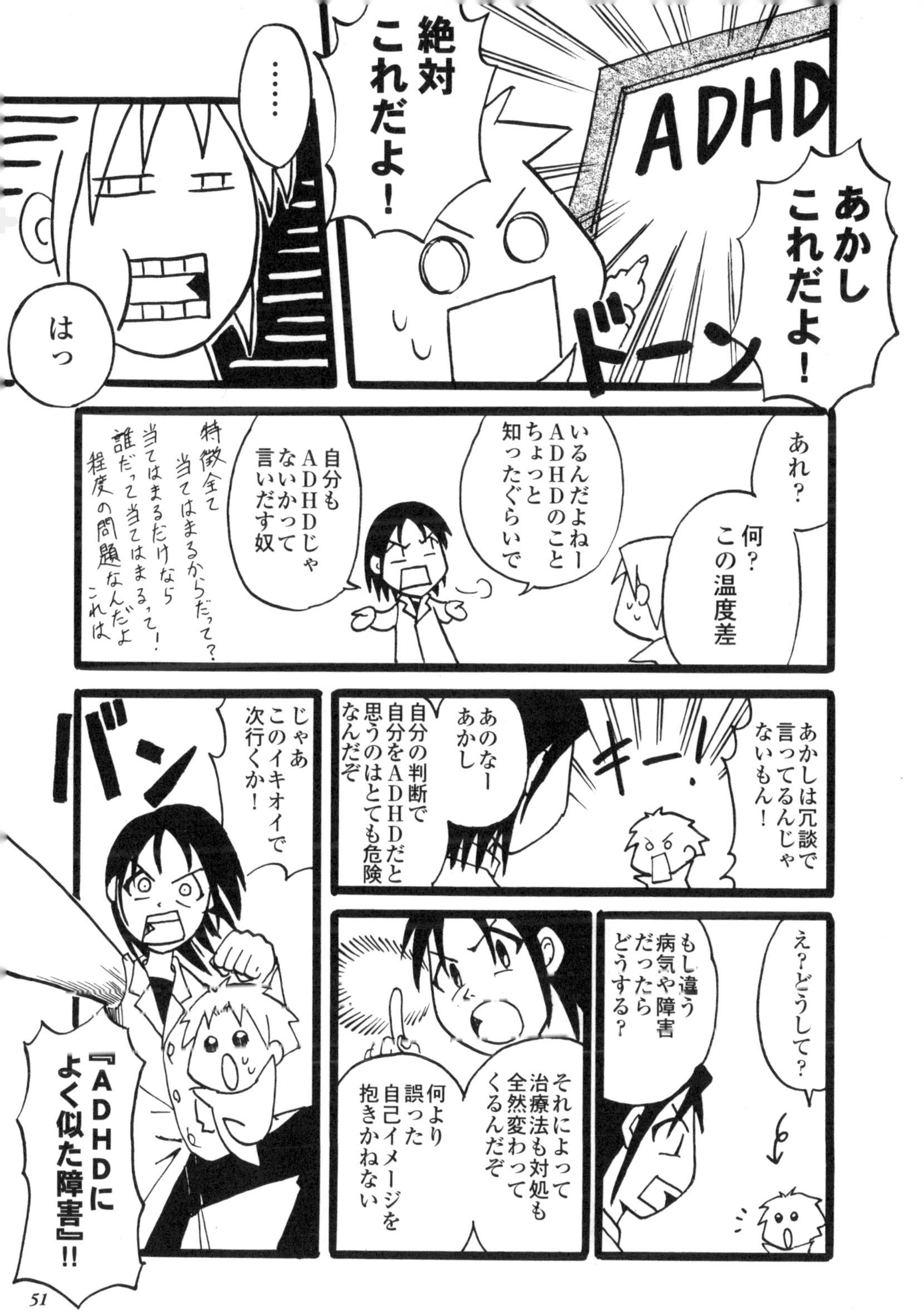
ADHD
あかし これだよ！
ドーン
絶対 これだよ！
……
はっ
あれ？
何？ この温度差
いるんだよねー ADHDのこと ちょっと 知ったぐらいで
自分も ADHDじゃ ないかって 言いだす奴
特徴全て 当てはまるからだって？
当てはまるだけなら 誰だって当てはまるって！
程度の問題なんだよ これは
あかしは冗談で 言ってるんじゃ ないもん！
キー！
あのなー あかし
自分の判断で 自分をADHDだと 思うのはとても危険 なんだぞ
え？どうして？
もし違う 病気や障害 だったら どうする？
それによって 治療法も対処も 全然変わって くるんだぞ
何より 誤った 自己イメージを 抱きかねない
バン
じゃあ このイキオイで 次行くか！
『ADHDに よく似た障害』!!

ADHDによく似た障害

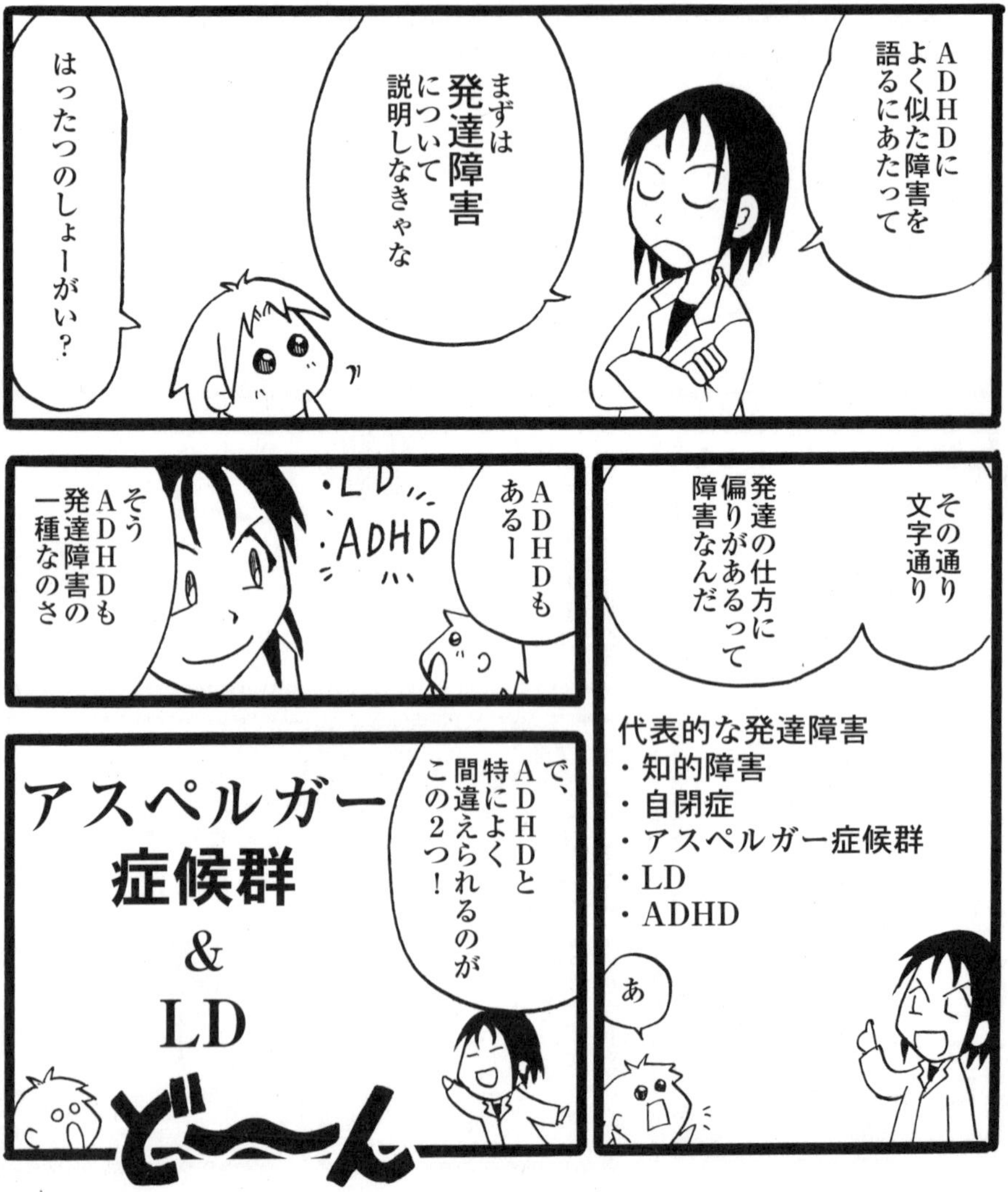
ADHDによく似た障害を語るにあたって
まずは発達障害について説明しなきゃな
はったつのしょーがい？
その通り文字通り
発達の仕方に偏りがあるって障害なんだ
代表的な発達障害
・知的障害
・自閉症
・アスペルガー症候群
・LD
・ADHD
あ
ADHDもあるー
LD
ADHD
そうADHDも発達障害の一種なのさ
で、ADHDと特によく間違えられるのがこの2つ！
アスペルガー症候群
&
LD
ど〜ん

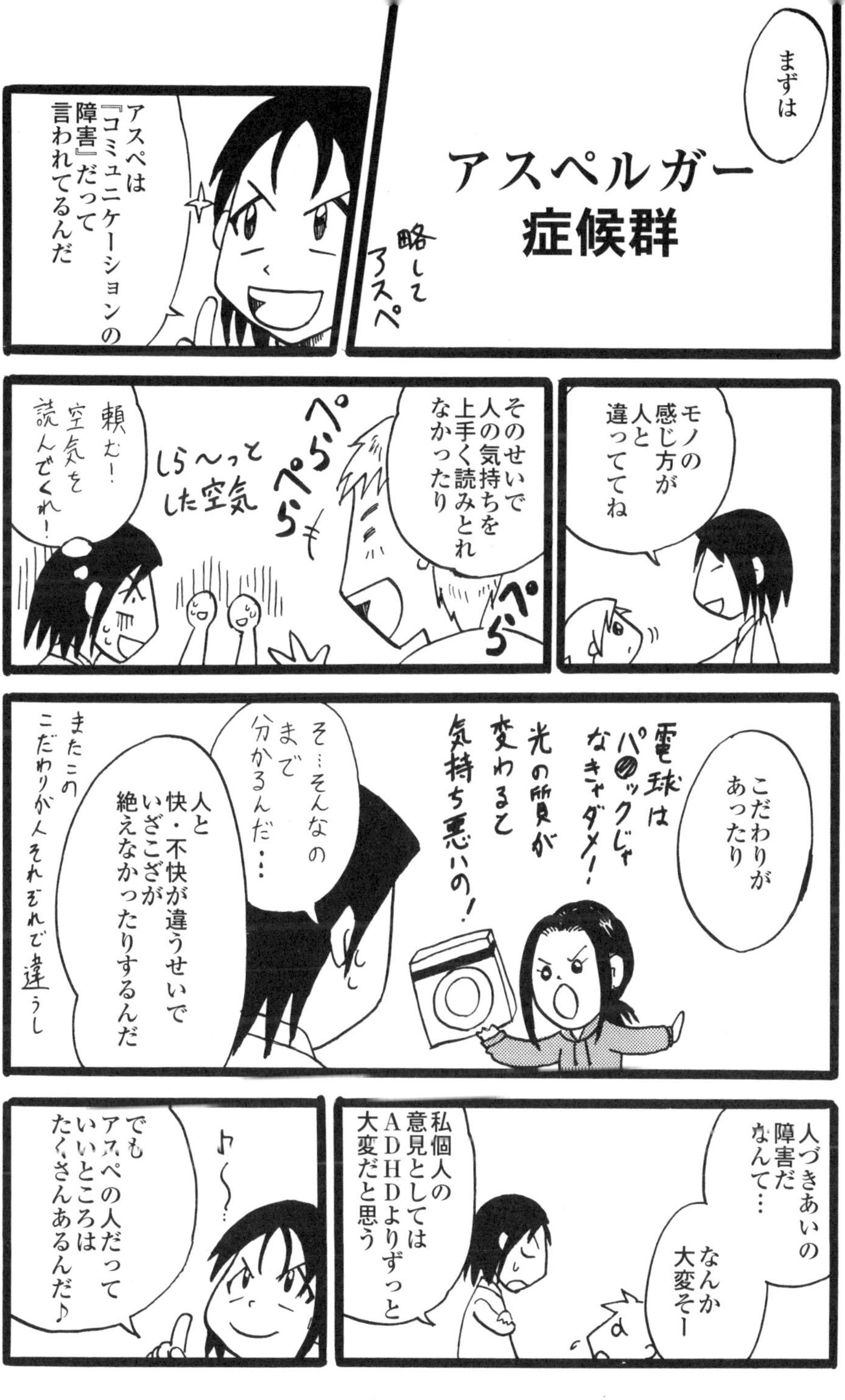
まずは
アスペルガー症候群
略してアスペ
アスペは『コミュニケーションの障害』だって言われてるんだ
モノの感じ方が人と違っててね
ペら
そのせいで人の気持ちを上手く読みとれなかったり
ぺらぺらも
しら～っとした空気
頼む！空気を読んでくれ！
こだわりがあったり
電球はパックじゃなきゃダメ！光の質が変わると気持ち悪いの！
そ…そんなのまで分かるんだ…
人と快・不快が違うせいでいざこざが絶えなかったりするんだ
またこのこだわりが人それぞれで違うし
人づきあいの障害だなんて…
なんか大変そー
私個人の意見としてはADHDよりずっと大変だと思う
♪～～…
でもアスペの人だっていいところはたくさんあるんだ♪

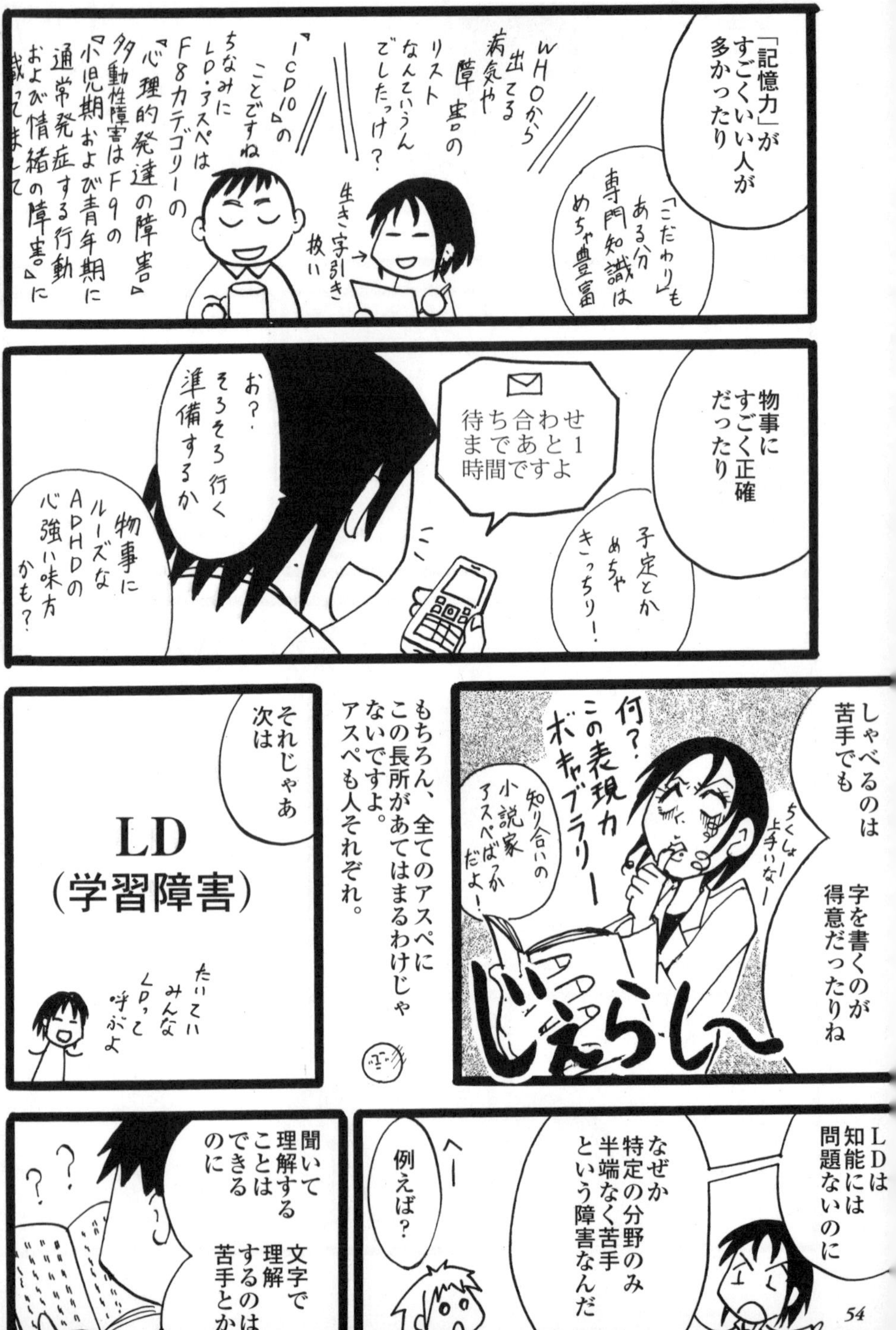
「記憶力」がすごくいい人が多かったり
「こだわり」もある分専門知識はめちゃ豊富
WHOから出てる病気や障害のリストなんていうんでしたっけ？
生き字引き扱い
『ICD10』のことですね
ちなみにLD・アスペはF8カテゴリーの『心理的発達の障害』多動性障害はF9の『小児期および青年期に通常発症する行動および情緒の障害』に載ってまして
物事にすごく正確だったり
予定とかめちゃきっちり！
待ち合わせまであと1時間ですよ
お？そろそろ行く準備するか
物事にルーズなADHDの心強い味方かも？
しゃべるのは苦手でも
字を書くのが得意だったりね
何？この表現力ボキャブラリー
ちくしょー上手いなー
知り合いの小説家アスペばっかだよ！
じぇらしー
もちろん、全てのアスペにこの長所があてはまるわけじゃないですよ。アスペも人それぞれ。
それじゃあ次は
LD（学習障害）
たいていみんなLDって呼ぶよ
LDは知能には問題ないのに
なぜか特定の分野のみ半端なく苦手という障害なんだ
へー
例えば？
聞いて理解することはできるのに
文字で理解するのは苦手とか
？？？

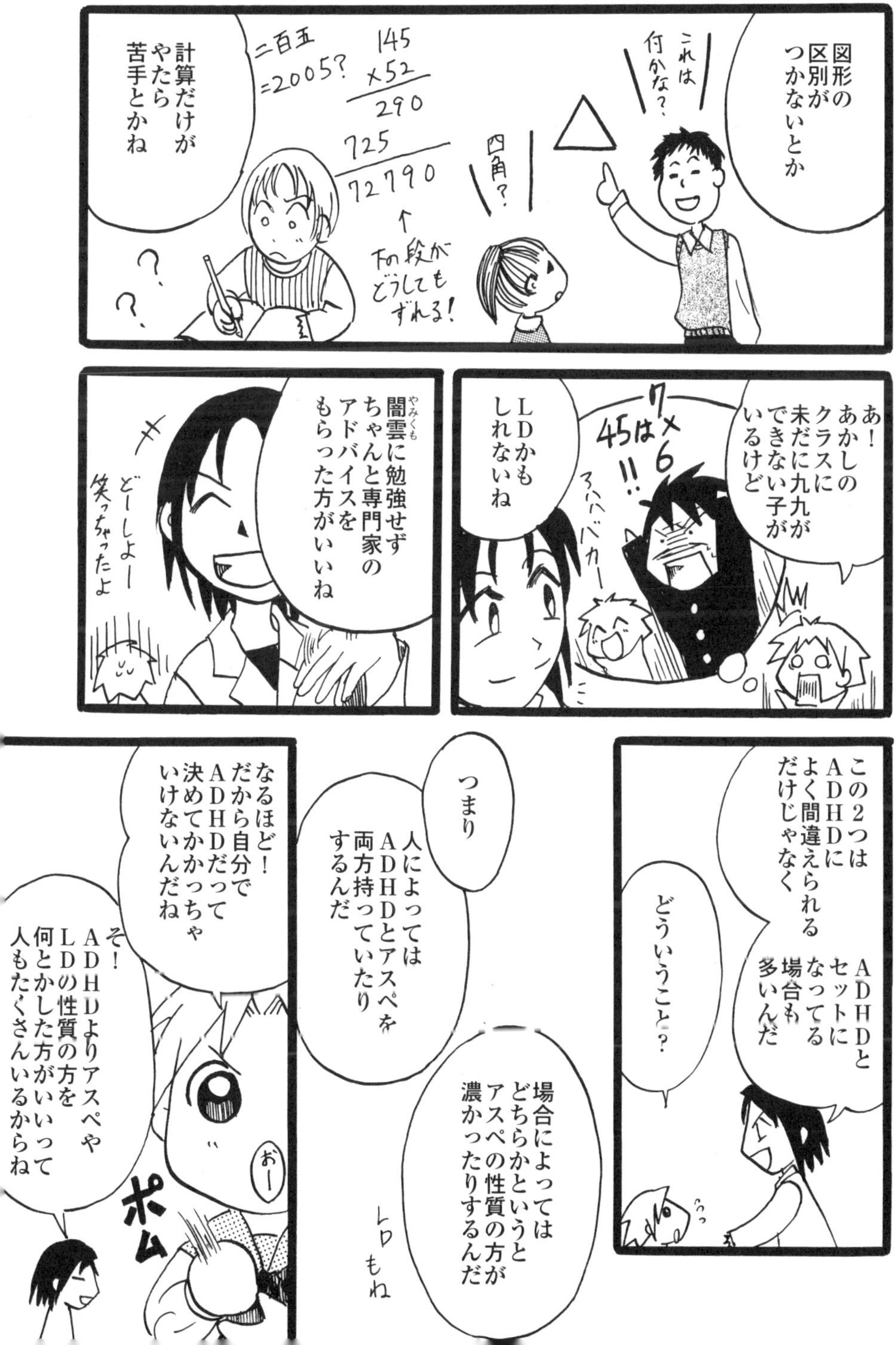
図形の区別がつかないとか
これは何かな?
四角?
計算だけがやたら苦手とかね
二百五
=2005?
145
x52
290
725
72790
↑下の段がどうしてもずれる!
??
あ!あかしのクラスに未だに九九ができない子がいるけど
7x6
45は!!
アハハバカー
LDかもしれないね
闇雲(やみくも)に勉強せずちゃんと専門家のアドバイスをもらった方がいいね
どーしよー笑っちゃったよ
この2つはADHDによく間違えられるだけじゃなく
ADHDとセットになってる場合も多いんだ
どういうこと?
つまり
人によってはADHDとアスペを両方持っていたりするんだ
場合によってはどちらかというとアスペの性質の方が濃かったりするんだ
LDもね
なるほど!だから自分でADHDだって決めてかかっちゃいけないんだね
そ!ADHDよりアスペやLDの性質の方を何とかした方がいいって人もたくさんいるからね
おー
ポム

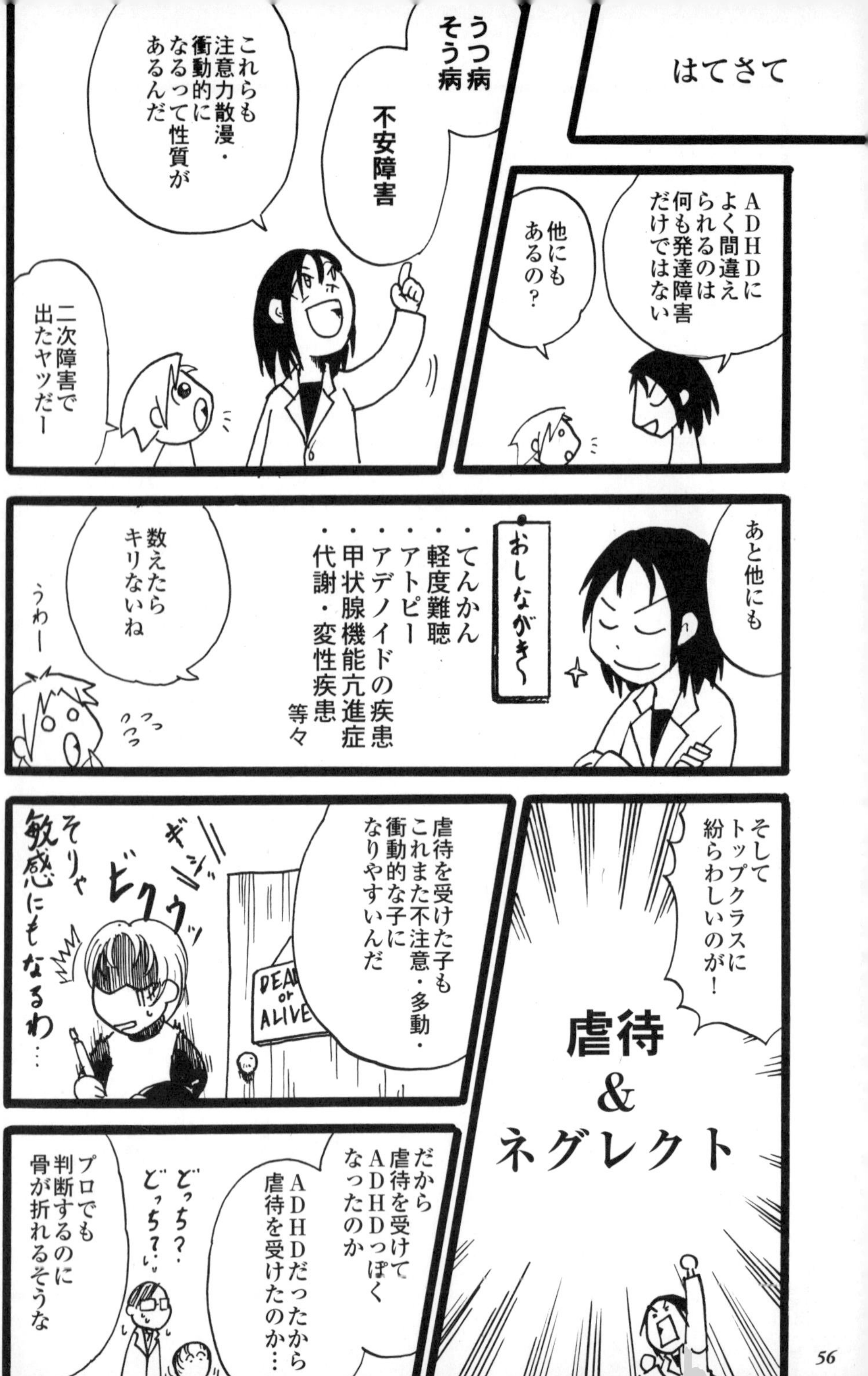
はてさて
ADHDによく間違えられるのは何も発達障害だけではない
他にもあるの？
うつ病
そう病
不安障害
これらも注意力散漫・衝動的になるって性質があるんだ
二次障害で出たヤツだー
あと他にも
おしながき～
・てんかん
・軽度難聴
・アトピー
・アデノイドの疾患
・甲状腺機能亢進症
・代謝・変性疾患
等々
数えたらキリないね
うわー
そしてトップクラスに紛らわしいのが！
虐待
&
ネグレクト
虐待を受けた子もこれまた不注意・多動・衝動的な子になりやすいんだ
ギンッ
ビクゥッ
DEAD or ALIVE
そりゃ敏感にもなるわ…
だから虐待を受けてADHDっぽくなったのか
ADHDだったから虐待を受けたのか…
どっち？どっち？
プロでも判断するのに骨が折れるそうな

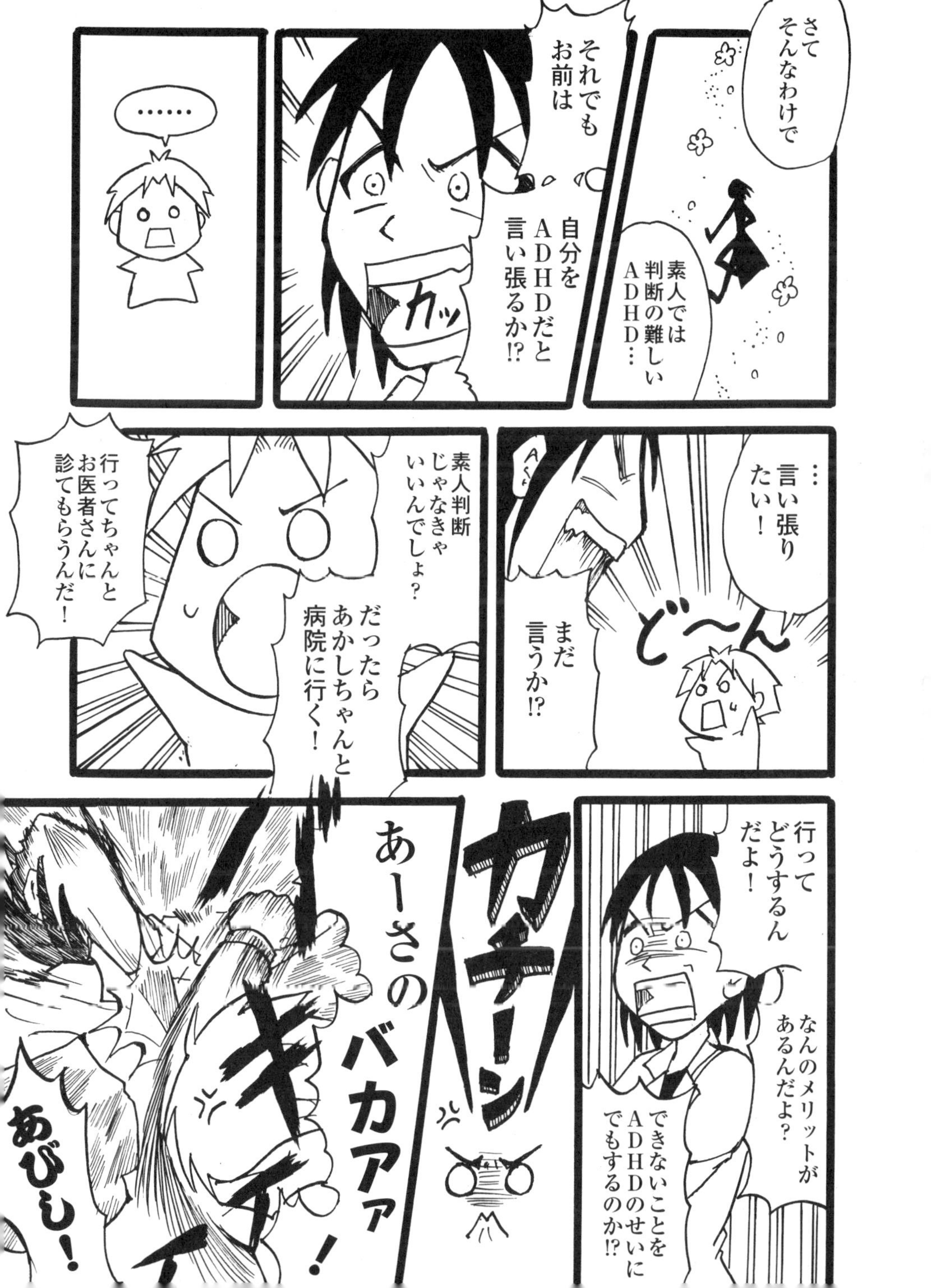
さて
そんなわけで
素人では
判断の難しい
ADHD…
それでも
お前は
自分を
ADHDだと
言い張るか!?
カッ
……
……
言い張り
たい!
ど〜ん
まだ
言うか!?
素人判断
じゃなきゃ
いいんでしょ?
だったら
あかしちゃんと
病院に行く!
行ってちゃんと
お医者さんに
診てもらうんだ!
行って
どうするん
だよ!
なんのメリットが
あるんだよ?
できないことを
ADHDのせいに
でもするのか!?
カチーン
あーさの
バカァァ
あびし!

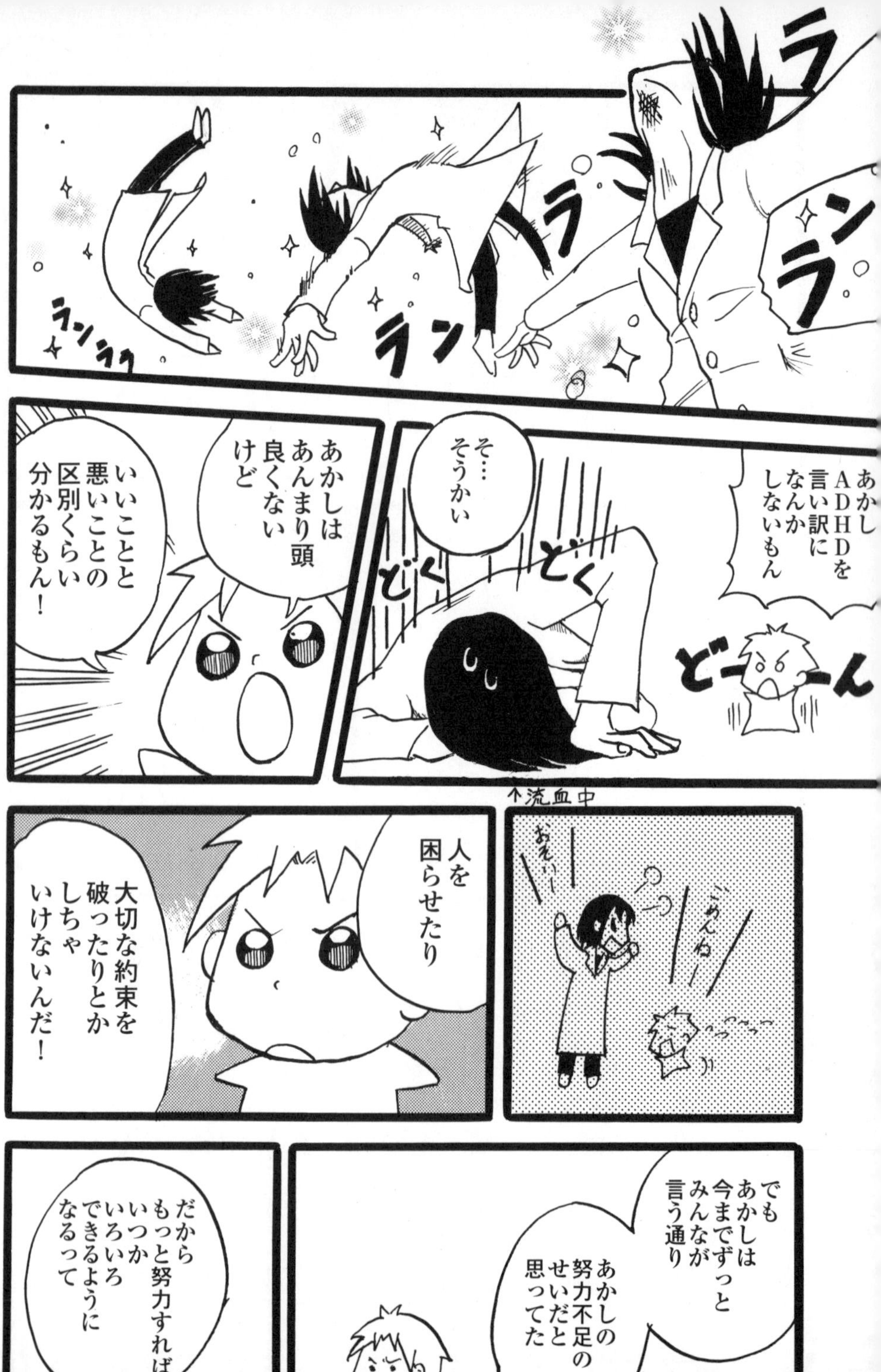
ラ
ンラ
ラン
ランララ
あかしADHDを言い訳になんかしないもん
どーーん
そ…そうかい
どくどく
↑流血中
あかしはあんまり頭良くないけど
いいことと悪いこととの区別くらい分かるもん！
人を困らせたり
大切な約束を破ったりとかしちゃいけないんだ！
でもあかしは今までずっとみんなが言う通り
あかしの努力不足のせいだと思ってた
だからもっと努力すればいつかいろいろできるようになるって

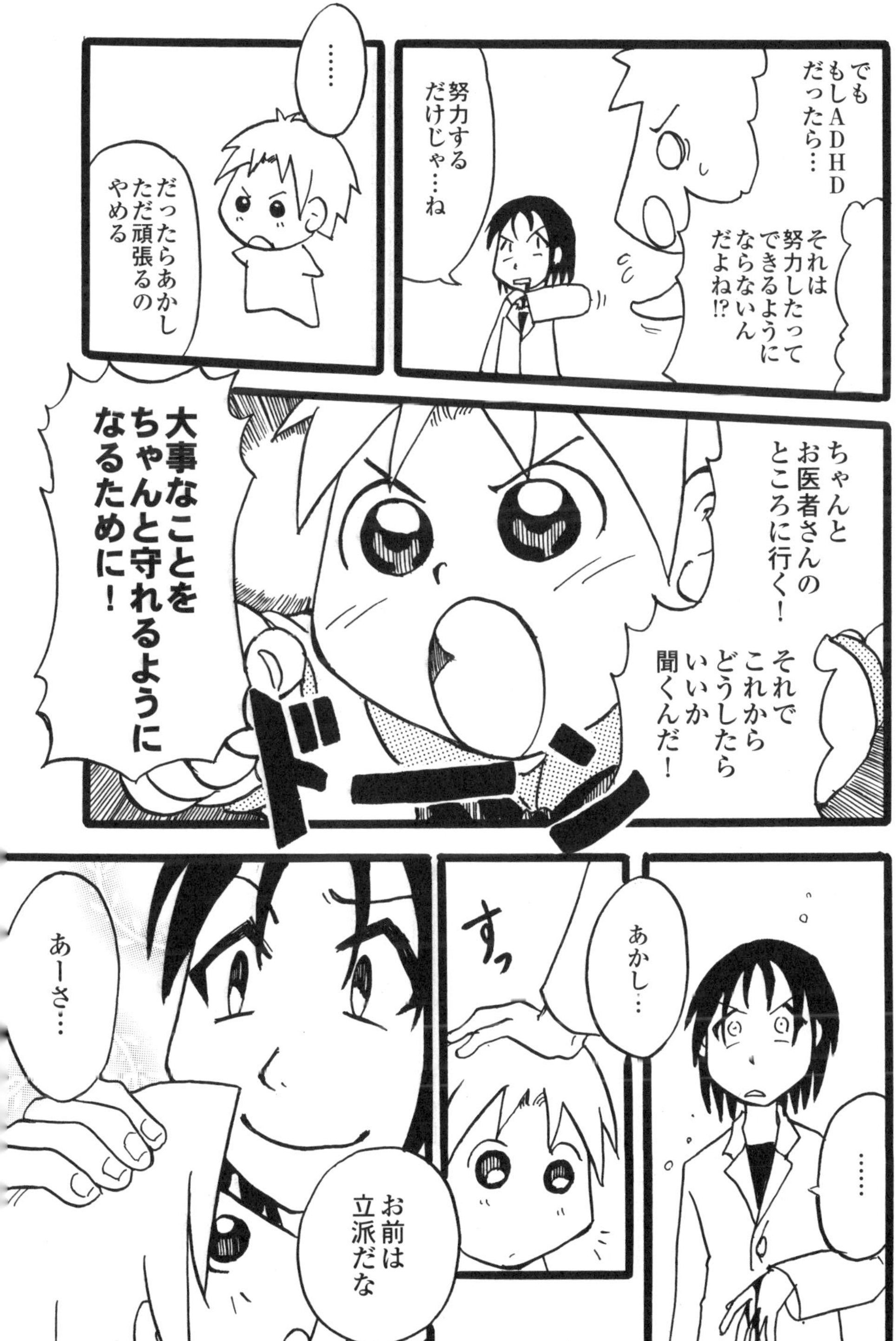
でももしADHDだったら…
それは努力したってできるようにならないいんだよね!?
努力するだけじゃ…ね
……
だったらあかしただ頑張るのやめる
ちゃんとお医者さんのところに行く!
それでこれからどうしたらいいか聞くんだ!
大事なことをちゃんと守れるようになるために!
ドーン
……
あかし…
すっ
あーさ…
お前は立派だな

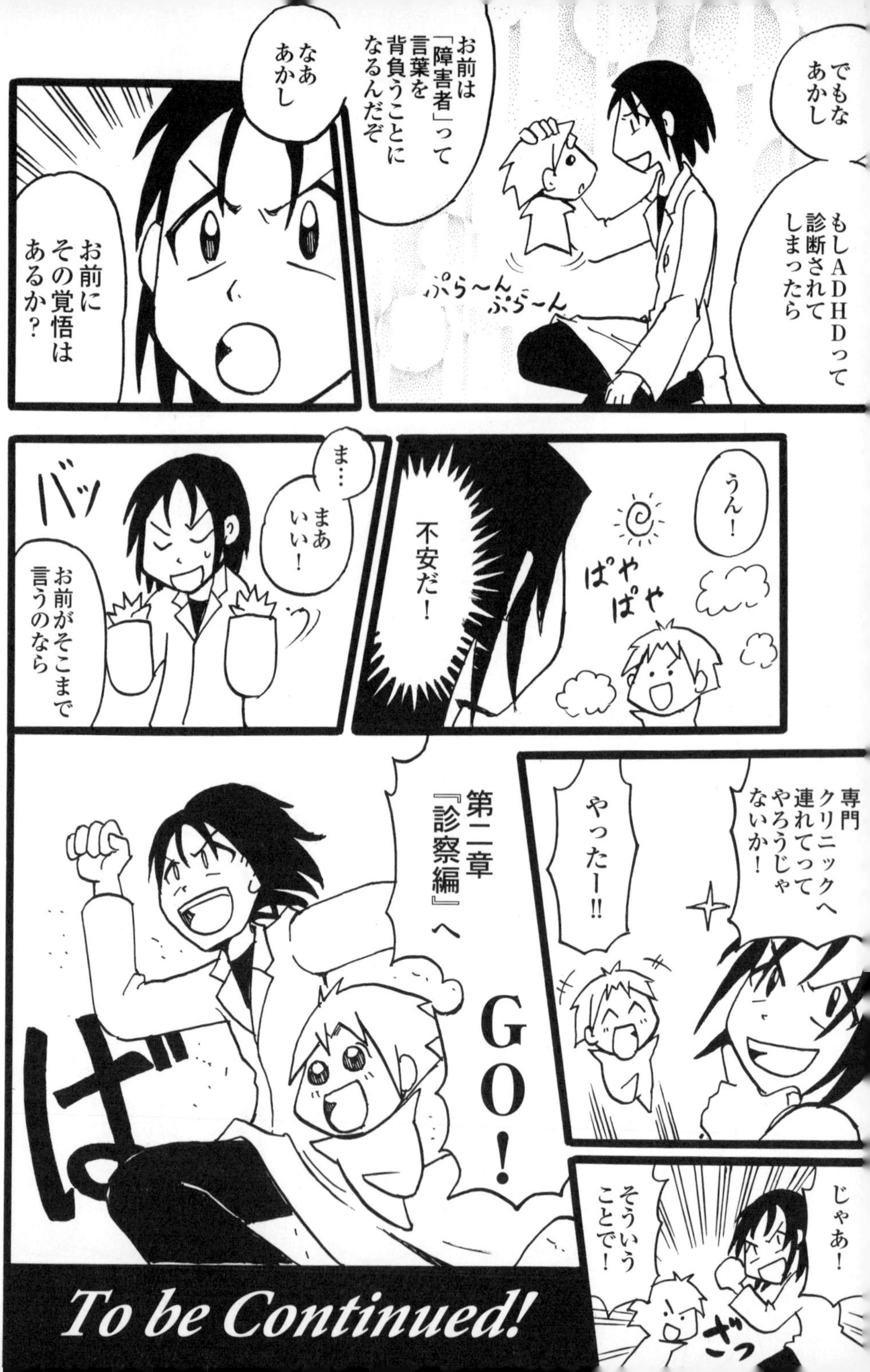
でもな あかし
もしADHDって 診断されて しまったら
ぷら～ん ぷら～ん
お前は「障害者」って 言葉を 背負うことに なるんだぞ
なあ あかし
お前に その覚悟は あるか？
うん！
ぱやぱや
不安だ！
ま…
まあ いい！
バッ
お前がそこまで 言うのなら
専門 クリニックへ 連れてって やろうじゃ ないか！
やったー!!
じゃあ！
そういう ことで！
ざっ
第二章『診察編』へ
GO！
ば
To be Continued!

大ウソ

次回予告

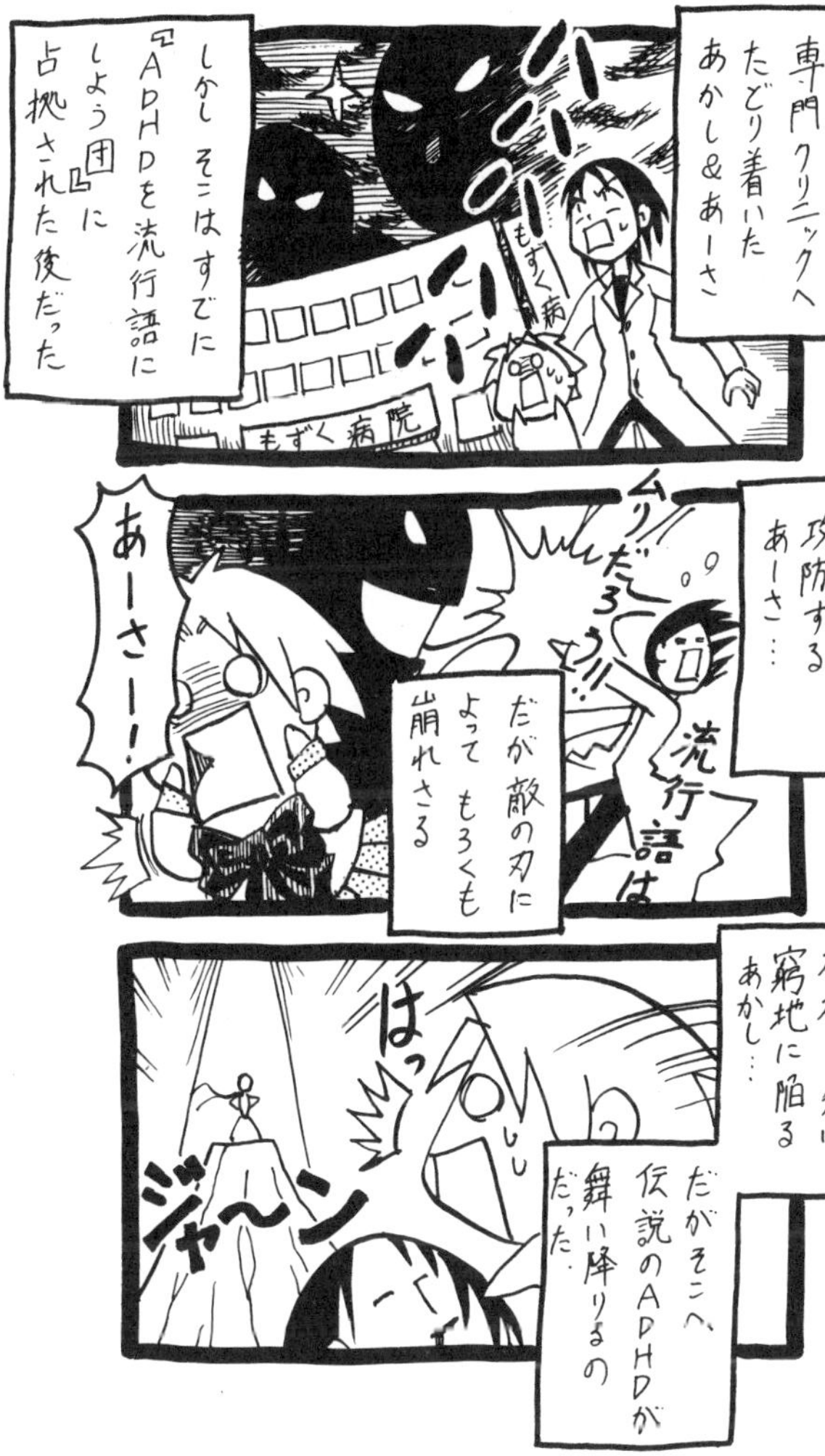
ようやく専門クリニックへたどり着いたあかし＆あーさ
しかしそこはすでに『ADHDを流行語にしよう団』に占拠された後だった
もずく病
もずく病院
必死に敵と攻防するあーさ…
ムリだろう!!
流行語は
だが敵の刃によってもろくも崩れさる
あーさー!
相棒を失い窮地に陥るあかし…
はっ
だがそこへ伝説のADHDが舞い降りるのだった。
ジャーン

次回!「あなたは死んだはずの生き別れの兄さん!?」

絶対観てくれよな!

↑全部大ウソです。すいません

第二章 診察編

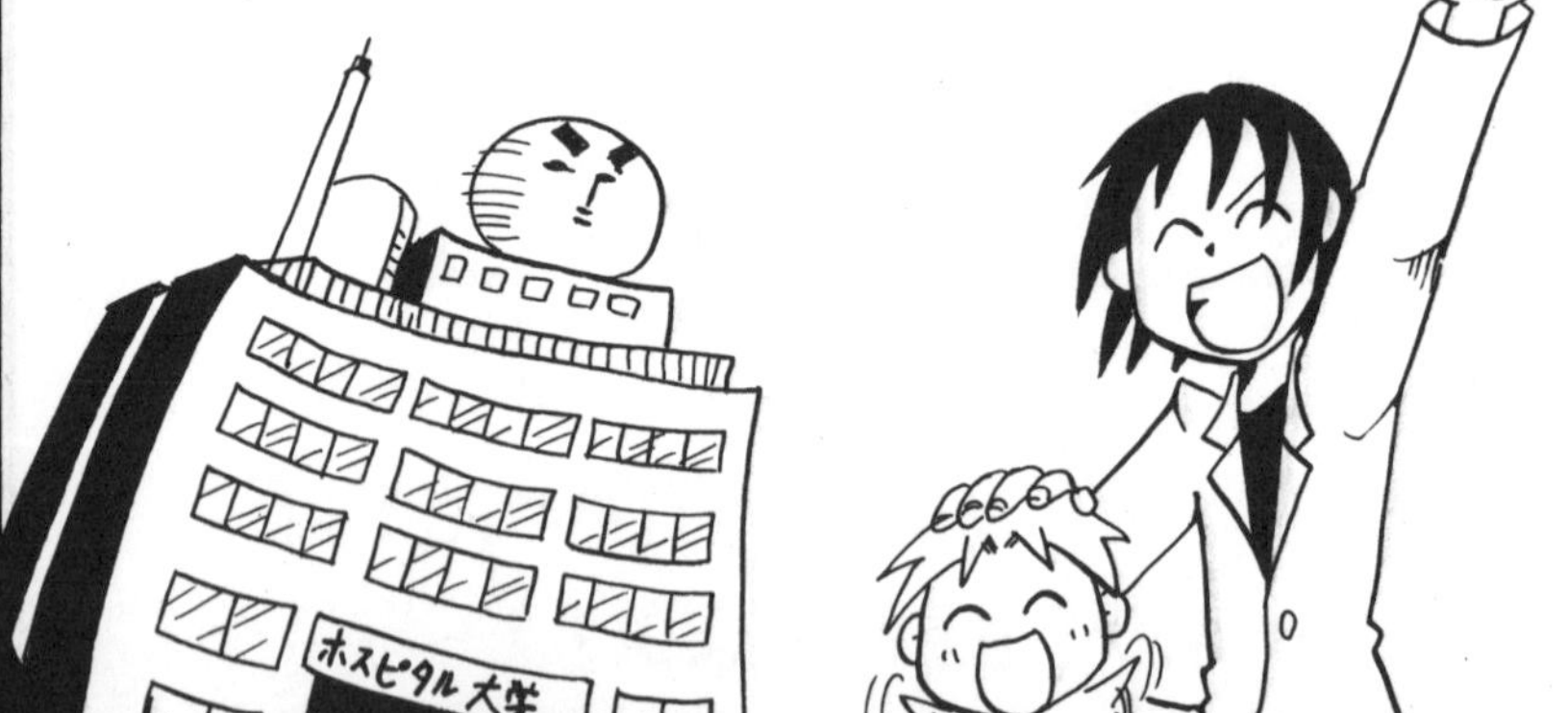

クリニックへ行くその前に

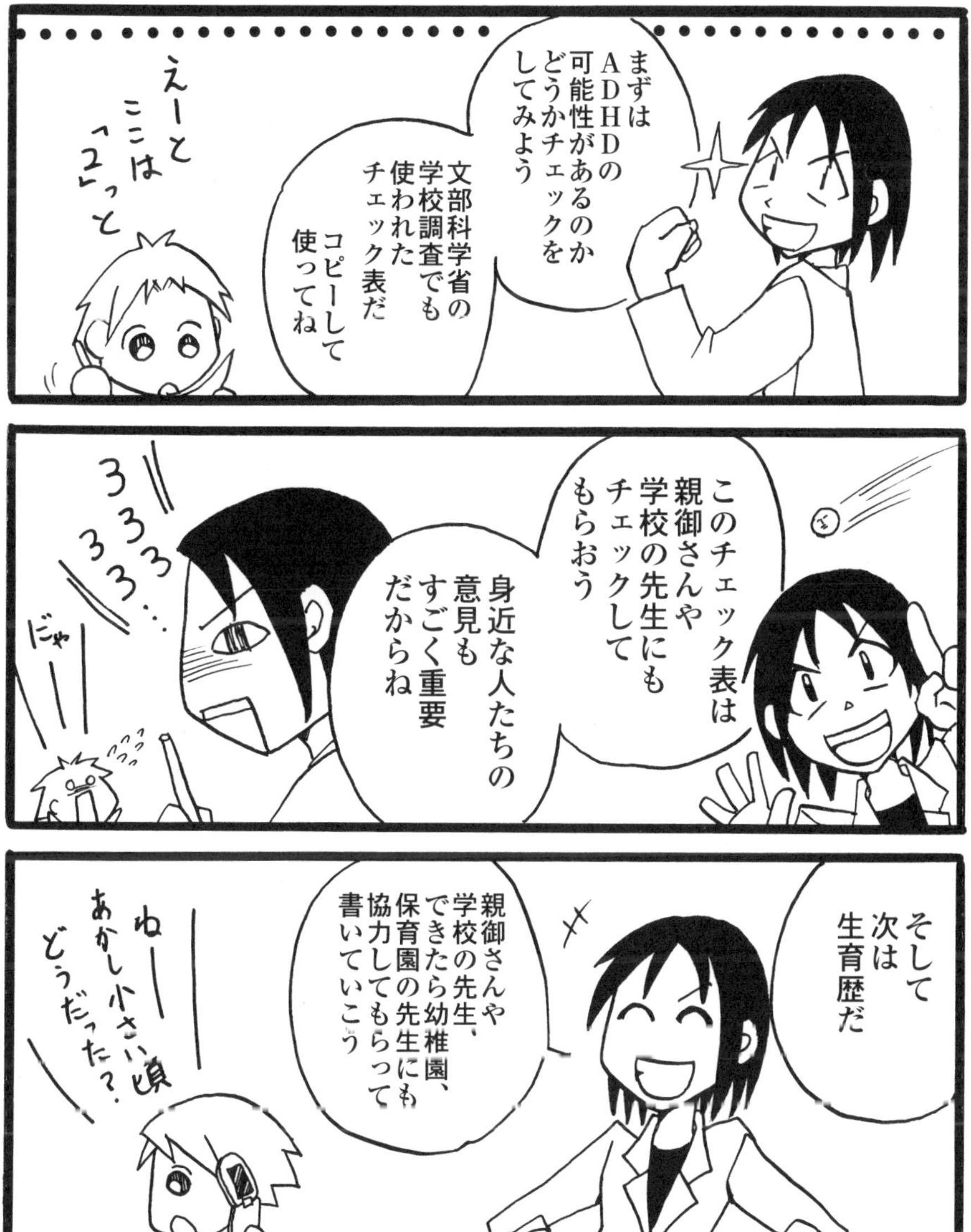

じゃ、頑張って書きこんでね～

ＡＤＨＤチェック表

〈「不注意」「多動性ー衝動性」〉

（0：ない、もしくはほとんどない、1：ときどきある、2：しばしばある、3：非常にしばしばある、の4段階で回答）

学校での勉強で、細かいところまで注意を払わなかったり、不注意な間違いをしたりする	
手足をそわそわ動かしたり、着席していても、もじもじしたりする	
課題や遊びの活動で注意を集中し続けることが難しい	
授業中や座っているべき時に席を離れてしまう	
面と向かって話しかけられているのに、聞いていないようにみえる	
きちんとしていなければならない時に、過度に走り回ったりよじ登ったりする	
指示に従えず、また仕事を最後までやり遂げない	
遊びや余暇活動に大人しく参加することが難しい	
学習課題や活動を順序立てて行うことが難しい	
じっとしていない。または何かに駆り立てられるように活動する	
集中して努力を続けなければならない課題（学校の勉強や宿題など）を避ける	
過度にしゃべる	
学習課題や活動に必要な物をなくしてしまう	
質問が終わらない内に出し抜けに答えてしまう	
気が散りやすい	
順番を待つのが難しい	
日々の活動で忘れっぽい	
他の人がしていることをさえぎったりじゃましたりする	

ＬＤチェック表

〈「聞く」「話す」「読む」「書く」「計算する」「推論する」〉
（0：ない、1：まれにある、2：ときどきある、3：よくある、の4段階で回答）

聞き間違いがある（「知った」を「行った」と聞き間違える）	
聞きもらしがある	
個別に言われると聞き取れるが、集団場面では難しい	
指示の理解が難しい	
話し合いが難しい（話し合いの流れが理解できず、ついていけない）	
適切な速さで話すことが難しい（たどたどしく話す。とても早口である）	
ことばにつまったりする	
単語を羅列したり、短い文で内容的に乏しい話をする	
思いつくままに話すなど、筋道の通った話をするのが難しい	
内容を分かりやすく伝えることが難しい	
初めて出てきた語や、普段あまり使わない語などを読み間違える	
文中の語句や行を抜かしたり、または繰り返し読んだりする	
音読が遅い	
勝手読みがある（「いきました」を「いました」と読む）	
文章の要点を正しく読みとることが難しい	
読みにくい字を書く（字の形や大きさが整っていない。まっすぐに書けない）	
独特の筆順で書く	
漢字の細かい部分を書き間違える	
句読点が抜けたり、正しく打つことができない	
限られた量の作文や、決まったパターンの文章しか書かない	
学年相応の数の意味や表し方についての理解が難しい（三千四十七を300047や347と書く。分母の大きい方が分数の値として大きいと思っている）	

簡単な計算が暗算でできない	
計算をするのにとても時間がかかる	
答えを得るのにいくつかの手続きを要する問題を解くのが難しい（四則混合の計算。２つの立式を必要とする計算）	
学年相応の文章題を解くのが難しい	
学年相応の量を比較することや、量を表す単位を理解することが難しい（長さやかさの比較。「15cm は 150mm」ということ）	
学年相応の図形を描くことが難しい（丸やひし形などの図形の模写。見取り図や展開図）	
事物の因果関係を理解することが難しい	
目的に沿って行動を計画し、必要に応じてそれを修正することが難しい	
早合点や、飛躍した考えをする	

アスペルガー症候群チェック表

〈「対人関係やこだわり等」〉

（0：いいえ、1：多少、2：はい、の３段階で回答）

大人びている。ませている	
みんなから、「○○博士」「○○教授」と思われている（例：カレンダー博士）	
他の子どもは興味を持たないようなことに興味があり、「自分だけの知識世界」を持っている	
特定の分野の知識を蓄えているが、丸暗記であり、意味をきちんとは理解していない	
含みのある言葉や嫌みを言われても分からず、言葉通りに受けとめてしまうことがある	
会話の仕方が形式的であり、抑揚なく話したり、間合いが取れなかったりすることがある	
言葉を組み合わせて、自分だけにしか分からないような造語を作る	
独特な声で話すことがある	

誰かに何かを伝える目的がなくても、場面に関係なく声を出す（例：唇を鳴らす、咳払い、喉を鳴らす、叫ぶ）	
とても得意なことがある一方で、極端に不得手なものがある	
いろいろなことを話すが、その時の場面や相手の感情や立場を理解しない	
共感性が乏しい	
周りの人が困惑するようなことも、配慮しないで言ってしまう	
独特な目つきをすることがある	
友達と仲良くしたいという気持ちはあるけれど、友達関係をうまく築けない	
友達のそばにはいるが、一人で遊んでいる	
仲の良い友人がいない	
常識が乏しい	
球技やゲームをする時、仲間と協力することに考えが及ばない	
動作やジェスチャーが不器用で、ぎこちないことがある	
意図的でなく、顔や体を動かすことがある	
ある行動や考えに強くこだわることによって、簡単な日常の活動ができなくなることがある	
自分なりの独特な日課や手順があり、変更や変化を嫌がる	
特定の物に執着がある	
他の子どもたちから、いじめられることがある	
独特な表情をしていることがある	
独特な姿勢をしていることがある	

※このチェックリスト表は子どもを対象としたものです。
成人の場合は、子ども時代にこのような症状があったかどうか
振り返りながらご記入ください。
またご両親にも確認されることが、「7歳以前から症状がある」という
診断基準にもかかわることですので、重要かと思います。

生　育　歴

● 家族構成をお書きください。ご家族に似たような特性をもつ方がいらっしゃいますか？

● 今までに何か大きなケガや病気をしましたか？
(頭部打撲、脳炎や髄膜炎、けいれんなど)
継続して服薬している薬がありますか？

● 乳幼児期の様子はどうでしたか？
視線は合っていたか、指差し・後追い・人見知り、ごっこ遊びをしていたか
食事：偏食、睡眠・覚醒のリズムの乱れがあったか
ことばの発達遅れ、オウム返し、独り言、吃音の有無

● 幼稚園・保育園での様子はどうでしたか？
友達とのトラブル、集団での活動：みんなと一緒に遊べていたか
話題がとぶ、人の話を聞かない、細かい説明が苦手などなかったか

● 就学してからの様子はどうでしたか？
友達とのトラブル、集団での活動、授業態度、学習上の問題、宿題がやれるか

● 好きな教科は？嫌いな教科は？読み・書き・計算などの成績
何度教えてもできない教科がありますか

● 趣味・特技がありますか？お子さんの良い面は？

以下のことで、気になることがあれば、お書きください。

● 注意のコントロール
（集中力・気の散りやすさ・ケアレスミス・忘れ物やけがの多さなど）

● 多動性・衝動性
（道路飛び出し・食事中や授業中に離席、おしゃべり、話に割り込むなど）

● 他者理解・想像力
（友達とのコミュニケーション、国語の読解、暗黙の了解、比ゆや冗談の理解）

● こだわり・癖・収集したがるもの、パニックの有無

● 感覚の過敏（音や触覚など）、睡眠障害、感情の起伏が激しい

● 運動神経（苦手なスポーツ）、手先の不器用さ、方向感覚

● 家庭環境（兄弟とのケンカ、親子関係、育児に対する家族のサポート）

●その他気になること

（項目を作った人＝久留米大学医学部小児科の山下先生）

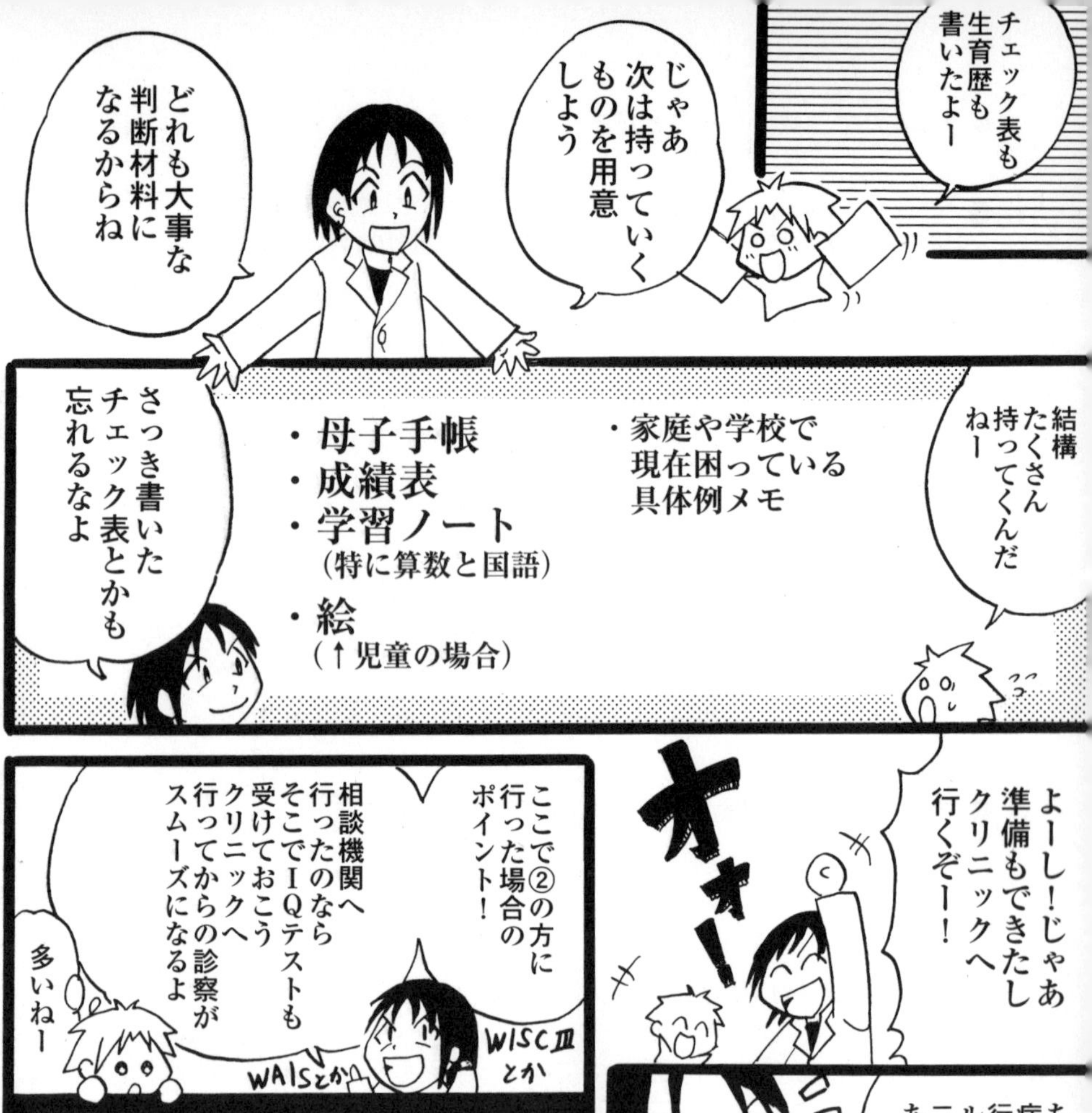
チェック表も生育歴も書いたよー
じゃあ次は持っていくものを用意しよう
どれも大事な判断材料になるからね
結構たくさん持ってくんだねー
・母子手帳
・成績表
・学習ノート（特に算数と国語）
・絵（↑児童の場合）
・家庭や学校で現在困っている具体例メモ
さっき書いたチェック表とかも忘れるなよ
よーし！じゃあ準備もできたしクリニックへ行くぞー！
オォ！
ここで②の方に行った場合のポイント！
相談機関へ行ったのならそこでIQテストも受けておこうクリニックへ行ってからの診察がスムーズになるよ
WISC III とか
WAISとか
多いねー
ちなみに病院へ行くまでのルートは二通りあるんだ

ルート①
親の会、自助グループ
学校の先生方の口コミで、
直接クリニックへ

ルート②
相談機関へ行ってまずそこで
相談してからクリニックを
紹介してもらう

※専門クリニックは予約制なので
必ず予約すること

成人の場合

・精神保健福祉センター

子どもの場合

・児童相談所
・教育センター
・教育事務所
・学校のスクールカウンセラー
・発達障害支援センター
・学生相談室（大学生）
・特別支援学校（盲・ろう・養護学校）
・療育センター
（就学前の子どもの場合はここがオススメ。
発達障害に詳しい医師がいればそこで
診断可能）

診察を受けに行こう

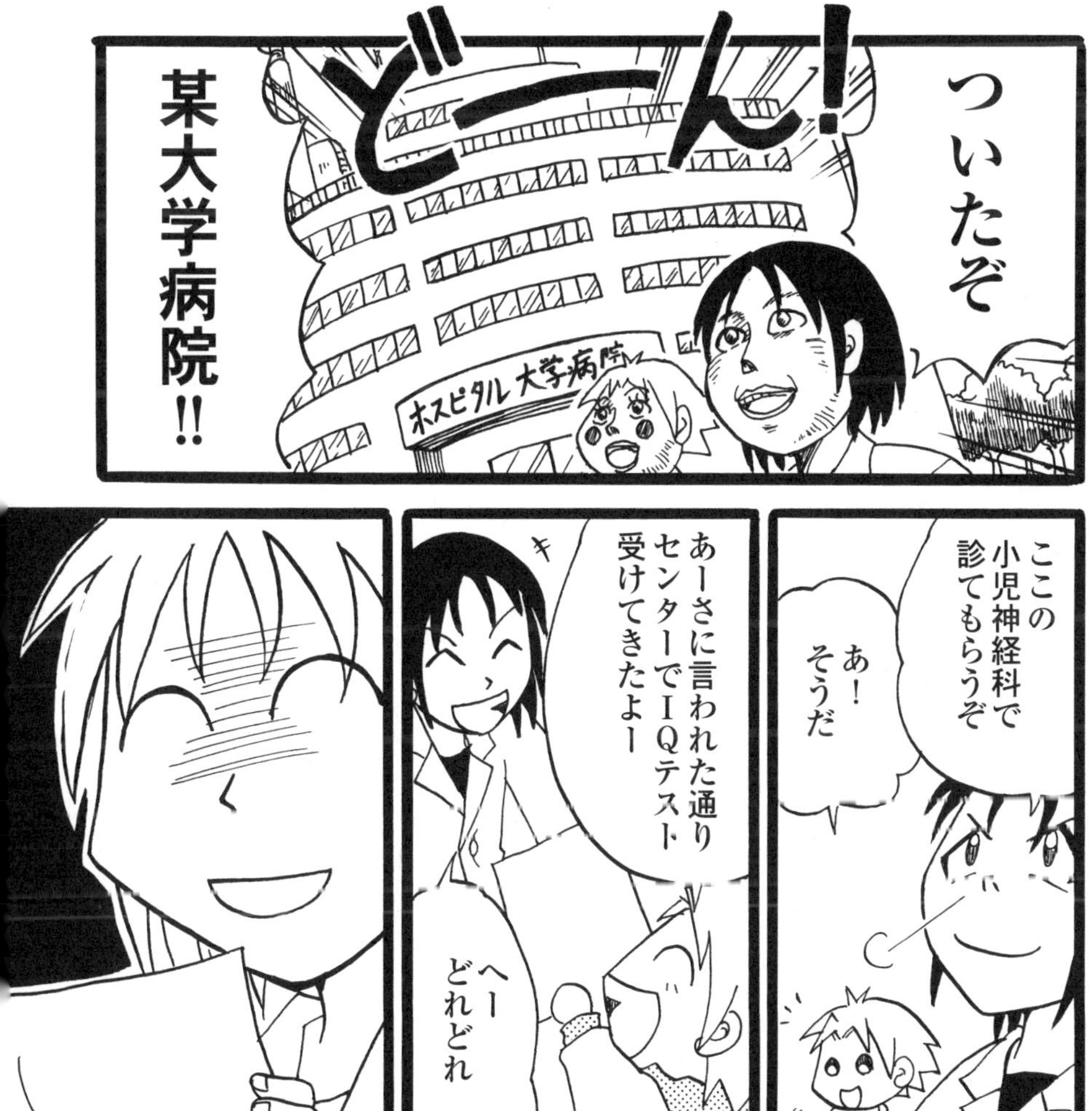
ついたぞ
どーん!
某大学病院!!
ホスピタル 大学病院
ここの小児神経科で診てもらうぞ
あ! そうだ
あーさに言われた通りセンターでIQテスト受けてきたよー
へー どれどれ

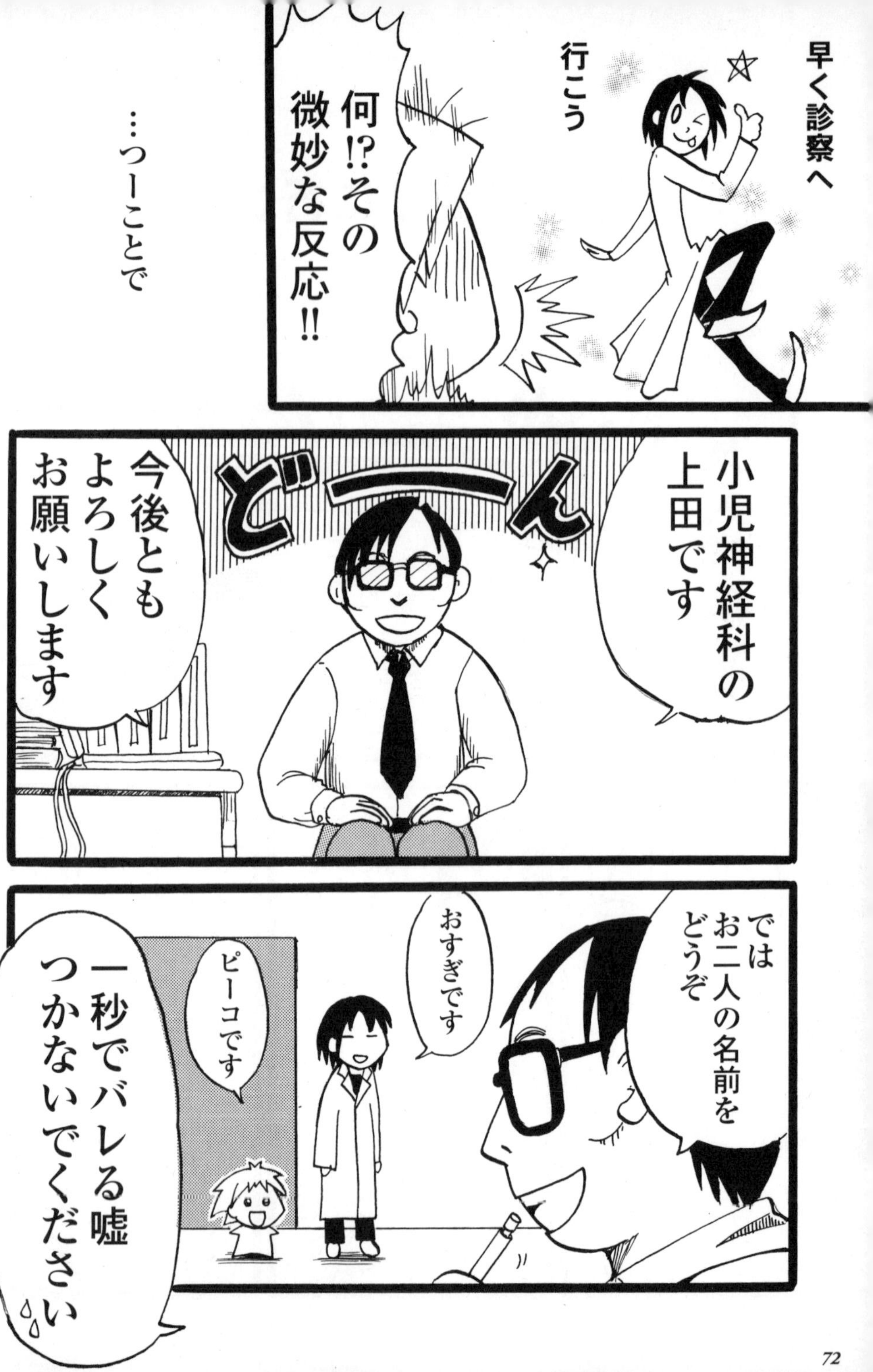

早く診察へ行こう☆
何!?その微妙な反応!!
…つーことで
小児神経科の上田です
どーーん
今後ともよろしくお願いします
ではお二人の名前をどうぞ
おすぎです
ピーコです
一秒でバレる嘘つかないでください

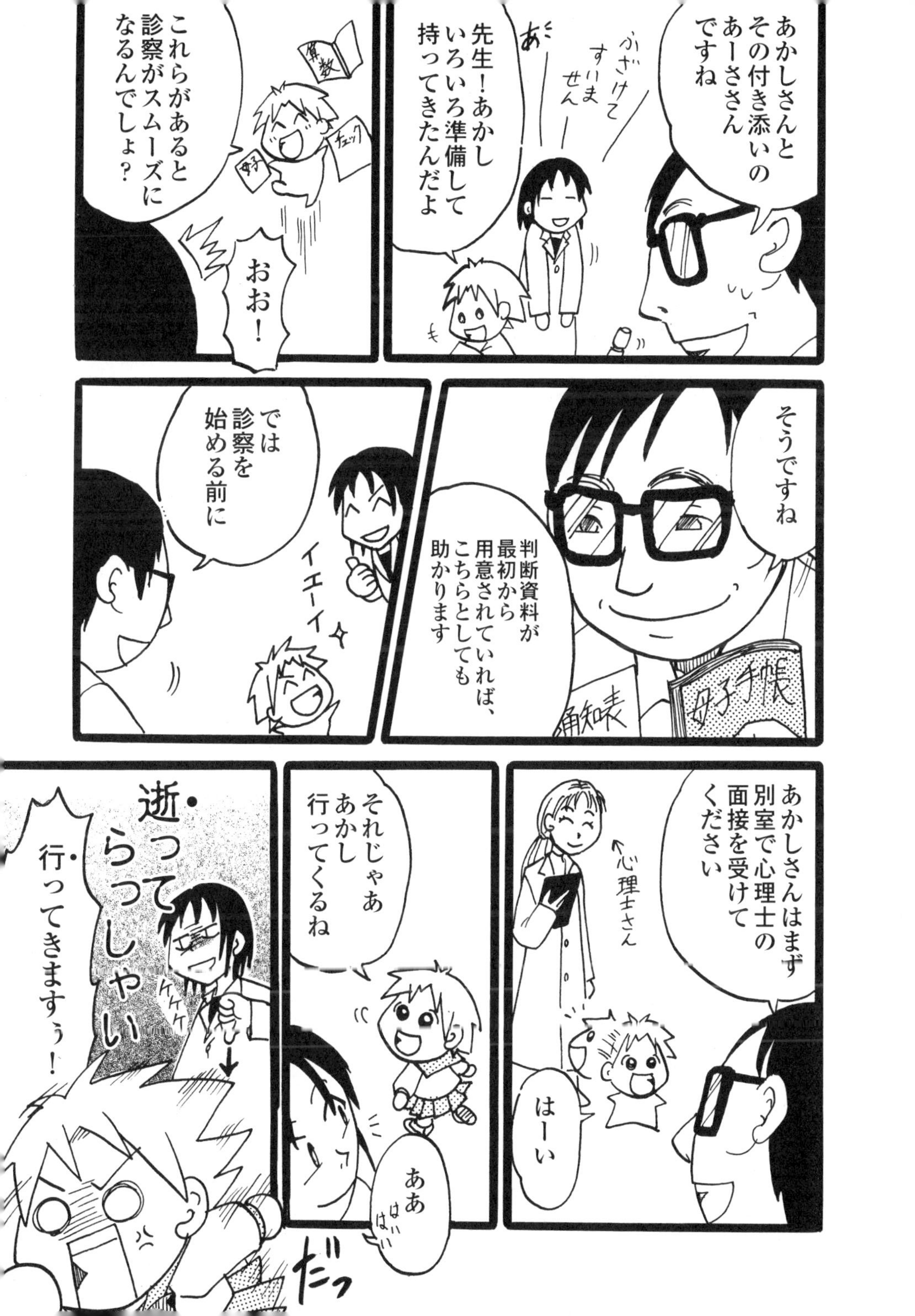
あかしさんとその付き添いのあーささんですね
ふざけてすいません
あ…
先生！あかしいろいろ準備して持ってきたんだよ
これらがあると診察がスムーズになるんでしょ？
算数
チェック
おお！
そうですね
判断資料が最初から用意されていれば、こちらとしても助かります
母子手帳
通知表
では診察を始める前に
イエーイ
あかしさんはまず別室で心理士の面接を受けてください
←心理士さん
はーい
それじゃああかし行ってくるね
ああ はいはい
逝・ってらっしゃい
行・ってきますぅ！
ケケケ
だっ

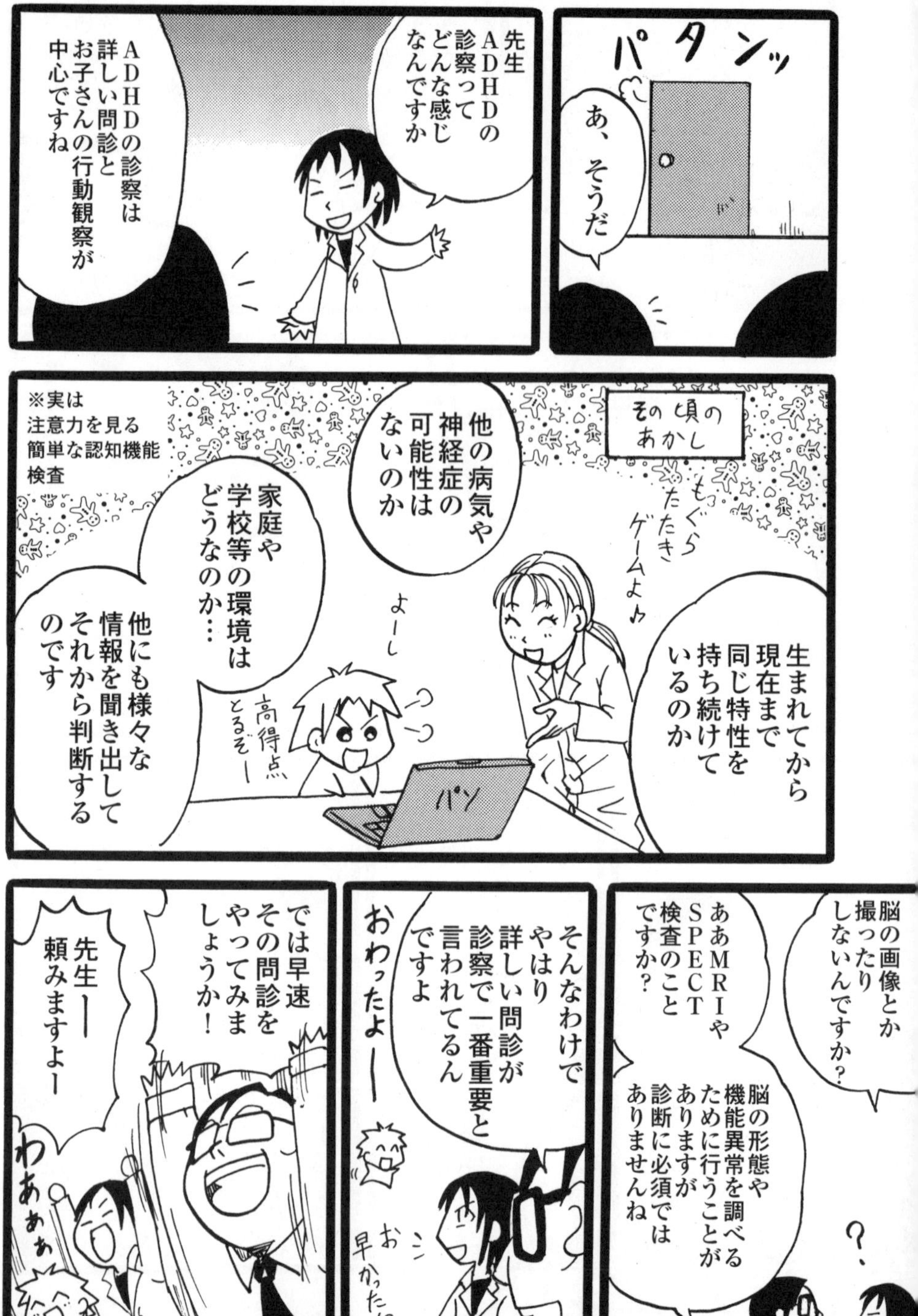
パタンッ
あ、そうだ
先生 ADHDの診察ってどんな感じなんですか
ADHDの診察は詳しい問診とお子さんの行動観察が中心ですね
その頃のあかし
もぐらたたきゲームよ♪
生まれてから現在まで同じ特性を持ち続けているのか
他の病気や神経症の可能性はないのか
家庭や学校等の環境はどうなのか…
他にも様々な情報を聞き出してそれから判断するのです
よーし
高得点とるぞー
パソ
※実は注意力を見る簡単な認知機能検査
脳の画像とか撮ったりしないんですか？
ああMRIやSPECT検査のことですか？
脳の形態や機能異常を調べるためにありますが診断に必須ではありませんね
？
そんなわけでやはり詳しい問診が診察で一番重要と言われてるんですよ
おわったよー
早かったな
では早速その問診をやってみましょうか！
先生ー頼みますよー
わあぁぁ

漫画にするには地味な光景
だったので割愛

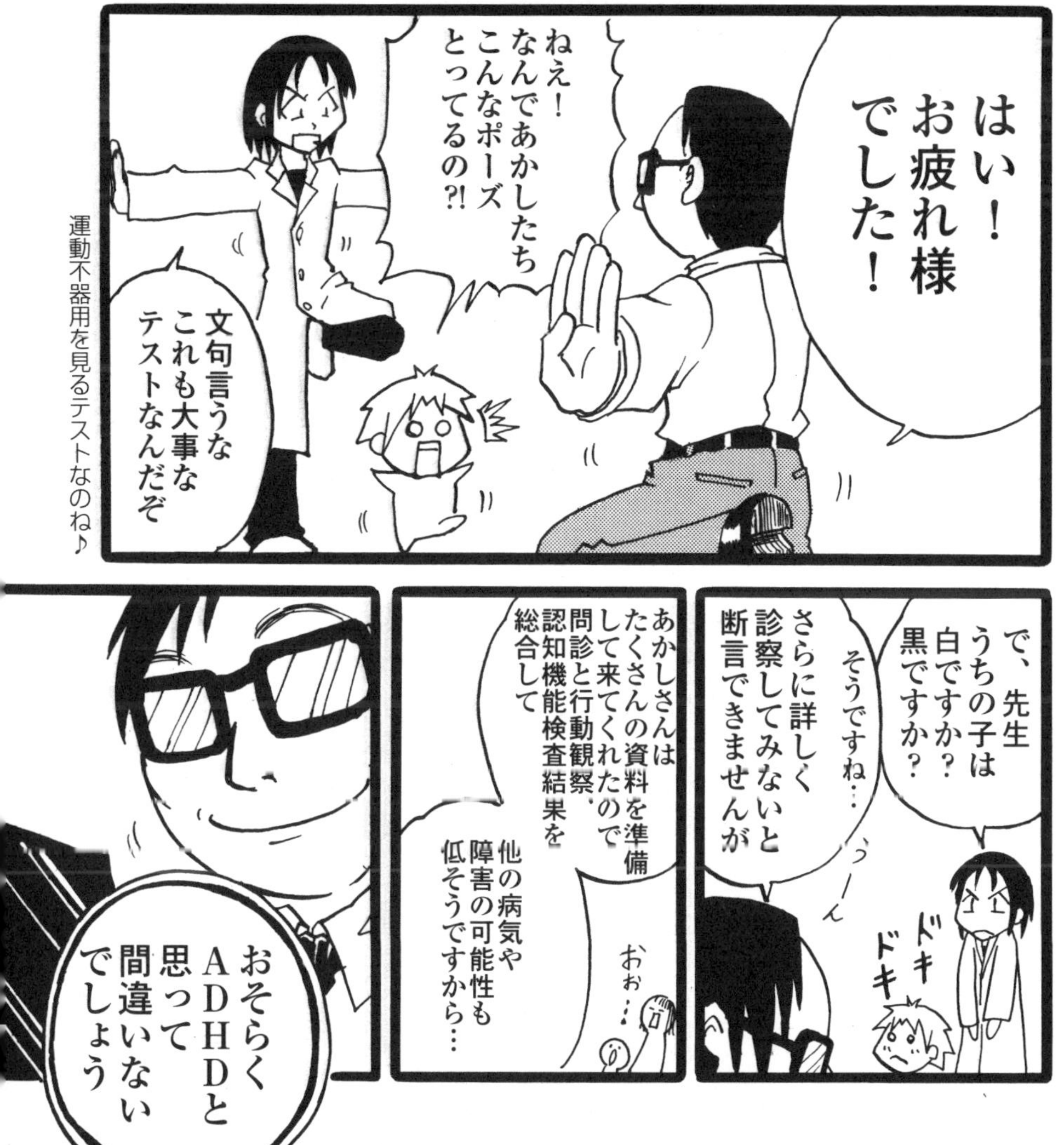
はい！お疲れ様でした！
ねえ！なんであかしたちこんなポーズとってるの?!
文句言うなこれも大事なテストなんだぞ
運動不器用を見るテストなのね♪
で、先生うちの子は白ですか？黒ですか？
そうですね…
さらに詳しく診察してみないと断言できませんが
う〜ん
ドキドキ
あかしさんはたくさんの資料を準備して来てくれたので問診と行動観察、認知機能検査結果を総合して
他の病気や障害の可能性も低そうですから…
おぉ…
おそらくADHDと思って間違いないでしょう

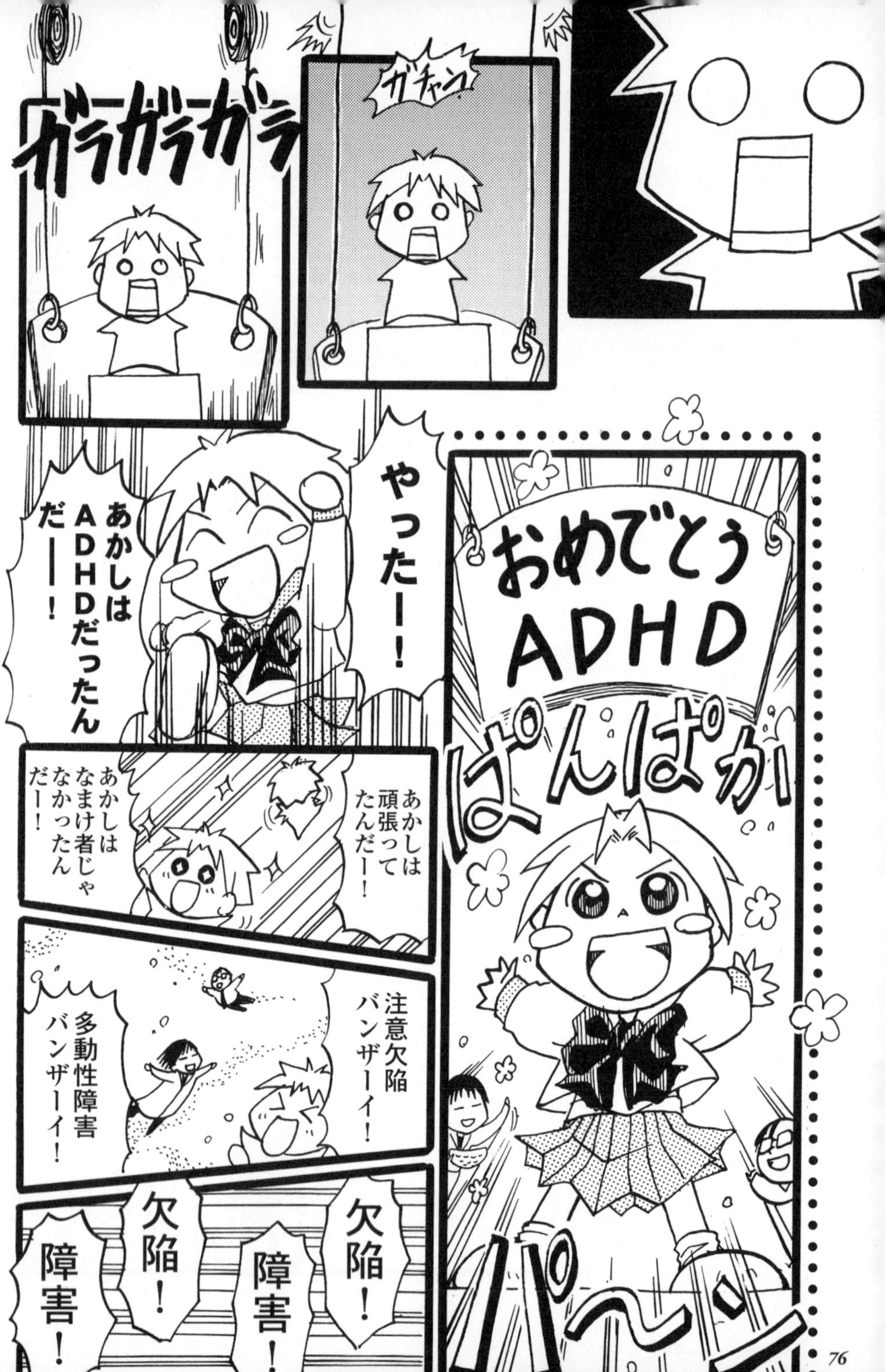
ガチャン
ガラガラガラ
おめでとう
ADHD
ぱんぱか
パーン
やったー！
あかしはADHDだったんだーー！
あかしは頑張ってたんだー！
あかしはなまけ者じゃなかったんだー！
注意欠陥バンザーイ！
多動性障害バンザーイ！
欠陥！障害！
欠陥！障害！

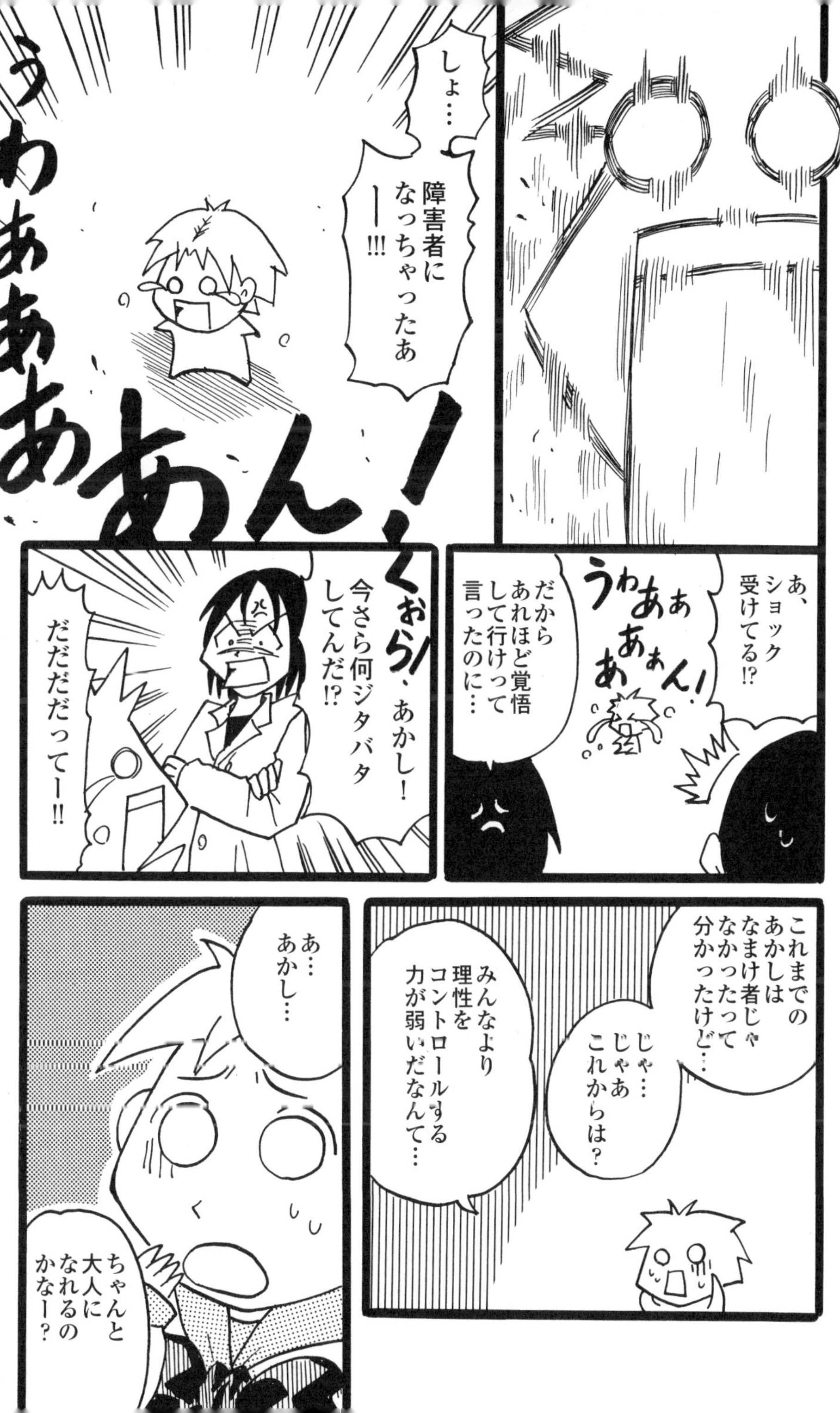
しょ……
障害者になっちゃったあーー!!!
うわあああああん!
あ、ショック受けてる!?
うわああぁあぁあん!
だからあれほど覚悟して行けって言ったのに…
くおら!、あかし!
今さら何ジタバタしてんだ!?
だだだだってー!!
これまでのあかしはなまけ者じゃなかったって分かったけど…
みんなより理性をコントロールする力が弱いだなんて…
じゃ…じゃあこれからは?
あ…あかし…
ちゃんと大人になれるのかなー?

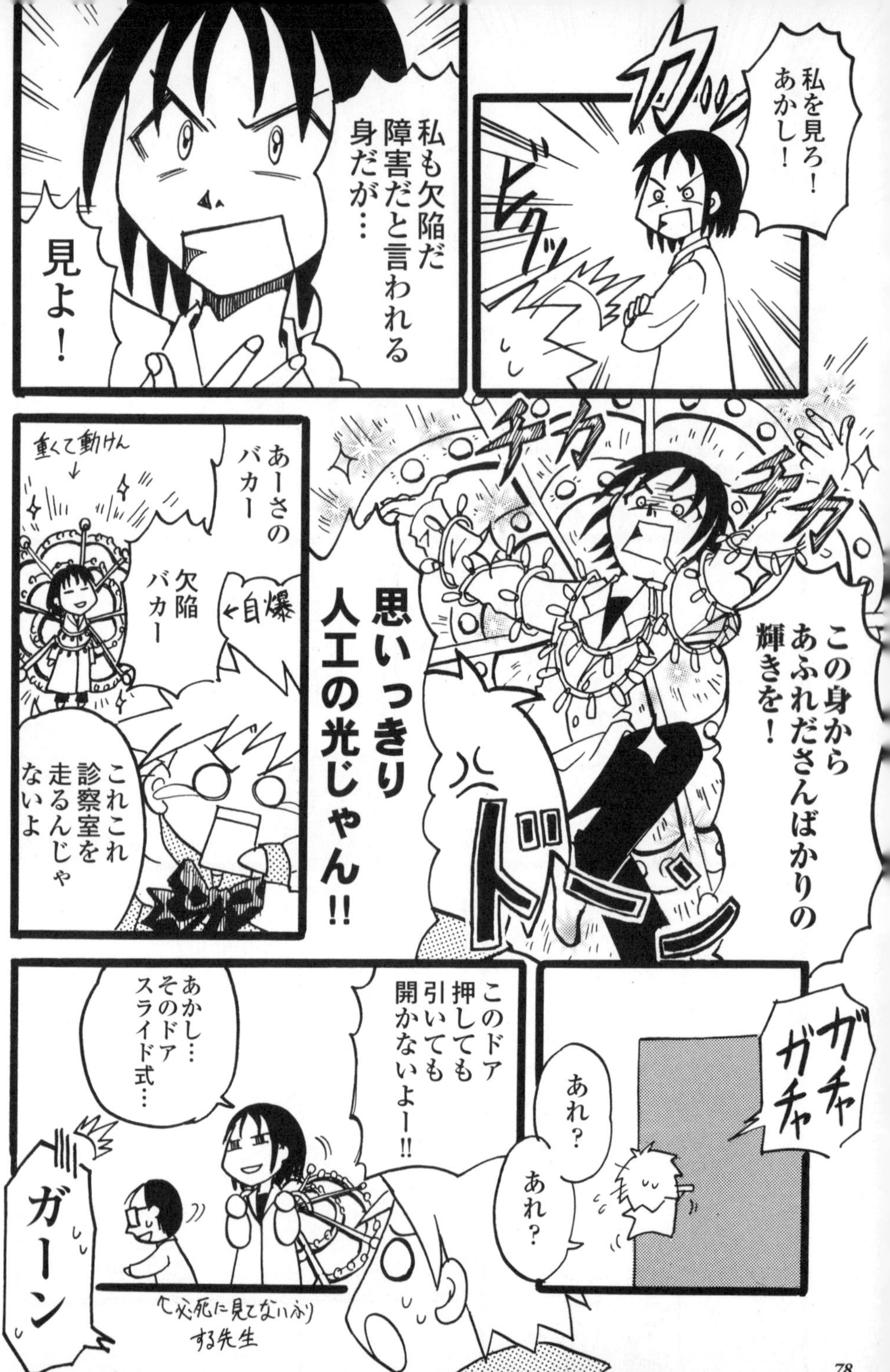

私を見ろ！あかし！
カッ
ビクッ
私も欠陥だ障害だと言われる身だが…
見よ！
この身からあふれださんばかりの輝きを！
チカ
チカ
ドーン
思いっきり人工の光じゃん!!
あーさのバカー
欠陥バカー
←自爆
重くて動けん
これこれ診察室を走るんじゃないよ
ガチャガチャ
あれ？あれ？
このドア押しても引いても開かないよー!!
あかし…そのドアスライド式…
ガーン
↑必死に見てないふりする先生

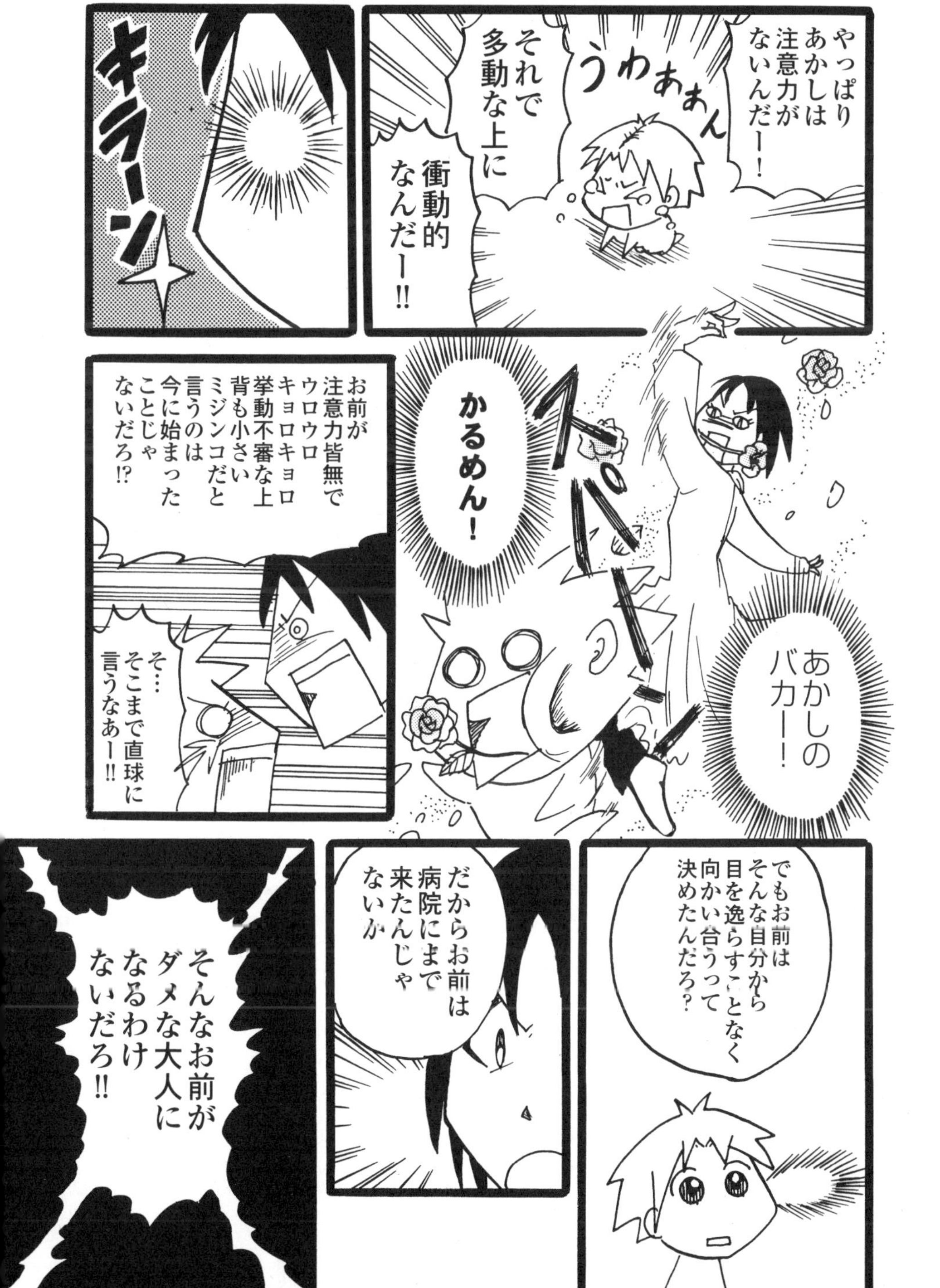
やっぱりあかしは注意力がないんだーー！
うわあぁん
それで多動な上に
衝動的なんだーー!!
キラーン
かるめん！
スパーーン
あかしのバカーー！
お前が注意力皆無でウロウロキョロキョロ挙動不審な上背も小さいミジンコだと言うのは今に始まったことじゃないだろ!?
そ…そこまで直球に言うなあー!!
でもお前はそんな自分から目を逸らすことなく向かい合うって決めたんだろ？
だからお前は病院にまで来たんじゃないか
そんなお前がダメな大人になるわけないだろ!!

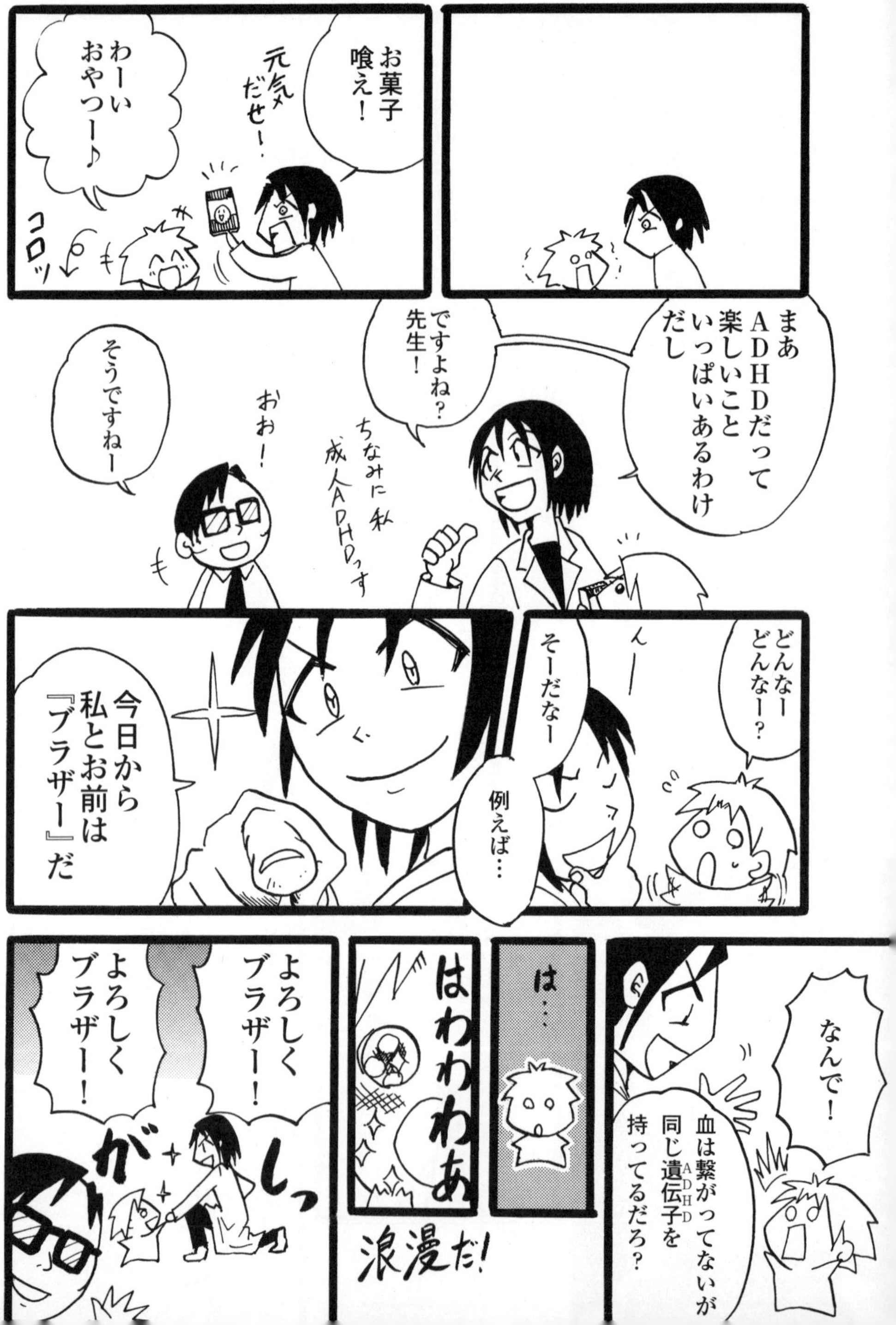
お菓子喰え！
元気だせ！
わーいおやつー♪
コロッ
まあADHDだって楽しいこといっぱいあるわけだし
ですよね？先生！
ちなみに私成人ADHDっす
おお！
そうですねー
どんなーどんなー？
んー
そーだなー
例えば…
今日から私とお前は『ブラザー』だ
なんで！
血は繋がってないが同じ遺伝子（ADHD）を持ってるだろ？
は…
はわわわあ
浪漫だ！
よろしくブラザー！
よろしくブラザーー！
がしっ

教えて！上田先生

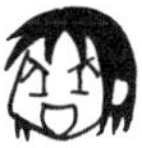

Q１『こんな病院は気をつけた方がいい』っていうのはありますか？

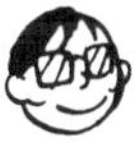

うーん、そうですねー、以下のような診察は疑った方がいいかもしれません。

１．生育歴を聞かない。
（診断に生育歴が不可欠です。これなしに診察はできません）

２．薬物治療をする際に、学校と連携をとらない。
（先生にお願いして薬が効いているかの評価をしてもらわないといけないので連携は必須です）

３．診察初日から薬を出す。
（よほどの緊急時以外、ありえない）

４．ADHDは大人になると治るので何もしなくて良いと言う。
（50％以上の人が、不注意や衝動性を大人まで持ちこすことが分かっています。確かに軽くなる人もいますが、子どもの頃に困っていればサポートが必要です）

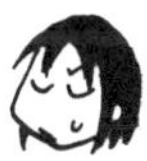

Q２　カミングアウトはどうするのが最善？

本人へのカミングアウト、身内や周囲へのカミングアウト
デリケートな話題なだけに、伝えることが吉とでるか、凶とでるか悩むところですよね。

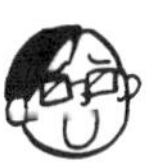

お子さんの精神年齢、周囲の理解度によっても、いつ・だれが・どのような表現で話すか違ってくると思います。自分がみんなと違うというのを本人が強く意識し始めたり、友達とトラブルが絶えず、他の保護者からクレームが上がる場合には、カミングアウトが必要になってきます。専門の先生や教師と十分話し合った上で、だれが、どこで、どのような表現で話すのかを慎重に決めるのがいいでしょう。

ちなみに親から直接子どもに言うのは避けた方がいいかもですよ。
親から言われるのは子どもにとってヘビーってもんです。

リタリンってどんな薬？

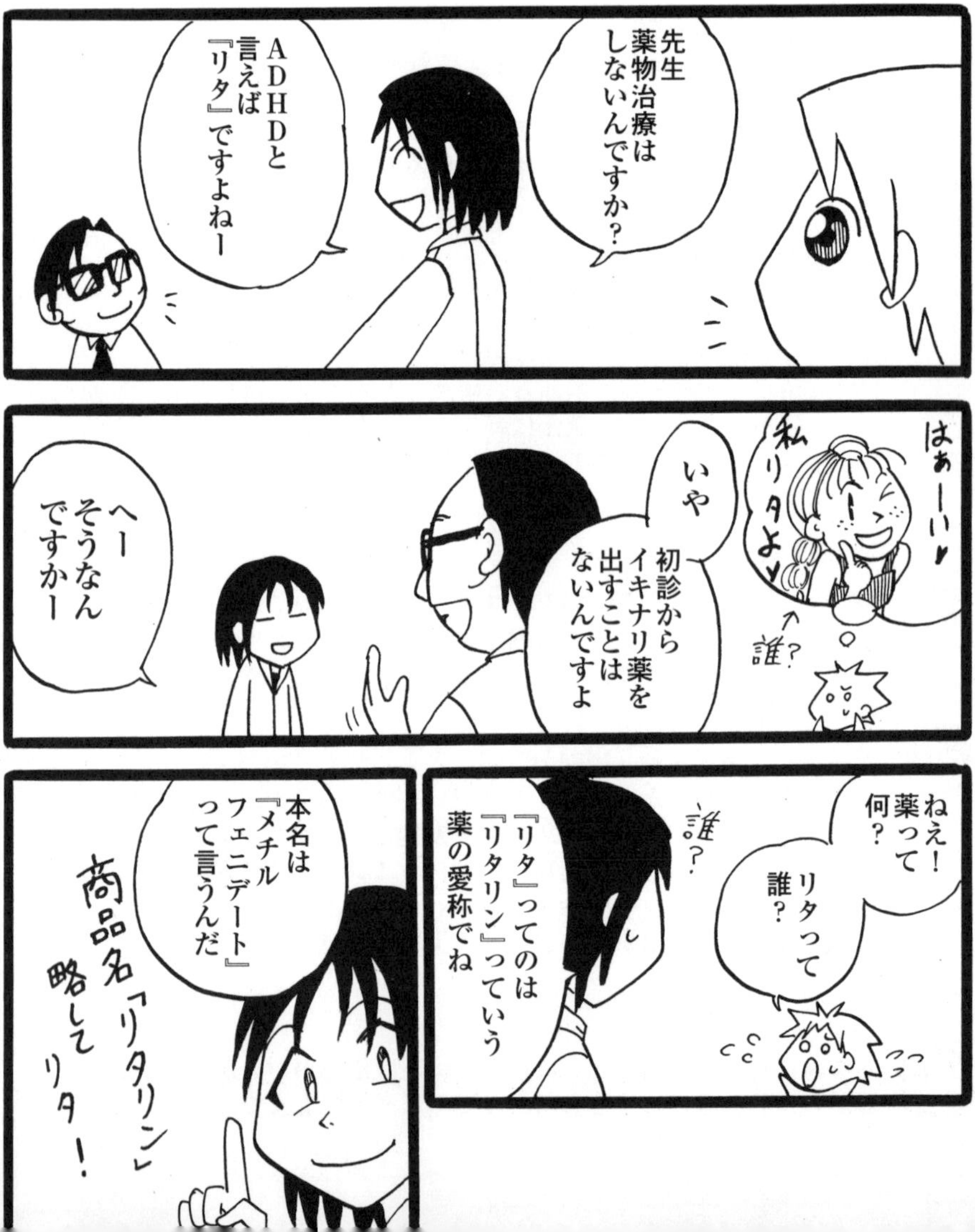
先生 薬物治療はしないんですか？
ADHDと言えば『リタ』ですよねー
はぁーい♥ 私リタよ♥
誰？
いや 初診からイキナリ薬を出すことはないんですよ
へー そうなんですかー
ねえ！ 薬って何？
リタって誰？
誰？
『リタ』ってのは『リタリン』っていう薬の愛称でね
本名は『メチルフェニデート』って言うんだ
商品名「リタリン」略してリタ！

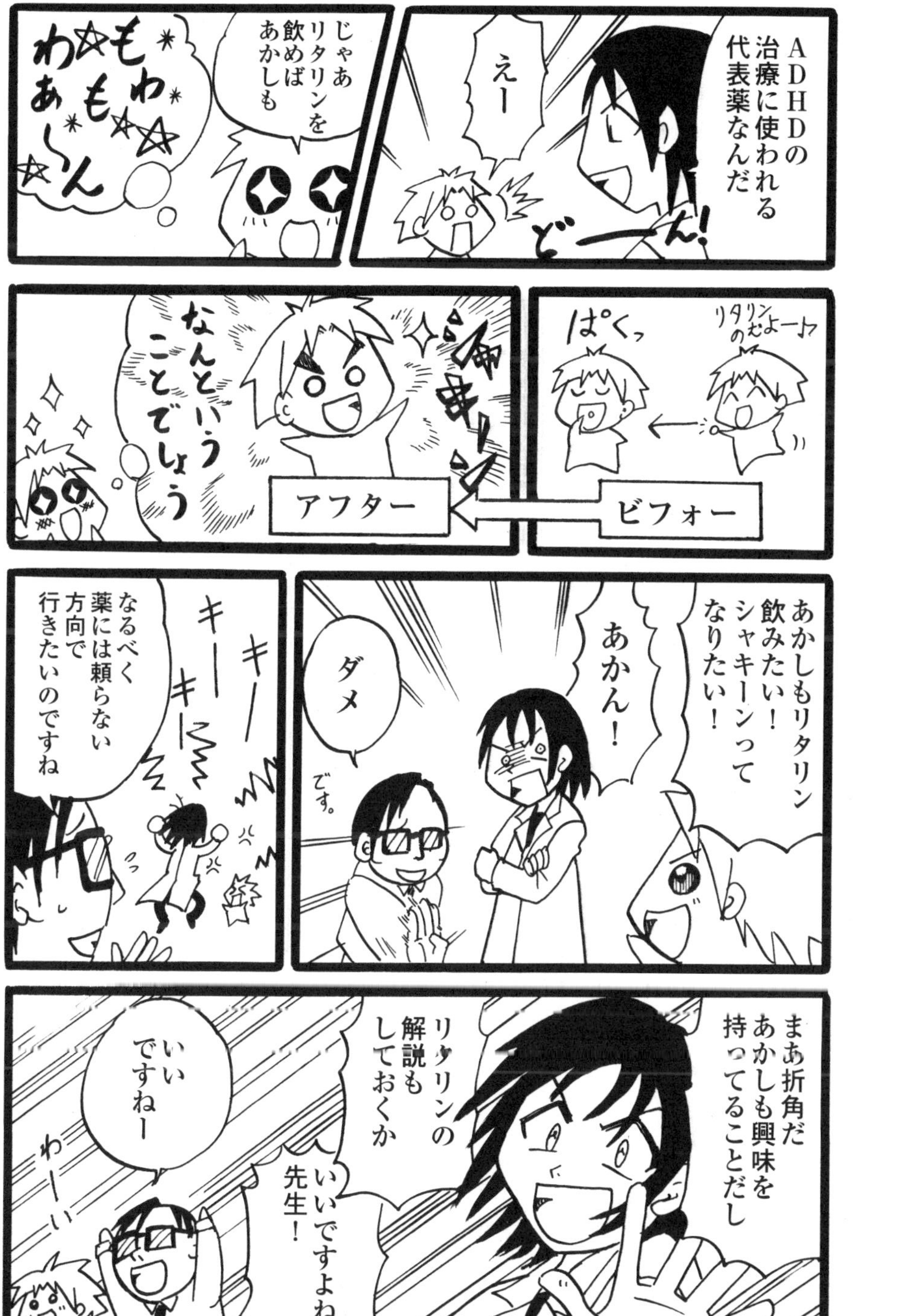
ADHDの治療に使われる代表薬なんだ
えー
どーーん!
じゃあリタリンを飲めばあかしも
リタリンのむよー♪
ぱくっ
ビフォー
なんということでしょう
アフター
あかしもリタリン飲みたい!シャキーンってなりたい!
あかん!
ダメ
です。
なるべく薬には頼らない方向で行きたいのですね
キー
キー
キー
まあ折角だあかしも興味を持ってることだし
リタリンの解説もしておくか
いいですよね?先生!
いいですねー
わーい

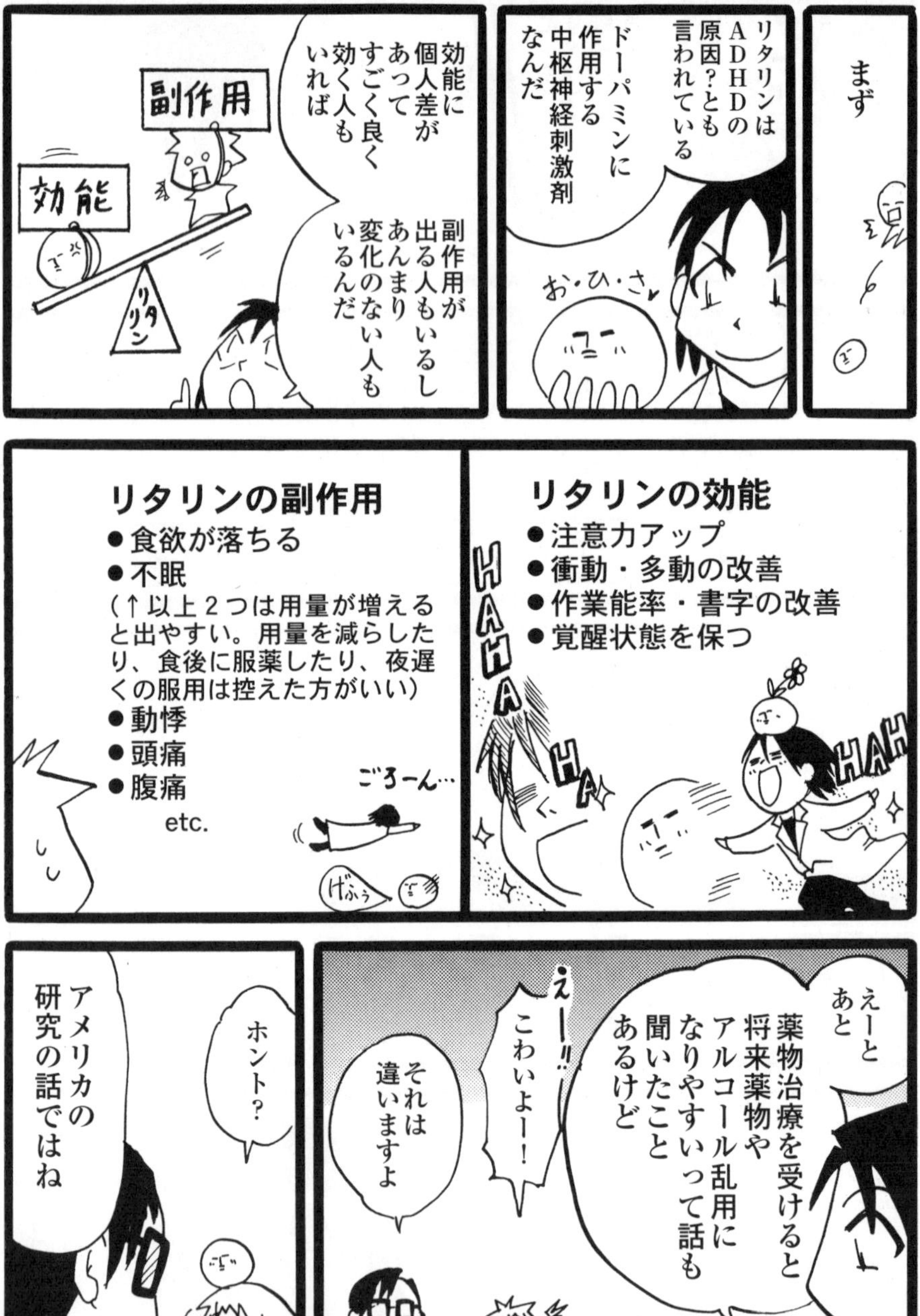

まず
リタリンはADHDの原因?とも言われている
ドーパミンに作用する中枢神経刺激剤なんだ
お・ひ・さ
効能に個人差があってすごく良く効く人もいれば
副作用が出る人もいるしあんまり変化のない人もいるんだ
副作用
効能
リタリン
リタリンの効能
●注意力アップ
●衝動・多動の改善
●作業能率・書字の改善
●覚醒状態を保つ
HAHAHA
HA
HAH
リタリンの副作用
●食欲が落ちる
●不眠
(↑以上2つは用量が増えると出やすい。用量を減らしたり、食後に服薬したり、夜遅くの服用は控えた方がいい)
●動悸
●頭痛
●腹痛
etc.
ごろーん…
げふぅ
えーとあと薬物治療を受けると将来薬物やアルコール乱用になりやすいって話も聞いたことあるけど
えー!! こわいよー!
それは違いますよ
ホント?
アメリカの研究の話ではね

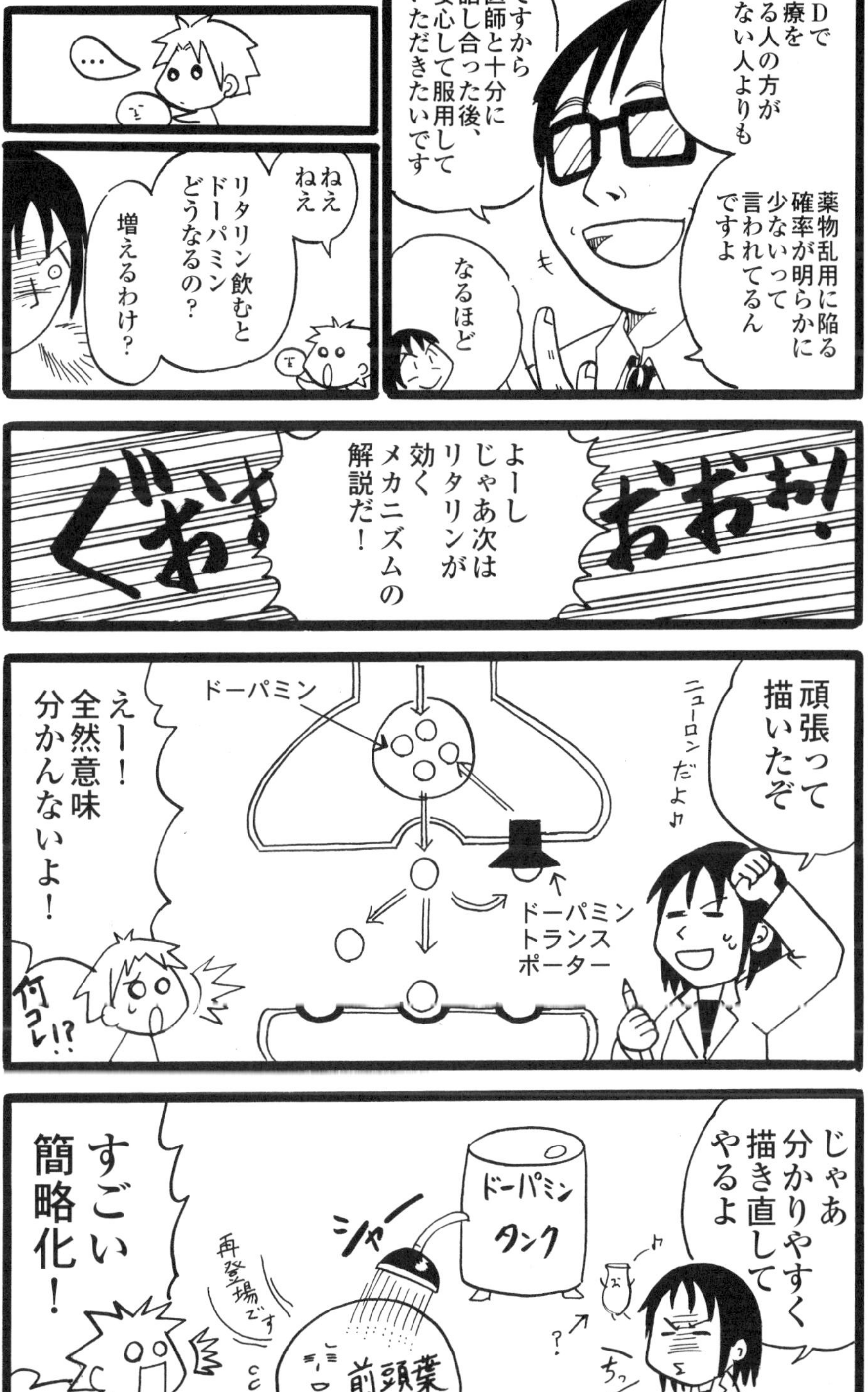

ADHDで薬物治療を受けてる人の方が受けてない人よりも
薬物乱用に陥る確率が明らかに少ないって言われてるんですよ
ですから医師と十分に話し合った後、安心して服用していただきたいです
なるほど
…
ねえねえ
リタリン飲むとドーパミンどうなるの？
増えるわけ？
おおお！
よーしじゃあ次はリタリンが効くメカニズムの解説だ！
というわけで
頑張って描いたぞ
ニューロンだよ♪
ドーパミン
ドーパミントランスポーター
えー！全然意味分かんないよ！
何コレ！？
じゃあ分かりやすく描き直してやるよ
ドーパミンタンク
シャー
再登場です
前頭葉
ちっ
すごい簡略化！

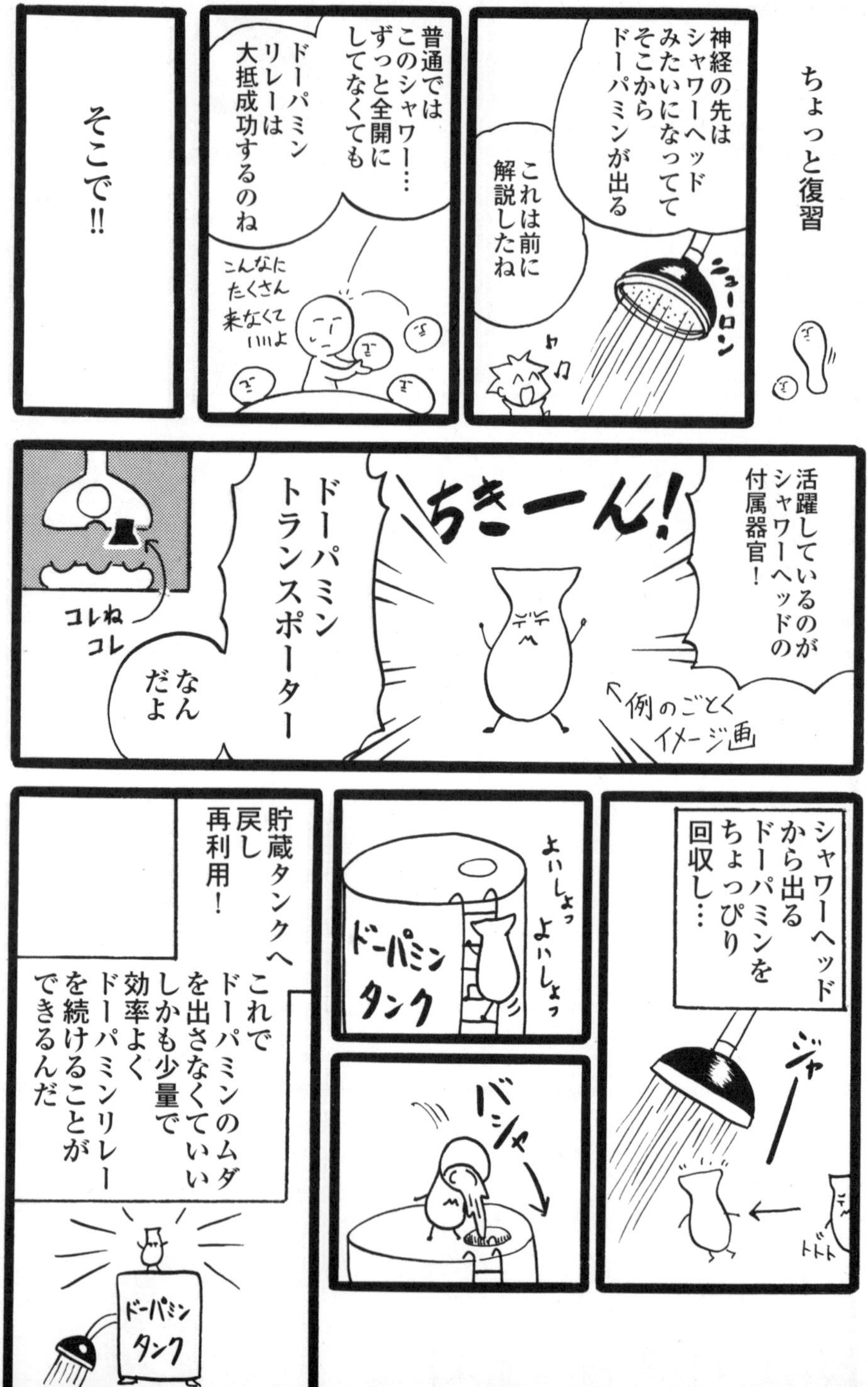
ちょっと復習
神経の先はシャワーヘッドみたいになっててそこからドーパミンが出る
これは前に解説したね
ニューロン
普通ではこのシャワー…ずっと全開にしてなくてもドーパミンリレーは大抵成功するのね
こんなにたくさん来なくていいよ
そこで!!
活躍しているのがシャワーヘッドの付属器官!
ちきーん!
ドーパミントランスポーターなんだよ
←例のごとくイメージ画
コレねコレ
シャワーヘッドから出るドーパミンをちょっぴり回収し…
ジャー
トトト
よいしょっよいしょっよいしょっ
ドーパミンタンク
バシャ
貯蔵タンクへ戻し再利用!
これでドーパミンのムダを出さなくていいしかも少量で効率よくドーパミンリレーを続けることができるんだ
ドーパミンタンク

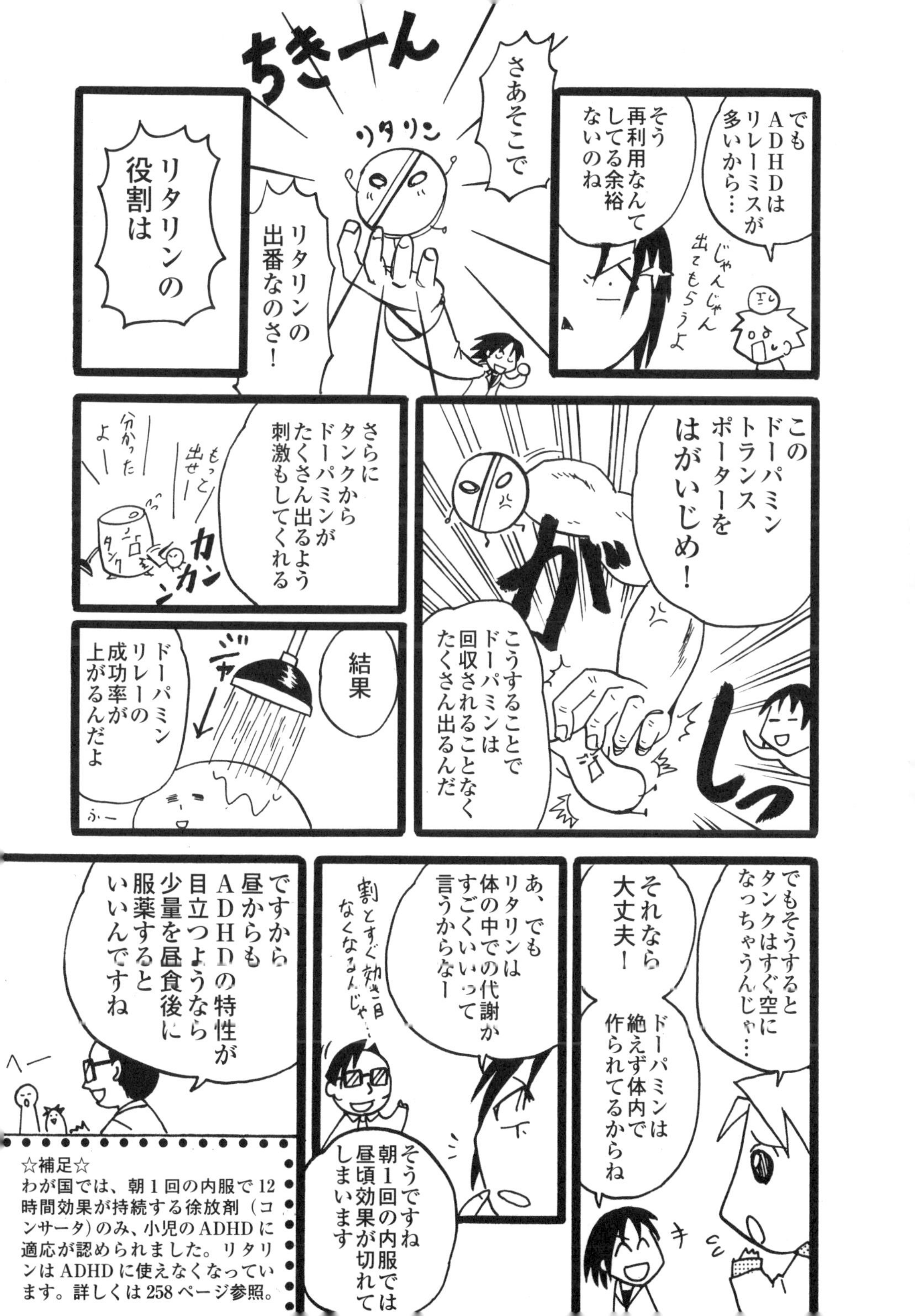
でも
ADHDは
リレーミスが
多いから…
そう
再利用なんて
してる余裕
ないのね
じゃんじゃん出てもらうよ
ちきーん
さあそこで
リタリン
リタリンの
出番なのさ!
リタリンの
役割は
この
ドーパミン
トランス
ポーターを
はがいじめ!
ガッ
しっ
こうすることで
ドーパミンは
回収されることなく
たくさん出るんだ
さらに
タンクから
ドーパミンが
たくさん出るよう
刺激もしてくれる
分かったよー
もっと出せー
カンカン
タンク
結果
ドーパミン
リレーの
成功率が
上がるんだよ
ジャー
ふー
でもそうすると
タンクはすぐ空に
なっちゃうんじゃ…
それなら
大丈夫!
ドーパミンは
絶えず体内で
作られてるからね
キ
あ、でも
リタリンは
体の中での代謝か
すごくいいって
言うからなー
割とすぐ効き目なくなるんじゃ…
そうですね
朝1回の内服では
昼頃効果が切れて
しまいます
ですから
昼からも
ADHDの特性が
目立つようなら
少量を昼食後に
服薬すると
いいんですね
へー

☆補足☆
わが国では、朝1回の内服で12時間効果が持続する徐放剤（コンサータ）のみ、小児のADHDに適応が認められました。リタリンはADHDに使えなくなっています。詳しくは258ページ参照。

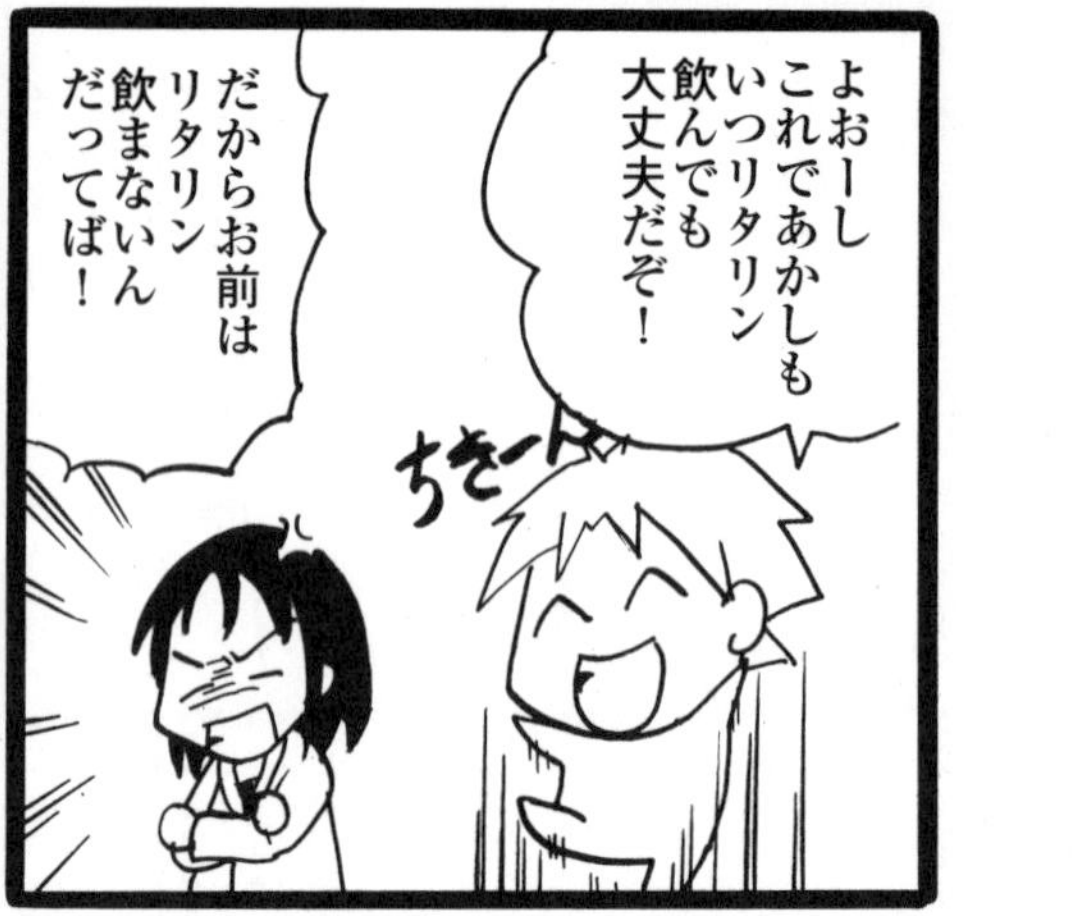
よおーし これであかしも いつリタリン 飲んでも 大丈夫だぞ！
だからお前は リタリン 飲まないいん だってば！

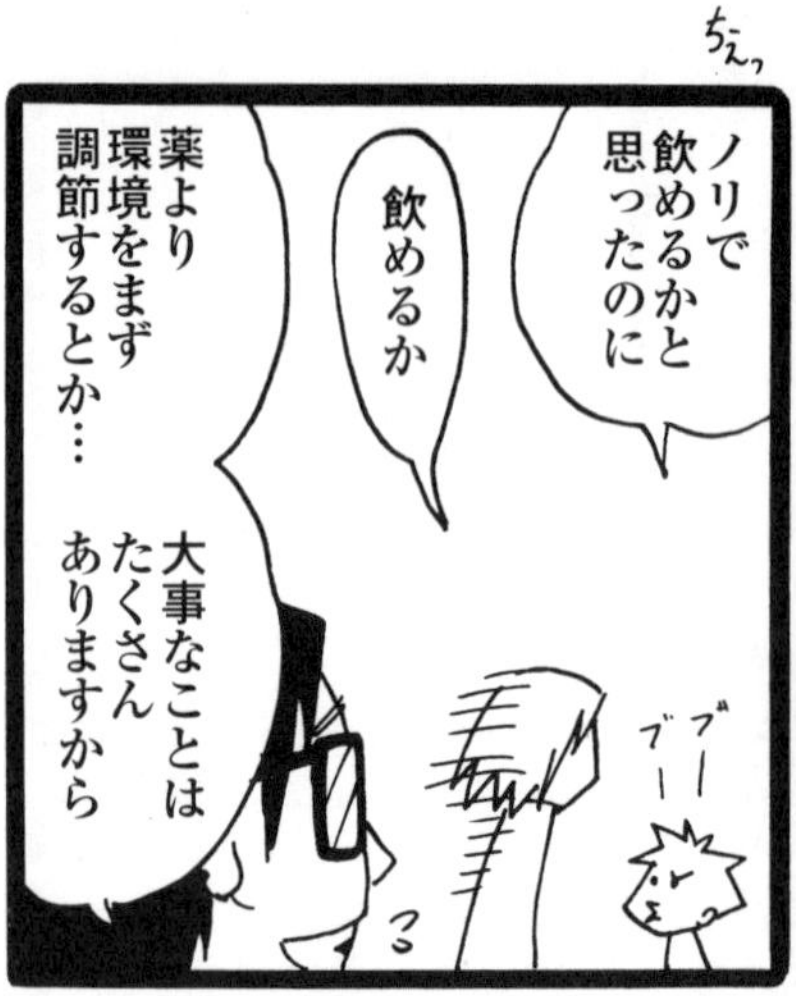
ちぇっ
ノリで 飲めるかと 思ったのに
飲めるか
薬より 環境をまず 調節するとか…
大事なことは たくさん ありますから
ブーブー

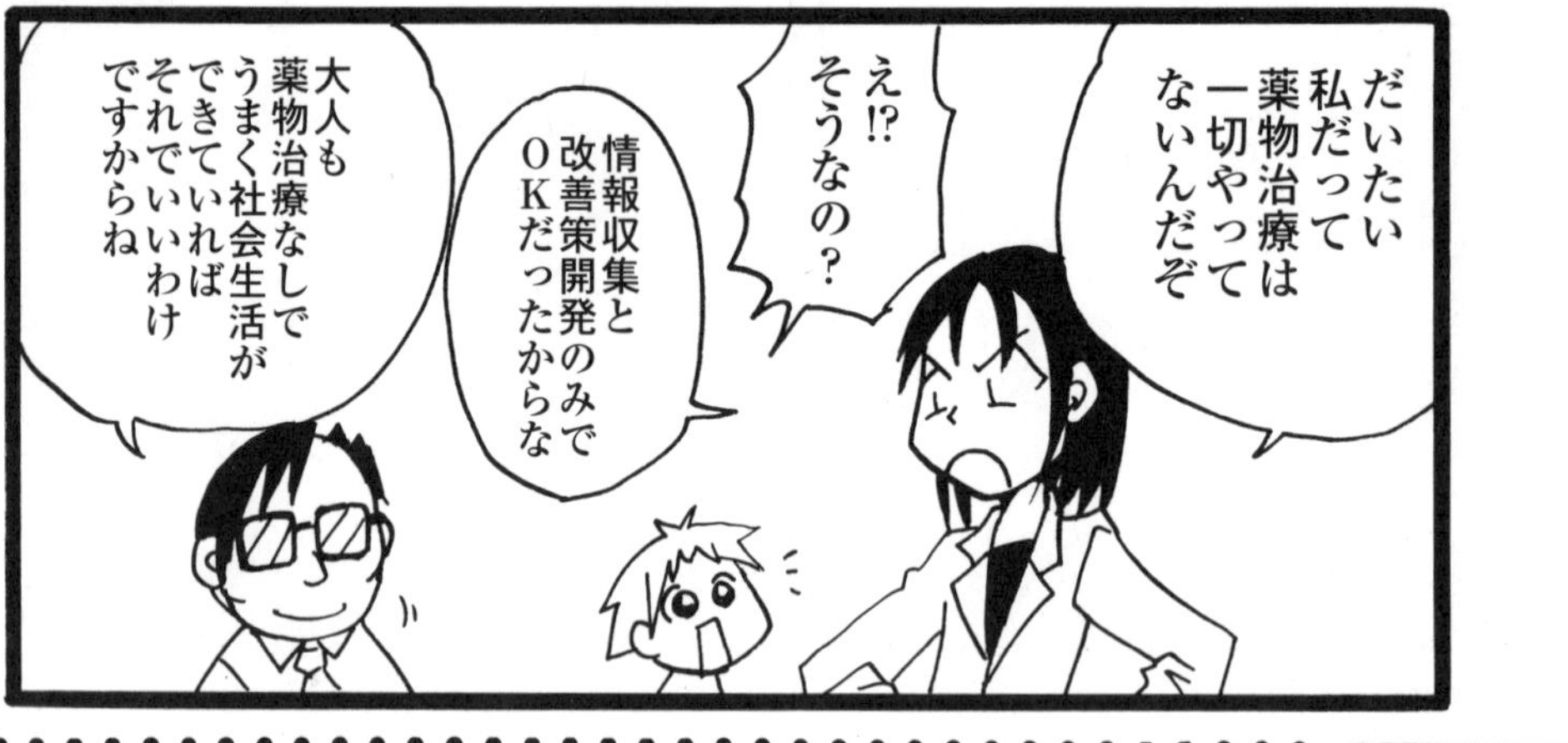
だいたい 私だって 薬物治療は 一切やって ないんだぞ
え!? そうなの？
情報収集と 改善策開発のみで ＯＫだったからな
大人も 薬物治療なしで うまく社会生活が できていれば それでいいわけ ですからね

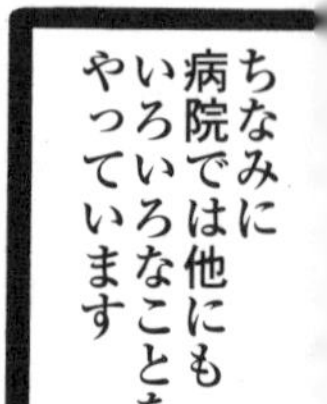

他にも病院でしてもらえること

◎学校や家庭での環境調整のアドバイス

◎ペアレントトレーニング：ADHD をもつ子どもへの上手な対応法を教える

◎子どもと家庭、学校とのトライアングルの関係が上手くいくようにコーディネートする

◎ソーシャルスキルトレーニングのアドバイス

※でも、こういった指導をする専門家が少なく、いつも忙しくて十分な時間がとれないことが悩みです。ぜひ親の会などに入会されて、家族ぐるみで勉強していかれることをお勧めします。

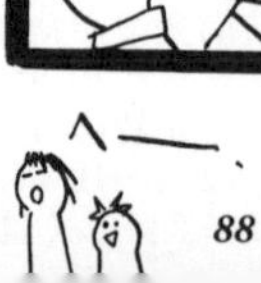
へー

上田先生の患者さんとの出会い

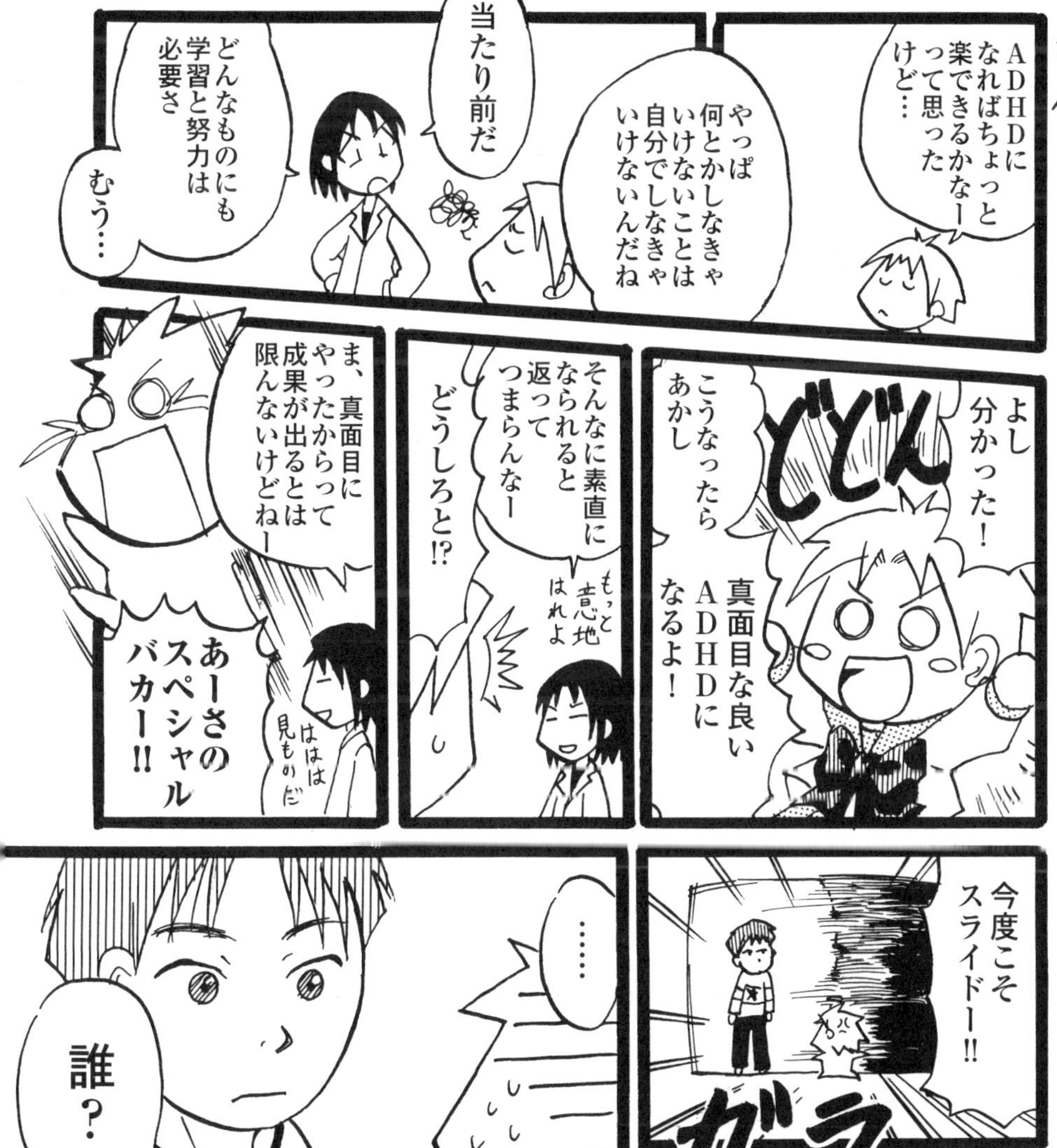

うーん
ADHDになればちょっと楽できるかなーって思ったけど…
やっぱ何とかしなきゃいけないことは自分でしなきゃいけないんだね
当たり前だ
どんなものにも学習と努力は必要さ
むう…
よし分かった!
どどん
こうなったらあかし
真面目な良いADHDになるよ!
そんなに素直になられると返ってつまらんなー
もっと意地はれよ
どうしろと!?
ま、真面目にやったからって成果が出るとは限んないけどねー
ははは見ものだ
あーさのスペシャルバカー!!
今度こそスライドー!!
ガラッ
……
誰?

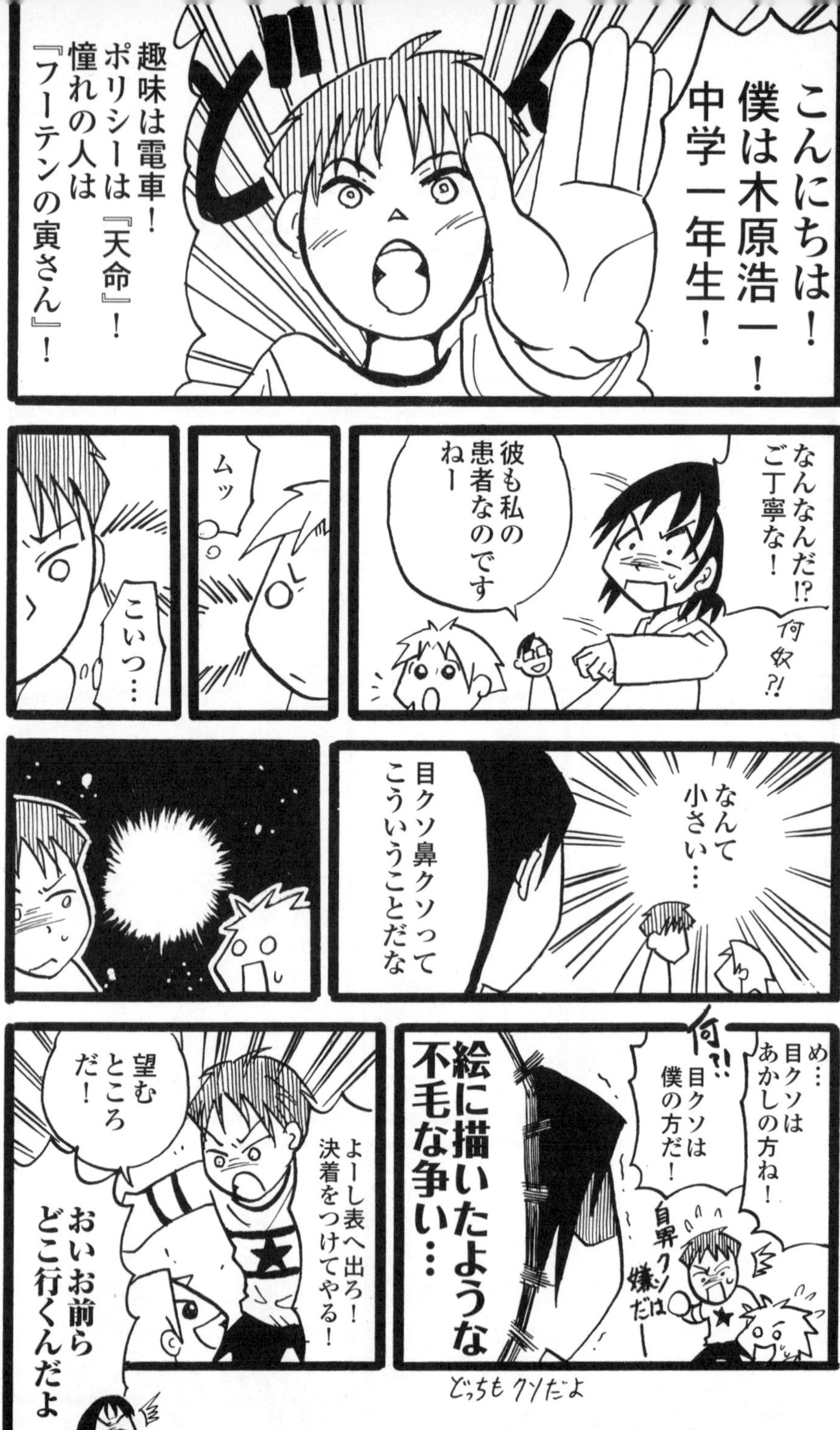
こんにちは！
僕は木原浩一！
中学一年生！
趣味は電車！
ポリシーは『天命』！
憧れの人は『フーテンの寅さん』！
な…
なんなんだ!? ご丁寧な！
彼も私の患者なのですねー
何奴?!
ムッ
こいつ…
なんて小さい…
目クソ鼻クソってこういうことだな
め…目クソはあかしの方ね！
何?!
目クソは僕の方だ！
鼻クソは嫌だー
絵に描いたような不毛な争い…
どっちもクソだよ
望むところだ！
よーし表へ出ろ！決着をつけてやる！
おいお前らどこ行くんだよ

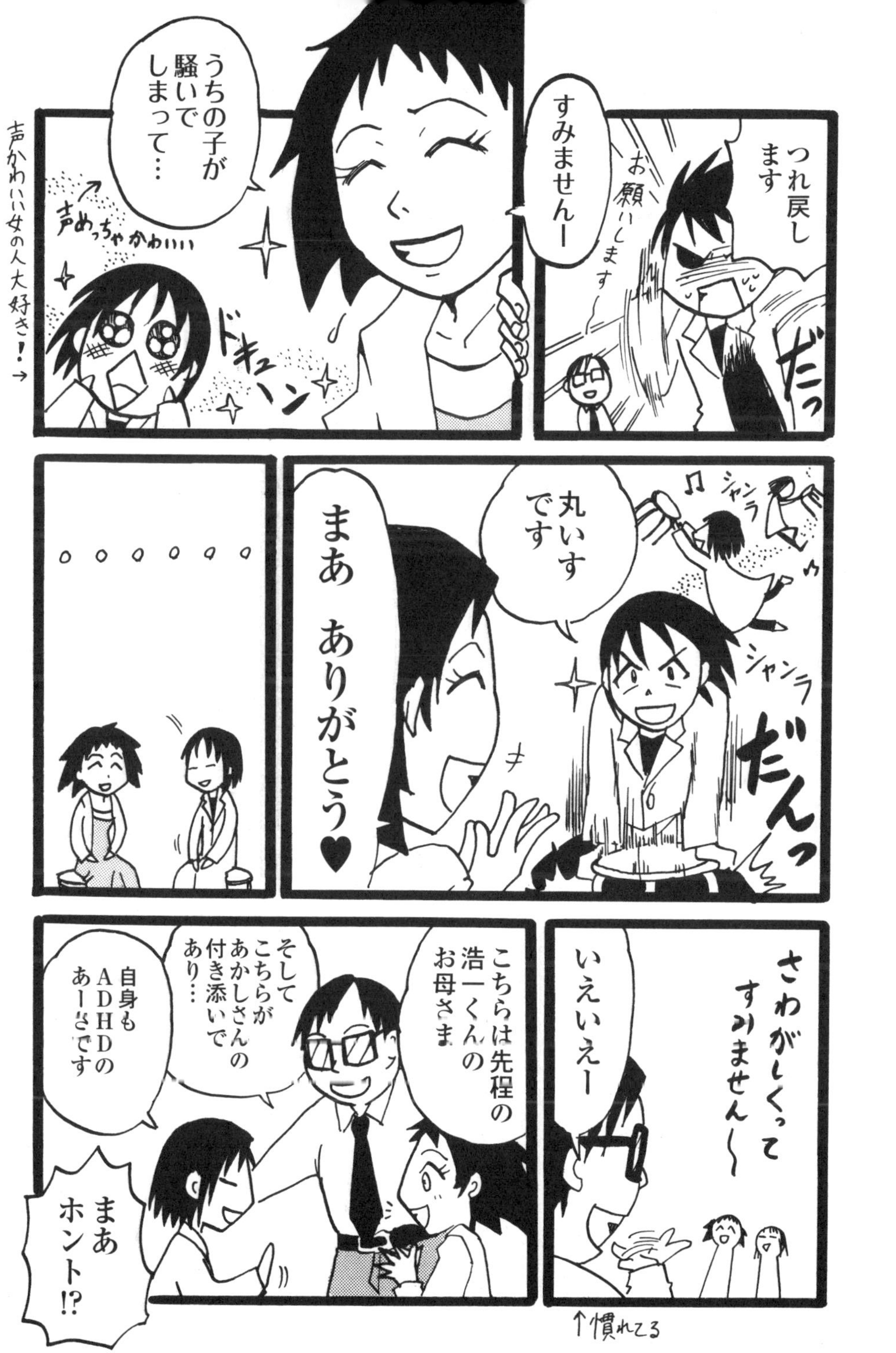

つれ戻します
お願いします～
だっ
すみませんー
うちの子が騒いでしまって…
声めっちゃかわいい
ドキューン
声かわいい女の人大好き!→
丸いすです
シャンラ
シャンラ
だんっ
まあ ありがとう♥
。。。。。。。
さわがしくってすみません～
いえいえー
↑慣れてる
こちらは先程の浩一くんのお母さま
そしてこちらがあかしさんの付き添いであり…
自身もADHDのあーさです
まあホント!?

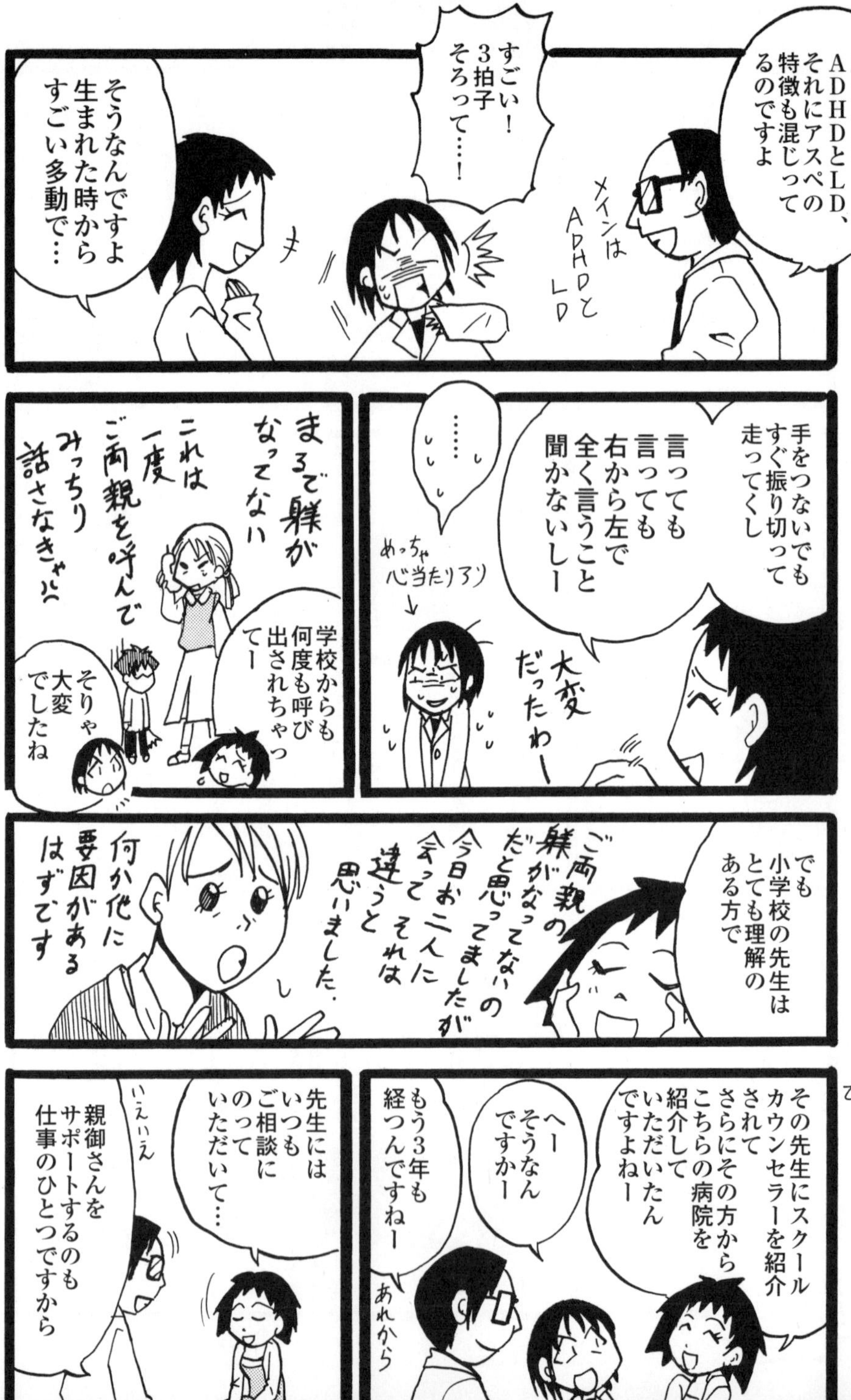

浩一くんは
ADHDとLD、
それにアスペの
特徴も混じって
るのですよ
メインはADHDとLD
すごい！
3拍子
そろって…！
そうなんですよ
生まれた時から
すごい多動で…
手をつないでも
すぐ振り切って
走ってくし
言っても
言っても
右から左で
全く言うこと
聞かないしー
……
めっちゃ
心当たりアリ
大変
だったわー
まるで躾が
なってない
これは
一度
ご両親を呼んで
みっちり
話さなきゃ…
学校からも
何度も呼び
出されちゃっ
てー
そりゃ
大変
でしたね
でも
小学校の先生は
とても理解の
ある方で
ご両親の
躾がなってないの
だと思ってましたが
今日お二人に
会って それは
違うと
思いました.
何か他に
要因がある
はずです
で
その先生にスクール
カウンセラーを紹介
されて
さらにその方から
こちらの病院を
紹介して
いただいたん
ですよねー
へー
そうなん
ですかー
あれから
もう3年も
経つんですねー
先生には
いつも
ご相談に
のって
いただいて…
いえいえ
親御さんを
サポートするのも
仕事のひとつですから

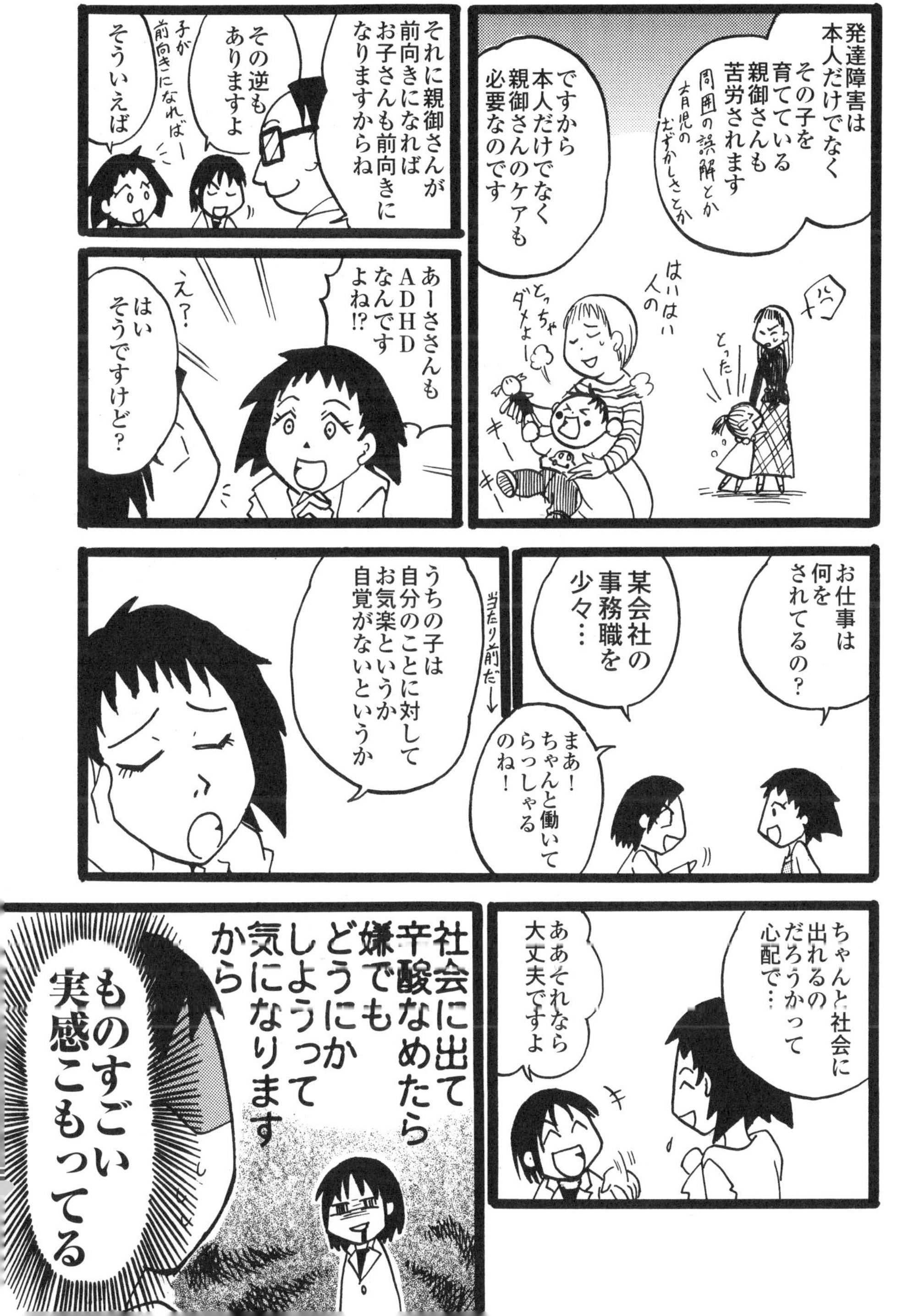
発達障害は本人だけでなくその子を育てている親御さんも苦労されます
周囲の誤解とか育児のむずかしさとか
ですから本人だけでなく親御さんのケアも必要なのです
はいはい人の
とっちゃダメよー
とった
キー
キー
それに親御さんが前向きになればお子さんも前向きになりますからね
その逆もありますよ
子が前向きになればー
そういえば
あーささんもADHDなんですよね!?
へ、え？
はい そうですけど？
お仕事は何をされてるの？
某会社の事務職を少々…
まあ！ちゃんと働いていらっしゃるのね！
うちの子は自分のことに対してお気楽というか自覚がないというか
当たり前だ
ちゃんと社会に出れるのだろうかって心配で…
ああそれなら大丈夫ですよ
キ
社会に出て辛酸なめたら嫌でもどうにかしようって気になりますから
ものすごい実感こもってる

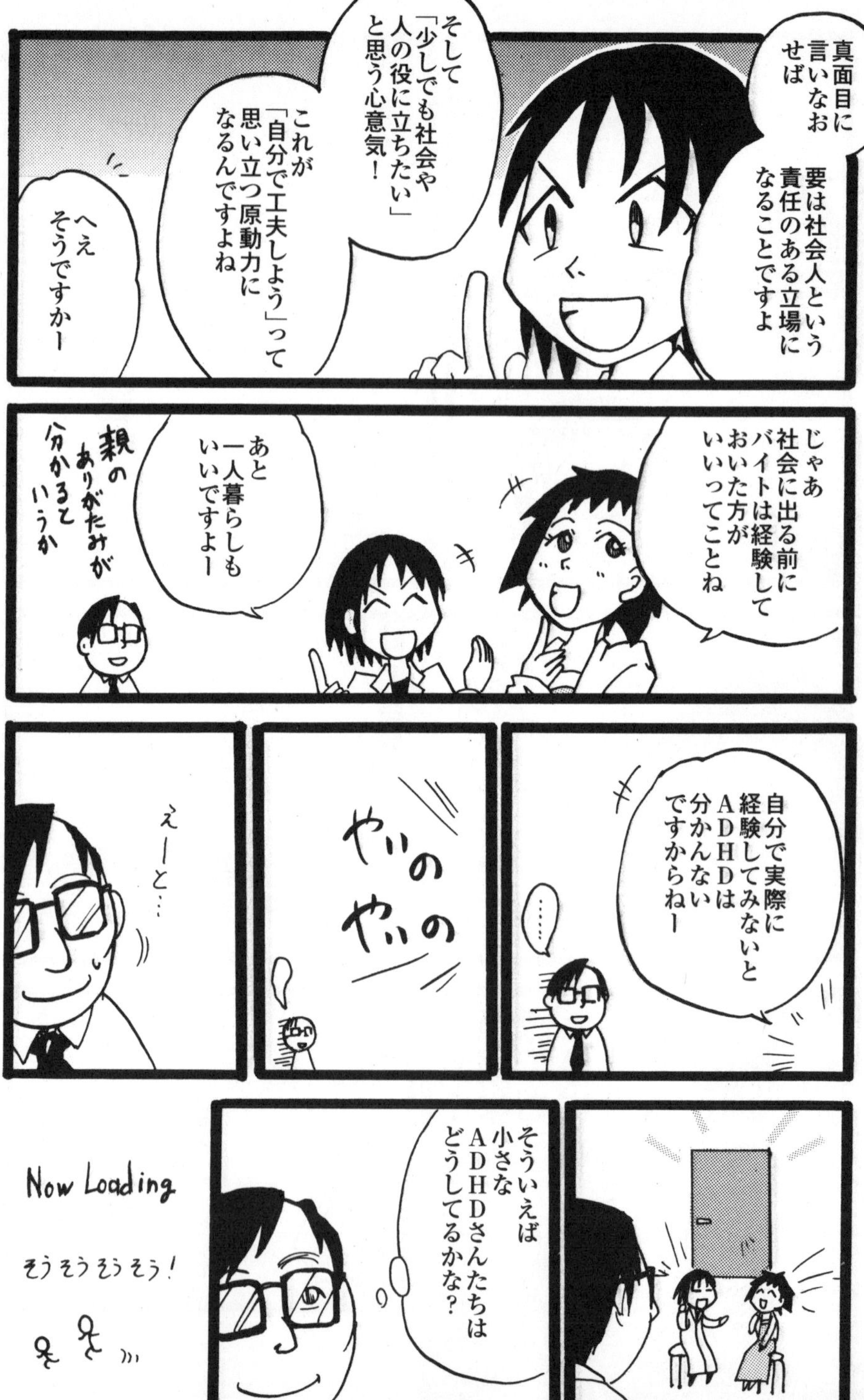

真面目に言いなおせば
要は社会人という責任のある立場になることですよ
そして「少しでも社会や人の役に立ちたい」と思う心意気！
これが「自分で工夫しよう」って思い立つ原動力になるんですよね
へえ そうですかー
じゃあ社会に出る前にバイトは経験しておいた方がいいってことね
あと一人暮らしもいいですよー
親のありがたみが分かるっていうか
自分で実際に経験してみないとＡＤＨＤは分かんないですからねー
……
やいのやいの
えーと…
そういえば小さなＡＤＨＤさんたちはどうしてるかな？
Now Loading
そうそうそうそう！

ADHD少年の悩み

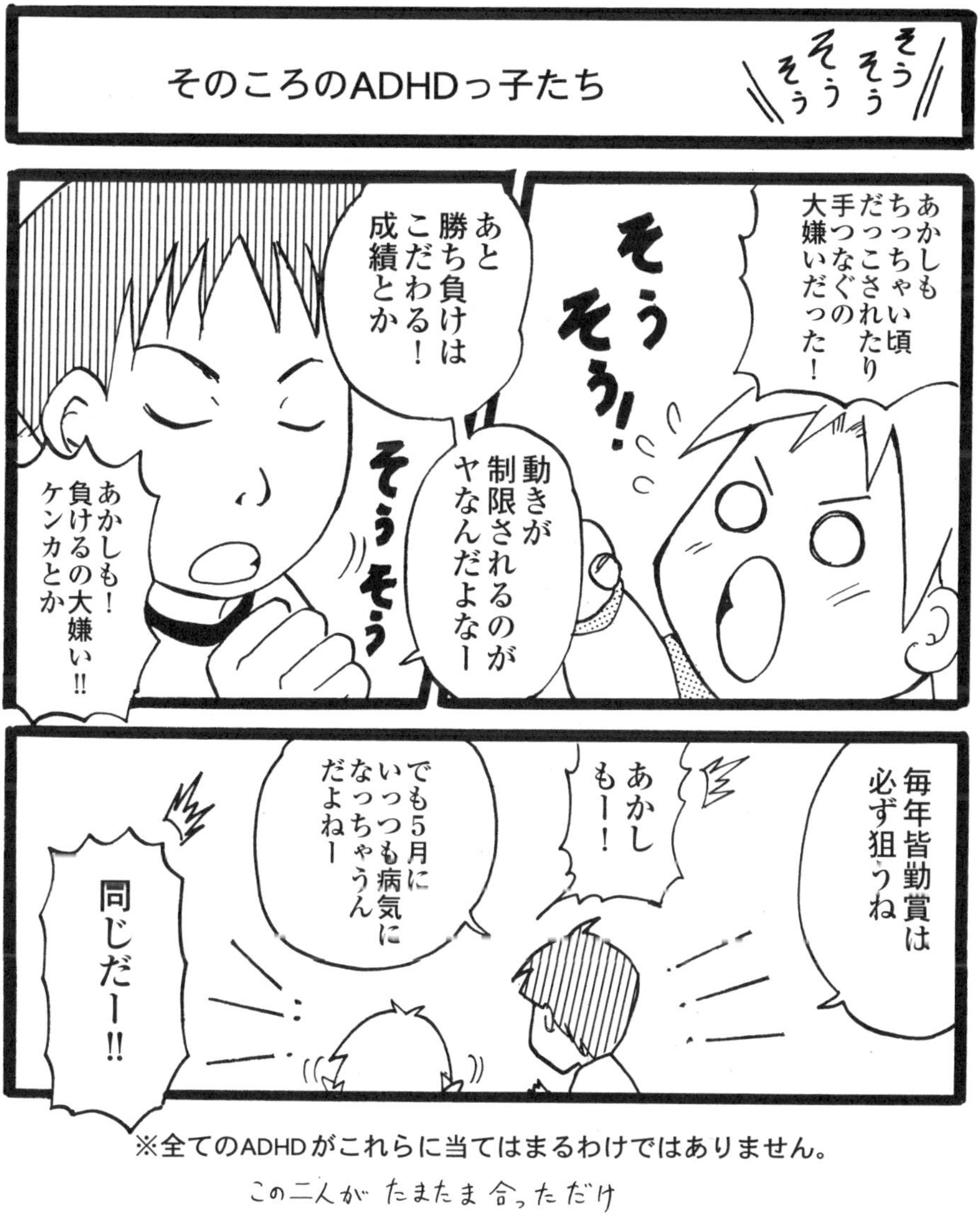
そのころのADHDっ子たち
そう そう そう そう そう そう
あかしも ちっちゃい頃 だっこされたり 手つなぐの 大嫌いだった！
そう そう！
あと 勝ち負けは こだわる！ 成績とか
動きが 制限されるのが ヤなんだよなー
そう そう
あかしも！ 負けるの大嫌い!! ケンカとか
毎年皆勤賞は 必ず狙うね
あかし もー！
でもいっつも5月に なっちゃうんだよねー 病気に
同じだー!!

※全てのADHDがこれらに当てはまるわけではありません。

この二人が たまたま 合っただけ

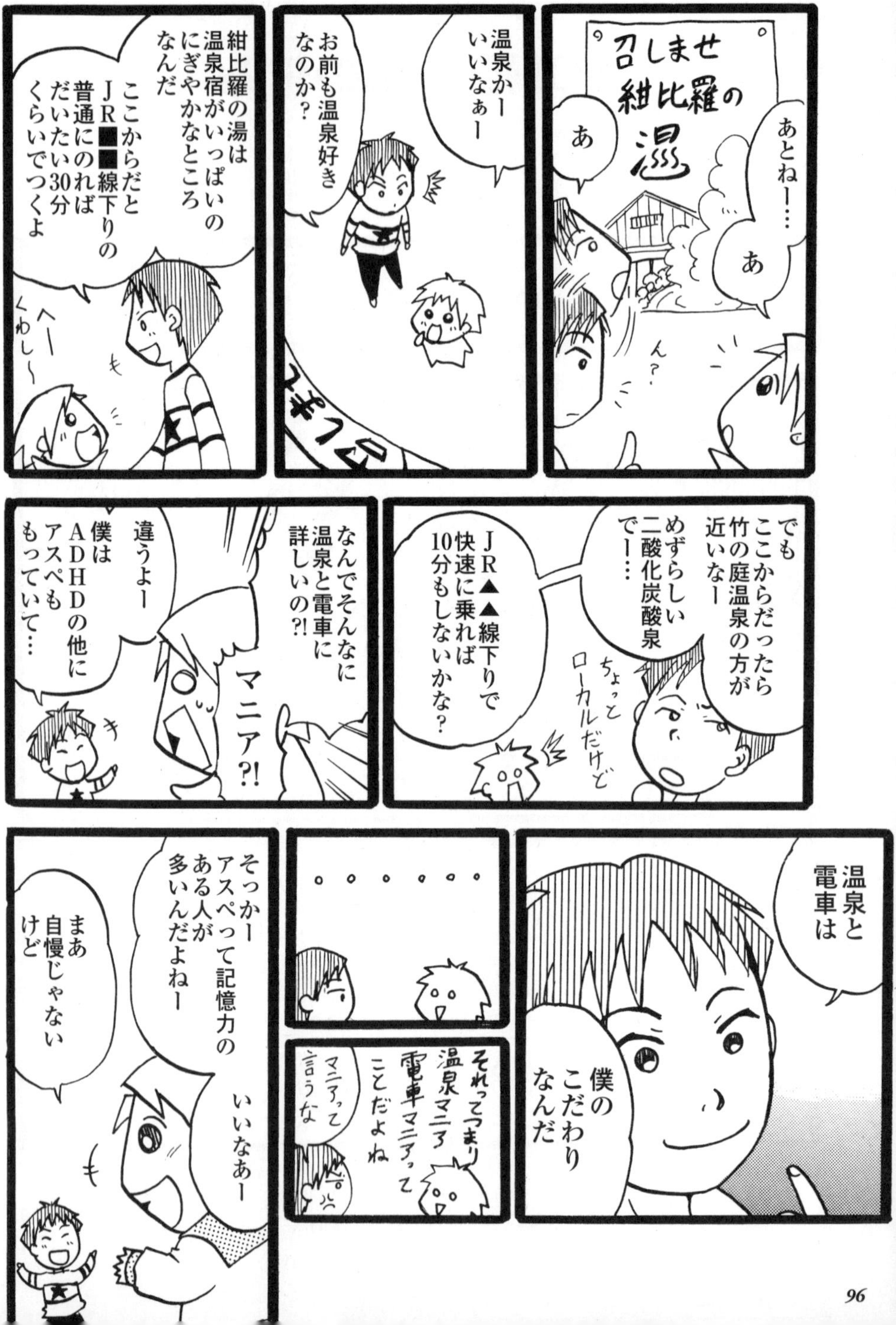
召しませ
紺比羅の湯
あとねー…
あ
あ
ん？
温泉かー
いいなぁー
お前も温泉好きなのか？
紺比羅の湯は温泉宿がいっぱいのにぎやかなところなんだ
ここからだとJR[redacted]線下りの普通にのればだいたい30分くらいでつくよ
へー
くわしー
も
でもここからだったら竹の庭温泉の方が近いなー
めずらしい二酸化炭酸泉でー…
JR▲▲線下りで快速に乗れば10分もしないかな？
ちょっとローカルだけど
なんでそんなに温泉と電車に詳しいの?!
マニア?!
違うよー
僕はADHDの他にアスペももっていて…
キ
温泉と電車は
僕のこだわりなんだ
。。。。。。。
それってつまり温泉マニア電車マニアってことだよね
マニアって言うな
そっかー
アスペって記憶力のある人が多いんだよねー
まあ自慢じゃないけど
いいなあー
も

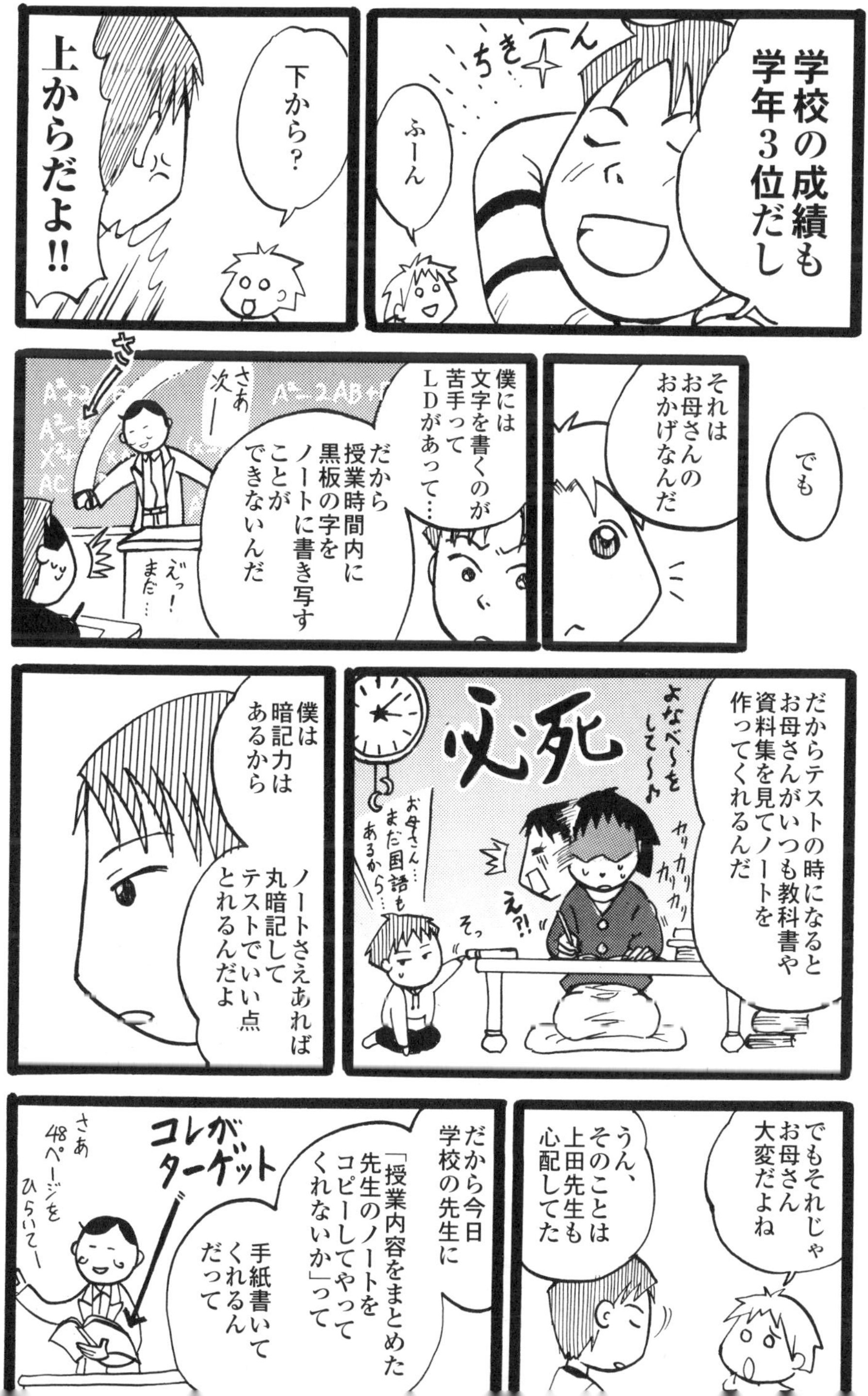
学校の成績も学年3位だし
ちき──ん
ふーん
下から？
上からだよ!!
でも
それはお母さんのおかげなんだ
僕には文字を書くのが苦手ってLDがあって……
だから授業時間内に黒板の字をノートに書き写すことができないんだ
さあ次ー
えっ！まだ…
さ
だからテストの時になるとお母さんがいつも教科書や資料集を見てノートを作ってくれるんだ
よなべ～をして～♪
必死
カリカリカリカリ
お母さん…まだ国語もあるから…
え?!
そっ
僕は暗記力はあるから
ノートさえあれば丸暗記してテストでいい点とれるんだよ
でもそれじゃお母さん大変だよね
うん、そのことは上田先生も心配してた
だから今日学校の先生に
「授業内容をまとめた先生のノートをコピーしてやってくれないか」って
手紙書いてくれるんだって
コレがターゲット
さあ48ページをひらいてー

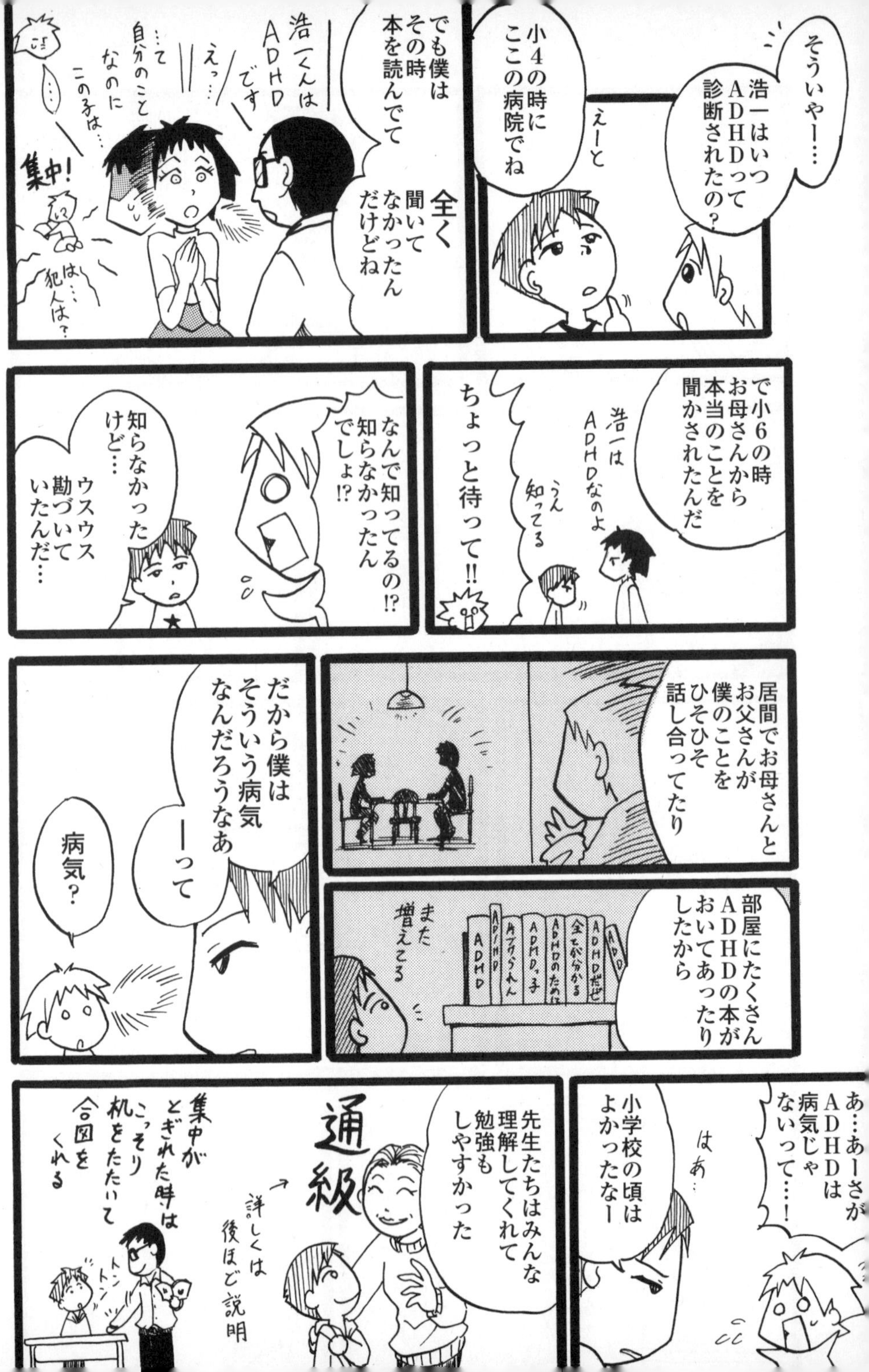

そういやー…
浩一はいつADHDって診断されたの？
えーと
小4の時にここの病院でね
でも僕はその時本を読んでて
全く聞いてなかったんだけどね
浩一くんはADHDです
えっ…
…て自分のことなのにこの子は…
集中！
は…犯人は？
で小6の時お母さんから本当のことを聞かされたんだ
浩一はADHDなのよ
うん知ってる
ちょっと待って!!
なんで知ってるの!? 知らなかったんでしょ!?
知らなかったけど…
ウスウス勘づいていたんだ…
居間でお母さんとお父さんが僕のことをひそひそ話し合ってたり
部屋にたくさんADHDの本がおいてあったりしたから
また増えてる
だから僕はそういう病気なんだろうなあ
ーって
病気？
あ…あーさがADHDは病気じゃないって…！
はあ…
小学校の頃はよかったなー
先生たちはみんな理解してくれて勉強もしやすかった
通級
詳しくは後ほど説明
集中がとぎれた時はこっそり机をたたいて合図をくれる
トントン

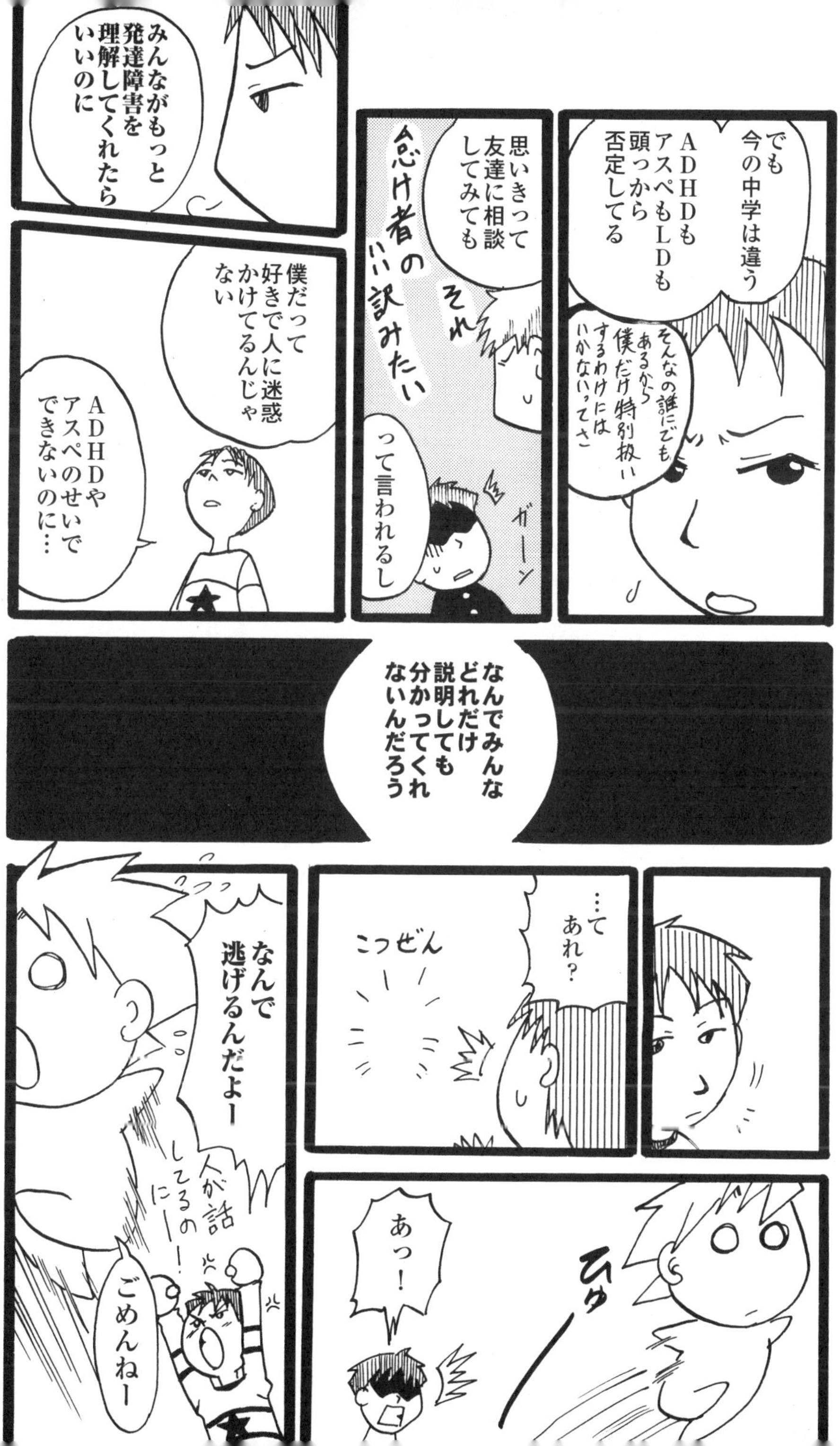
でも今の中学は違う
ADHDもアスペもLDも頭っから否定してる
そんなの誰にでもあるから僕だけ特別扱いするわけにはいかないってさ
思いきって友達に相談してみても
それ怠け者のいい訳みたい
ガーン
って言われるし
みんながもっと発達障害を理解してくれたらいいのに
僕だって好きで人に迷惑かけてるんじゃない
ADHDやアスペのせいでできないのに…
なんでみんなどれだけ説明しても分かってくれないんだろう
…てあれ？
こつぜん
あっ！
ひゅ
なんで逃げるんだよー
人が話してるのにー！
ごめんねー

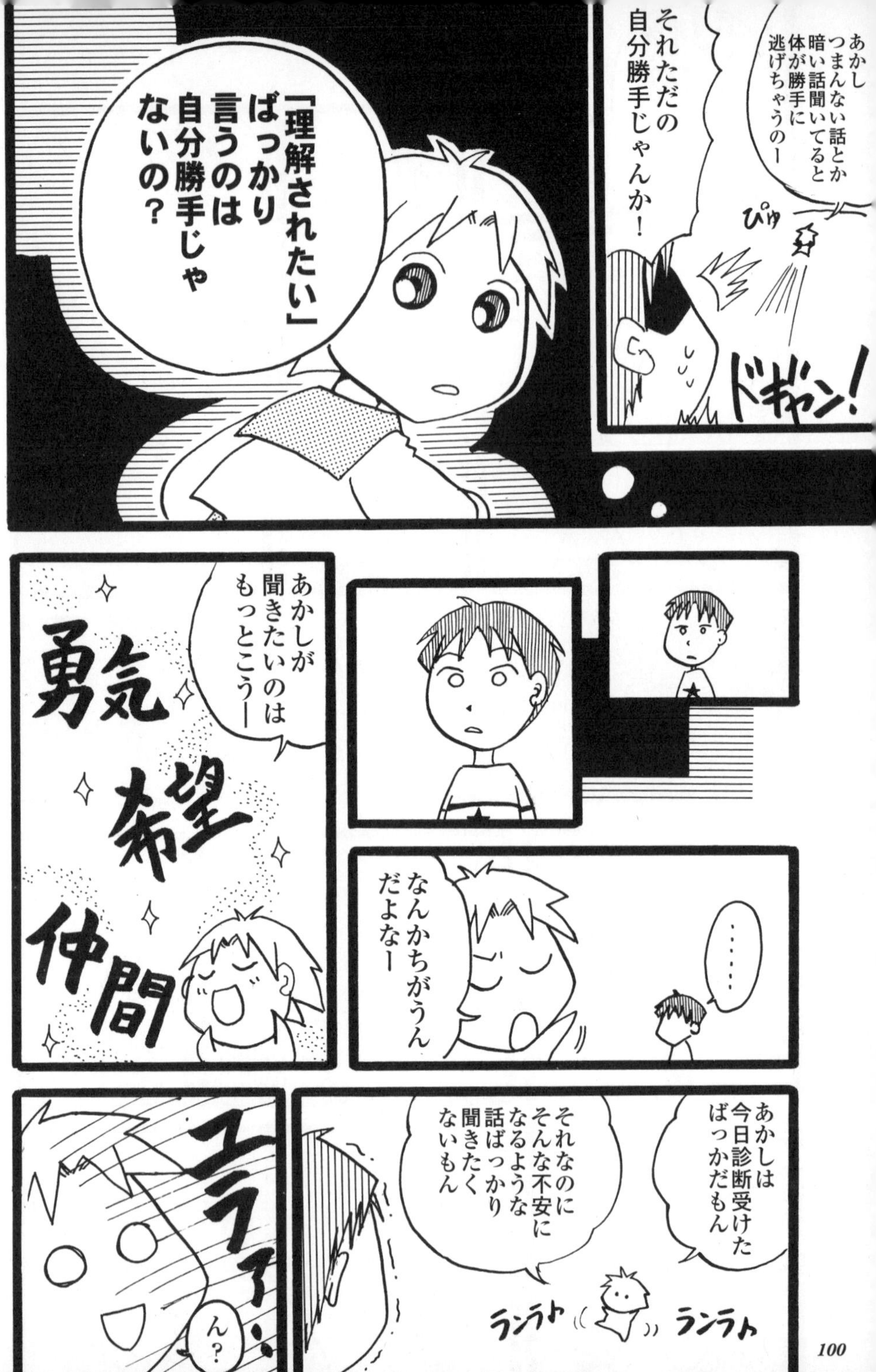
あかし
つまんない話とか
暗い話聞いてると
体が勝手に
逃げちゃうのー
ぴゅ
ドギャン!
それただの
自分勝手じゃんか!
「理解されたい」
ばっかり
言うのは
自分勝手じゃ
ないの?
あかしが
聞きたいのは
もっとこうー
勇気
希望
仲間
なんかちがうん
だよなー
……
あかしは
今日診断受けた
ばっかだもん
それなのに
そんな不安に
なるような
話ばっかり
聞きたく
ないもん
ランラ♪
ランラ♪
ユラァ…
ん?

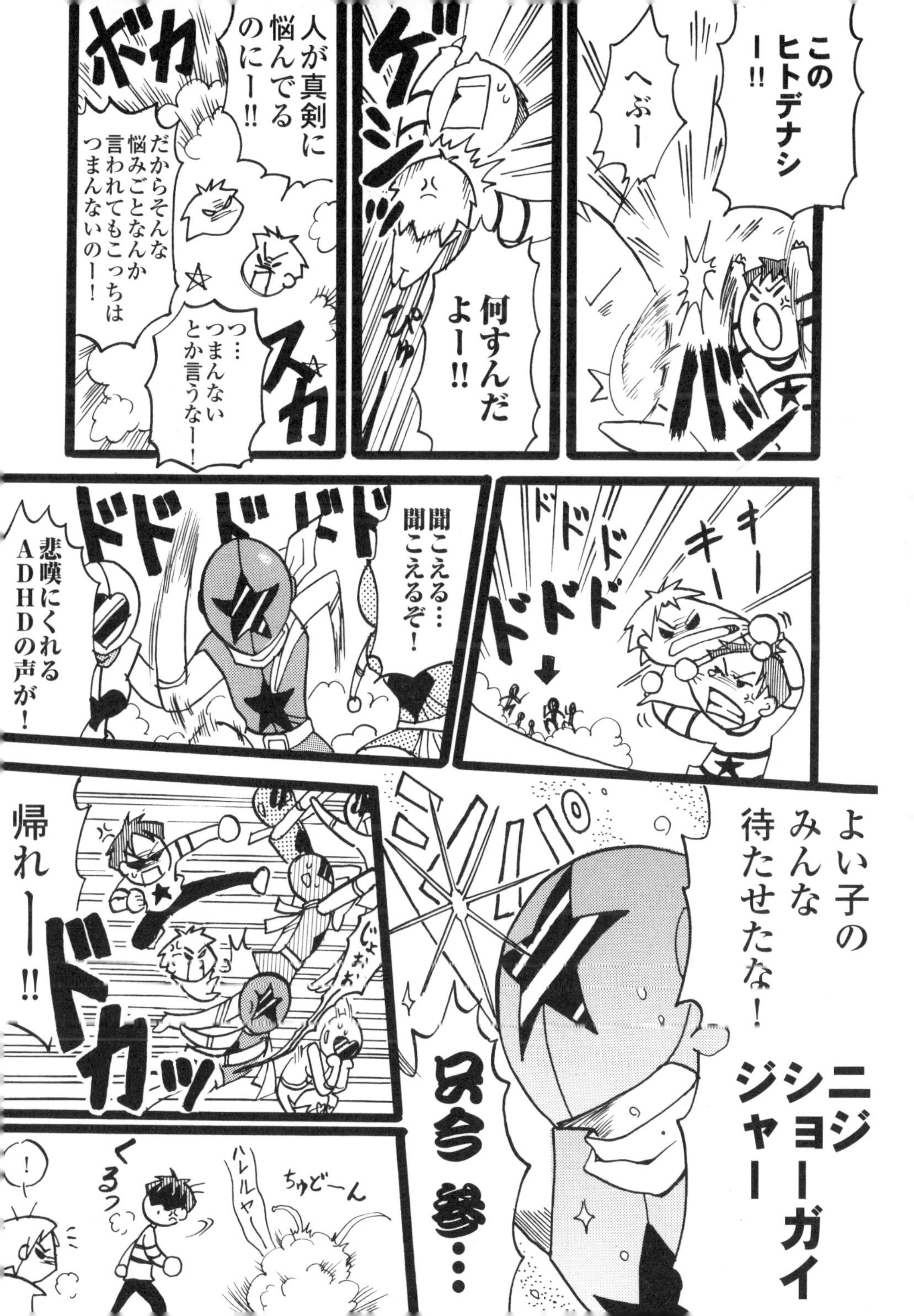
このヒトデナシー!!
へぶー
バシッ
ゲシッ
何すんだよー!!
ぴゅ
人が真剣に悩んでるのにー!!
だからそんな悩みごとなんか言われてもこっちはつまんないのー!
ボカ
つ…つまんないとか言うなー!
スカ
キーキー
ドドドドドドド
聞こえる…聞こえるぞ!
悲嘆にくれるADHDの声が!
ドドドドドド
よい子のみんな待たせたな!
ニジショーガイジャー
只今参…
ドカッ
帰れー!!
ちゅどーん
ハレルヤー
くるっ
!

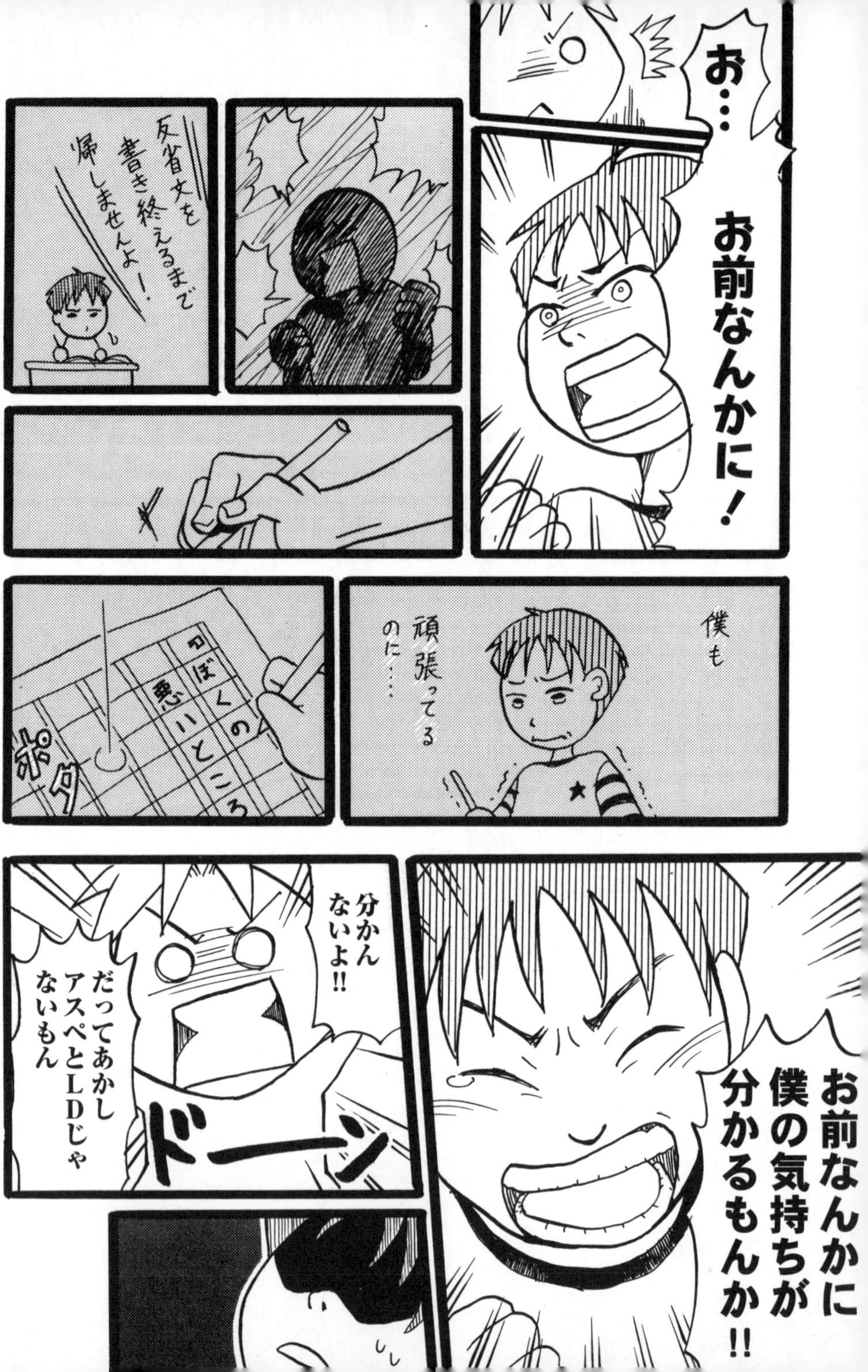
お…
お前なんかに！
反省文を書き終えるまで帰しませんよ！！
僕も頑張ってるのに……
ぼくの悪いところ
ポタ
お前なんかに僕の気持ちが分かるもんか!!
分かんないよ!!
だってあかしアスペとLDじゃないもん
ドーーン

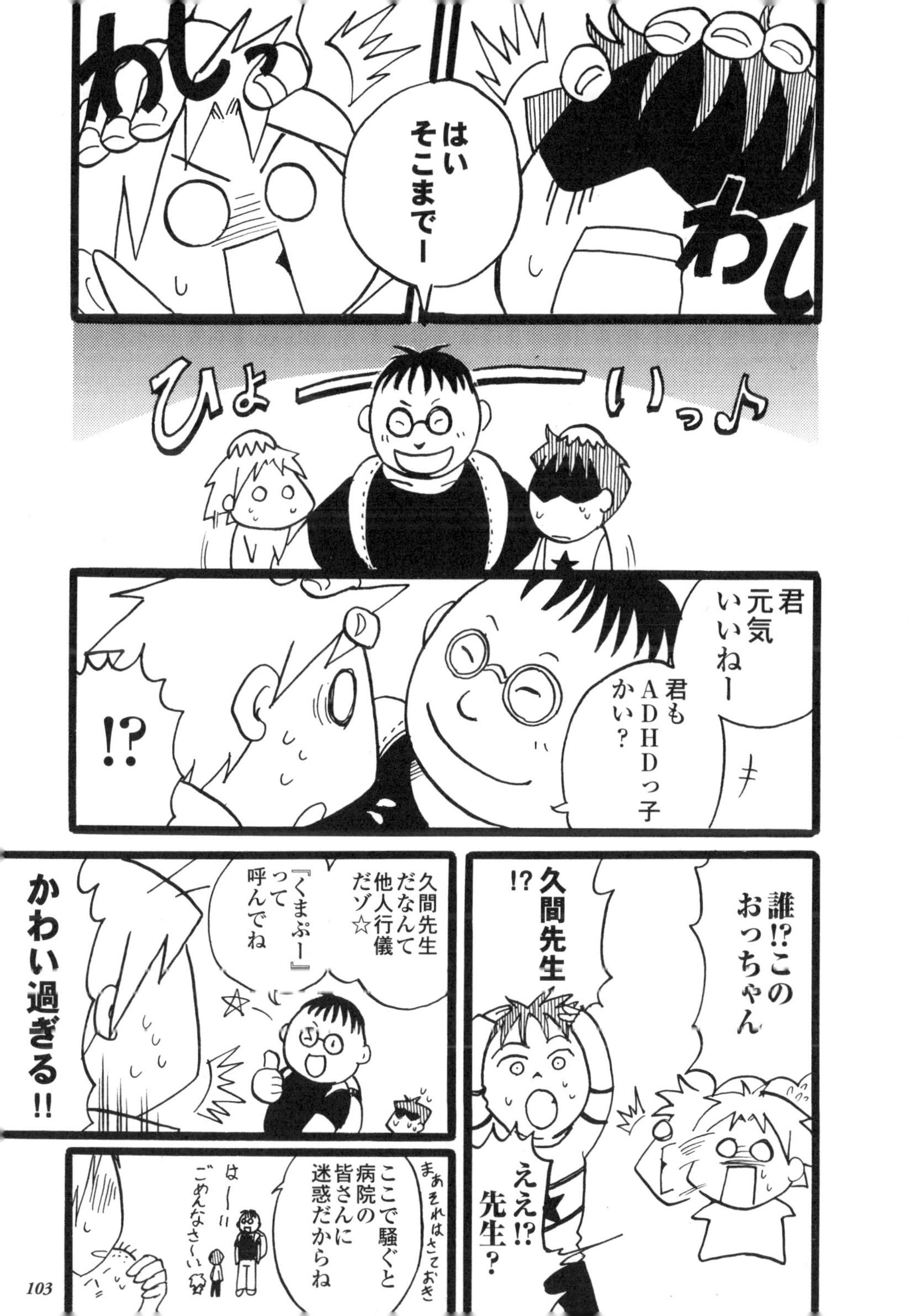
わしっ
はい
そこまでー
わし
ひょーーいっ♪
君
元気いいねー
君もADHDっ子かい？
!?
誰!?このおっちゃん
久間先生!?
ええ!?
先生？
久間先生だなんて他人行儀だゾ☆
『くまぷー』って呼んでね
かわい過ぎる!!
まぁそれはさておき
ここで騒ぐと病院の皆さんに迷惑だからね
はーい!!
ごめんなさ〜い

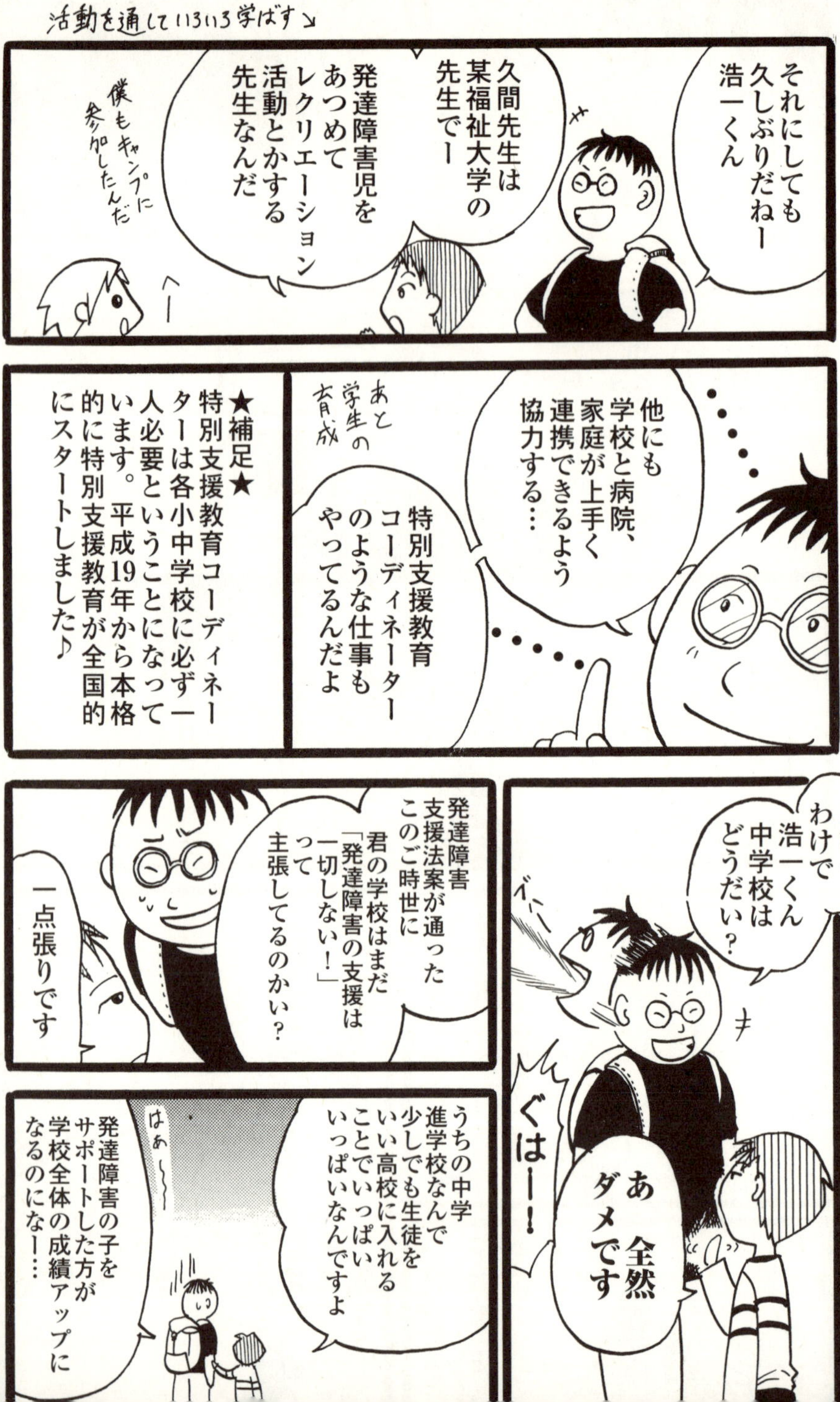
活動を通していろいろ学ばす↘
それにしても久しぶりだねー浩一くん
ヤ
久間先生は某福祉大学の先生でー
発達障害児をあつめてレクリエーション活動とかする先生なんだ
僕もキャンプに参加したんだ
へー
他にも学校と病院、家庭が上手く連携できるよう協力する…
特別支援教育コーディネーターのような仕事もやってるんだよ
あと学生の育成
★補足★
特別支援教育コーディネーターは各小中学校に必ず一人必要ということになっています。平成19年から本格的に特別支援教育が全国的にスタートしました♪
というわけで浩一くん中学校はどうだい？
ヤ
あ 全然ダメです
ぐはーー！
発達障害支援法案が通ったこのご時世に
君の学校はまだ「発達障害の支援は一切しない！」って主張してるのかい？
一点張りです
うちの中学進学校なんで少しでも生徒をいい高校に入れることでいっぱいいっぱいなんですよ
はぁ〜〜
発達障害の子をサポートした方が学校全体の成績アップになるのにな〜…

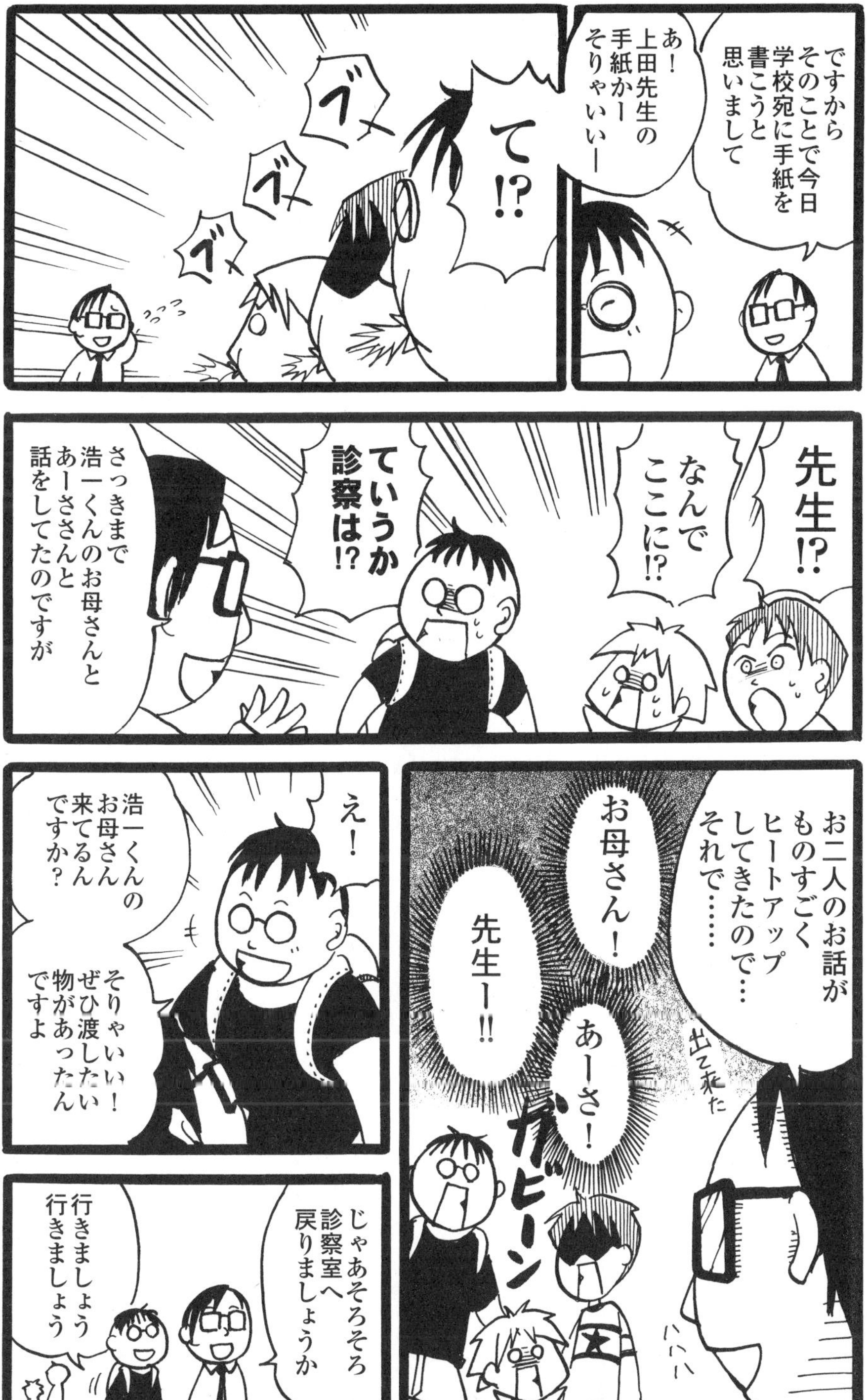
ですから そのことで今日 学校宛に手紙を 書こうと 思いまして
あ！ 上田先生の 手紙かー そりゃいいー
て!?
ブ
ブ
ブ
先生!?
なんで ここに!?
ていうか 診察は!?
さっきまで 浩一くんのお母さんと あーさんと 話をしてたのですが
お二人のお話が ものすごく ヒートアップ してきたので…… それで……
お母さん！
先生ー!!
あーさ！
出て来た
ガビーン
え！
浩一くんの お母さん 来てるん ですか？
そりゃいい！ ぜひ渡したい 物があったん ですよ
じゃあそろそろ 診察室へ 戻りましょうか
行きましょう 行きましょう

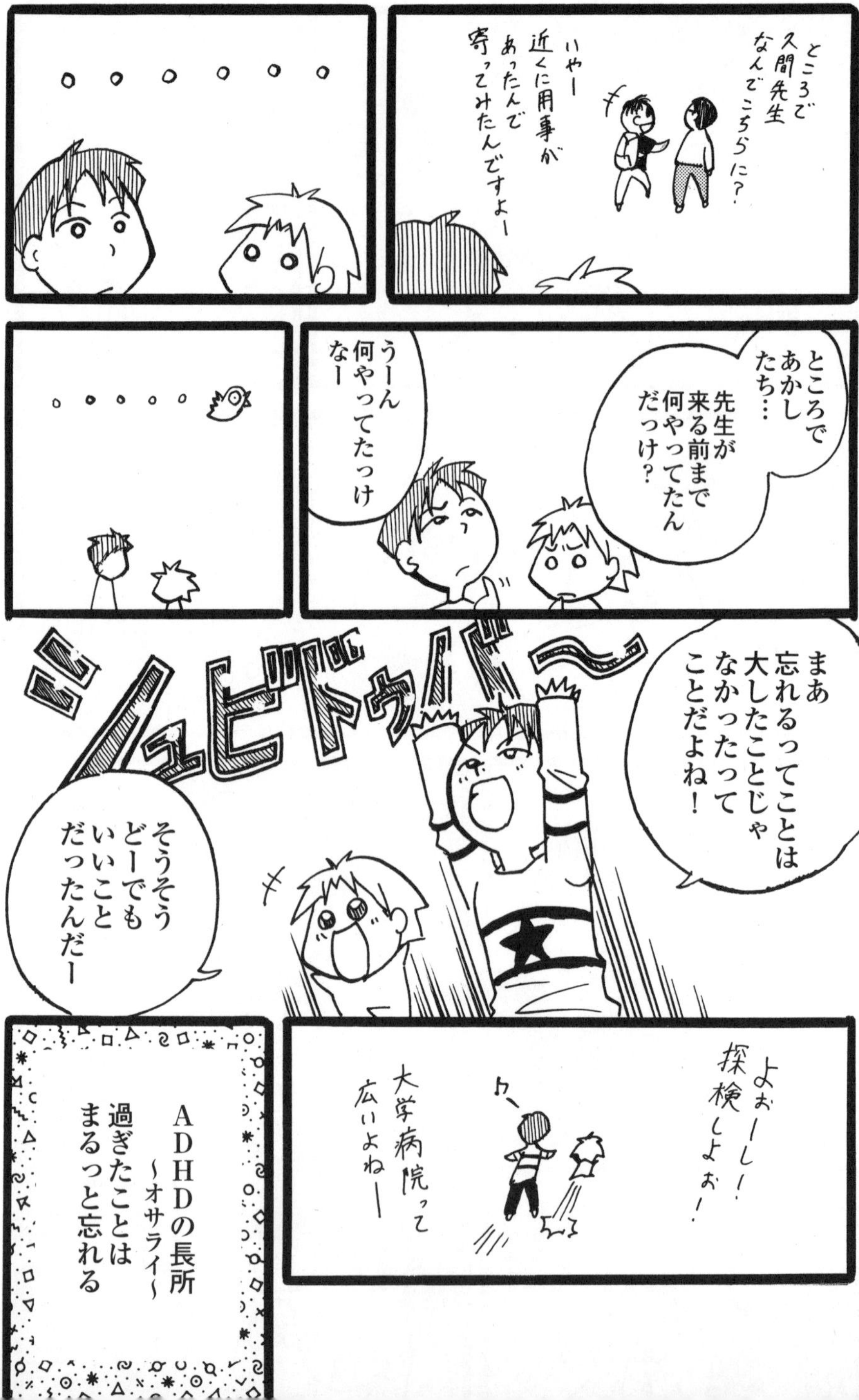
ところで久間先生なんでこちらに？
いやー近くに用事があったんで寄ってみたんですよー
ところであかしたち…
先生が来る前まで何やってたんだっけ？
うーん何やってたっけなー
まあ忘れるってことは大したことじゃなかったってことだよね！
シュビドゥバ～
そうそうどーでもいいことだったんだー
よぉーし！探検しよぉ！
大学病院って広いよねーー
ADHDの長所
～オサライ～
過ぎたことはまるっと忘れる

くまぷー先生の一言（親御さんへ）

まず、ADHD と診断されたからといって、あなたの子どもが、昨日までの子どもと変わってしまったわけではありません。気持ちがへこんでしまうかもしれませんが、ここはひとつ、腹をくくりましょう。落ち込む暇はないのです。早い対応が必要なのです。早い対応は子どもを安心させます。まずは「おかあさんは、へっちゃらよ」という姿勢を子どもに見せることです。すると子どもさんは安心することができます。診断がついたということは、子どもさんの特徴や行動、それに対する対策や予防がしやすくなったということなのです。何も分からない状態だった時より、改善しやすくなったのです。

そして、仲間を作りましょう。同じような立場のお母さんがたくさんいるはずです。先輩お母さんはいろんな経験をしています。そうやって仲間を作って、気持ちをどんどん外へ向けていきましょう。

そして、受診や診断などの肝心な場面では、お父さんも一緒に行きましょう。そしてお医者さんの話を、お母さんと一緒に聞いてください。お母さんたちの多くは一人で頑張っています。でもお二人の子どもです。『お父さんとお母さんが一緒に同じ方向を向いて子育てをする』これは、障害があろうとなかろうと、大切なことです。ですから、お父さんもしっかりと子育てに参加してください。

また、学校でトラブルを起こしたり、学校にお願いをしたりすることもあると思います。こんな時こそ、お父さんの出番です。仕事を半日休んで、お母さんと一緒に学校へ行きましょう。お父さんはぜひネクタイをして行ってください。お父さんがネクタイを締めて学校へ行くだけで、お母さんは心強いのです。そして、実はお母さんだけが学校へ行って相談するよりも、お父さんと一緒に行ったほうが、学校の協力を得やすいのです。

最後に、子どもは、親の心理状態を敏感に感じます。両親の関係がうまくいってなかったたり、親が不安だったりすると、たちまち子どもは同じ状態になってしまいます。親が落ち着いていると、子どもは安心して、落ち着いて生活できるのです。頑張らずに、ぼちぼち、肩の力を抜いて、ゆっくり子どもの成長を見守って欲しいと思います。

（本当に書いた人＝九州看護福祉大学水間先生）

ADHD少年へのサポート

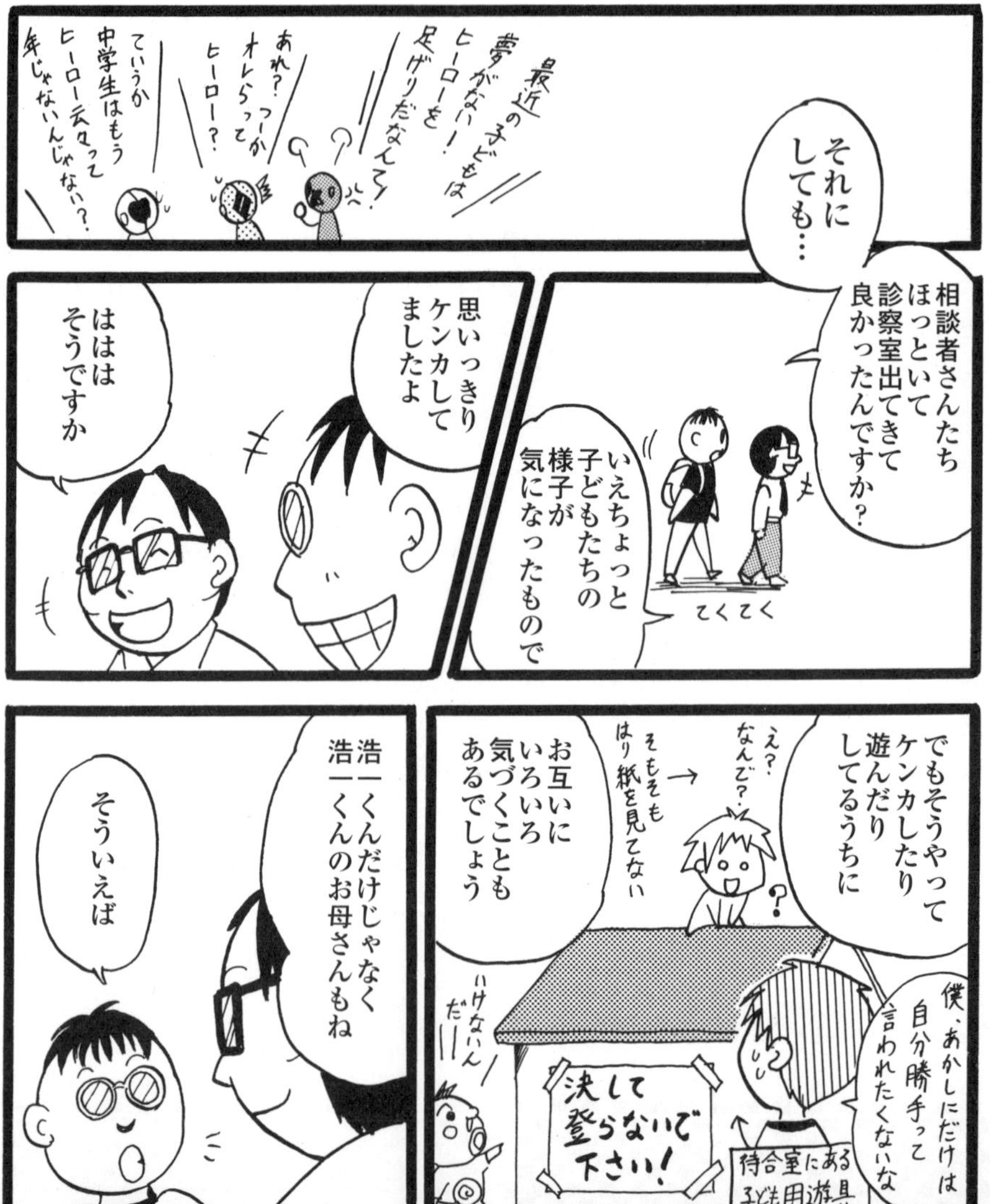
それにしても…
最近の子どもは夢がない！ヒーローを足げりだなんて！
あれ？つーかオレらってヒーロー？
ていうか中学生はもうヒーロー云々って年じゃないんじゃない？
相談者さんたちほっといて診察室出てきて良かったんですか？
いえちょっと子どもたちの様子が気になったもので
てくてく
思いっきりケンカしてましたよ
はははそうですか
でもそうやってケンカしたり遊んだりしてるうちに
お互いにいろいろ気づくこともあるでしょう
え？なんで？
そもそもはり紙を見てない
僕、あかしにだけは自分勝手って言われたくないな
いけないんだー
決して登らないで下さい！
待合室にある子ども用遊具
浩一くんだけじゃなく浩一くんのお母さんもね
そういえば

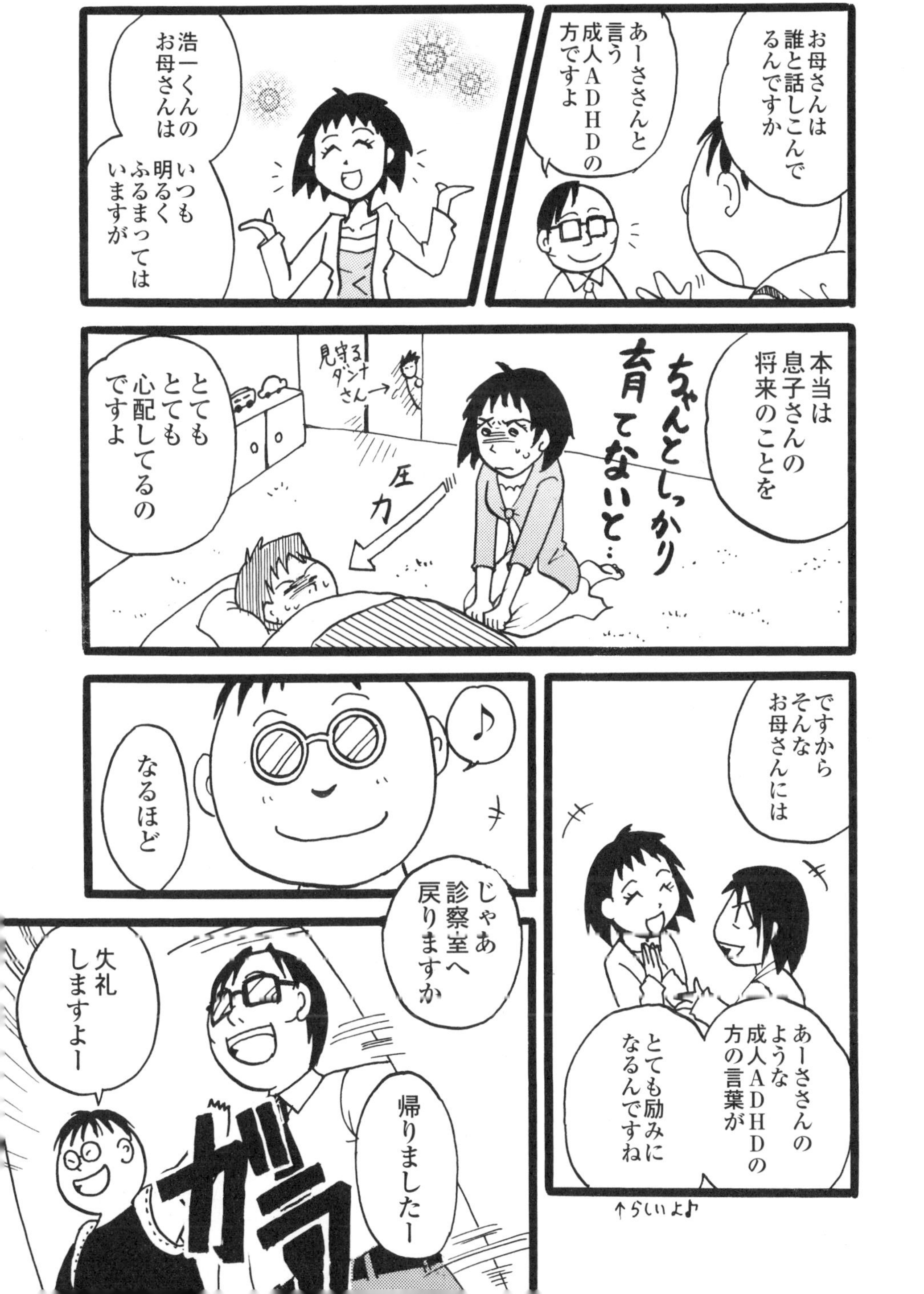
お母さんは誰と話しこんでるんですか
あーささんと言う成人ADHDの方ですよ
浩一くんのお母さんはいつも明るくふるまってはいますが
本当は息子さんの将来のことを
ちゃんとしっかり育てないと…
見守るダンナさん→
圧力
とてもとても心配してるのですよ
ですからそんなお母さんには
あーささんのような成人ADHDの方の言葉が
とても励みになるんですね
↑らしいよ♪
♪
なるほど
じゃあ診察室へ戻りますか
失礼しますよー
帰りましたー
ガラ

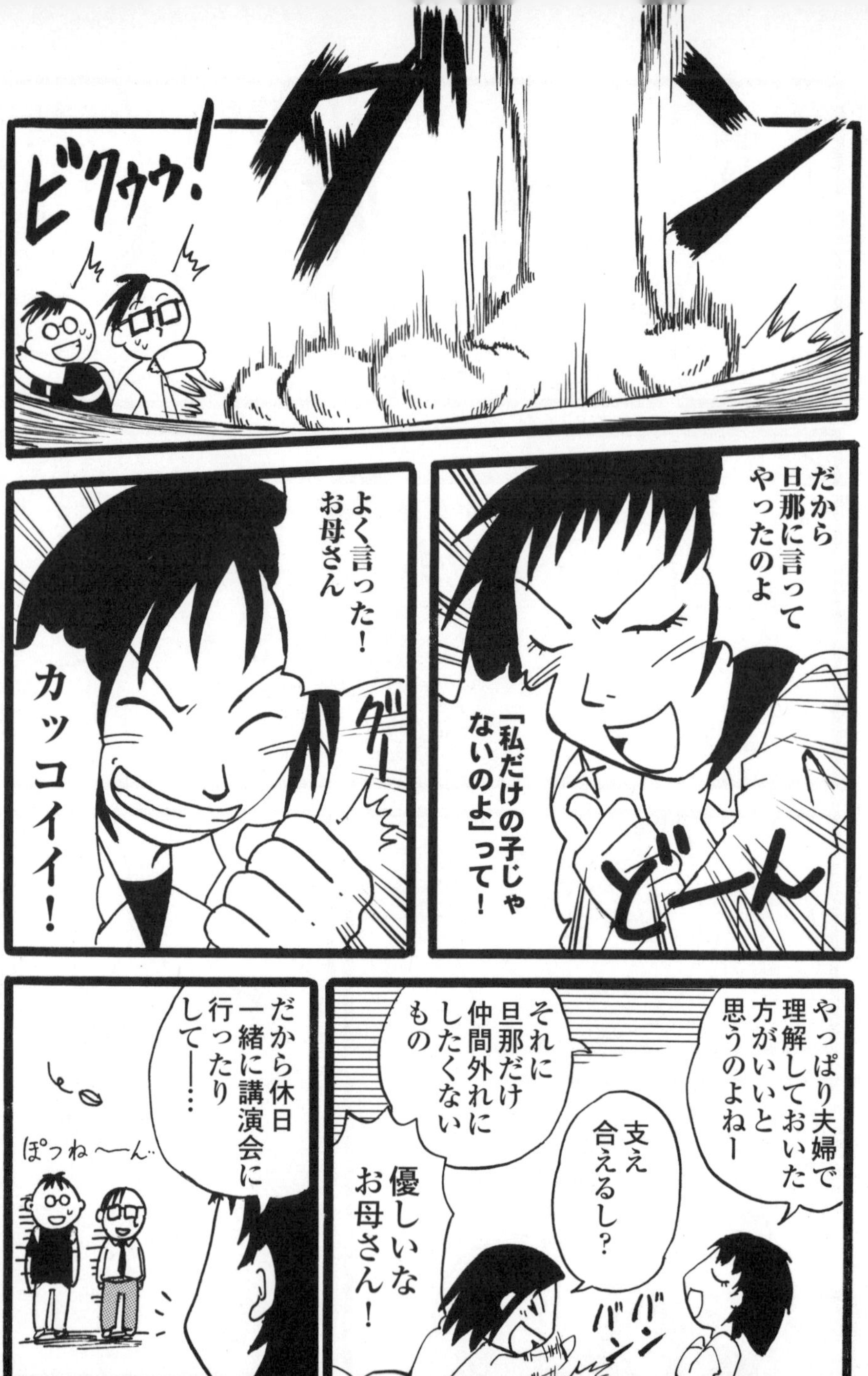
ダン
ビクゥウ!
だから
旦那に言って
やったのよ
「私だけの子じゃ
ないのよ」って!
どーん
よく言った!
お母さん
カッコイイ!
グー
やっぱり夫婦で
理解しておいた
方がいいと
思うのよねー
それに
旦那だけ
仲間外れに
したくない
もの
支え
合えるし?
優しいな
お母さん!
バン
バン
だから休日
一緒に講演会に
行ったり
して――…
ぽつね～ん

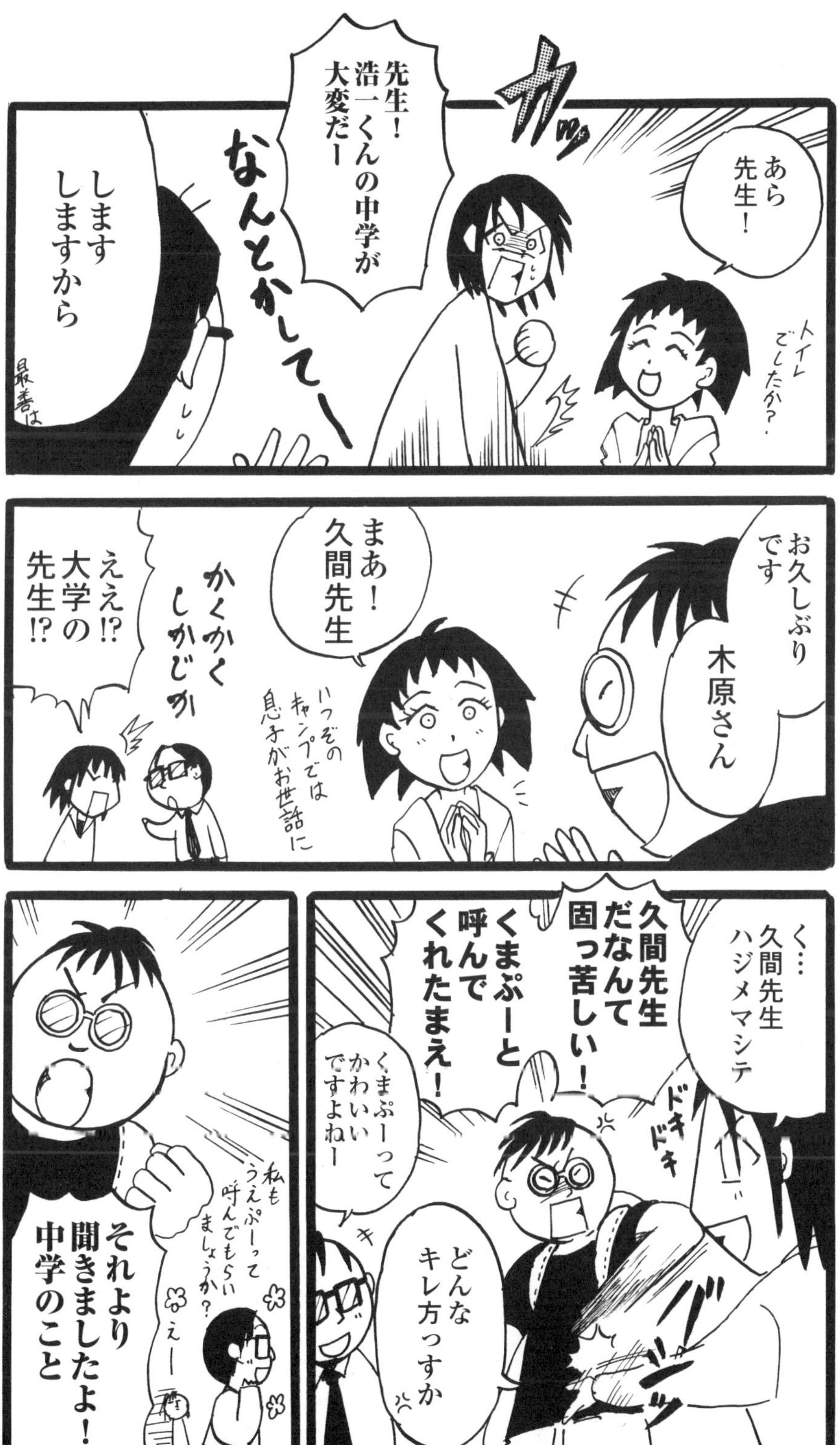
あら
先生！
トイレでしたか？
ガッ
先生！
浩一くんの中学が
大変だー
なんとかして〜
最善は
します
しますから
お久しぶりです
木原さん
まあ！
久間先生
いつぞのキャンプでは息子がお世話に
かくかくしかじか
ええ!?
大学の
先生!?
く…
久間先生
ハジメマシテ
ドキドキ
久間先生
だなんて
固っ苦しい！
くまぷーと
呼んで
くれたまえ！
くまぷーってかわいいですよねー
キ
どんな
キレ方っすか
それより
聞きましたよ！
中学のこと
私もうえぷーって呼んでもらいましょうか？
えー

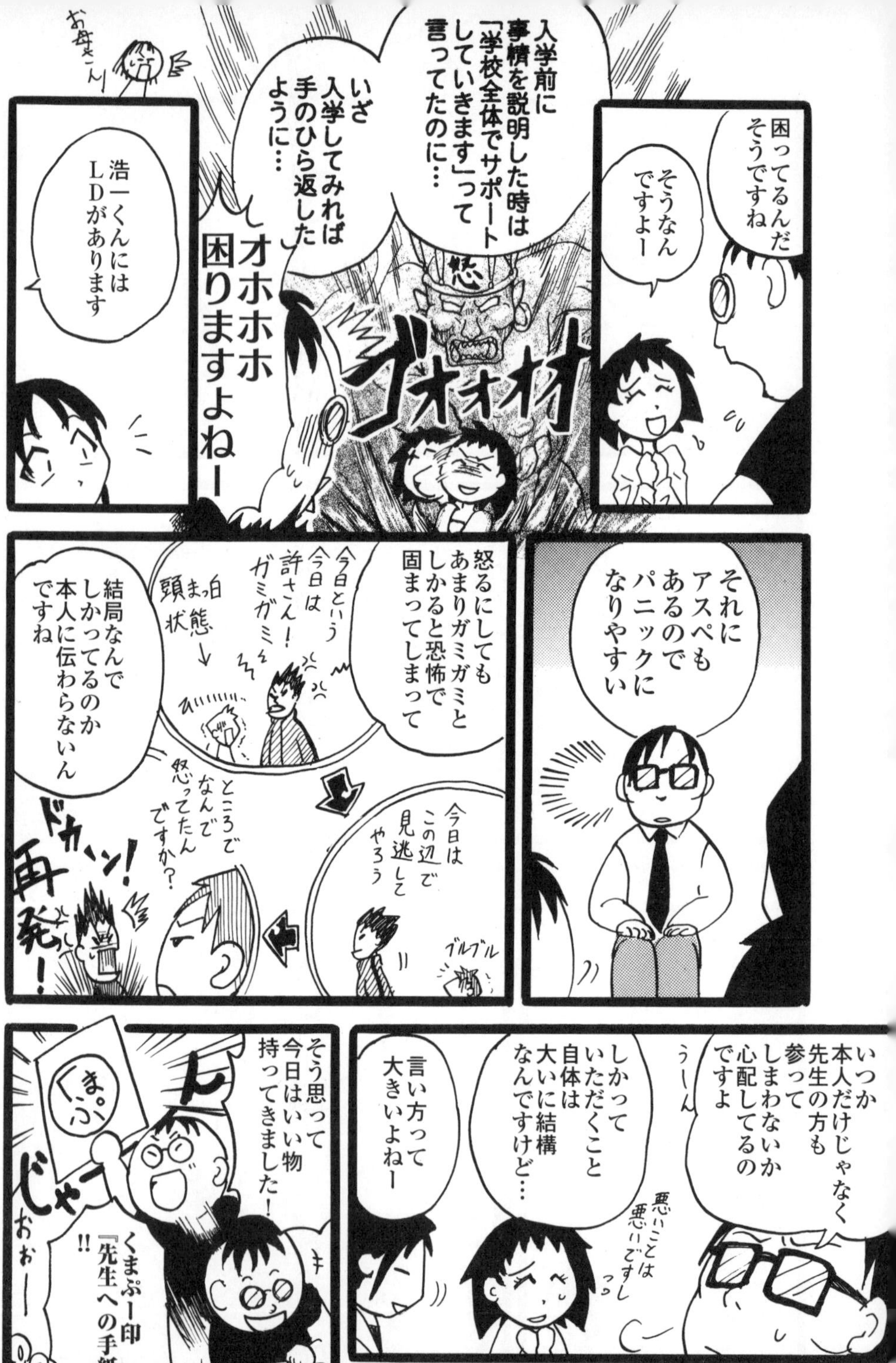

困ってるんだ
そうですね
そうなん
ですよー
入学前に
事情を説明した時は
「学校全体でサポート
していきます」って
言ってたのに…
いざ
入学してみれば
手のひら返した
ように…
オホホホ
困りますよねー
ゴオオオ
怒
お母さん
浩一くんには
LDがあります
それに
アスペも
あるので
パニックに
なりやすい
怒るにしても
あまりガミガミと
しかると恐怖で
固まってしまって
今日という
今日は
許さん！
ガミガミ
頭まっ白
状態
今日は
この辺で
見逃して
やろう
ブルブル
結局なんで
しかってるのか
本人に伝わらないん
ですね
ところで
なんで
怒ってたん
ですか？
ドカーン！
再
発！
いつか
本人だけじゃなく
先生の方も
参って
しまわないか
心配してるの
ですよ
うーん
しかって
いただくこと
自体は
大いに結構
なんですけど…
悪いことは
悪いですし
言い方って
大きいよねー
そう思って
今日はいい物
持ってきました！
じゃーん
くまぷ
くまぷー印
『先生への手紙』
!!
おぉー

くまぷー先生の一言（学校の先生へ）

生物学的に考えると『同じ子ども』はいません。一卵性双生児でも、生まれ落ちてからの環境で独自の個性を持って育っていきます。大前提として、『同じ子ども』というのは一人としていないということを認識してください。つまり「同じような子どもさんはいますよ」なんていうのは、ありえない言葉です。発達障害があろうがなかろうが、です。

ADHD の子どもはいろんなトラブルを巻き起こすと思います。先生は大変でしょう。しかしよく考えてください。一番大変なのは、先生や周りの子どもたちではなく、その本人なのです。起こしたくもないケンカ、壊したくもないガラス窓、騒ぎたくない授業中、本当は誰にも迷惑をかけずに、みんなと仲良くしたいのは、本人のはずです。好きでやっているわけではないのです。先生が「大変だな」と感じたとき、本人はもっとキツイんだってことを理解してあげてください。

担任が、担任だけで何とかしようという時代はもう終わっています。その子どもをどう育てていくか、学校レベルで考えてください。せっかくの休日がつぶれてしまうかもしれませんが、先生も時には研修会や講演会に出かけて、常にスキルアップするように努力してください。保護者も本人も頑張っています。「学校の先生」という仕事を選んで、「学校の先生」という職業で飯を食っているのですから、その道のプロフェッショナルのはずです。プロというものは自分を常に磨くものです。そしてその道のプロである以上、きちんとどんな子どもにも対応できるようなスキルを身につける必要があります。

特別支援教育とは、教育の世界を根底からひっくり返す大改革です。100 年後には、「そういえば 100 年前にすごい教育改革があったんだよね」って言われるくらいのシステム改革です。先生は、その時代性をきちんと把握した上で、子どもを受け止めて欲しいと思います。

また、先生個人が、いろんな専門家などとネットワークを作ることは、とても心強いことになります。これまでの教育業界は、教育業界だけで閉鎖され、終わっていました。どんどん他職種の人たちと交流し、外部の専門家や保護者の意向、国レベルの実践など、どんどん取り入れていってください。

教育はとても大切です。「ADHD やその他の発達障害に対応するのは無理です」なんていうのは、その時点で、教育の負けです。どんなに指導しても、じっくり話し合っても、すぐにトラブルが解決するなんてことはありません。でも「いつか解決するはずだ」という余裕の気持ちで子どもと接してください。結果は５年後、10 年後に出るかもしれません。それが本当の教育かもしれません。

（本当に書いた人＝九州看護福祉大学水間先生）

「通級」についても聞いてみました。

正式には「通級指導教室」といいます。通級で指導を受ける子どもは、通常学級に在籍していて普段はそこで勉強しますが、苦手な教科を週に数時間（４～５時間ほど）、通級学級で指導を受けます。通級の種類は、言語障害、情緒障害、弱視、難聴、病弱・虚弱の５種類ありますが、発達障害に関係するものは、主に言語障害学級（ことばの教室）と情緒障害学級です。LDやADHDなどを持っている子どもは、主にことばの教室を利用し、アスペルガー症候群など自閉症の特性を持っている子どもは、主に情緒障害学級を利用します。すべての学校に設置されているとは限らず、自分の学校にないため地域の違う学校の通級を利用することもあります。特殊学級の子どもは、ほとんどの時間を特殊学級で過ごしますが、通級は必要な教科や時間だけ利用するものです。

平成 19 年度から特別支援教育が始まり、特殊学級や通級は、「特別支援学級」へ変わり、多様な教育的支援が行われていきます。

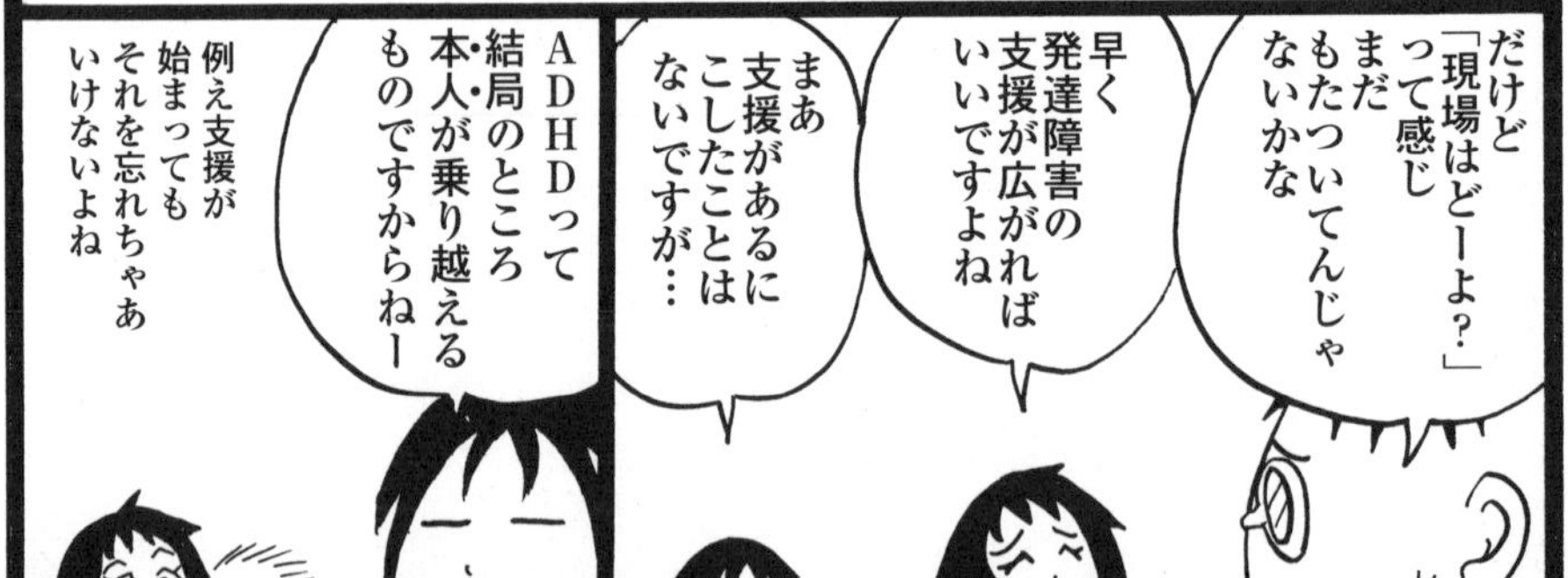
だけど「現場はどーよ?」って感じ まだもたついてんじゃないかな
早く発達障害の支援が広がればいいですよね
まあ支援があるにこしたことはないですが…
ADHDって結局のところ本人が乗り越えるものですからねー
例え支援が始まってもそれを忘れちゃぁいけないよね

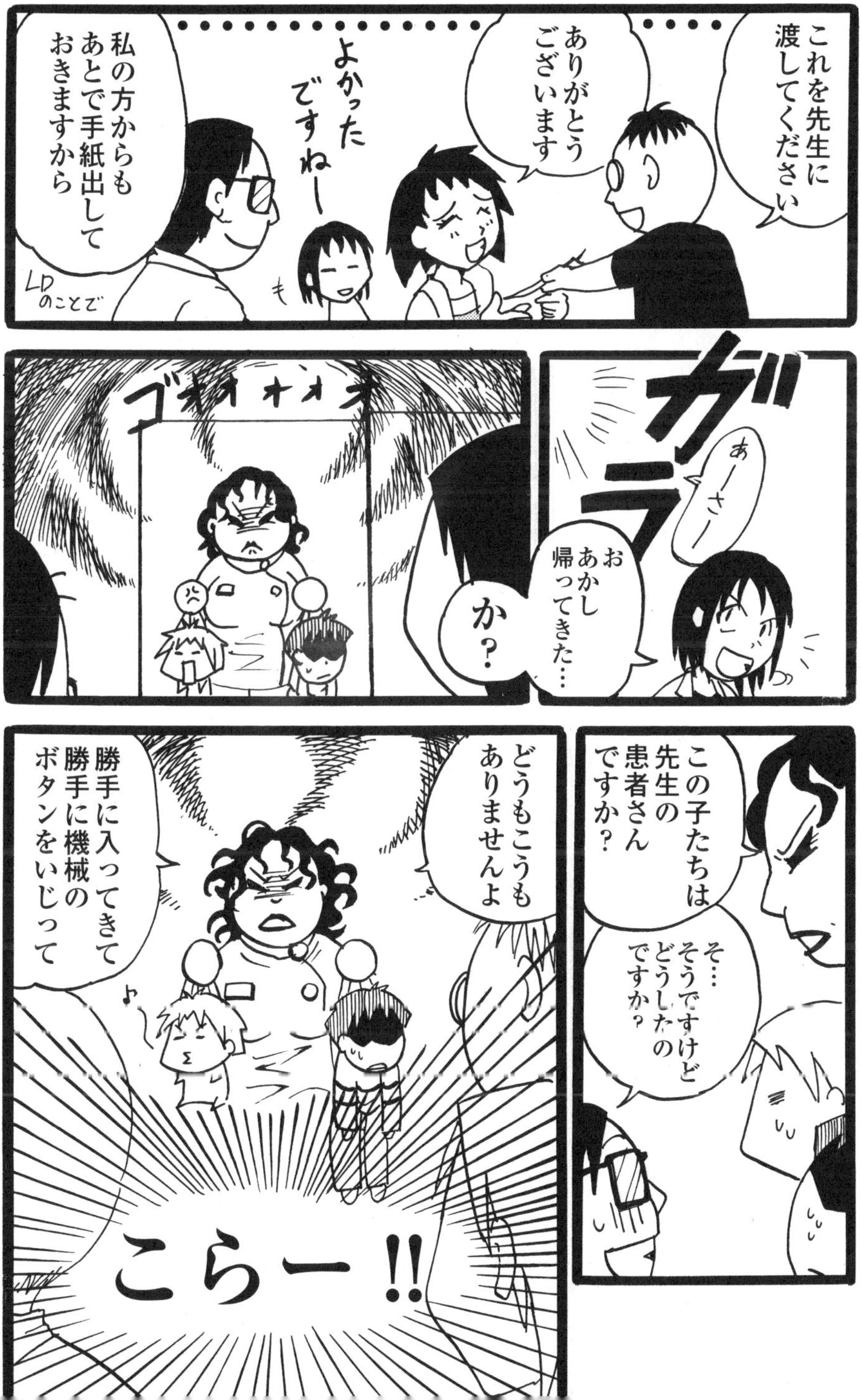
…………
これを先生に渡してください
ありがとうございます
…………………
よかったですねー
私の方からもあとで手紙出しておきますから
LDのことで
も
ガラ
あーさー
おあかし帰ってきた…
か？
ゴオオオオオ
この子たちは先生の患者さんですか？
そ…そうですけどどうしたのですか？
どうもこうもありませんよ
勝手に入ってきて勝手に機械のボタンをいじって
こらー!!

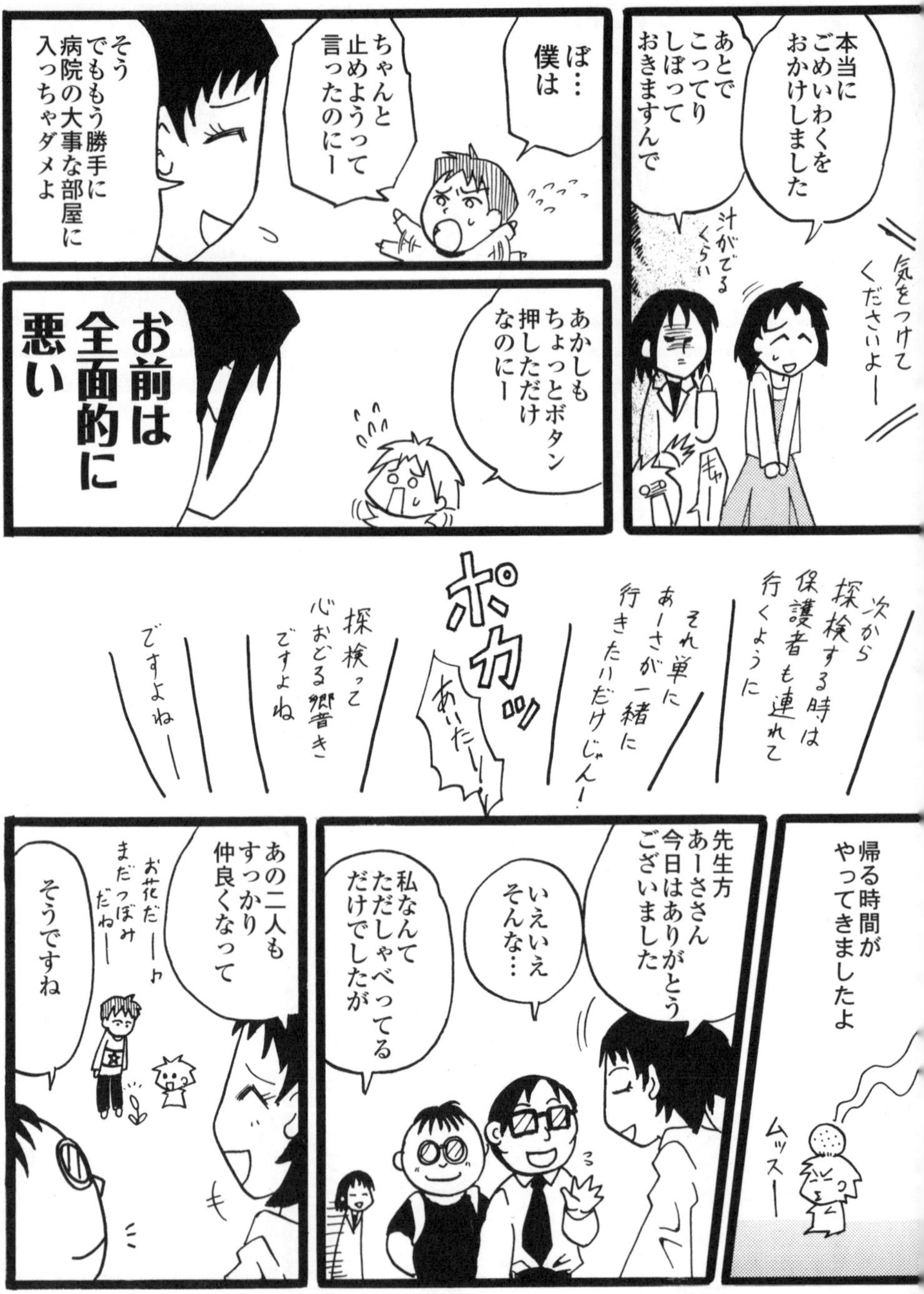
本当にごめいわくをおかけしました
あとでこってりしぼっておきますんで
汁がでるくらい
気をつけてくださいよー
ぼ…僕は
ちゃんと止めようって言ったのにー
そうでももう勝手に病院の大事な部屋に入っちゃダメよ
あかしもちょっとボタン押しただけなのにー
お前は全面的に悪い
次から探検する時は保護者も連れて行くように
それ単にあーさが一緒に行きたいだけじゃん！
ポカッ
あいたー！
探検って心おどる響きですよね
ですよねーー
帰る時間がやってきましたよ
ムッスー
先生方あーささん今日はありがとうございました
いえいえそんな…
私なんてただしゃべってるだけでしたが
あの二人もすっかり仲良くなって
お花だーー♪
まだつぼみだねー
そうですね

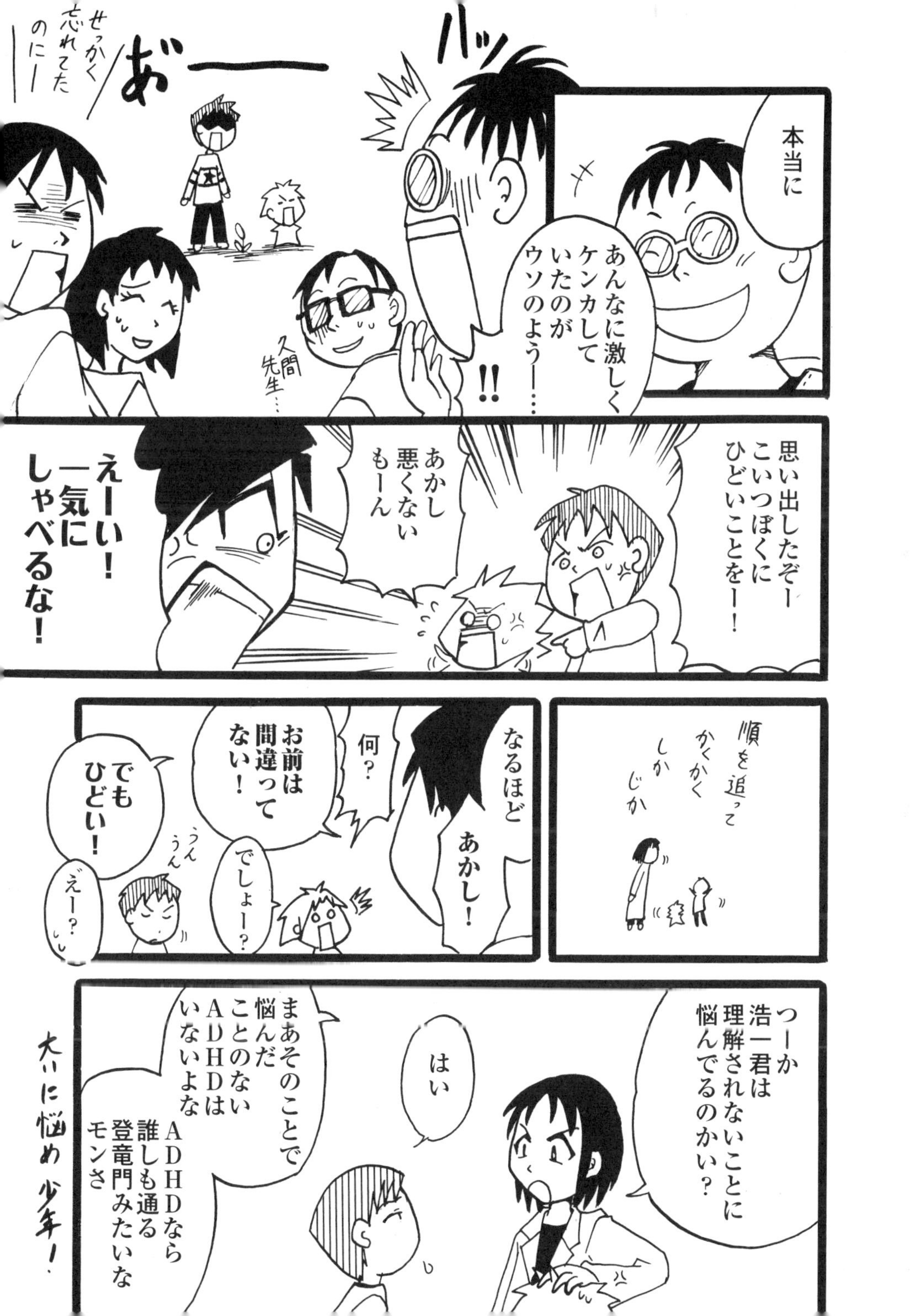
本当に
あんなに激しくケンカしていたのがウソのよう――…
ハッ
!!
久間先生…
あ゛ーー
せっかく忘れてたのにー
思い出したぞー こいつぼくにひどいことをー!
あかし悪くないもーん
えーい! 一気にしゃべるな!
順を追って
かくかく しかじか
なるほど
あかし!
何?
お前は間違ってない!
でしょー?
うんうん
でもひどい!
え゛ー?
つーか浩一君は理解されないことに悩んでるのかい?
はい
まあそのことで悩んだことのないADHDはいないよな
ADHDなら誰しも通る登竜門みたいなモンさ
大いに悩め少年!

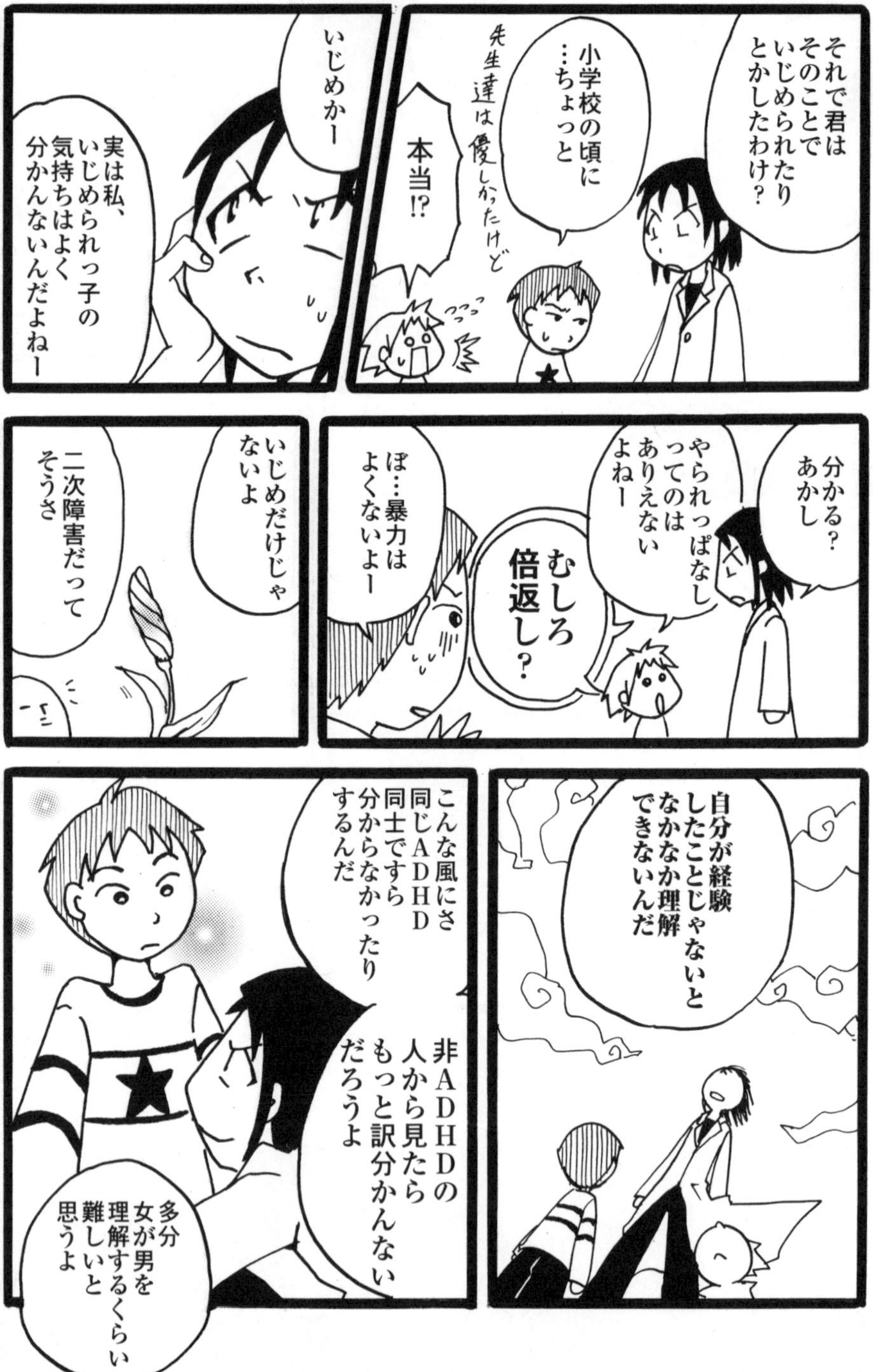
それで君は そのことで いじめられたり とかしたわけ？
小学校の頃に …ちょっと
先生達は優しかったけど
本当!?
いじめかー
実は私、いじめられっ子の気持ちはよく分かんないんだよねー
分かる？ あかし
やられっぱなしってのはありえないよねー
むしろ倍返し？
ぼ…暴力はよくないよー
いじめだけじゃないよ
二次障害だってそうさ
自分が経験したことじゃないとなかなか理解できないんだ
こんな風にさ同じADHD同士ですら分からなかったりするんだ
非ADHDの人から見たらもっと訳分かんないだろうよ
多分女が男を理解するくらい難しいと思うよ

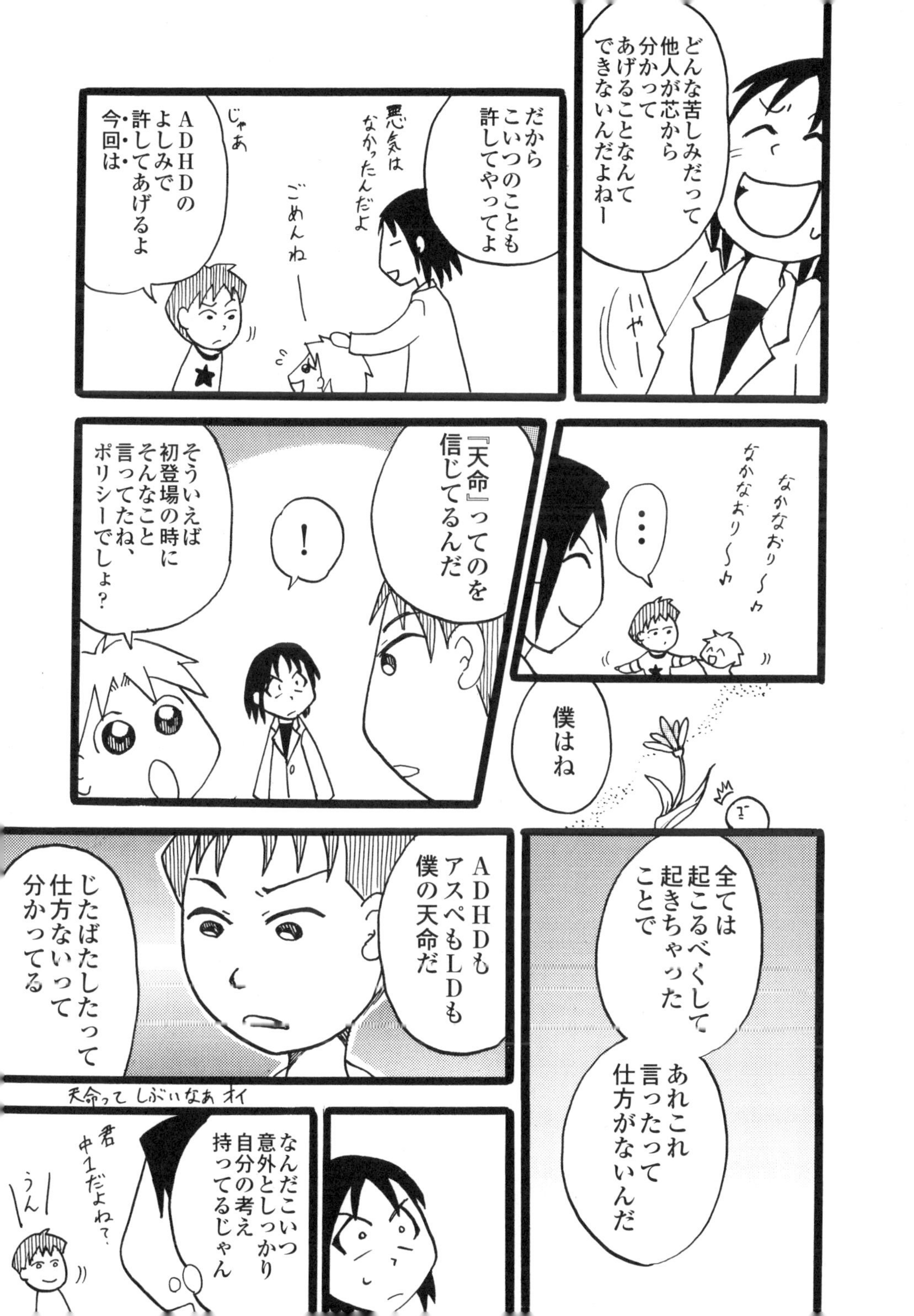
どんな苦しみだって他人が芯から分かってあげることなんてできないんだよねー
いやー
だからこいつのことも許してやってよ
悪気はなかったんだよ
ごめんねー
じゃあ
ADHDのよしみで許してあげるよ今回は・・・
なかなおり〜♪
なかなおり〜♪
・・・
僕はね
『天命』ってのを信じてるんだ
!
そういえば初登場の時にそんなこと言ってたね、ポリシーでしょ？
全ては起こるべくして起きちゃったことで
あれこれ言ったって仕方がないんだ
ADHDもアスペもLDも僕の天命だ
じたばたしたって仕方ないって分かってる
天命って しぶいなあ オイ
なんだこいつ意外としっかり自分の考え持ってるじゃん
君中1だよねて
うん

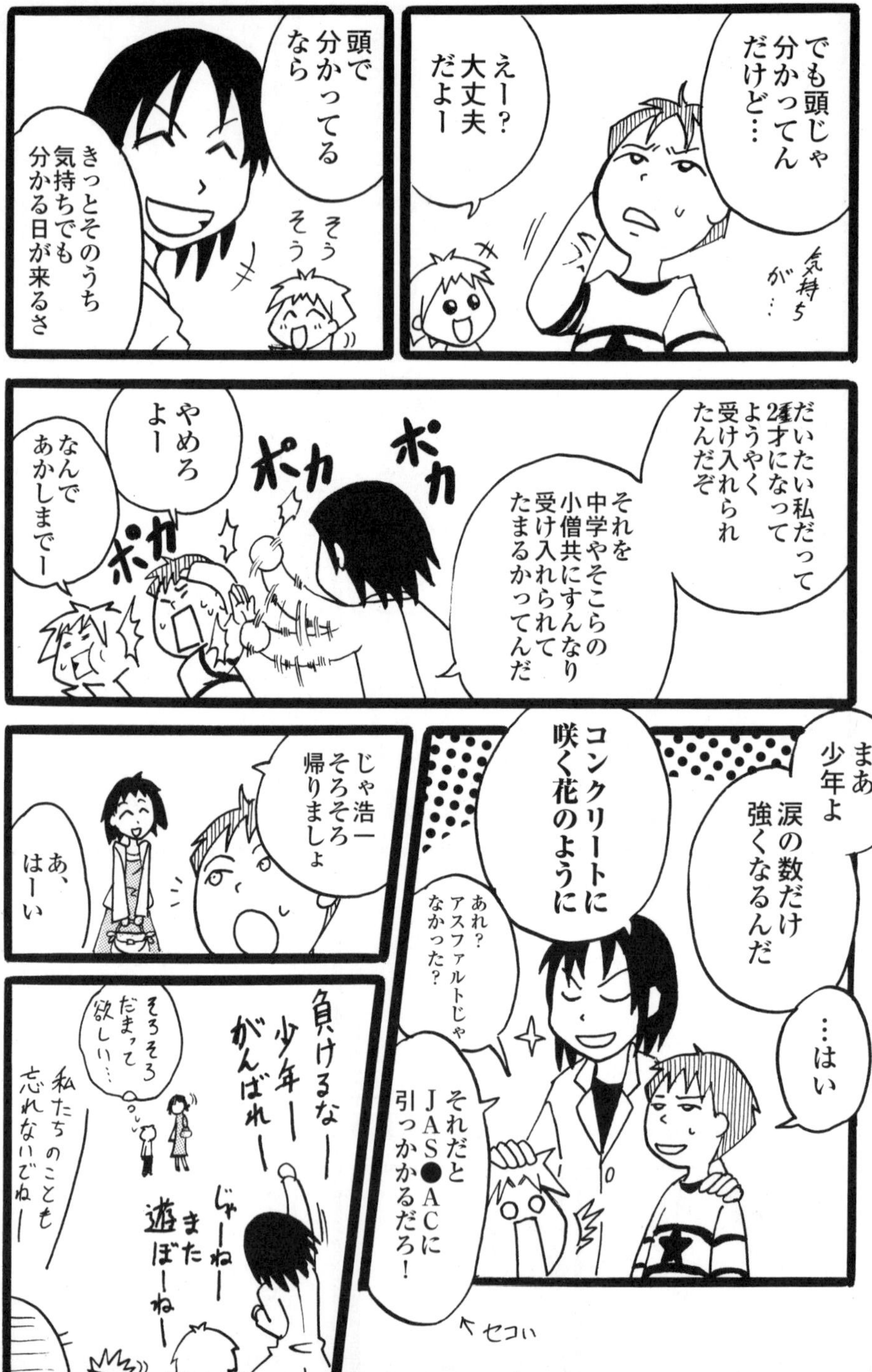
でも頭じゃ分かってんだけど…
気持ちが…
えー？大丈夫だよー
頭で分かってるなら
そうそう
きっとそのうち気持ちでも分かる日が来るさ
だいたい私だって2才になってようやく受け入れられたんだぞ
それを中学やそこらの小僧共にすんなり受け入れられてたまるかってんだ
ポカ ポカ
ポカ
やめろよー
なんであかしまでー
まあ少年よ涙の数だけ強くなるんだ
コンクリートに咲く花のように
あれ？アスファルトじゃなかった？
…はい
それだとJAS●ACに引っかかるだろ！
← セコい
じゃ浩一そろそろ帰りましょ
あ、はーい
負けるなー少年ーがんばれーー
じゃーねーまた遊ぼーねー
そろそろだまって欲しい…
私たちのことも忘れないでねー

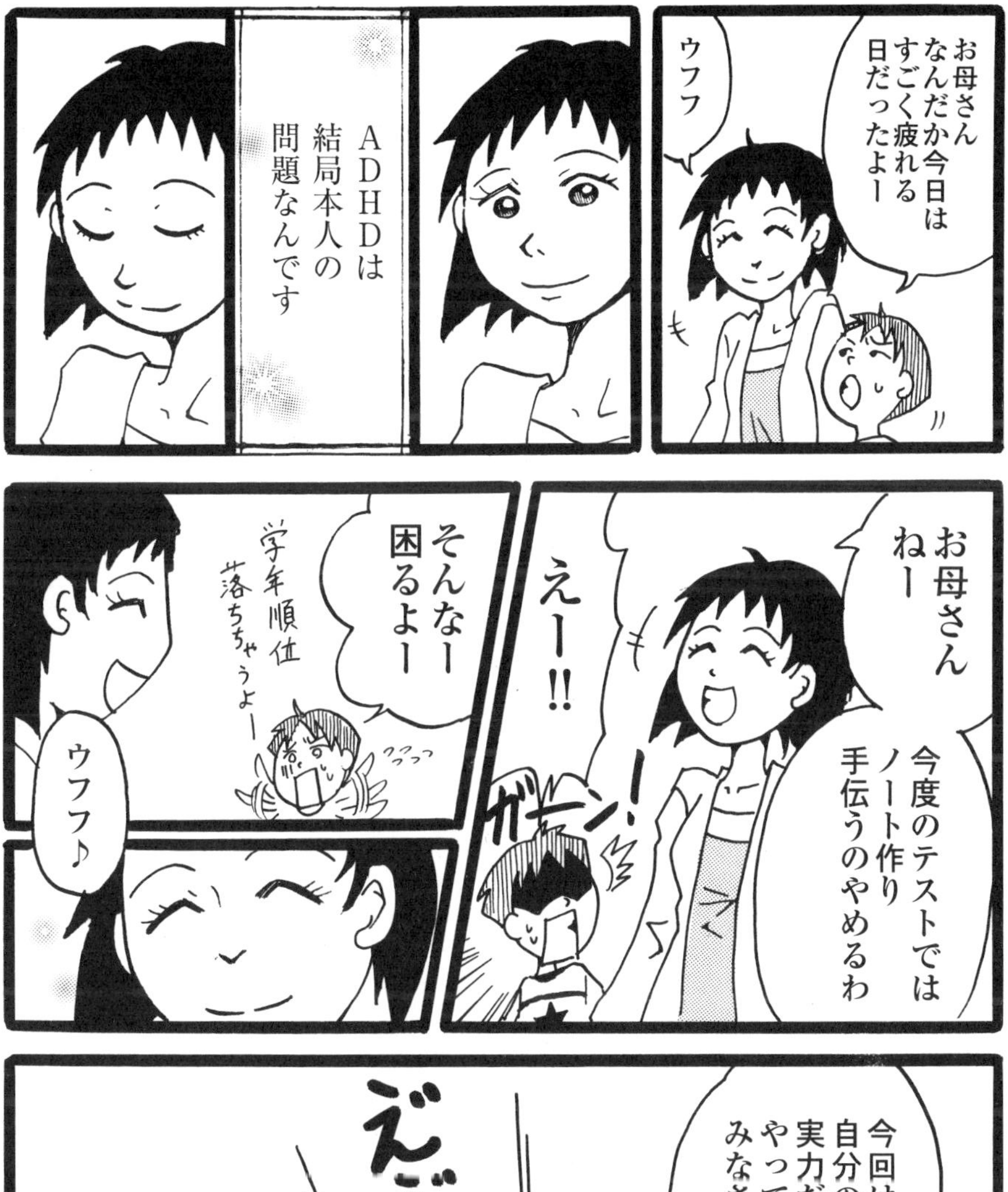
お母さん なんだか今日は すごく疲れる 日だったよー
ウフフ
ADHDは 結局本人の 問題なんです
お母さん ねー
今度のテストでは ノート作り 手伝うのやめるわ
えーー!!
ガーン!
そんなー 困るよー
学年順位 落ちちゃうよー
ウフフ♪
今回は 自分の 実力だけで やって みなさい♪
え゛え゛～!!
…はーい
しぶしぶ

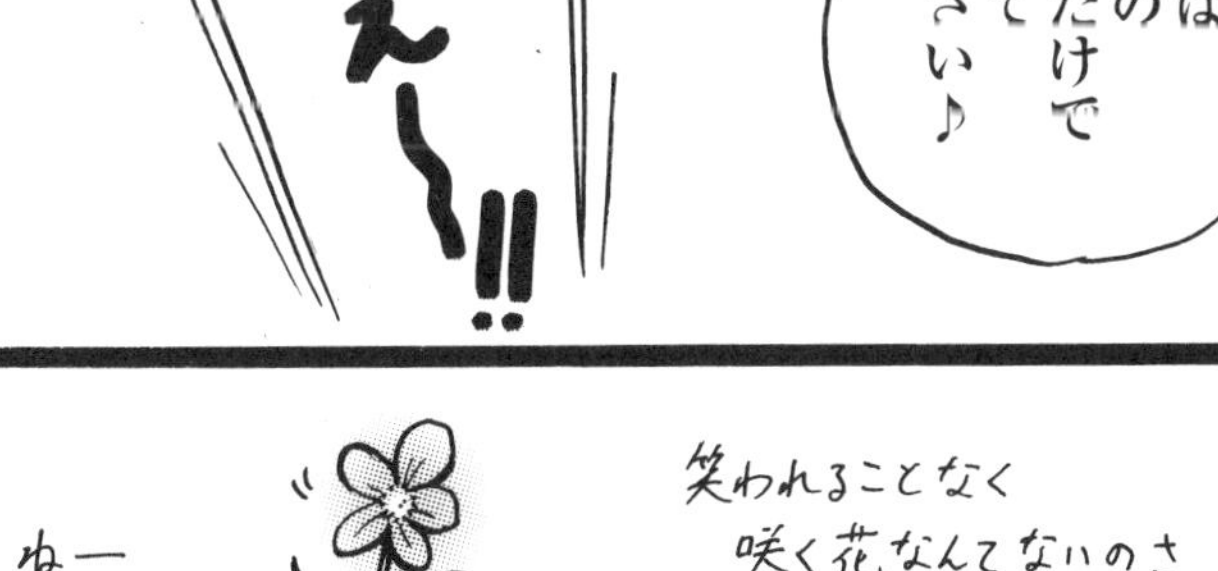
ねー
笑われることなく
咲く花なんてないのさ

くまぷー先生の一言（病院へ）

診断したからには、アフターケアを。

発達障害の診断を受けたばかりの人は、「障害者」としては全くの素人です。いきなり今日から「障害者」という生き方を迫られるわけです。ですから、診断をしたからには、その後の心理的ケアもしっかりする必要があります。

まず、発達障害がどのようなものかを、きちんと説明するというのは当然のことでしょう。「インフォームドコンセント」という言葉がありますが、これは「説明と同意」と一般的には訳されます。しかし、本当にそうでしょうか。ユーザー（患者・当事者）の立場からすると、これは「理解と選択」という意訳の方がしっくりくるように思います。つまり、説明をするからには、「理解」ができるような説明をして欲しいということです。「説明」は治療者（医師）からユーザーに対して一方通行のものですが、「理解」してもらうというのは相互通行です。そして「同意」には、たぶんに治療者の裁量が含まれやすいということで、やはり一方通行といえるでしょう。どういう治療法や対策、生き方があるかといったことを、ユーザー自身が理解し、「選択」できるような関係が相互通行です。こういう関係は、ユーザーとの信頼関係につながり、その後の関係にとっても重要になるはずです。また、ユーザーが障害を正しくとらえるための、分かりやすい本や情報の提供も必要でしょう。

そしてぜひ、地域資源を把握してください。親の会や相談できる地域の専門家、相談機関などの情報提供をしてあげてほしいのです。そういう外部との連携は、できれば顔が見える関係であるほうが、心強いでしょう。「○○に行って、私の名前を出せば、きっとよくしてくれるよ」なんて医者に言われたら、心強いでしょうね。そうすれば、診断を受けた直後であっても、「私はひとりじゃないんだ」ということが感じられて、心の支えになるはずです。

（本当に書いた人＝九州看護福祉大学水間先生）

そして新たな旅立ちへ

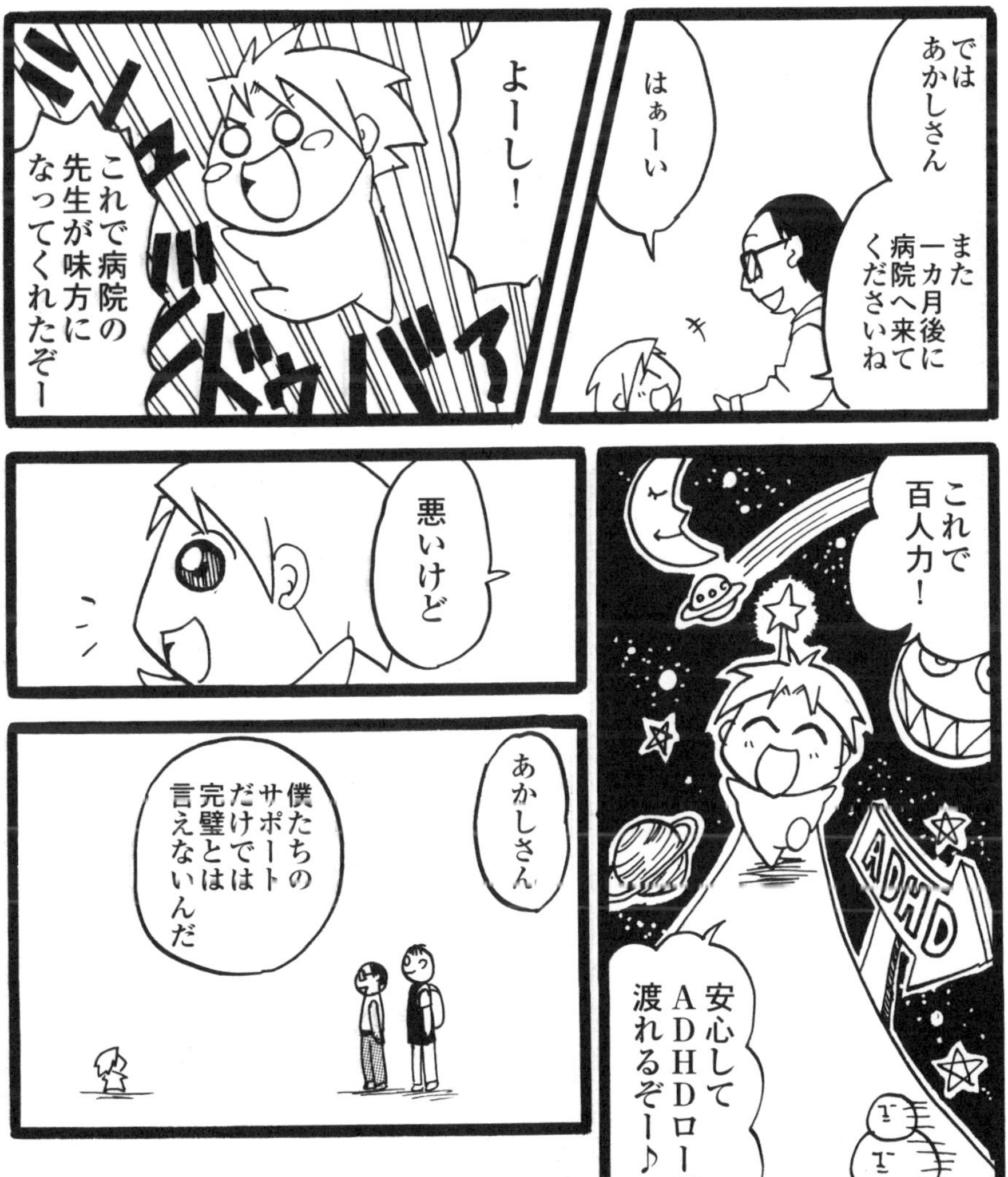

では あかしさん
また一カ月後に病院へ来てくださいね
はぁーい
よーし!
これで病院の先生が味方になってくれたぞー
これで百人力!
ADHD
安心してADHDロードを渡れるぞー♪
悪いけど
あかしさん
僕たちのサポートだけでは完璧とは言えないんだ

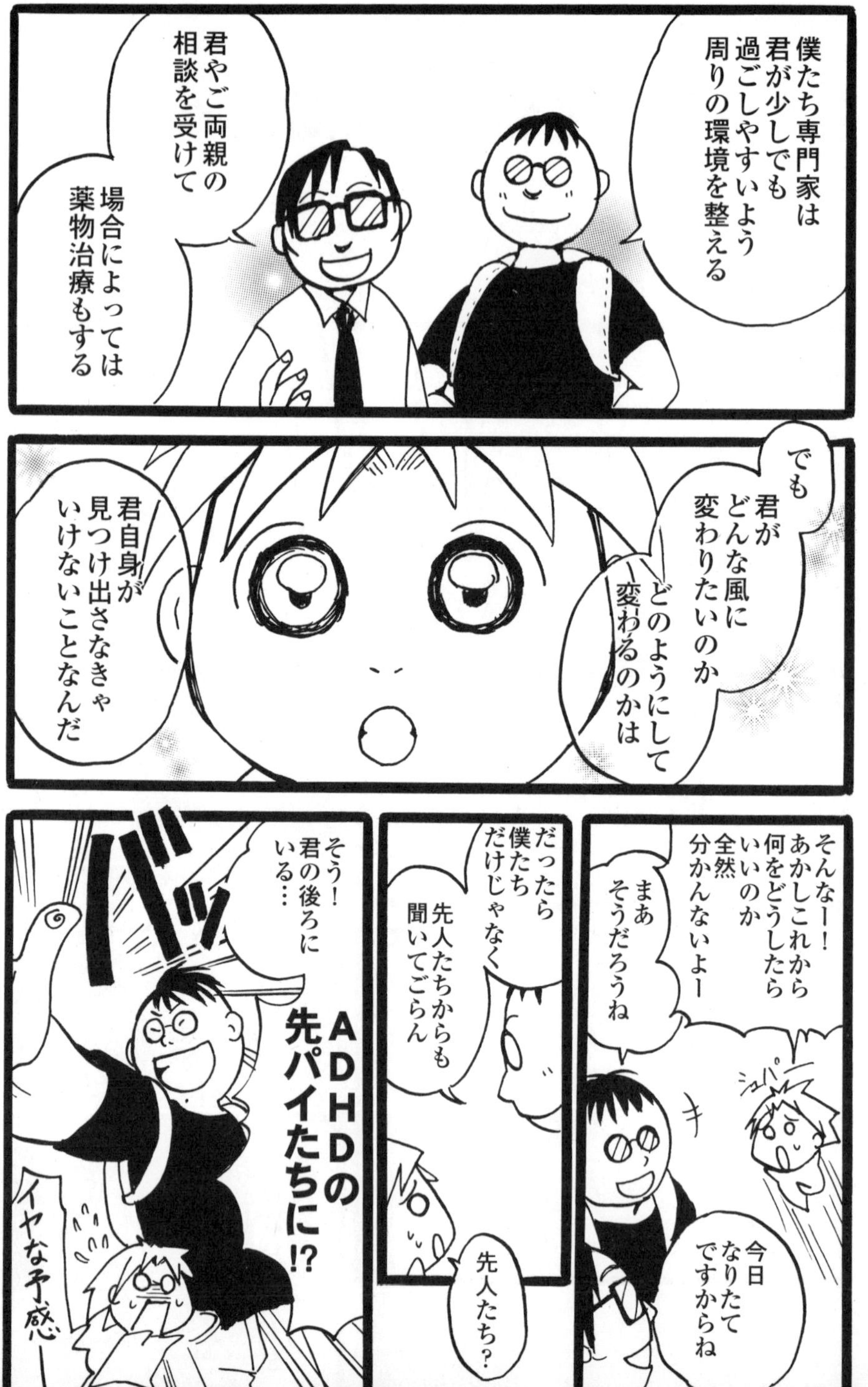

僕たち専門家は君が少しでも過ごしやすいよう周りの環境を整える
君やご両親の相談を受けて
場合によっては薬物治療もする
でも君がどんな風に変わりたいのか
どのようにして変わるのかは
君自身が見つけ出さなきゃいけないことなんだ
そんなー！あかしこれから何をどうしたらいいのか全然分かんないよー
シュパ
まあそうだろうね
キ
今日なりたてですからね
だったら僕たちだけじゃなく
先人たちからも聞いてごらん
先人たち？
バッ
そう！君の後ろにいる…
ADHDの先パイたちに!?
イヤな予感ー

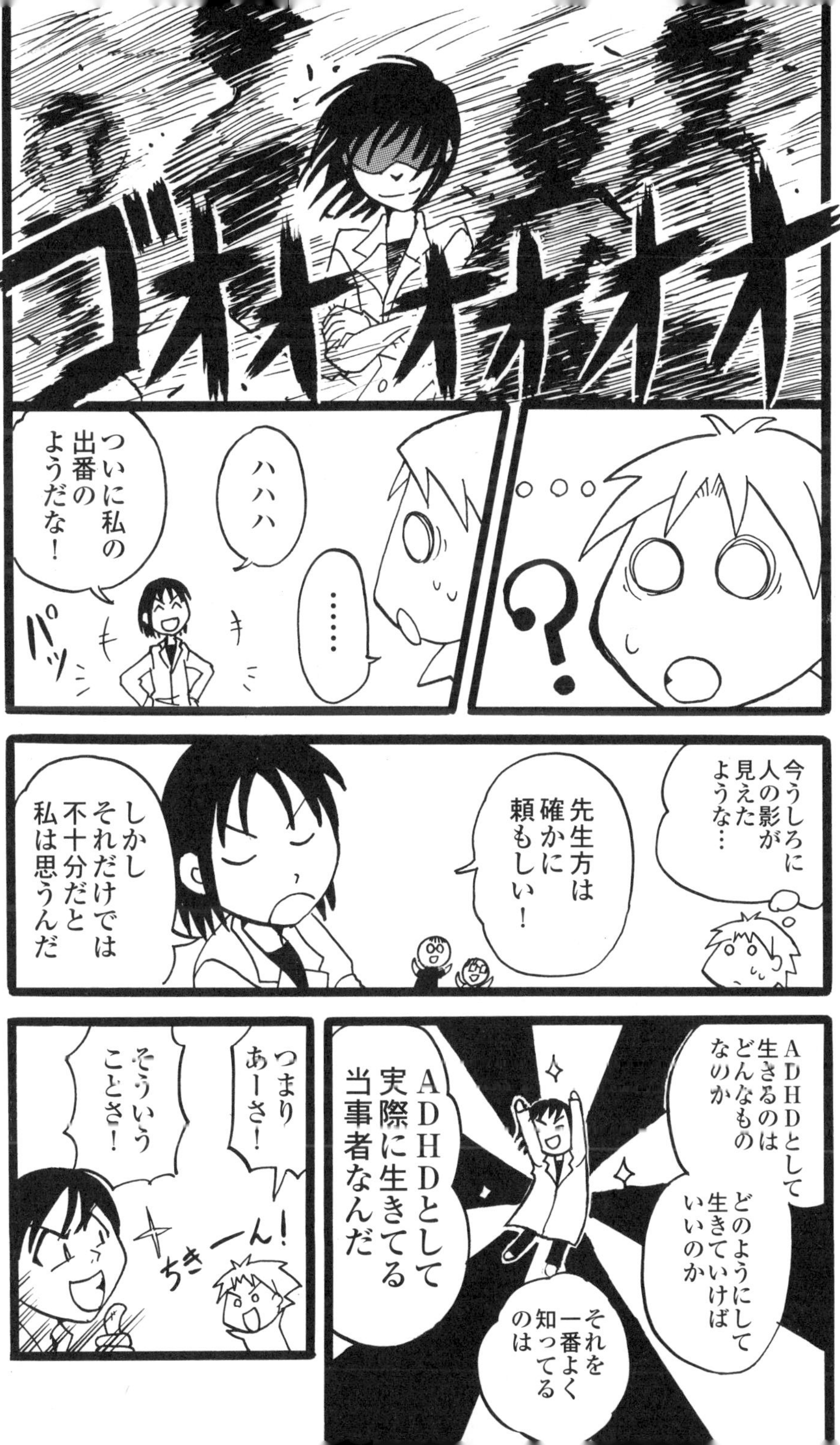
ゴオオオオオ
・・・
？
……
ハハハ
ついに私の出番のようだな！
パッ
今うしろに人の影が見えたような…
先生方は確かに頼もしい！
しかしそれだけでは不十分だと私は思うんだ
ADHDとして生きるのはどんなものなのか
どのようにして生きていけばいいのか
それを一番よく知ってるのは
ADHDとして実際に生きてる当事者なんだ
つまりあーさ！
そういうことさ！
ちきーん！

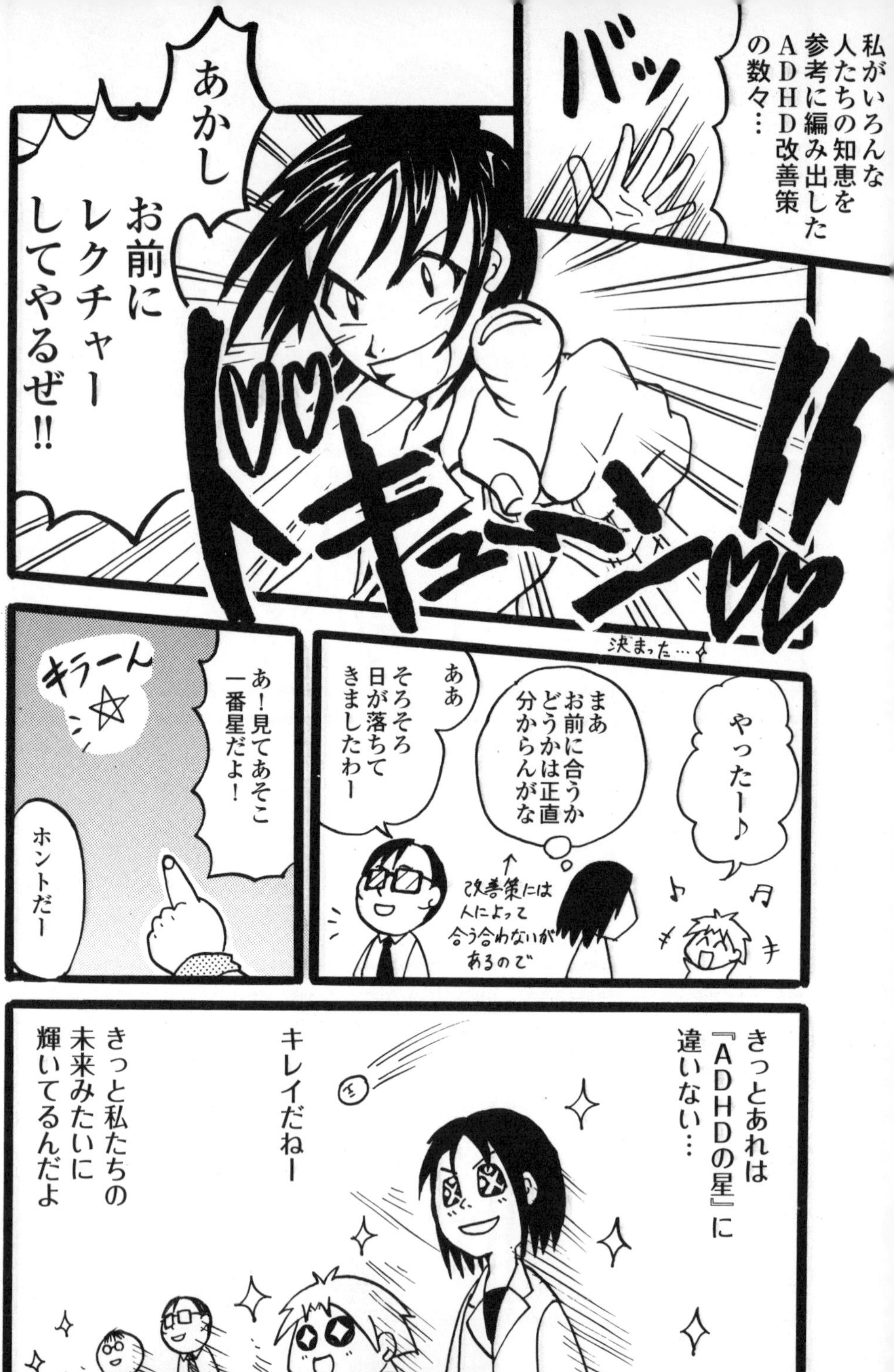

私がいろんな人たちの知恵を参考に編み出したADHD改善策の数々…
バッ
あかし
お前にレクチャーしてやるぜ!!
ドキューン♡♡
決まった…♪
やったー♪
まあお前に合うかどうかは正直分からんがな
改善策には人によって合う合わないがあるので
ああそろそろ日が落ちてきましたわー
あ!見てあそこ一番星だよ!
キラーん☆
ホントだー
きっとあれは『ADHDの星』に違いない…
キレイだねー
きっと私たちの未来みたいに輝いてるんだよ

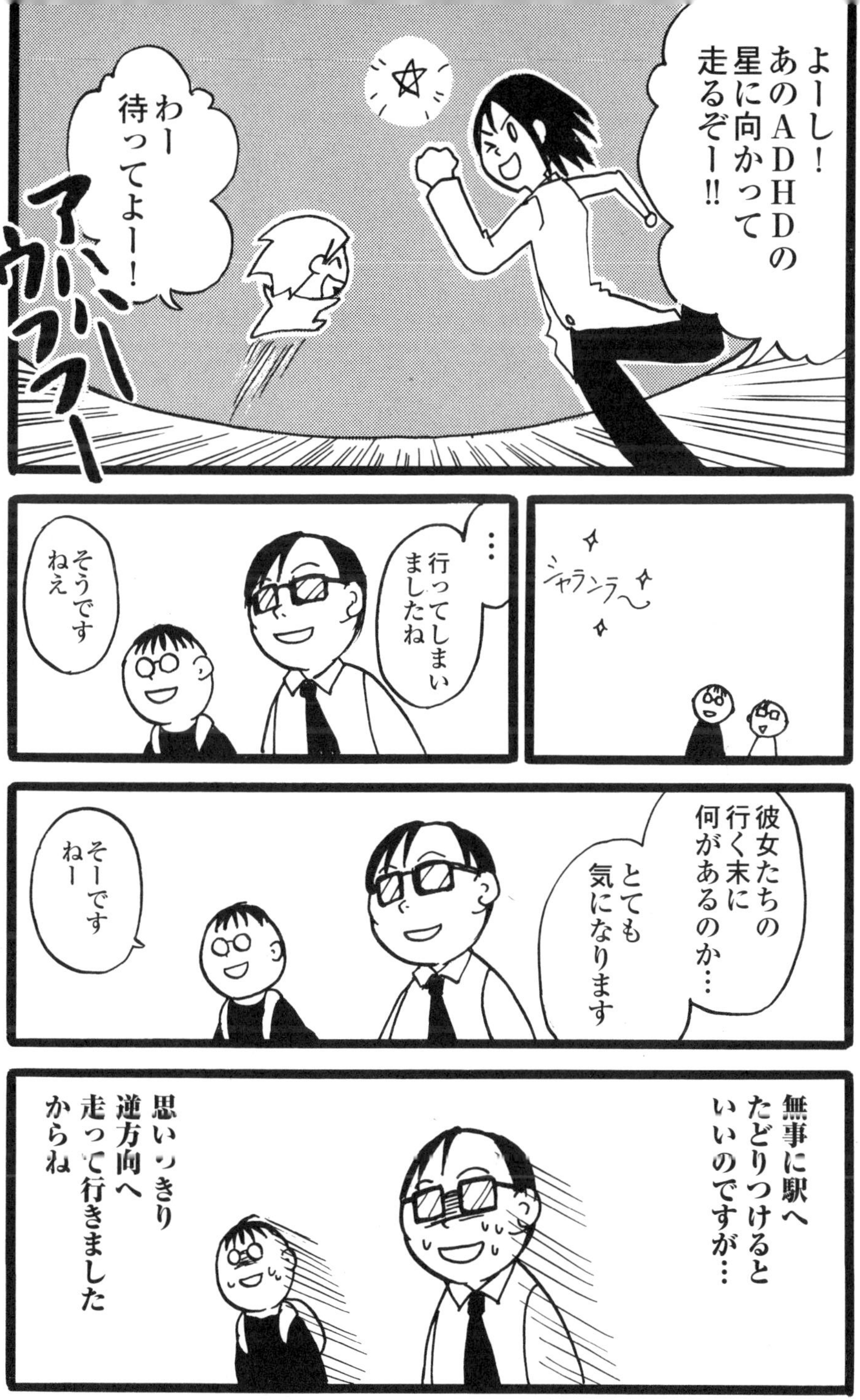
よーし！あのADHDの星に向かって走るぞー!!
わー待ってよー！
アハハ ウフフー
シャランラ～
…行ってしまいましたね
そうですねえ
彼女たちの行く末に何があるのか…
とても気になります
そーですねー
無事に駅へたどりつけるといいのですが…
思いっきり逆方向へ走って行きましたからね

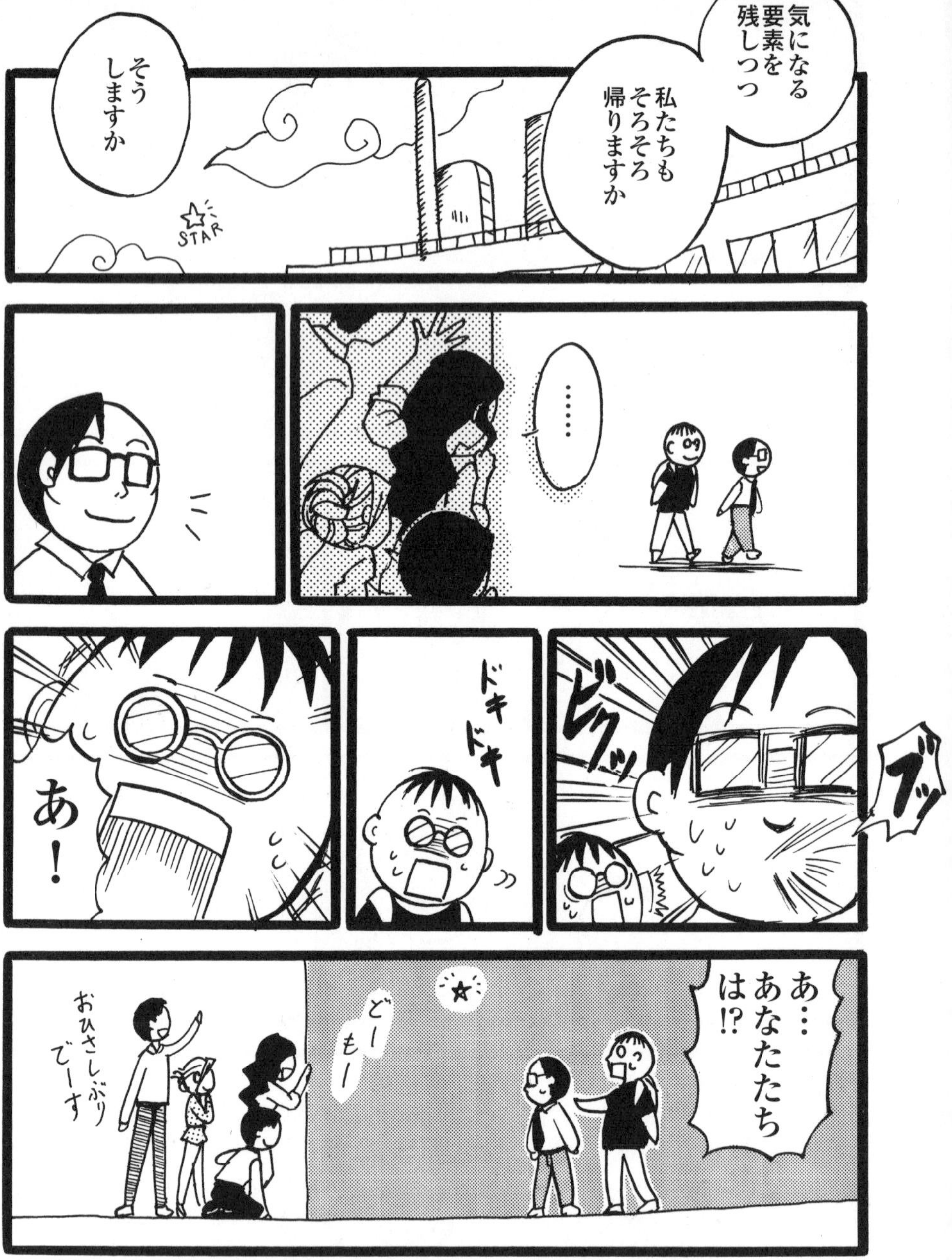
気になる要素を残しつつ
私たちもそろそろ帰りますか
そうしますか
STAR
……
ドキドキ
ビクッ
ブッ
あ!
あ…あなたたちは!?
どーもー
おひさしぶりでーす

To be Continued!

サポートの心得
大切なのは
「相手に何をしてあげたいか」
ではなく
「何をされたくないのか」を
知ることである。

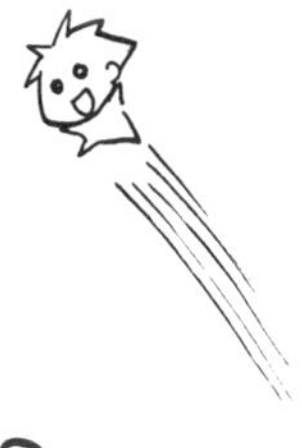

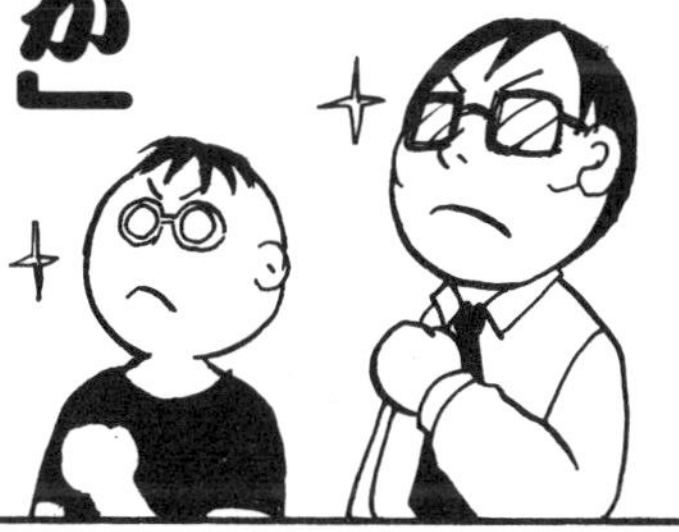

「障害」「病気」のある人と接する時、一般には「何かしてあげなくちゃ」「助けてあげなくちゃ」「気づかってあげなくちゃ」と思う傾向があります。そういう人を思いやる気持ちはとても大切だと思います。でも当事者からしてみれば「そっとしといて」「特別扱いしないで」「いちいち心配しないで」「自分でやらせてよ」「ぶっちゃけありがた迷惑」と思うことも多々あるわけです。

ただ自分本位な親切心を相手に押しつけるのではなく、相手が本当に必要としている助けが何なのかをくみ取ってあげるのが、真のサポーターじゃないかな、と思うのです。

でもこれはADHD、障害、病気に限らず、どんな人と接する場合にも言えることなんですけどね。

第三章 改善策編

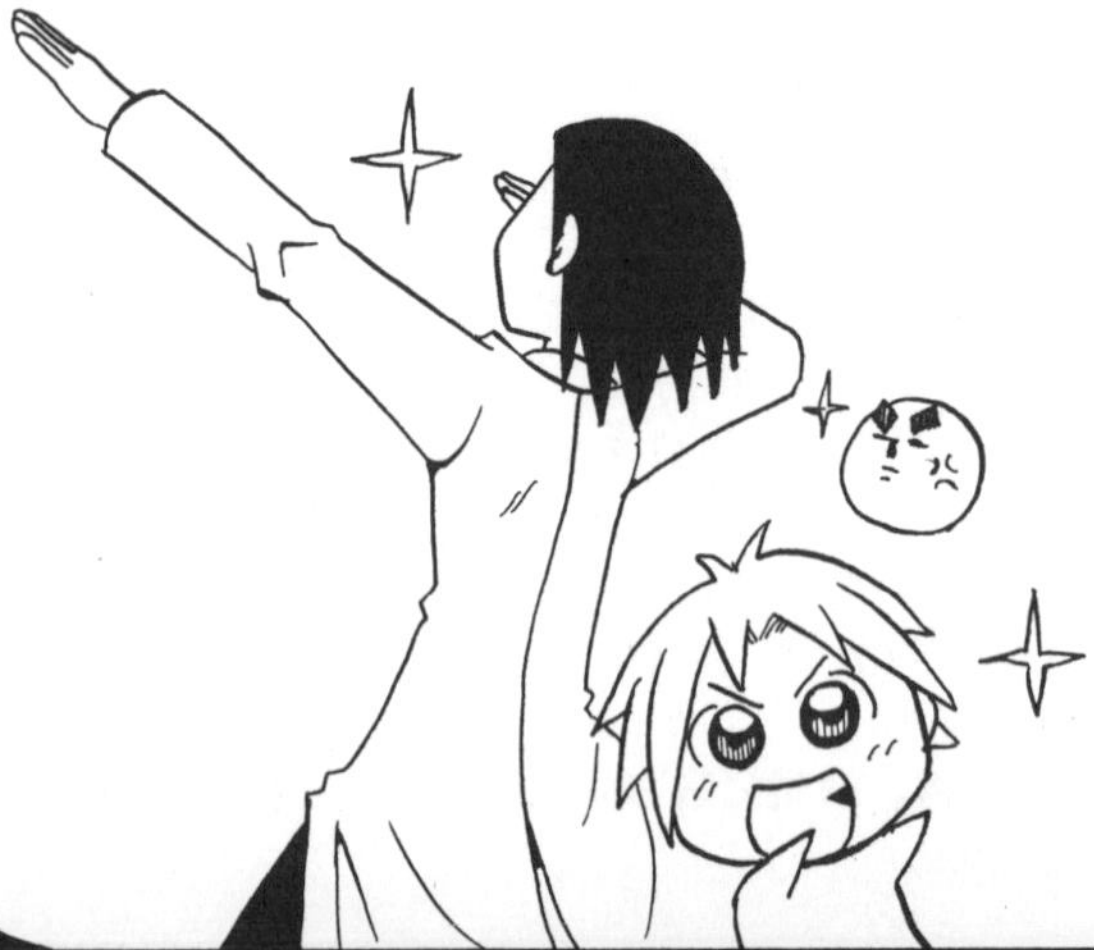

これが改善策だ！

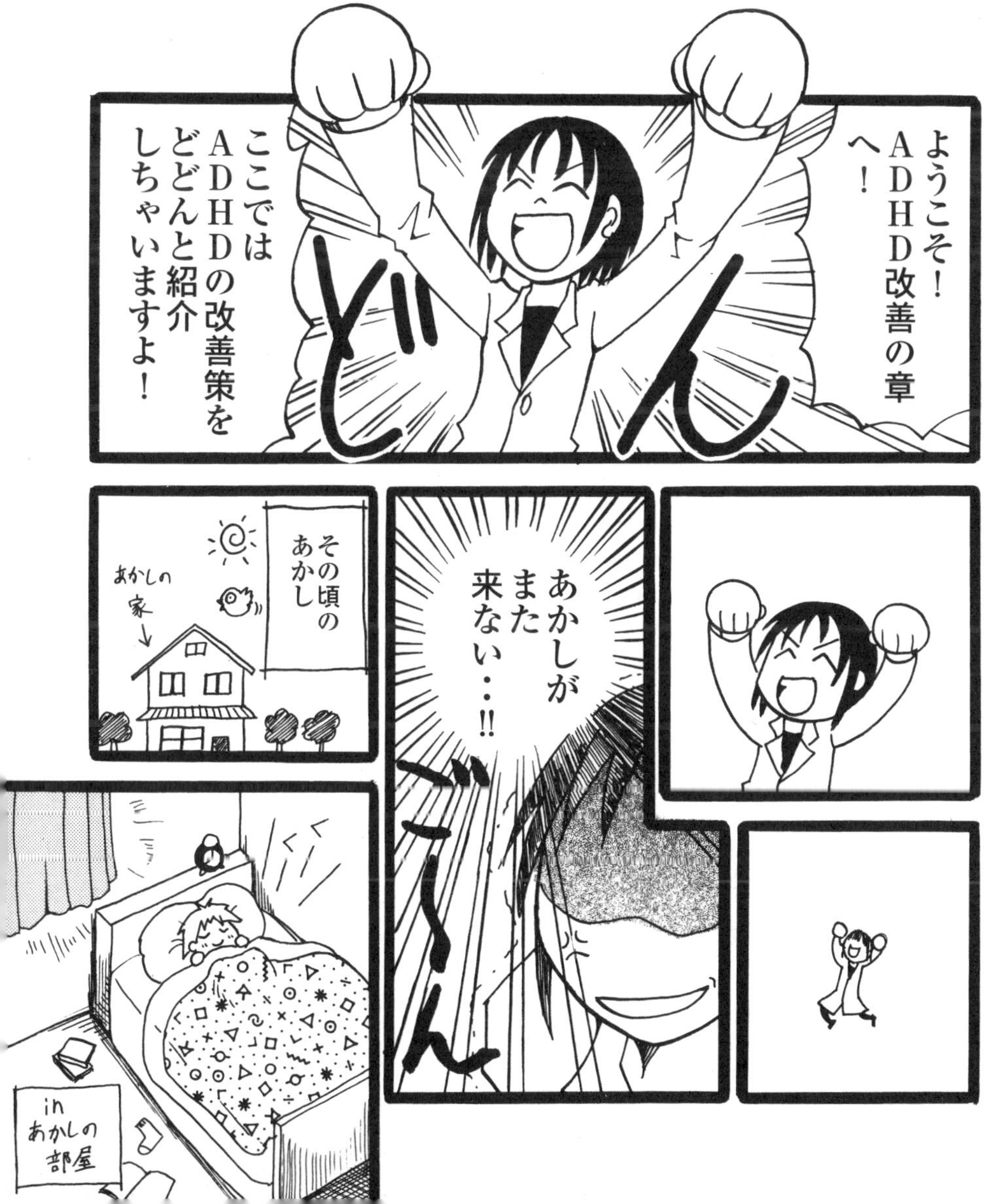
ようこそ！ADHD改善の章へ！
ここではADHDの改善策をどどんと紹介しちゃいますよ！
どん
あかしがまた来ない・・!!
ご〜ん
その頃のあかし
あかしの家
in あかしの部屋

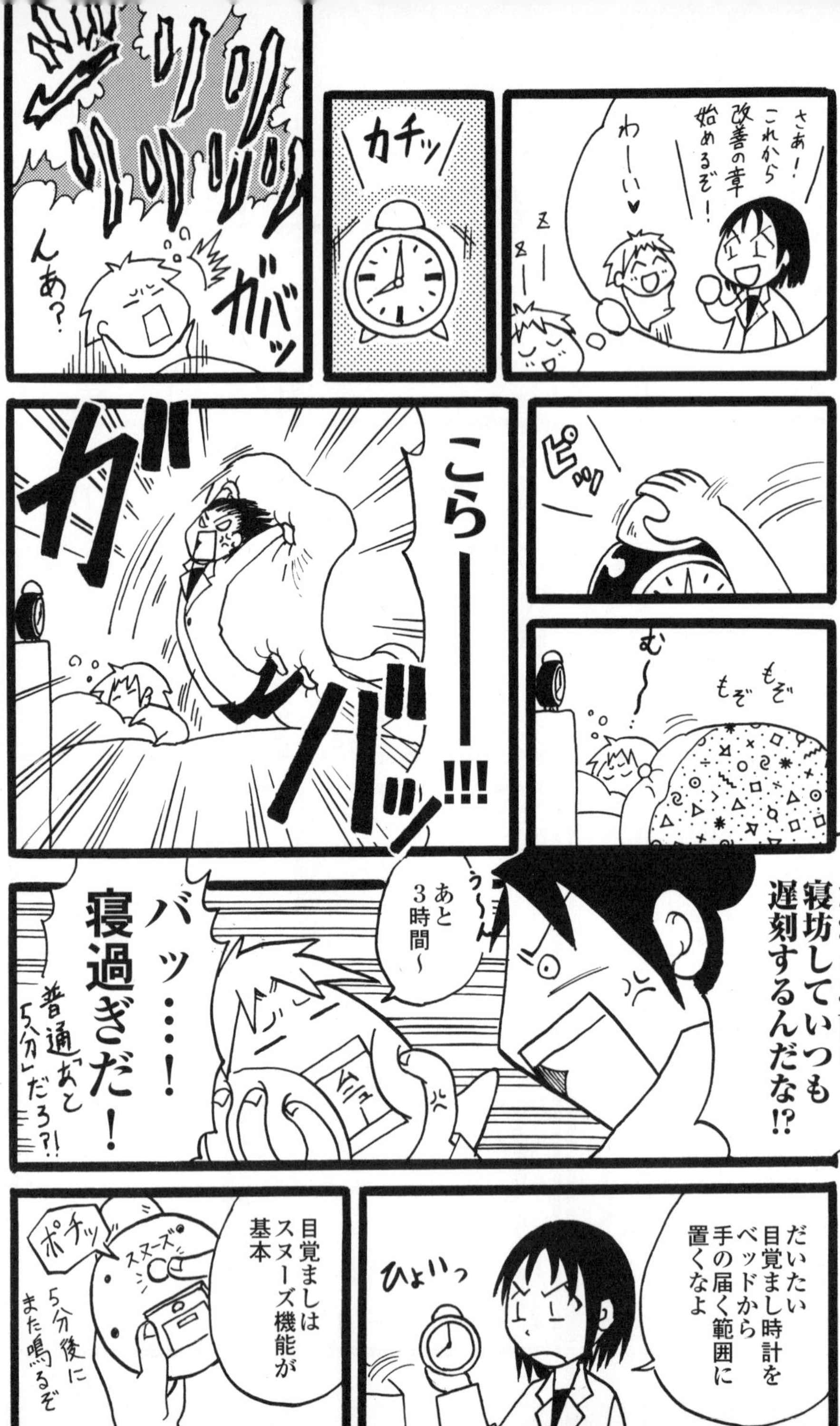

さぁ！これから改善の章始めるぞ！
わーい♥
Zー Zー
カチッ
ジリリリリリリリリリ
んあ？
ガバッ
ピッ
むー…
もぞもぞ
こらーーー!!!
ガバッ
だからお前は寝坊していつも遅刻するんだな!?
うーん
あと3時間～
バッ…！
寝過ぎだ！
普通「あと5分」だろ?!
だいたい目覚まし時計をベッドから手の届く範囲に置くなよ
ひょいっ
目覚ましはスヌーズ機能が基本
ポチッ
スヌーズ
5分後にまた鳴るぞ

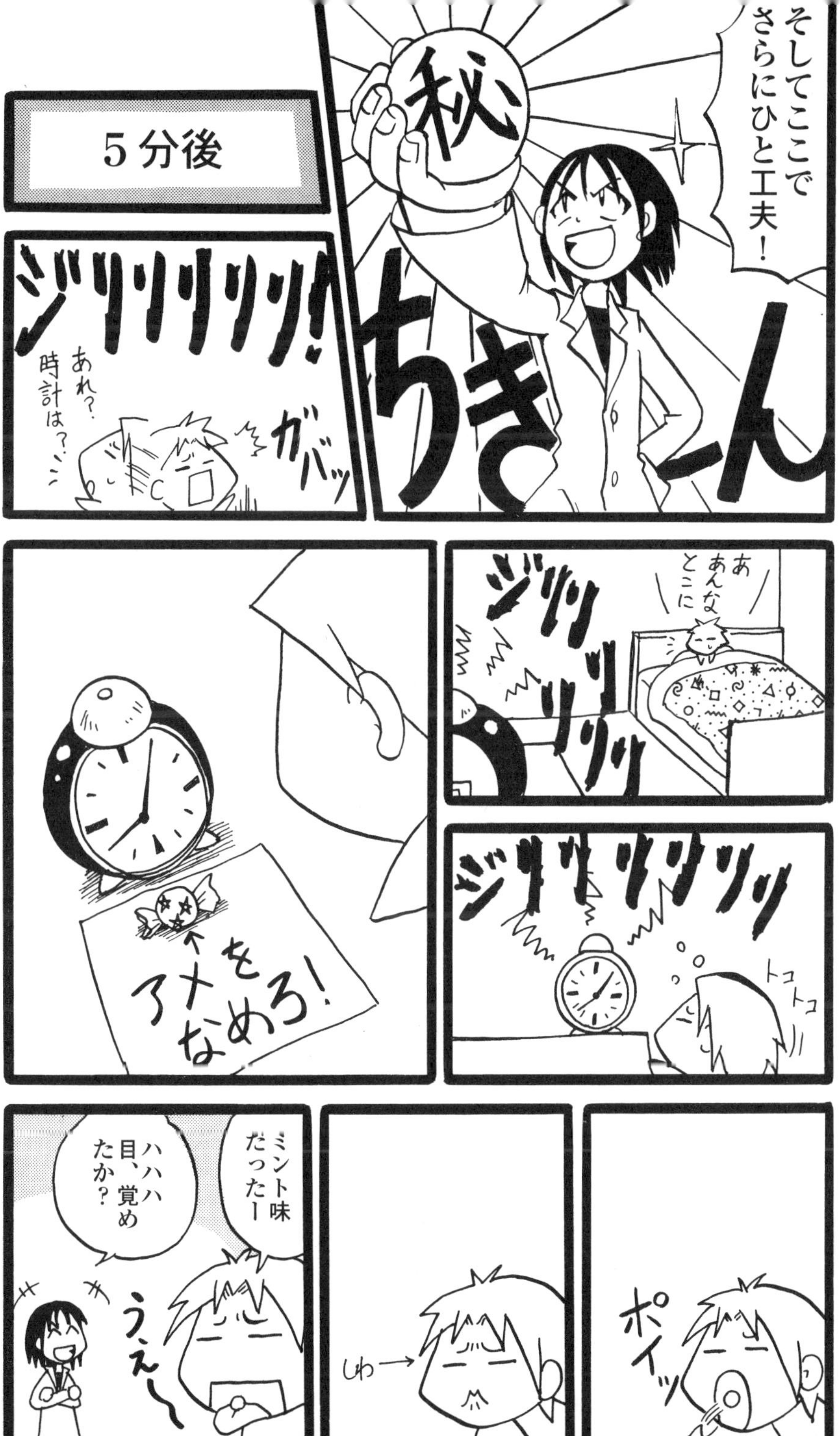

そしてここでさらにひと工夫！
秘
ちきーん
5分後
ジリリリリリッ!!
ガバッ
あれ？時計は？
あんなとこに
ジリリリリリリリ
ジリリリリリリリッ
トコトコ
アメをなめろ！
ミント味だったー
ハハハ目、覚めたか？
うぇ～
しわ
ポイッ

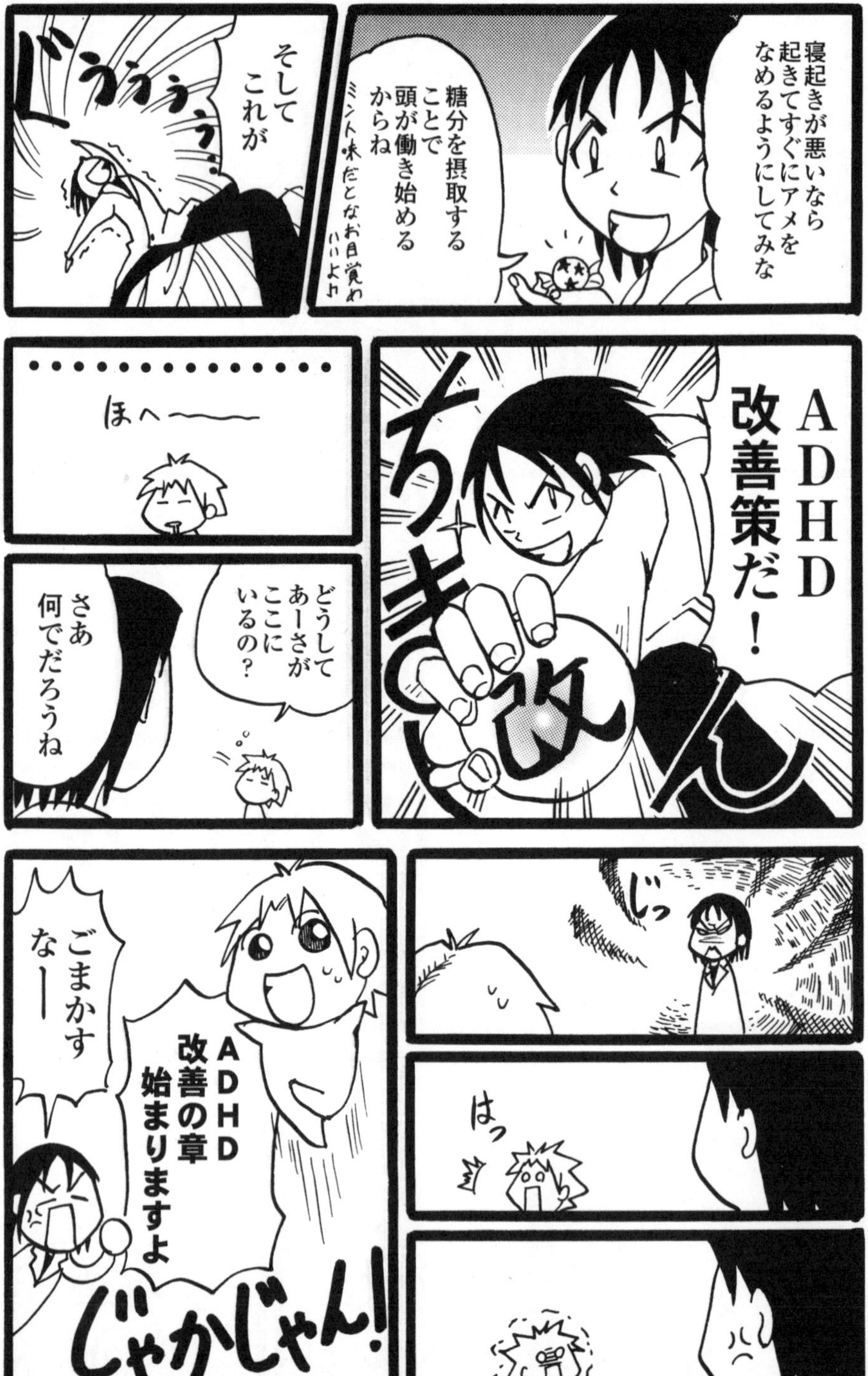
寝起きが悪いなら起きてすぐにアメをなめるようにしてみな
糖分を摂取することで頭が働き始めるからね
ミント味だとなお目覚めいいよ♪
そしてこれが
ADHD改善策だ！
改
・・・・・・・・・・・・・・
ほへ〜〜〜
どうしてあーさがここにいるの？
さあ何でだろうね
じっ
はっ
ごまかすなーー
ADHD改善の章始まりますよ
じゃかじゃん！

ADHD改善の3つの心得

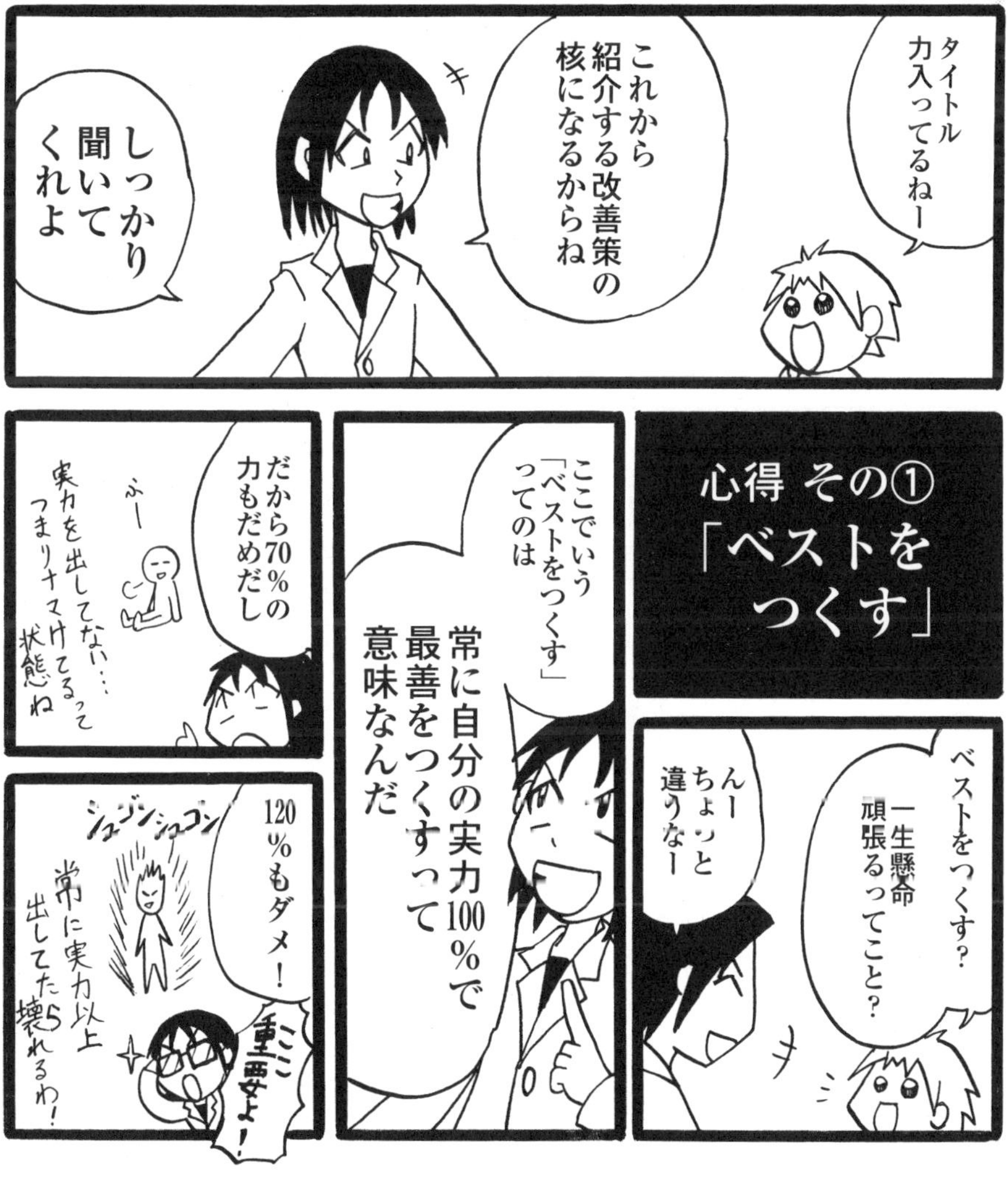

タイトル力入ってるねー
これから紹介する改善策の核になるからね
しっかり聞いてくれよ
心得 その①「ベストをつくす」
ベストをつくす？一生懸命頑張るってこと？
んーちょっと違うなー
ここでいう「ベストをつくす」ってのは
常に自分の実力100%で最善をつくすって意味なんだ
だから70%の力もだめだし
ふー
実力を出してない…つまりナマけてるって状態ね
120%もダメ！
シュゴンシュゴン
常に実力以上出してたら壊れるわ！
ここ重要よ！

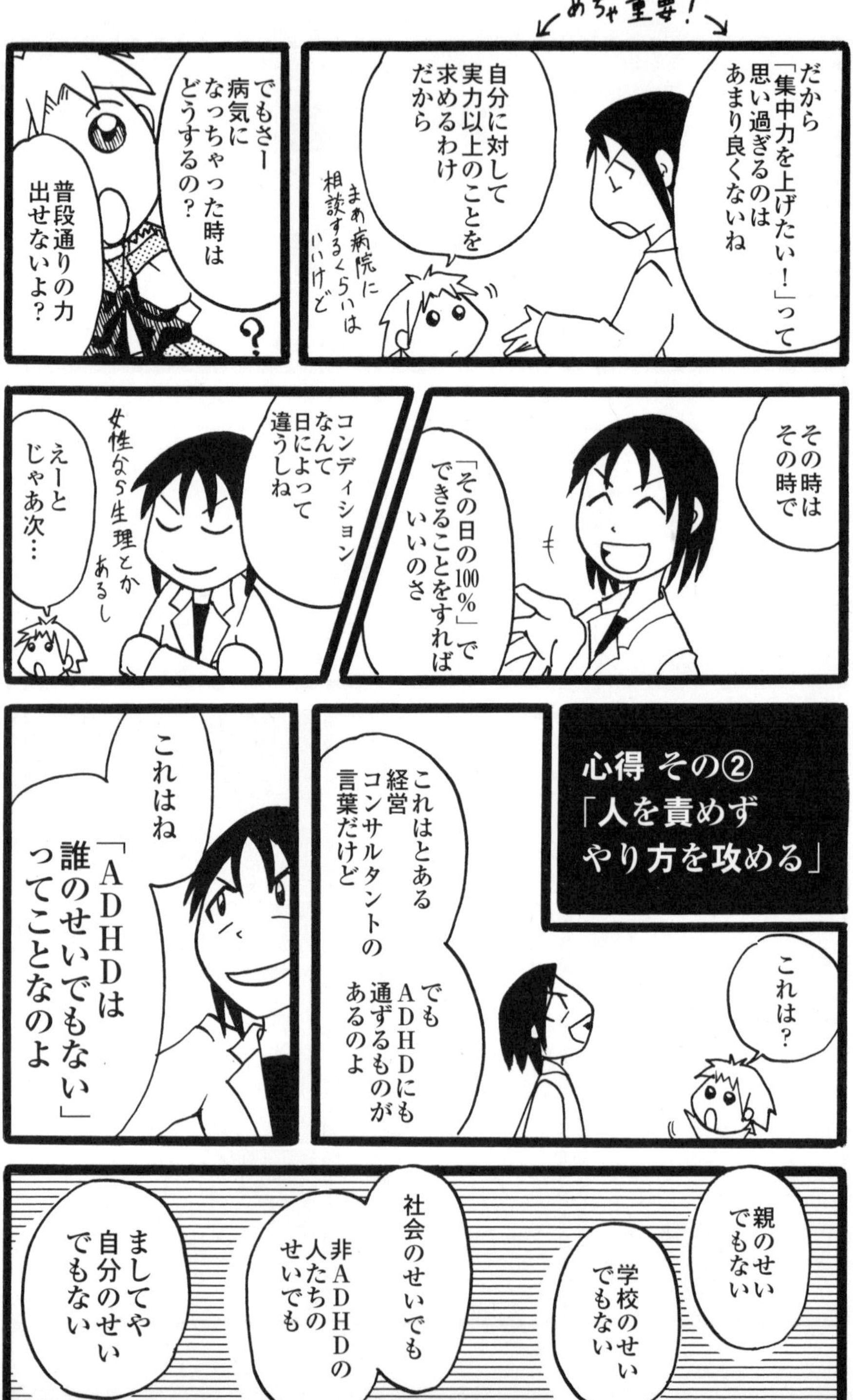
めちゃ重要！
だから「集中力を上げたい！」って思い過ぎるのはあまり良くないね
自分に対して実力以上のことを求めるわけだから
まぁ病院に相談するくらいはいいけど
でもさー病気になっちゃった時はどうするの？
普段通りの力出せないよ？
？
その時はその時で
「その日の100％」でできることをすればいいのさ
コンディションなんて日によって違うしね
女性なら生理とかあるし
えーとじゃあ次…
心得 その② 「人を責めず やり方を攻める」
これは？
これはとある経営コンサルタントの言葉だけど
でもADHDにも通ずるものがあるのよ
これはね
「ADHDは誰のせいでもない」ってことなのよ
親のせいでもない
学校のせいでもない
社会のせいでも
非ADHDの人たちのせいでも
ましてや自分のせいでもない

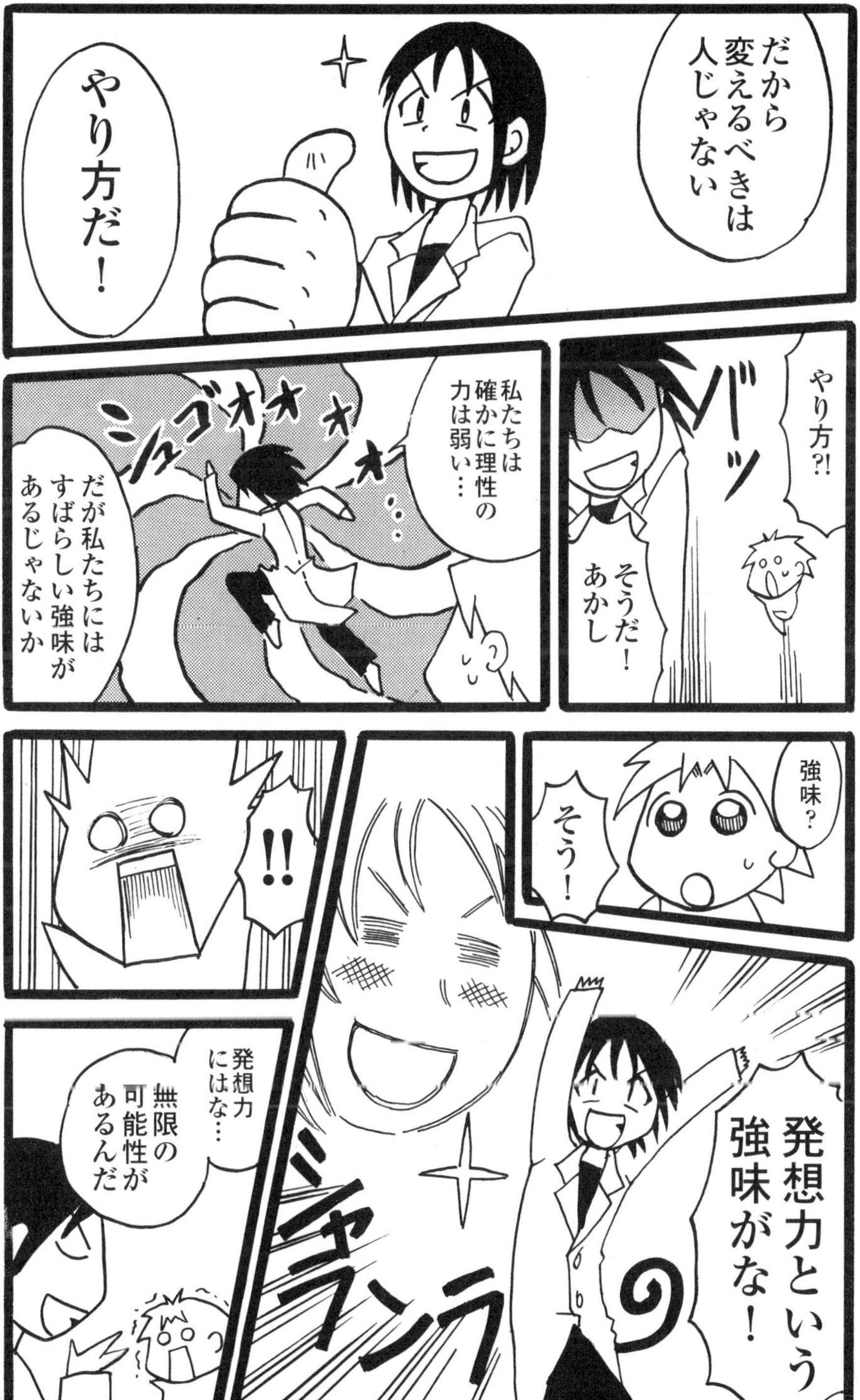
だから
変えるべきは
人じゃない
やり方だ!
やり方?!
ザッ
そうだ!
あかし
私たちは
確かに理性の
力は弱い…
シュゴオオオ
だが私たちには
すばらしい強味が
あるじゃないか
強味?
そう!
!!
発想力という
強味がな!
シャランラ
発想力
にはな…
無限の
可能性が
あるんだ

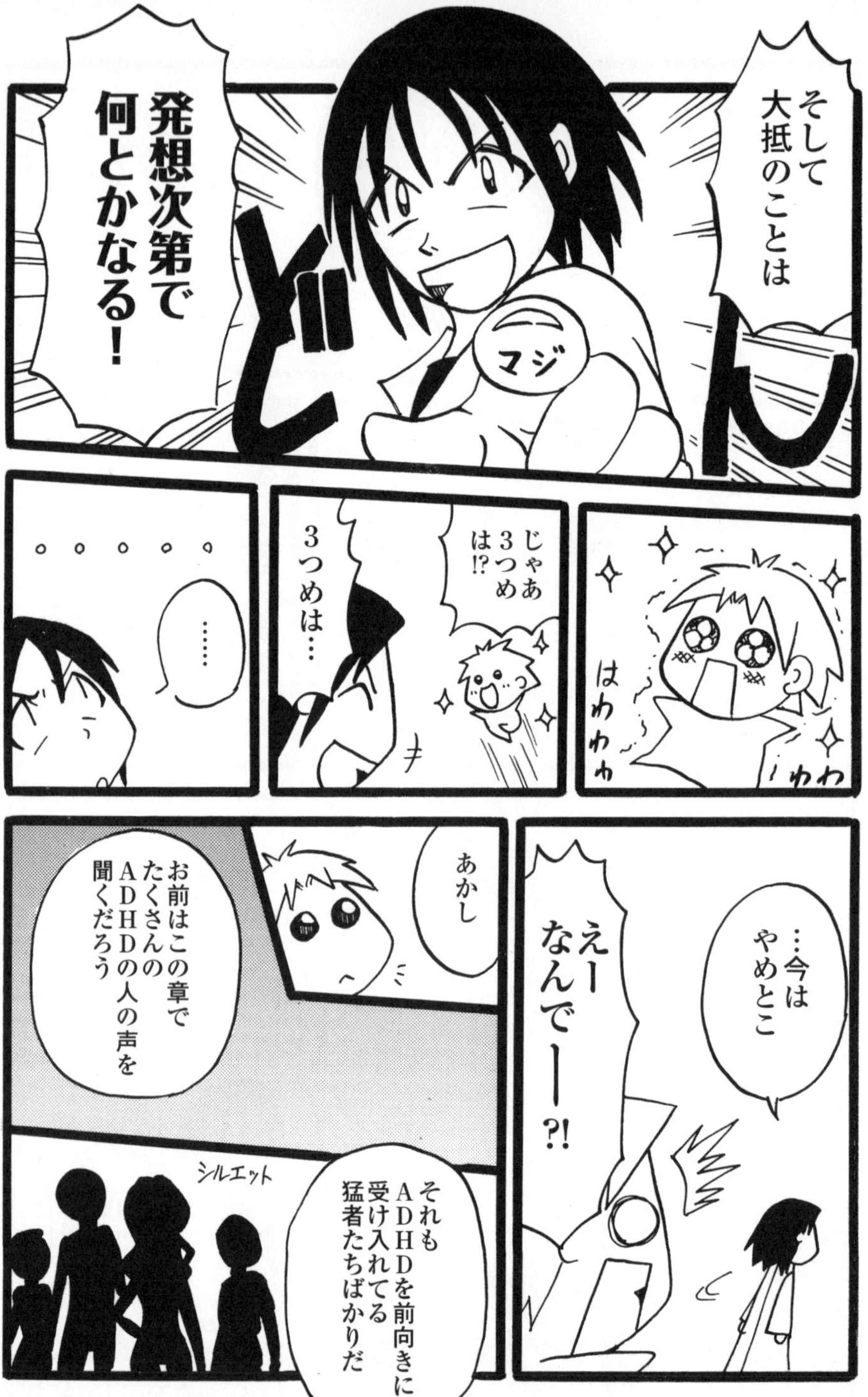
そして大抵のことは
どーん
ユジ
発想次第で何とかなる!
はわわわわ
じゃあ3つめは!?
3つめは…
……
。。。。。
…今はやめとこ
えーなんでーー?!
あかし
お前はこの章でたくさんのADHDの人の声を聞くだろう
シルエット
それもADHDを前向きに受け入れてる猛者たちばかりだ

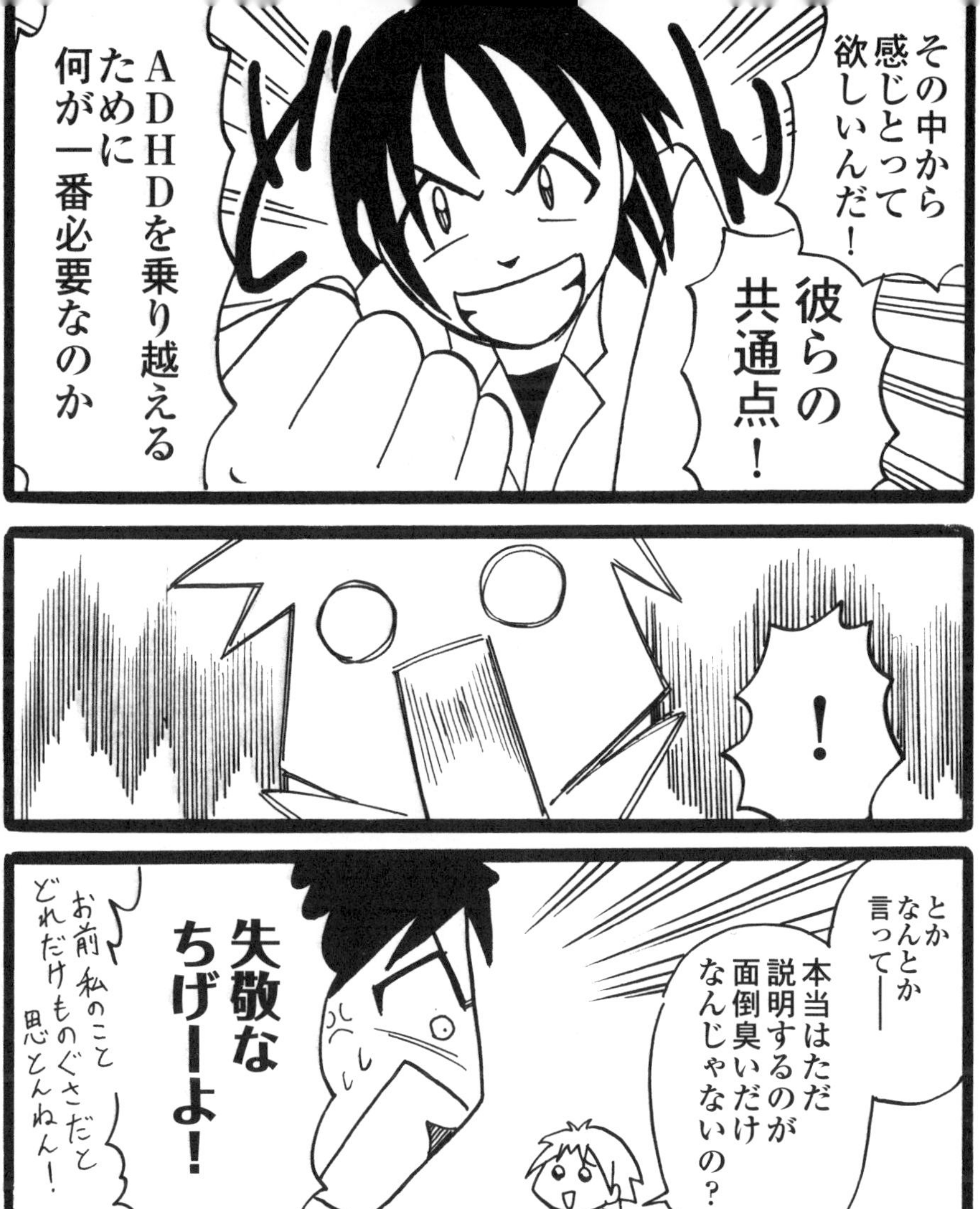
その中から感じとって欲しいんだ！
彼らの共通点！
ADHDを乗り越えるために何が一番必要なのか
！
とかなんとか言って——
本当はただ説明するのが面倒臭いだけなんじゃないの？
失敬なちげーよ！
お前私のことどれだけものぐさだと思ってんねん！

心得のおさらい

- ベストをつくす
- 人を責めず、やり方を攻める
- ヒ・ミ・ツ♡

ちょっとブレイク

間

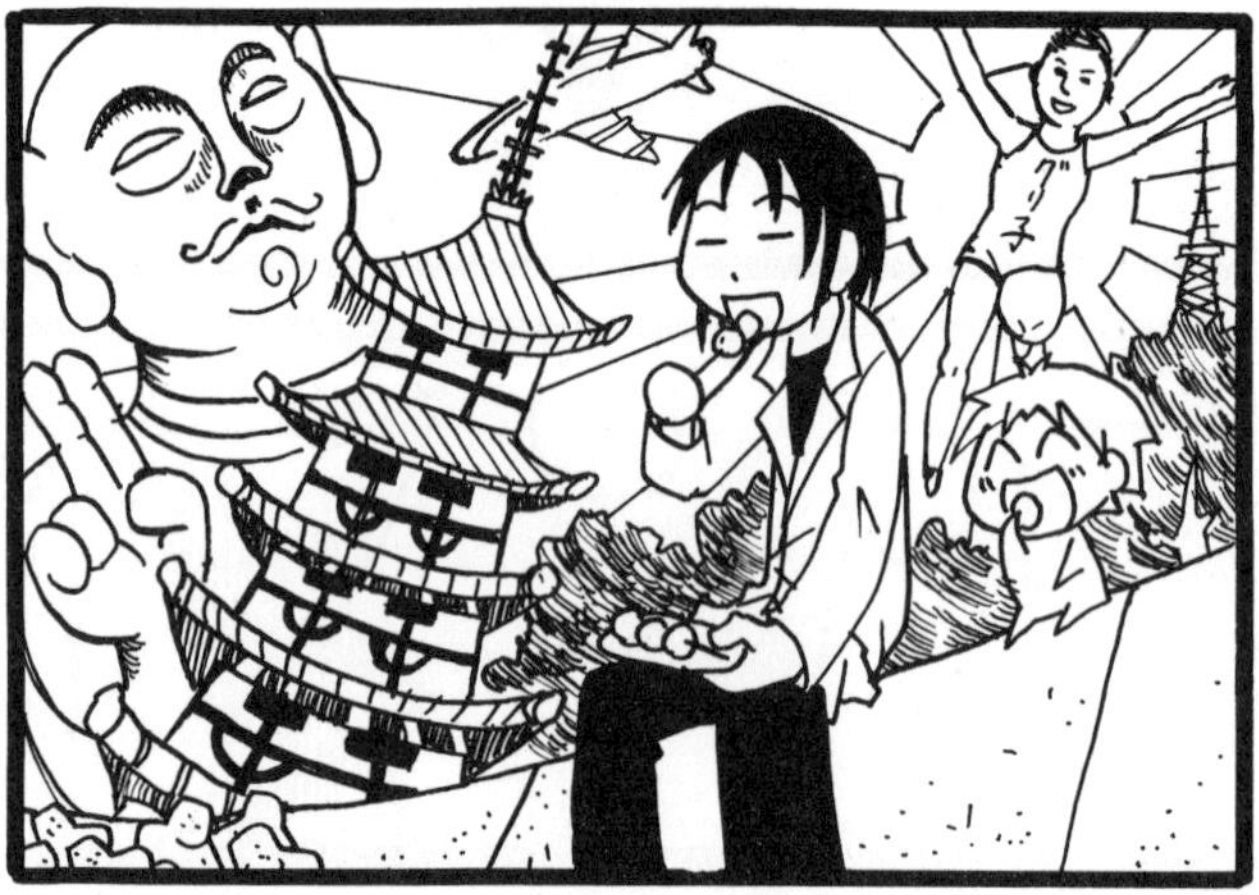

ＡＤＨＤを改善して良かったこと
その一つに
『一人で旅行に行けるようになったこと』
情報雑誌読んだり
宿を探したり
乗車時刻調べたり
行きたい場所ピックアップしたり
効率よく行けるよう計画たてたり…
昔は全部できなかった
でも今はできる
ああ、しあわせ♥
でも最近はさらにレベルをあげ、あえて無計画な
一人旅もやってみたいなーと思ったり

先延ばしの改善

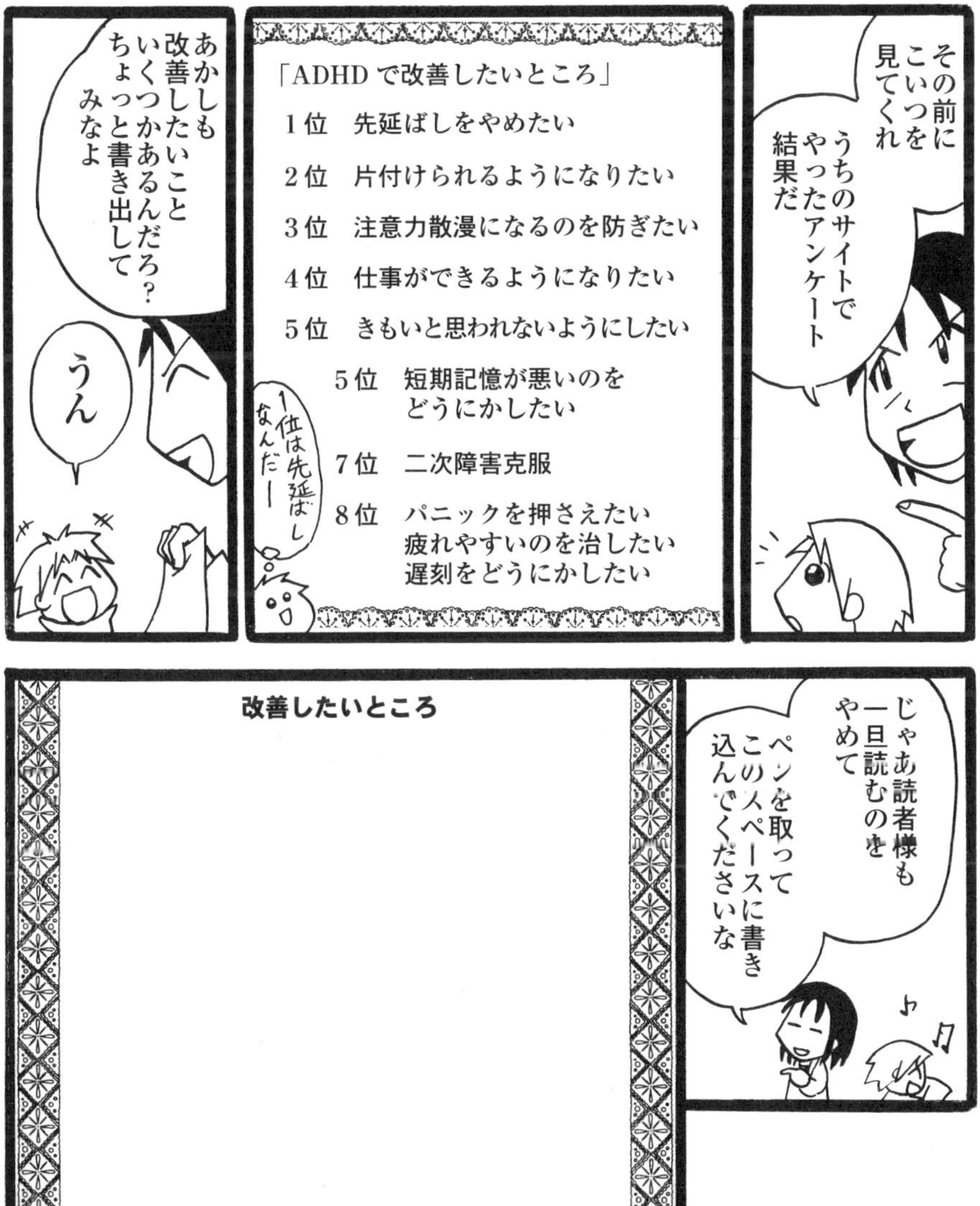
その前にこいつを見てくれ
うちのサイトでやったアンケート結果だ
「ADHD で改善したいところ」
1位　先延ばしをやめたい
2位　片付けられるようになりたい
3位　注意力散漫になるのを防ぎたい
4位　仕事ができるようになりたい
5位　きもいと思われないようにしたい
5位　短期記憶が悪いのをどうにかしたい
7位　二次障害克服
8位　パニックを押さえたい
疲れやすいのを治したい
遅刻をどうにかしたい
1位は先延ばしなんだー
あかしも改善したいこといくつかあるんだろ？ちょっと書き出してみなよ
うん
じゃあ読者様も一旦読むのをやめて
ペンを取ってこのスペースに書き込んでくださいな
改善したいところ

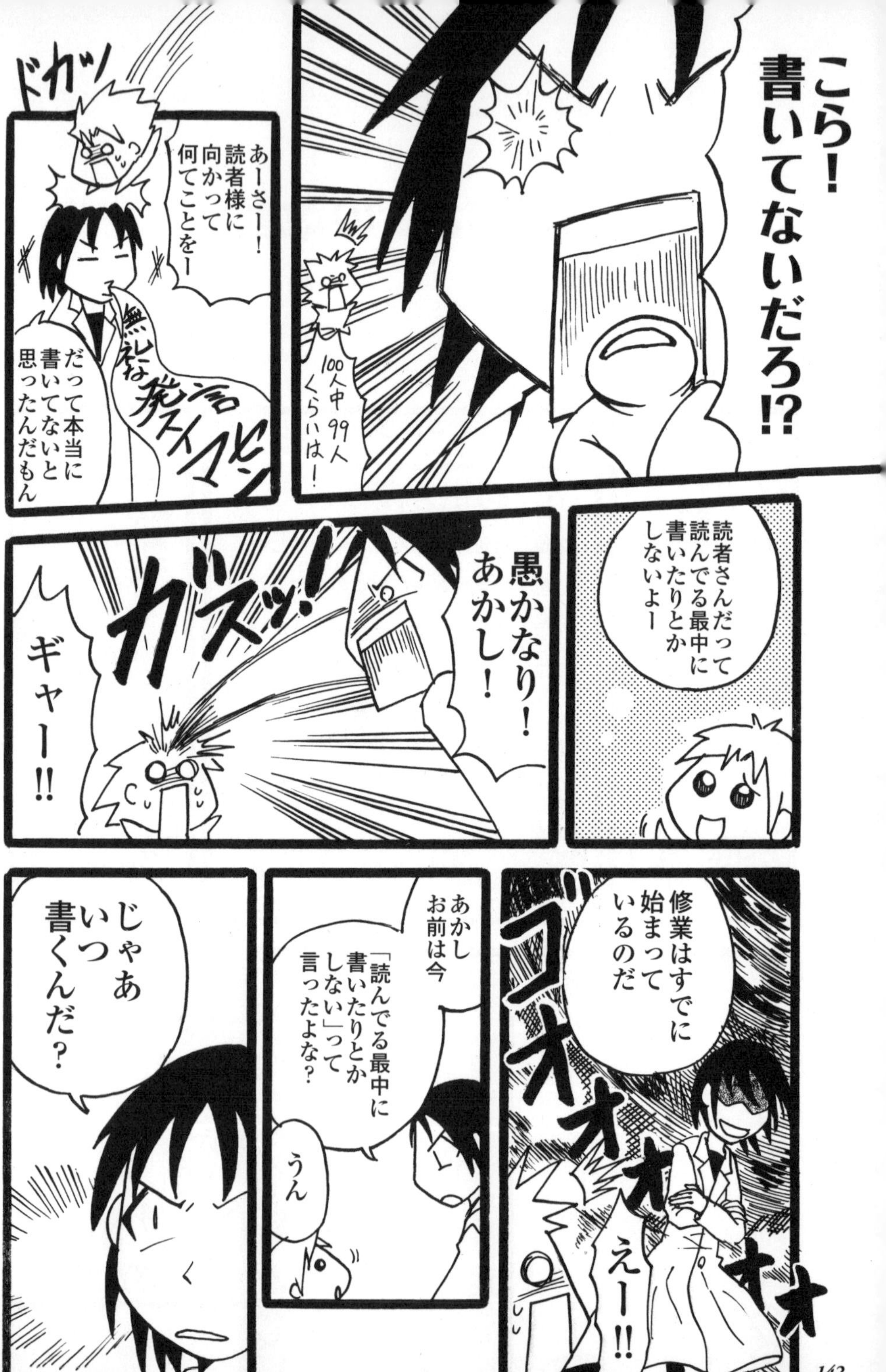
こら！書いてないだろ!?
100人中99人くらいは！
ドカッ
あーさーー！読者様に向かって何てことをー
無礼な発言スイマセン
だって本当に書いてないと思ったんだもん
読者さんだって読んでる最中に書いたりとかしないよー
愚かなり！あかし！
ガスッ!!
ギャーー!!
修業はすでに始まっているのだ
ゴオオオオ
えーー!!
あかし お前は今
「読んでる最中に書いたりとかしない」って言ったよな？
うん
じゃあいつ書くんだ？

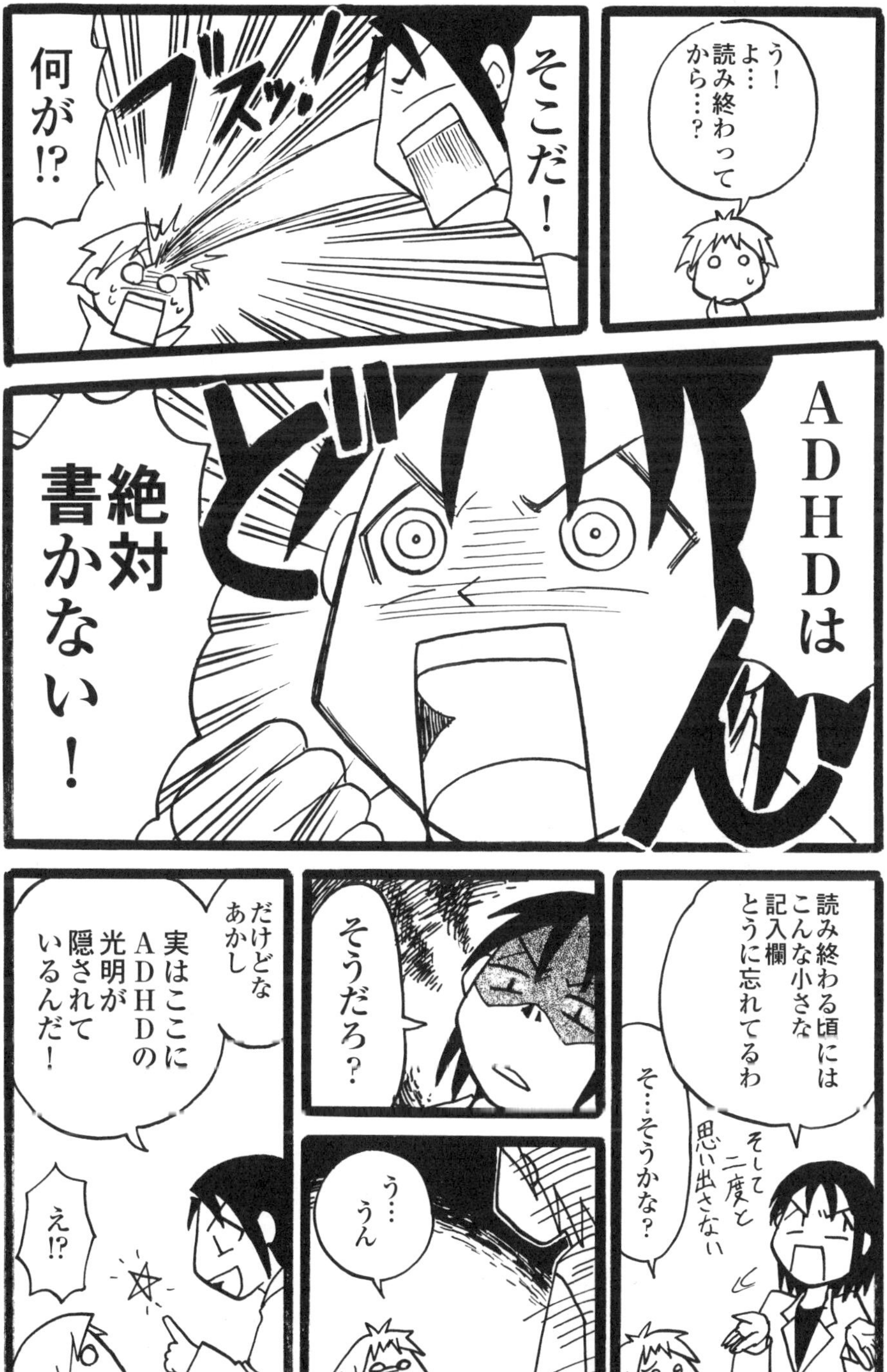

う！
よ…
読み終わってから…？
そこだ！
ブスッ！
何が!?
ADHDは
絶対書かない！
読み終わる頃にはこんな小さな記入欄とうに忘れてるわ
そして二度と思い出さない
そ…そうかな？
そうだろ？
う…うん
だけどなあかし
実はここにADHDの光明が隠されているんだ！
え!?

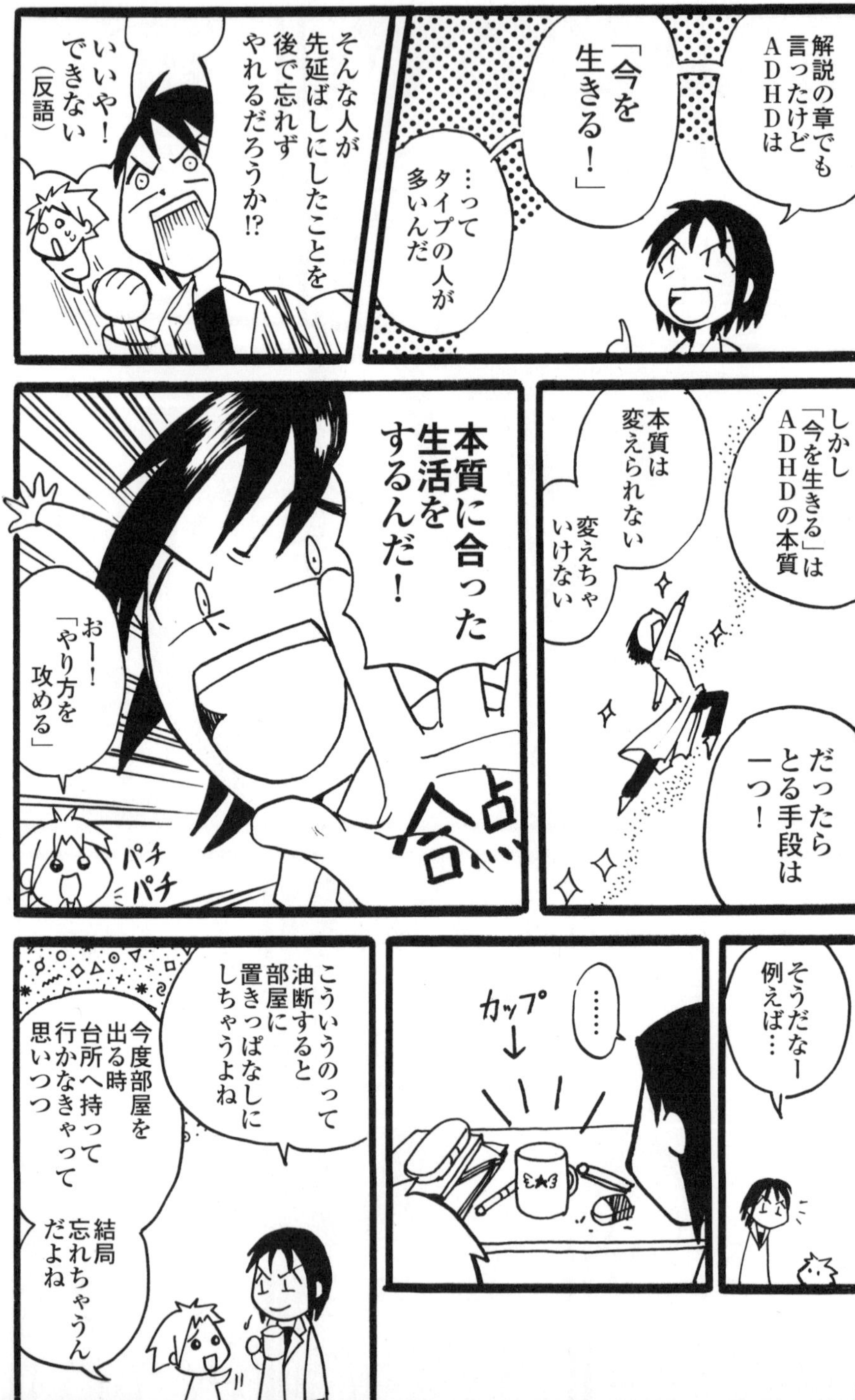
解説の章でも言ったけどＡＤＨＤは
「今を生きる！」
…ってタイプの人が多いんだ
そんな人が先延ばしにしたことを後で忘れずやれるだろうか!?
いいや！できない
（反語）
しかし「今を生きる」はＡＤＨＤの本質
本質は変えられない
変えちゃいけない
だったらとる手段は一つ！
本質に合った生活をするんだ！
合点
おー！「やり方を攻める」
パチパチ
そうだなー例えば…
カップ
……
こういうのって油断すると部屋に置きっぱなしにしちゃうよね
今度部屋を出る時台所へ持ってかなきゃって思いつつ
結局忘れちゃうんだよね

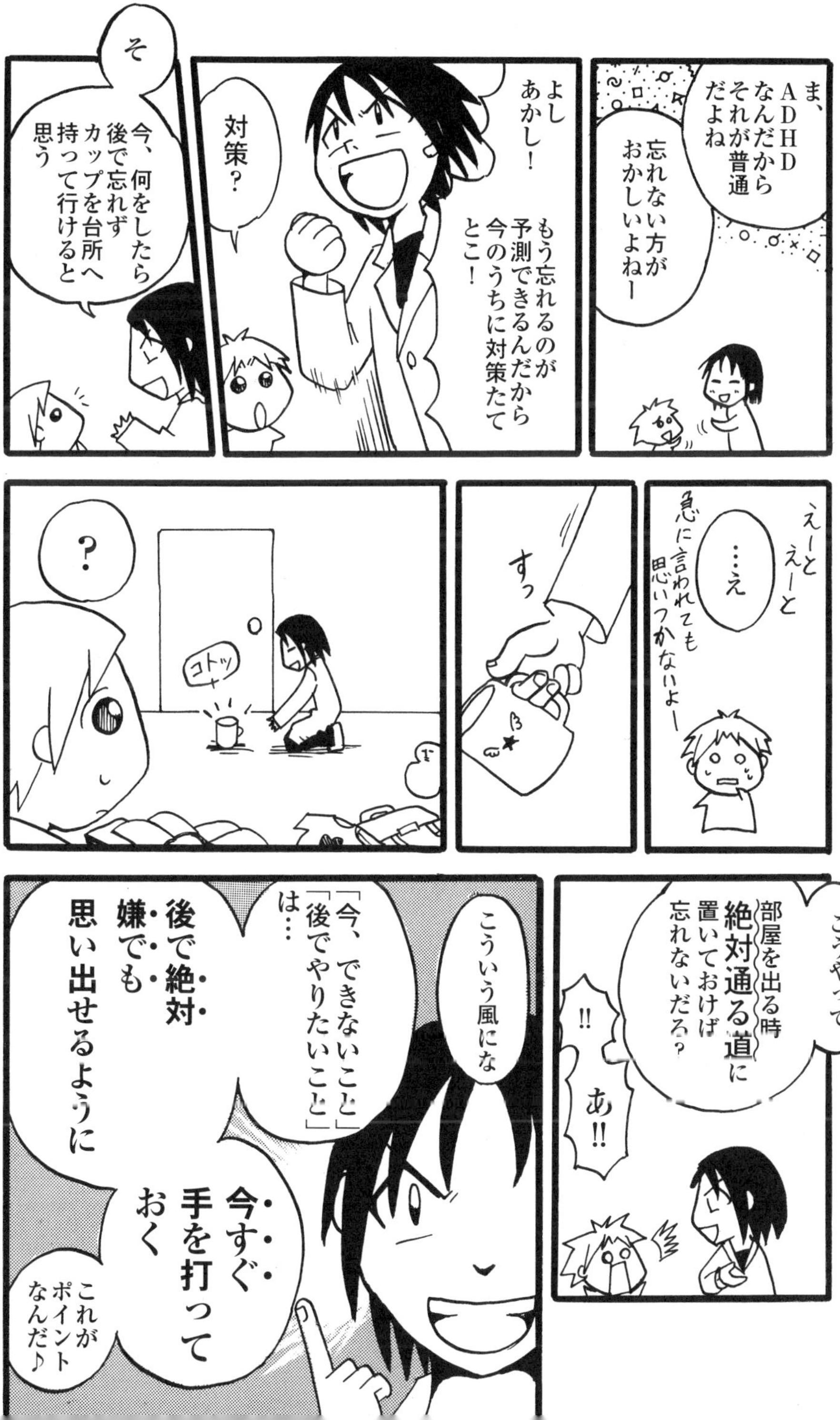

ま、ADHDなんだからそれが普通だよね
忘れない方がおかしいよねー
よしあかし！
もう忘れるのが予測できるんだから今のうちに対策たてとこ！
対策？
そ
今、何をしたら後で忘れずカップを台所へ持って行けると思う
えーとえーと
……え
急に言われても思いつかないよー
すっ
コトッ
？
こうやって
部屋を出る時絶対通る道に置いておけば忘れないだろ？
!!
あ!!
こういう風にな
「今、できないこと」「後でやりたいこと」は…
後で絶対嫌でも思い出せるように
今すぐ手を打っておく
これがポイントなんだ♪

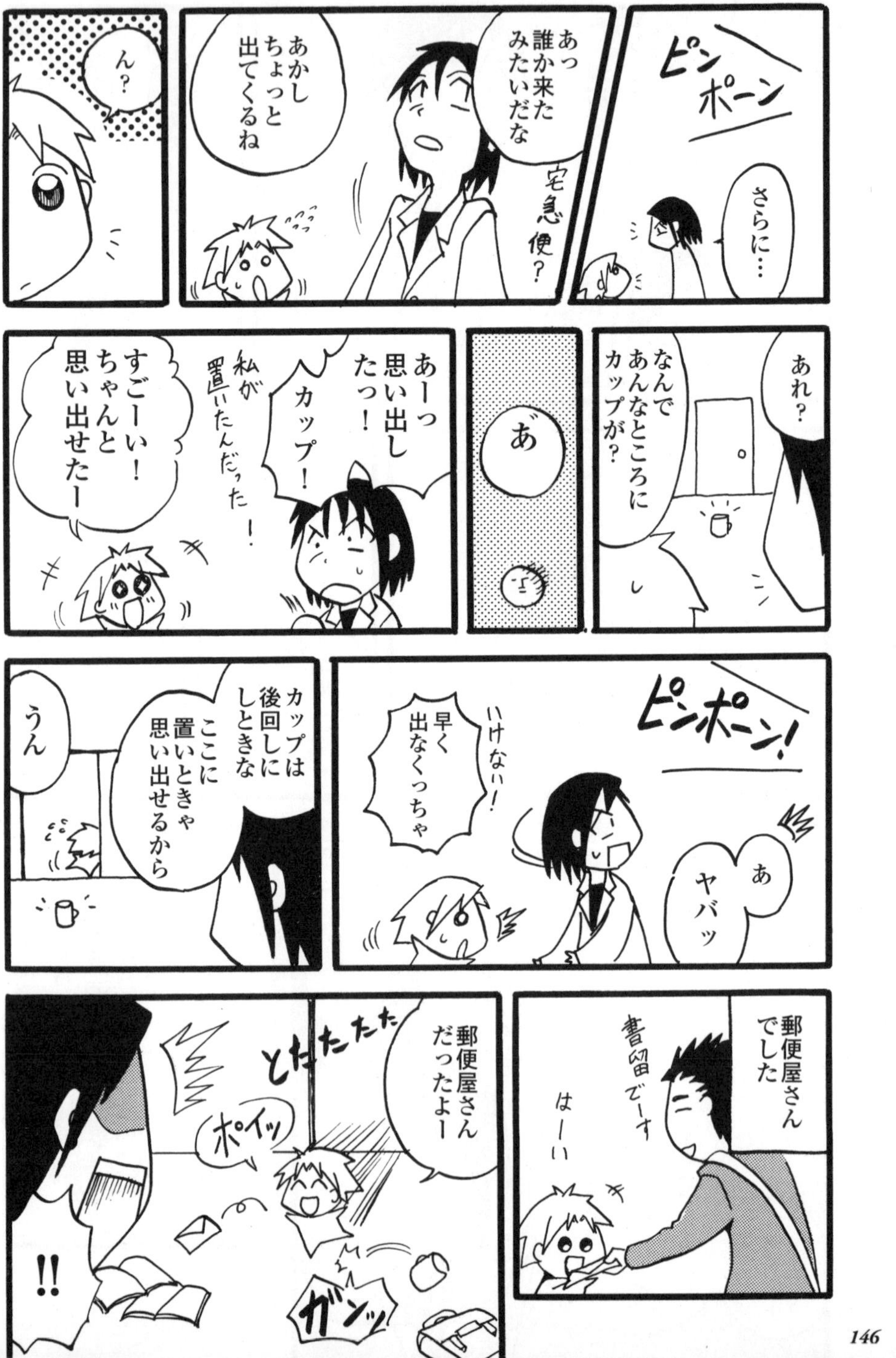
ピンポーン
さらに…
あっ 誰か来たみたいだな
宅急便？
あかし ちょっと出てくるね
ん？
あれ？
なんであんなところにカップが？
あ
あーっ 思い出したっ！
カップ！
私が置いたんだった！
すごーい！ちゃんと思い出せたー
ピンポーン！
あ ヤバッ
いけない！
早く出なくっちゃ
カップは後回しにしときな
ここに置いときゃ思い出せるから
うん
郵便屋さんでした
書留でーす
はーい
郵便屋さんだったよー
とたたたた
ポイッ
ガンッ
!!

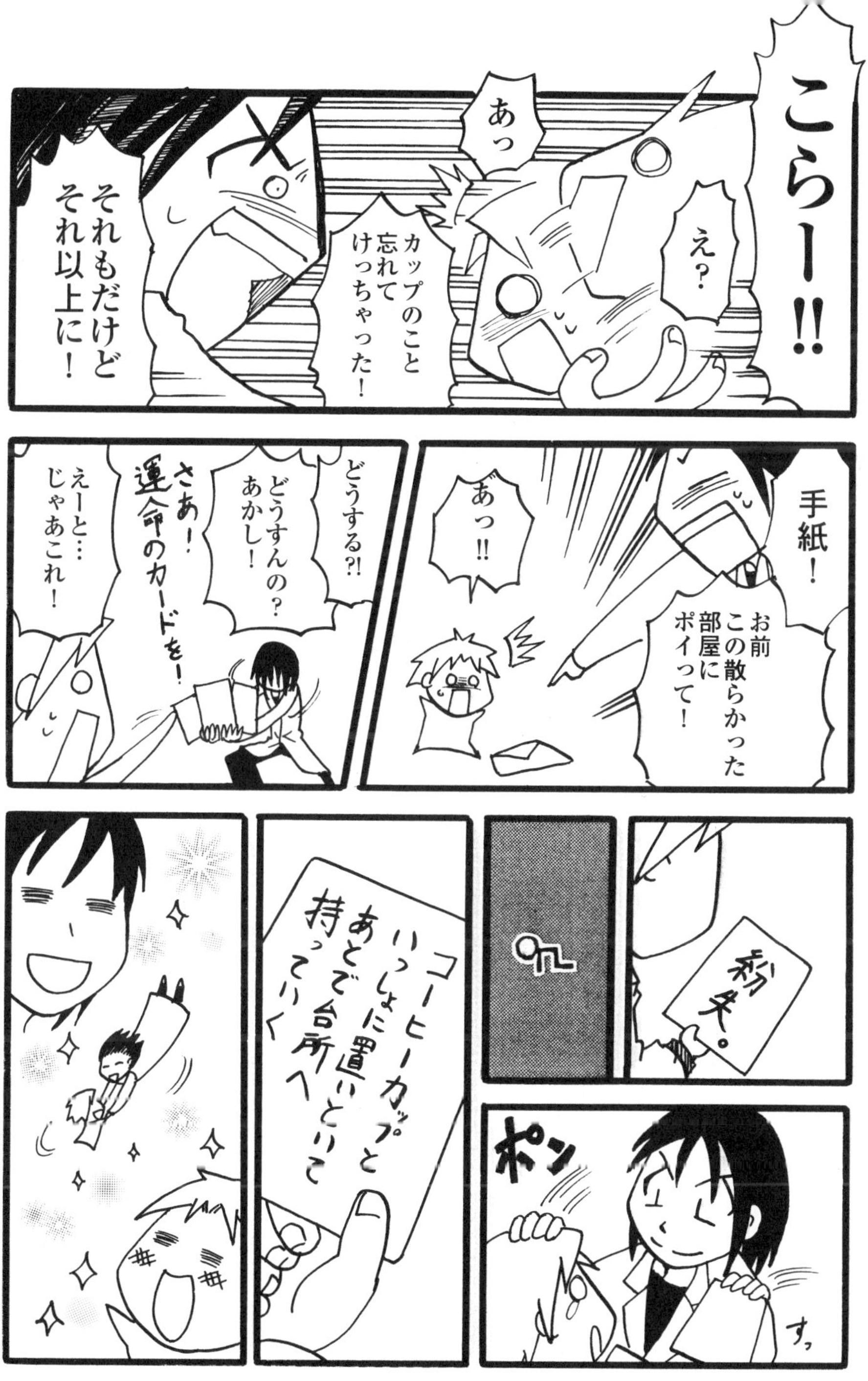

こらー!!
え?
あっ
カップのこと忘れてけっちゃった!
それもだけどそれ以上に!
手紙!
お前この散らかった部屋にポイって!
あっ!!
どうする?!
どうすんの? あかし!
さあ! 運命のカードを!
えーと… じゃあこれ!
約束。
コーヒーカップといっしょに置いといてあとで台所へ持っていく
ポン
すっ

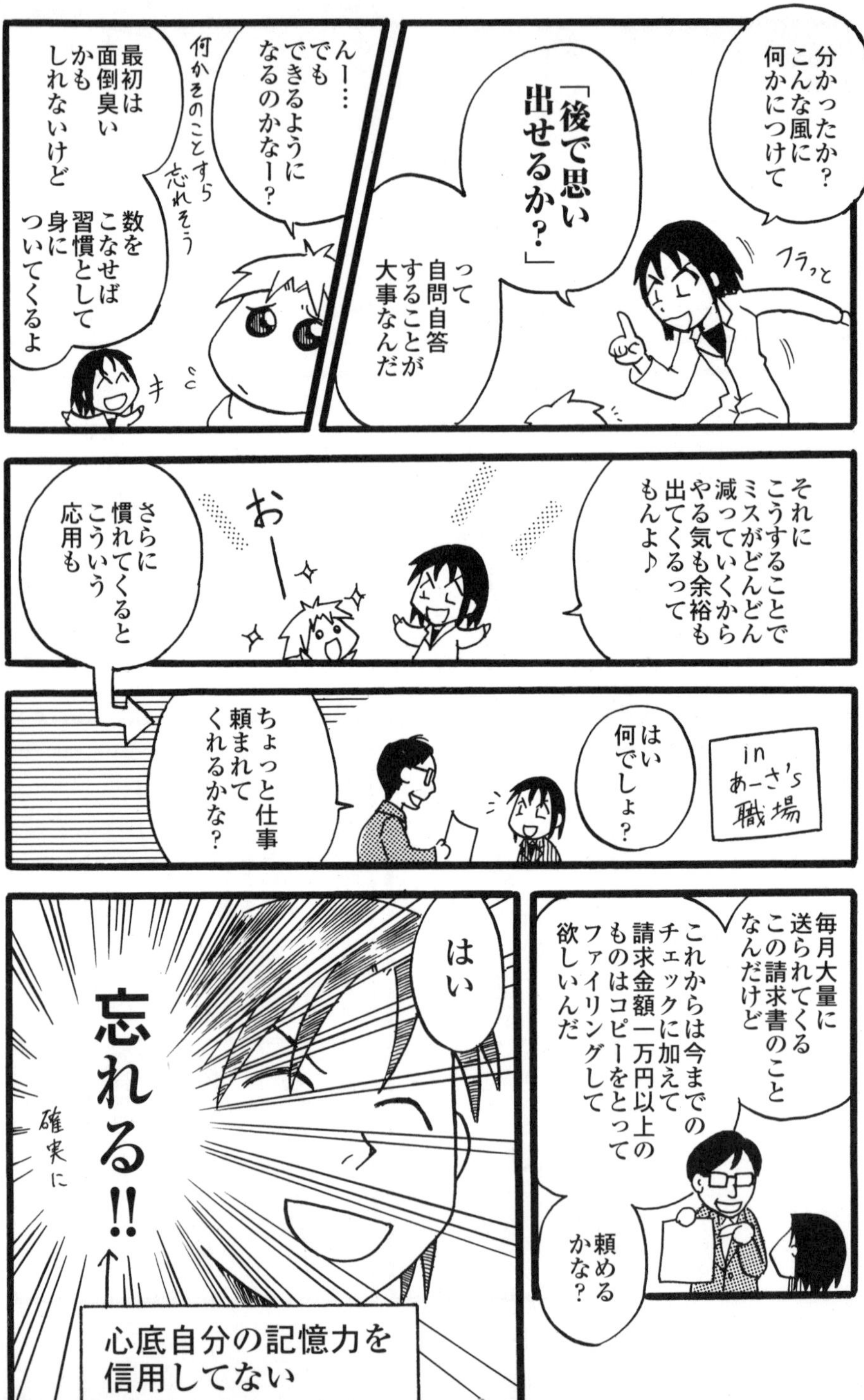

分かったか？こんな風に何かにつけて
フラっと
「後で思い出せるか？」
って自問自答することが大事なんだ
んー…でもできるようになるのかなー？
何かそのことすら忘れそう
最初は面倒臭いかもしれないけど
数をこなせば習慣として身についてくるよ
それにこうすることでミスがどんどん減っていくからやる気も余裕も出てくるってもんよ♪
おー
さらに慣れてくるとこういう応用も
in あーさ's 職場
はい何でしょ？
ちょっと仕事頼まれてくれるかな？
毎月大量に送られてくるこの請求書のことなんだけど
これからは今までのチェックに加えて請求金額一万円以上のものはコピーをとってファイリングして欲しいんだ
頼めるかな？
はい
忘れる!!
確実に
心底自分の記憶力を信用してない

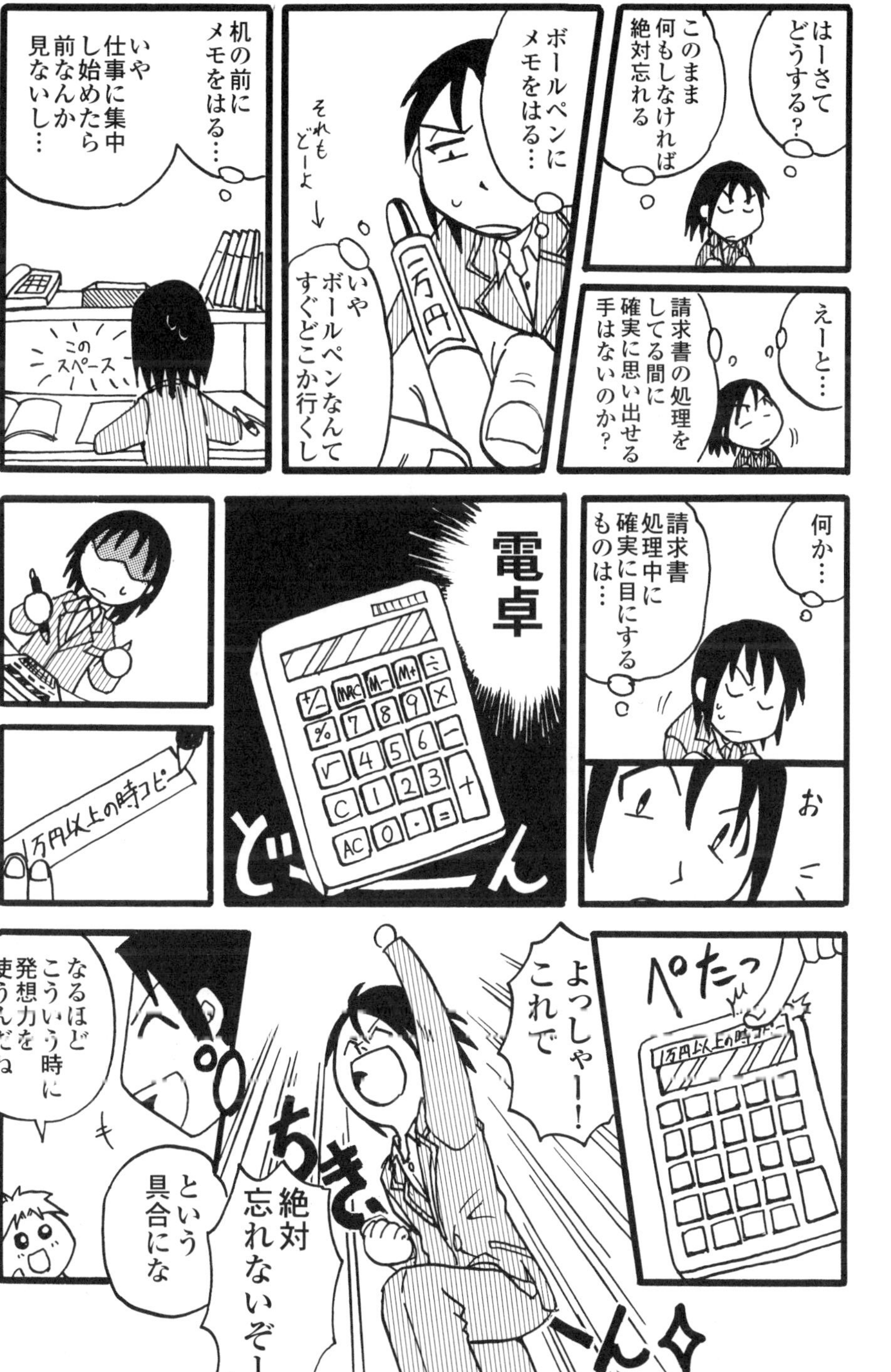
はーさて どうする？
このまま 何もしなければ 絶対忘れる
えーと…
請求書の処理を してる間に 確実に思い出せる 手はないのか？
ボールペンに メモをはる…
万円
それも どーよ
いや ボールペンなんて すぐどこか行くし
机の前に メモをはる…
いや 仕事に集中 し始めたら 前なんか 見ないし…
このスペース
何か…
請求書 処理中に 確実に目にする ものは…
お
電卓
どーーん
万円以上の時コピー
ぺたっ
万円以上の時コピー
よっしゃー！ これで
ちきーん
絶対 忘れないぞー
なるほど こういう時に 発想力を 使うんだね
キ
という 具合にな

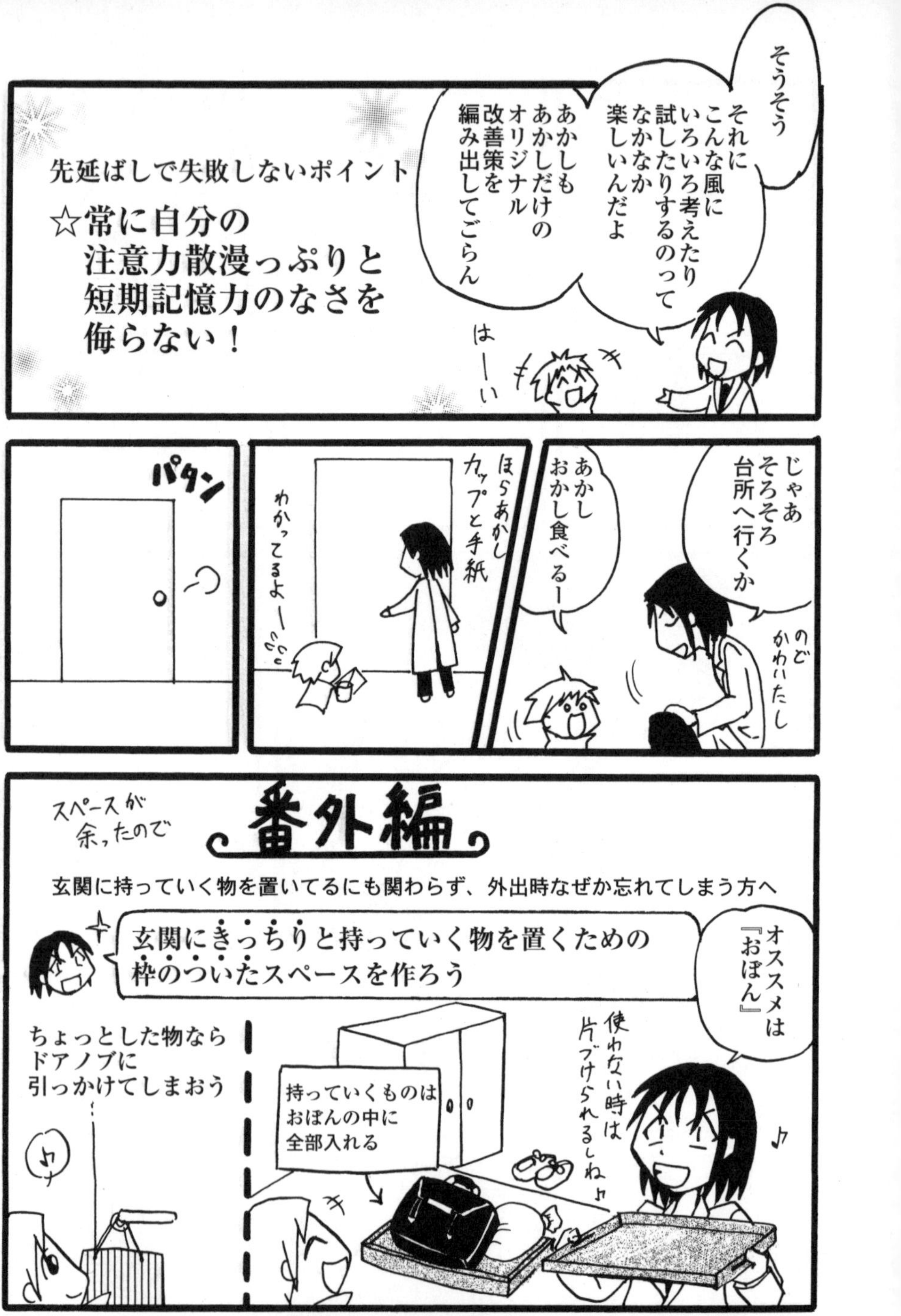
そうそう
それに こんな風に いろいろ考えたり 試したりするのって なかなか 楽しいんだよ
あかしも あかしだけの オリジナル 改善策を 編み出してごらん
はーい
先延ばしで失敗しないポイント
☆常に自分の注意力散漫っぷりと短期記憶力のなさを侮らない！
じゃあ そろそろ 台所へ行くか
あかし おかし食べるー
のど かわいたし
ほらあかし カップと手紙
わかってるよー
パタン
スペースが余ったので
番外編
玄関に持っていく物を置いてるにも関わらず、外出時なぜか忘れてしまう方へ
オススメは『おぼん』
玄関にきっちりと持っていく物を置くための枠のついたスペースを作ろう
使わない時は片づけられるしね♪
持っていくものはおぼんの中に全部入れる
ちょっとした物ならドアノブに引っかけてしまおう

↑外出時はおぼんが空になってるかどうか指差し確認

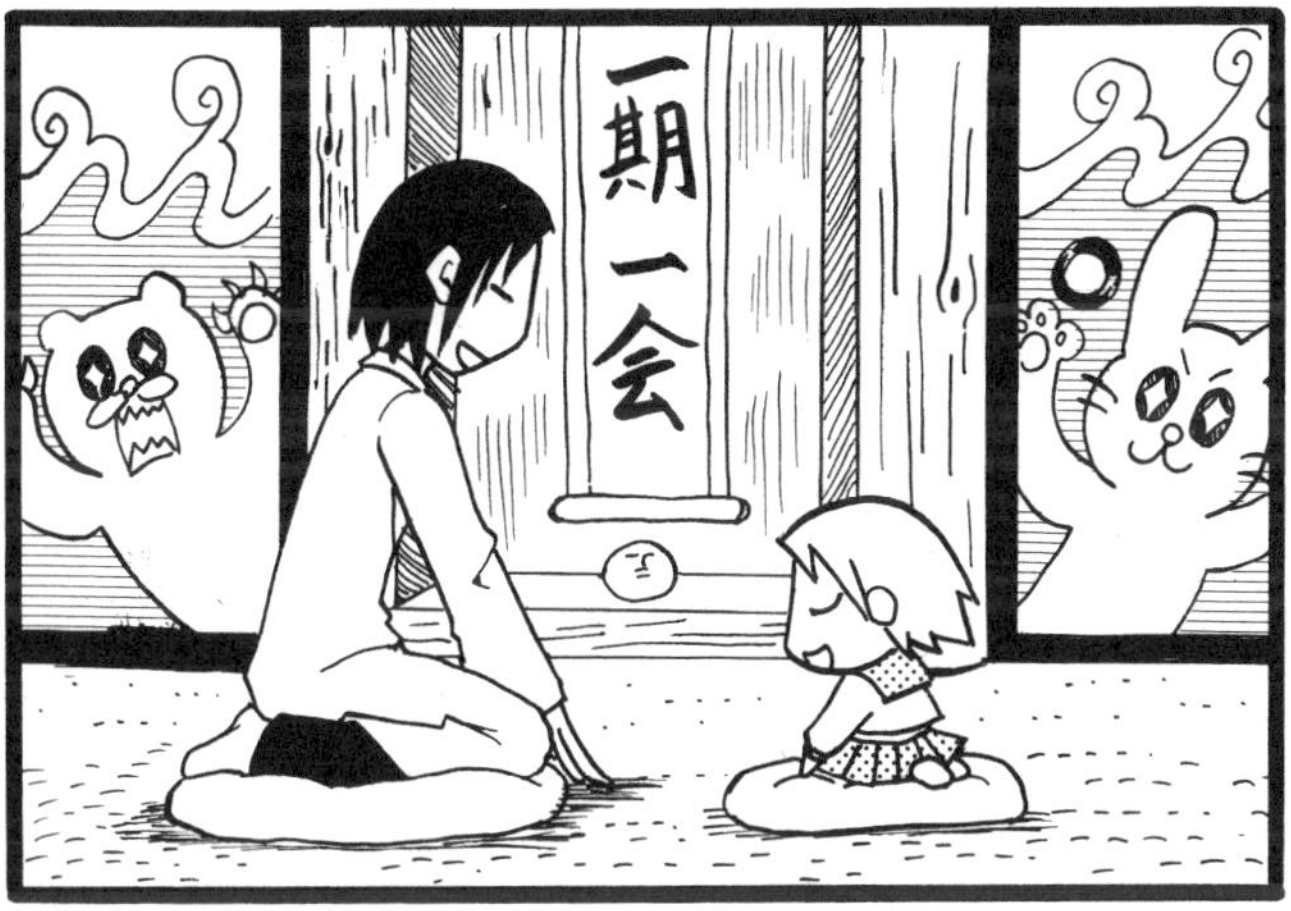

礼儀礼節

人から信用されるために
何よりも大事
相手に「ああ、この人なら安心」と
思ってもらえるように
今日も言葉、服装、立ち居振る舞いに
気を配るのです。

そして、
こういった気づかいは
人の心を豊かにするのです。

アイテムを利用しよう

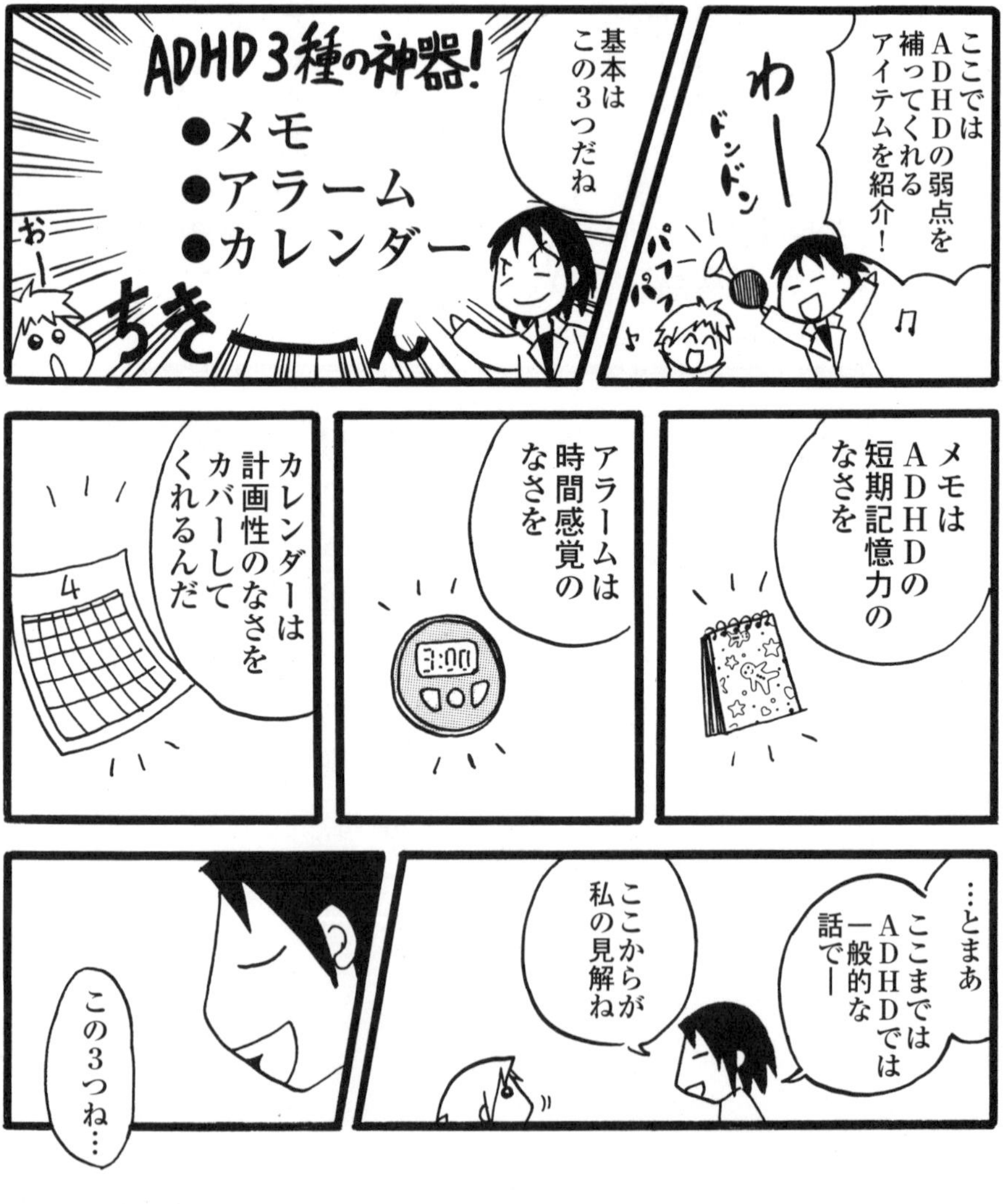

ここではADHDの弱点を補ってくれるアイテムを紹介！
わーー
ドンドン
パフパフ
基本はこの3つだね
ADHD 3種の神器！
●メモ
●アラーム
●カレンダー
ちきーーん
おーー
メモはADHDの短期記憶力のなさを
アラームは時間感覚のなさを
カレンダーは計画性のなさをカバーしてくれるんだ
4
…とまあここまではADHDでは一般的な話でー
ここからが私の見解ね
この3つね…

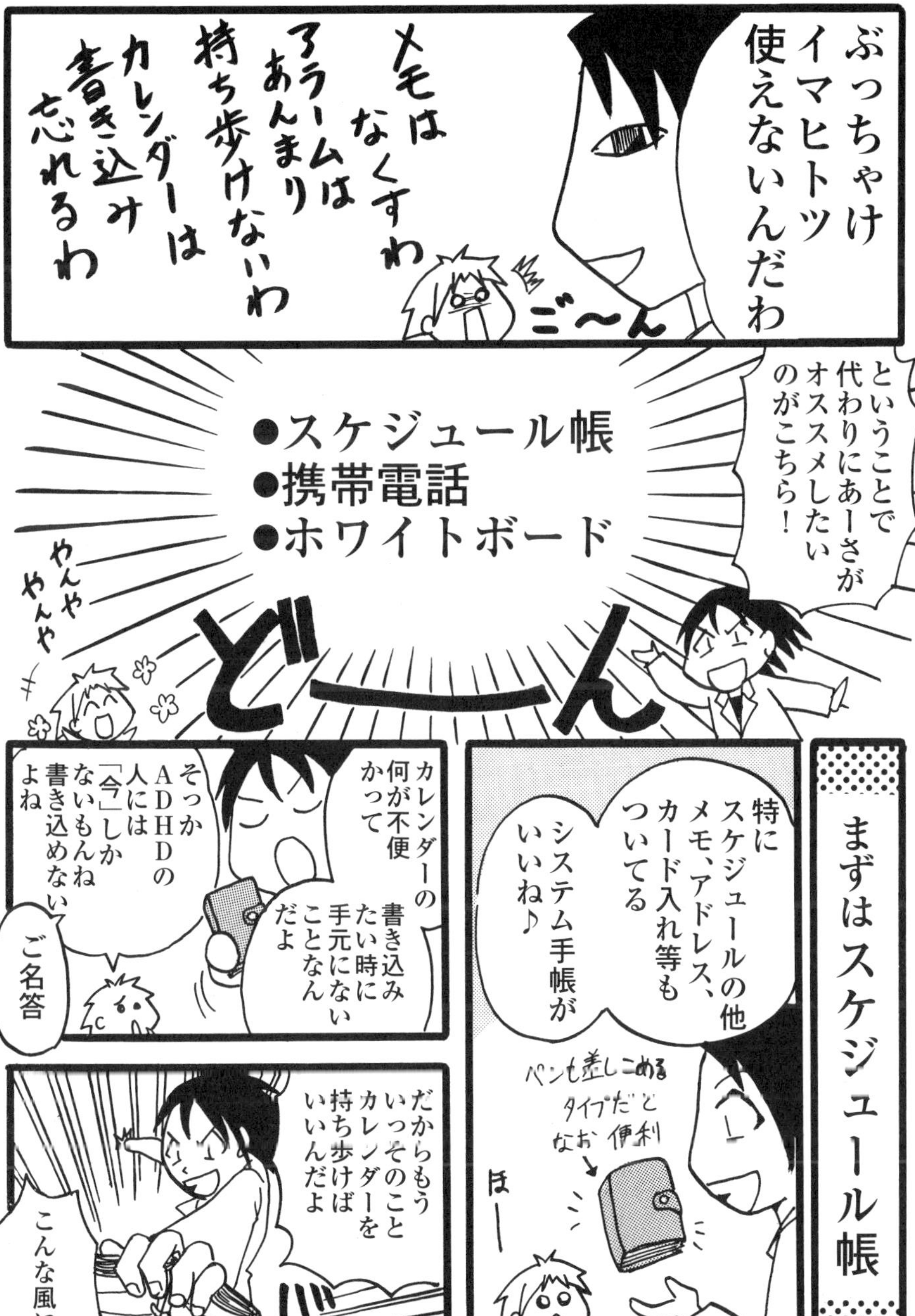

ぶっちゃけ イマヒトツ 使えないんだわ
メモは なくすわ
アラームは あんまり 持ち歩けないわ
カレンダーは 書き込み 忘れるわ
ご〜ん
ということで 代わりにあーさが オススメしたい のがこちら！
●スケジュール帳
●携帯電話
●ホワイトボード
やんや やんや
ど――ん
まずはスケジュール帳
特に スケジュールの他 メモ、アドレス、カード入れ等も ついてる
システム手帳が いいね♪
ペンも差しこめる タイプだと なお便利
ほー
カレンダーの 何が不便 かって
書き込み たい時に 手元にない ことなん だよ
そっか ADHDの 人には 「今」しか ないもんね 書き込めない よね
ご名答
だからもう いっそのこと カレンダーを 持ち歩けば いいんだよ
こんな風にね！

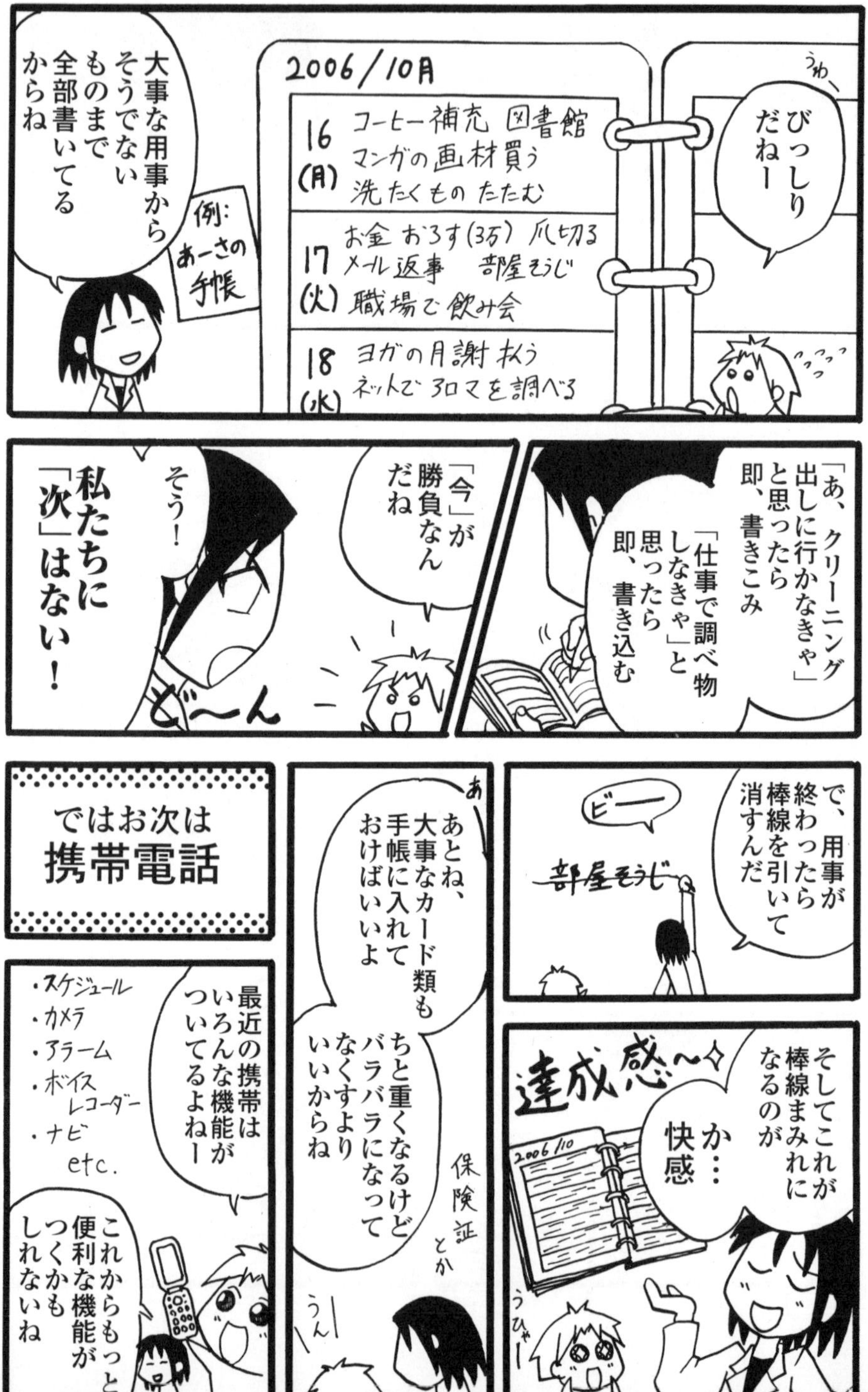

うわ～
びっしりだねー
2006/10月
16(月) コーヒー補充 図書館 マンガの画材買う 洗たくもの たたむ
17(火) お金おろす(3万) 爪切る メール返事 部屋そうじ 職場で飲み会
18(水) ヨガの月謝払う ネットでアロマを調べる
例：あーさの手帳
大事な用事からそうでないものまで全部書いてるからね
「あ、クリーニング出しに行かなきゃ」と思ったら即、書きこみ
「仕事で調べ物しなきゃ」と思ったら即、書き込む
「今」が勝負なんだね
そう！
私たちに「次」はない！
どーん
で、用事が終わったら棒線を引いて消すんだ
ビー
部屋そうじ
そしてこれが棒線まみれになるのが快感
か…
達成感～♪
2006/10
うひゃー
あ
あとね、大事なカード類も手帳に入れておけばいいよ
ちと重くなるけどバラバラになってなくすよりいいからね
保険証とか
うん
ではお次は携帯電話
最近の携帯はいろんな機能がついてるよねー
・スケジュール
・カメラ
・アラーム
・ボイスレコーダー
・ナビ
etc.
これからもっと便利な機能がつくかもしれないね

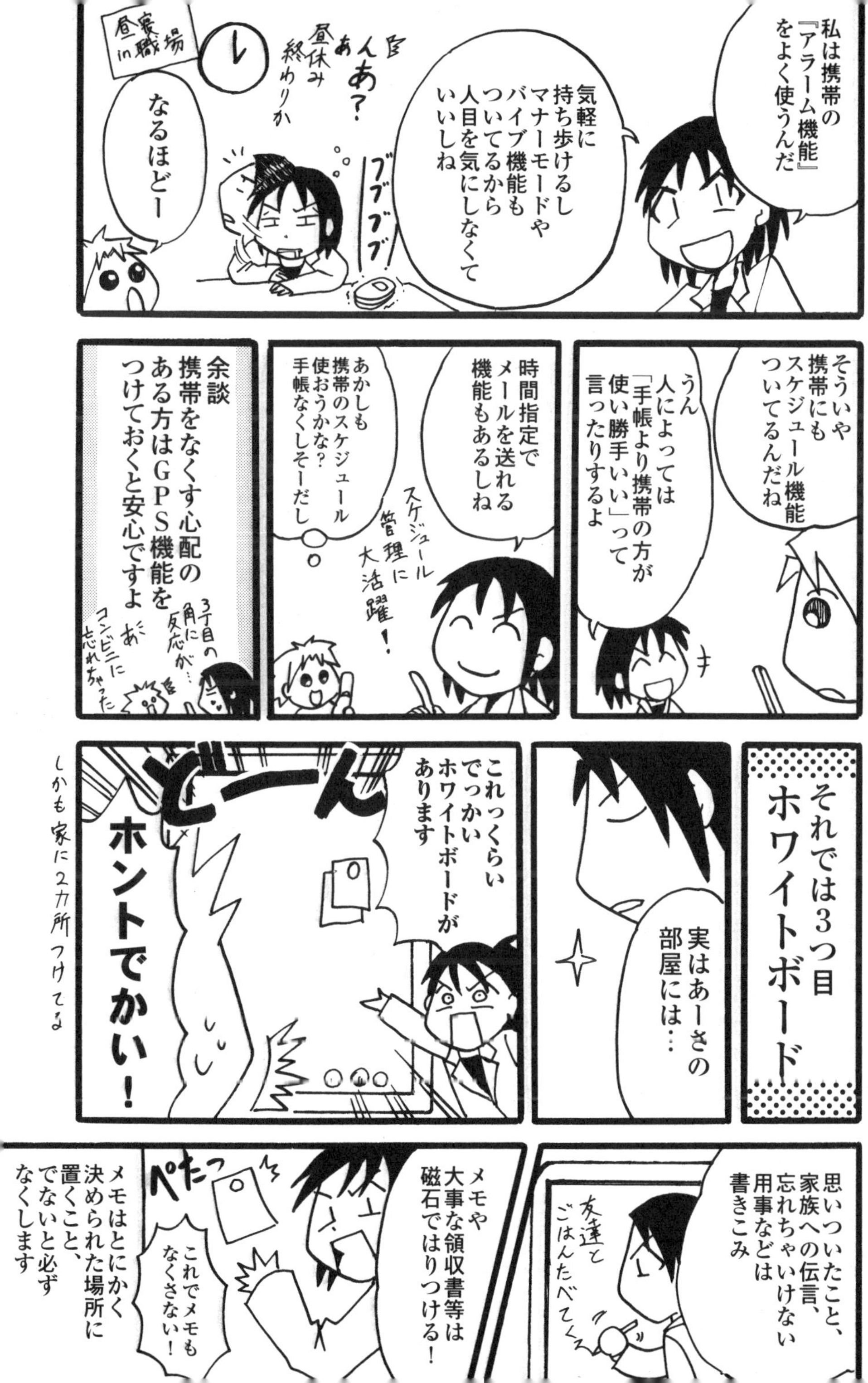

私は携帯の『アラーム機能』をよく使うんだ
気軽に持ち歩けるしマナーモードやバイブ機能もついてるから人目を気にしなくていいしね
ブブブブ
あ？
昼休み終わりか
昼寝in職場
なるほどー
そういや携帯にもスケジュール機能ついてるんだね
うん人によっては「手帳より携帯の方が使い勝手いい」って言ったりするよ
時間指定でメールを送れる機能もあるしね
あかしも携帯のスケジュール使おうかな？手帳なくしそーだし
スケジュール管理に大活躍！
余談 携帯をなくす心配のある方はGPS機能をつけておくと安心ですよ
3丁目の角に反応が…
あ コンビニに忘れちゃった
それでは3つ目ホワイトボード
実はあーさの部屋には…
これっくらいでっかいホワイトボードがあります
どーん
ホントでかい！
しかも家に2カ所つけてる
思いついたこと、家族への伝言、忘れちゃいけない用事などは書きこみ
友達とごはんたべてくる
メモや大事な領収書等は磁石ではりつける！
ぺたっ
これでメモもなくさない！
メモはとにかく決められた場所に置くこと、でないと必ずなくします

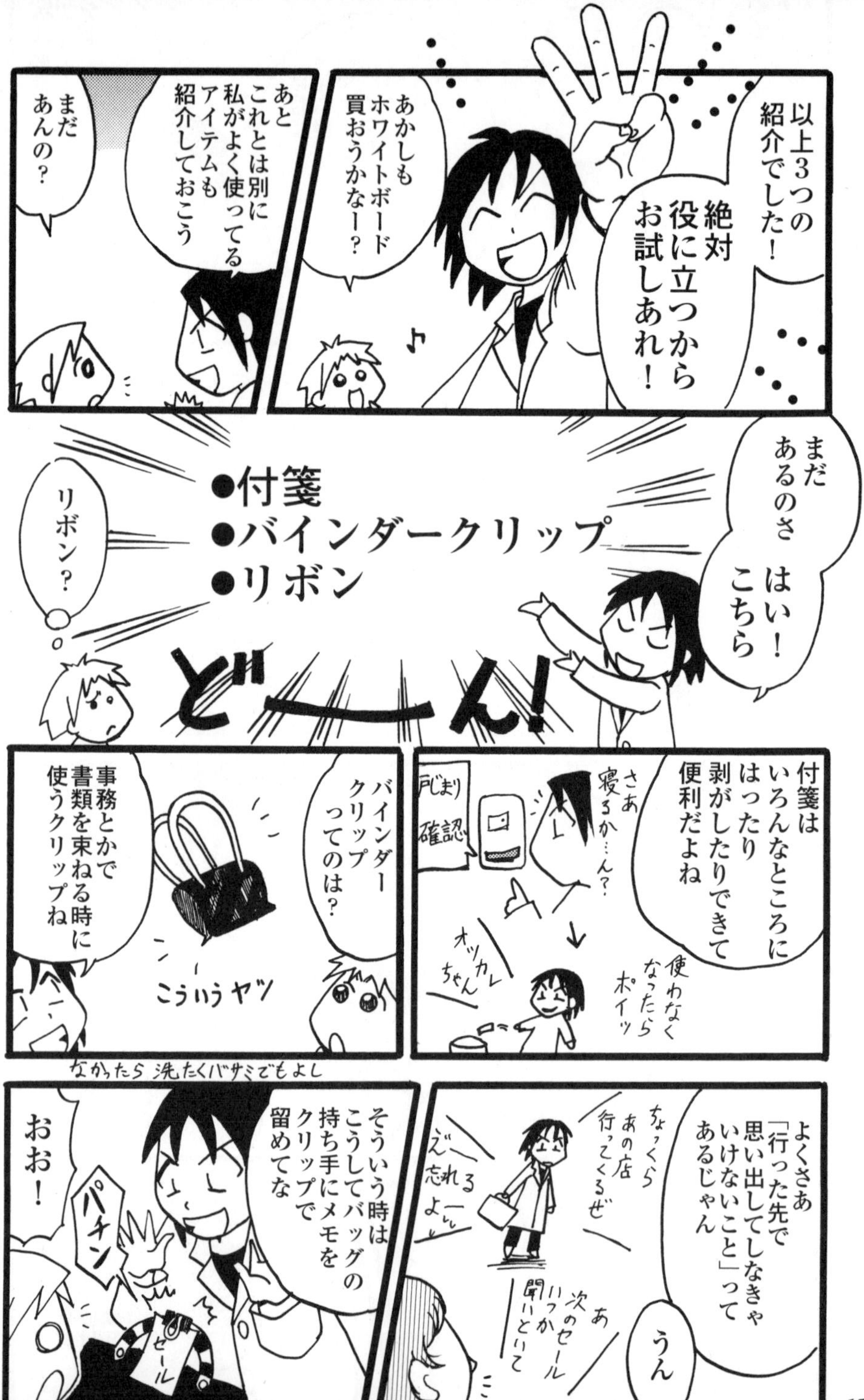

以上3つの紹介でした！
絶対役に立つからお試しあれ！
あかしもホワイトボード買おうかなー？
あとこれとは別に私がよく使ってるアイテムも紹介しておこう
まだあんの？
まだあるのさ
はい！こちら
●付箋
●バインダークリップ
●リボン
リボン？
どーん！
付箋はいろんなところにはったり剥がしたりできて便利だよね
戸じまり確認
さあ寝るか…ん？
オツカレちゃん
使わなくなったらポイッ
バインダークリップってのは？
事務とかで書類を束ねる時に使うクリップね
こういうヤツ
なかったら洗たくバサミでもよし
よくさあ「行った先で思い出してしなきゃいけないこと」ってあるじゃん
ちょっくらあの店行ってくるぜ
え忘れるよーぃ
あ次のセールいつか聞いといて
うん
そういう時はこうしてバッグの持ち手にメモをクリップで留めてな
パチン
セール
おお！

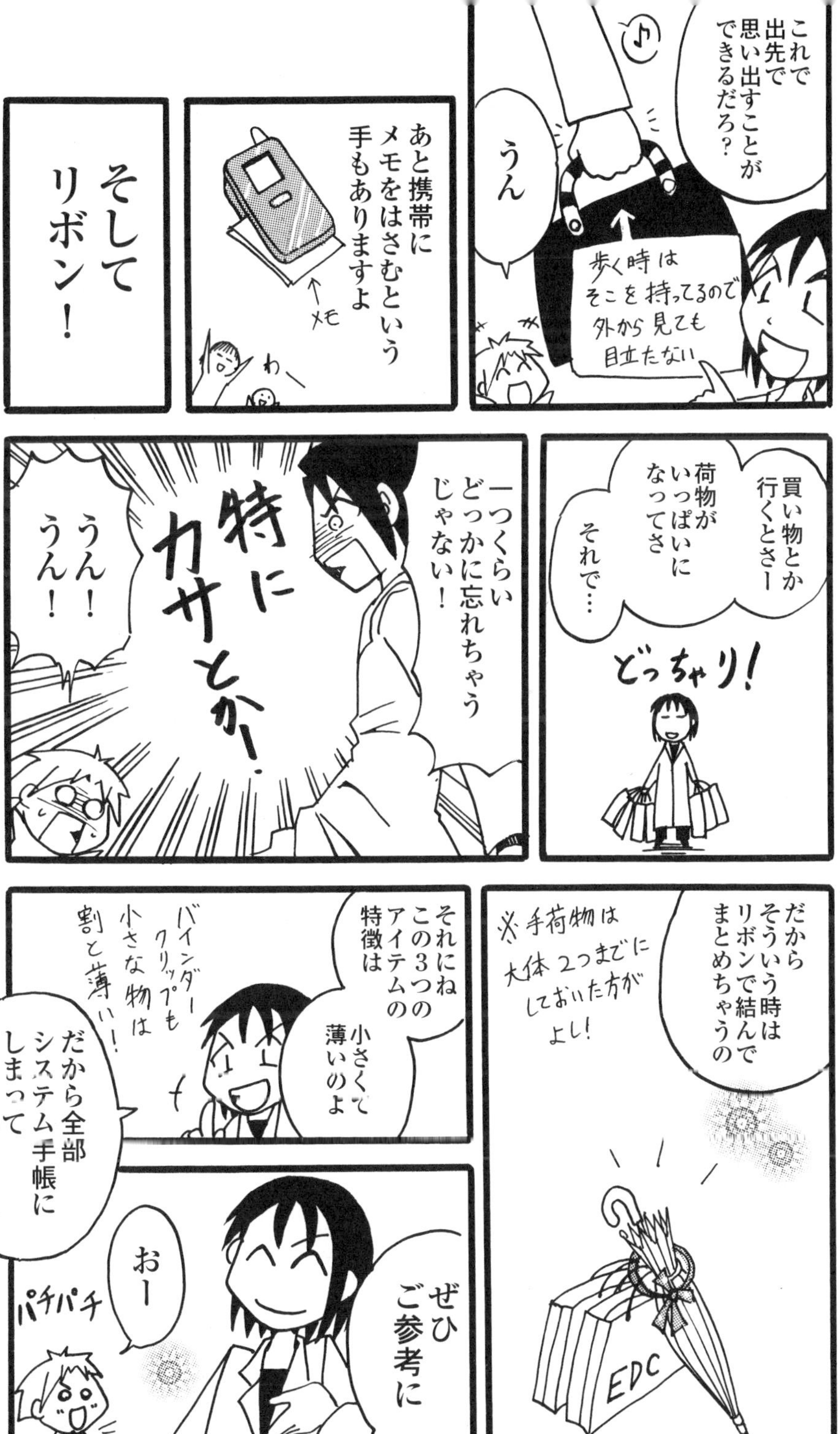

これで出先で思い出すことができるだろ？
♪
うん
歩く時はそこを持ってるので外から見ても目立たない
あと携帯にメモをはさむという手もありますよ
メモ
わー
そしてリボン！
買い物とか行くとさー
荷物がいっぱいになってさ
それで…
どっちゃり！
一つくらいどっかに忘れちゃうじゃない！
特にカサとかー！
うん！うん！
だからそういう時はリボンで結んでまとめちゃうの
※手荷物は大体2つまでにしておいた方がよし！
EDC
それにねこの3つのアイテムの特徴は
小さくて薄いのよ
バインダークリップも小さな物は割と薄い！
だから全部システム手帳にしまって持ち運べるのね
ぜひご参考に
おー
パチパチ

睡魔対策

ADHDの大敵の一つ『睡魔』!!　睡魔との戦いそのものも苦痛だが
周囲の人間の信用をそこなうのが何よりもイタい！

対策その①「立って話を聞く」

特に大事な話を聞く場合は立ってから話を聞こう

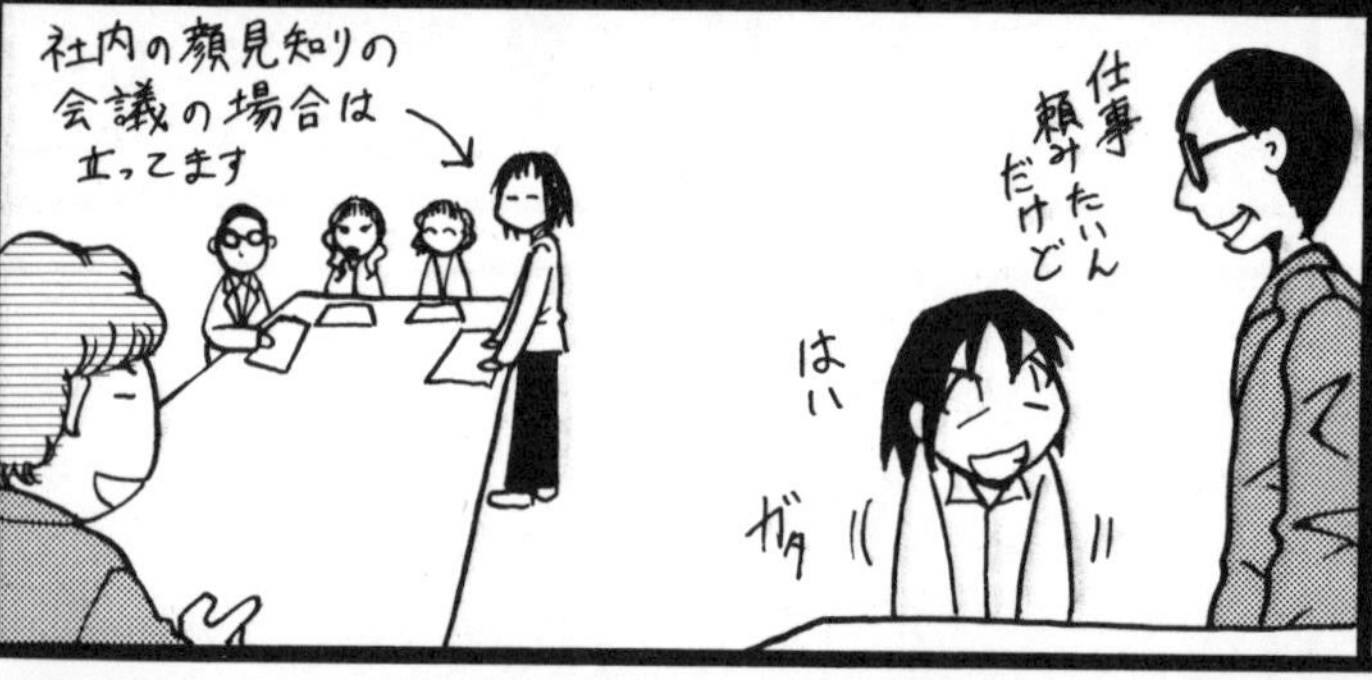
仕事頼みたいんだけど
はい
ガタ
社内の顔見知りの会議の場合は立ってます

対策その②「睡眠はきちんととる」

ADHDはとにかく脳のエネルギー消費が激しい。そのことをふまえて非ADHDより多めに睡眠をとろう

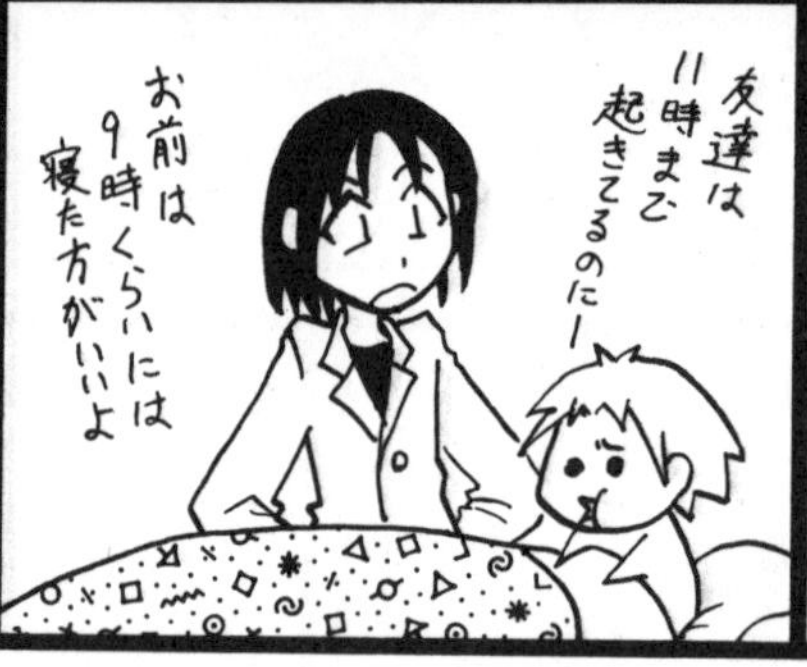
友達は11時まで起きてるのにー
お前は9時くらいには寝た方がいいよ

特に10代の頃まではめちゃくちゃ眠いと思う。でも大人になったら徐々に減ってくるのでご安心を

そして大事なのが**昼寝**！

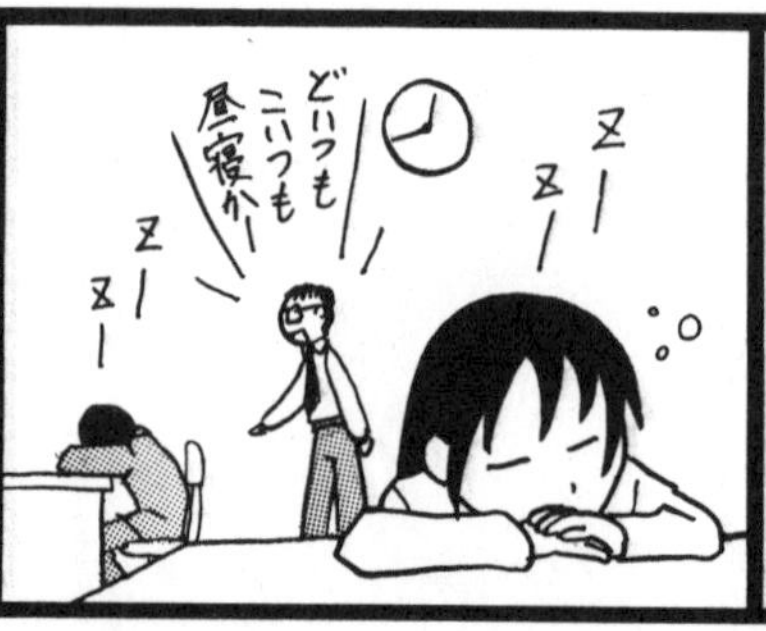
どいつもこいつも昼寝かー

特に仕事をされている方、昼休み10～15分でもいいので静かに目を閉じてみてください。たとえ眠れなくても午後からの仕事の能率が全然違います

それでも
ダメなら！

対策その③「睡魔対策グッズ」

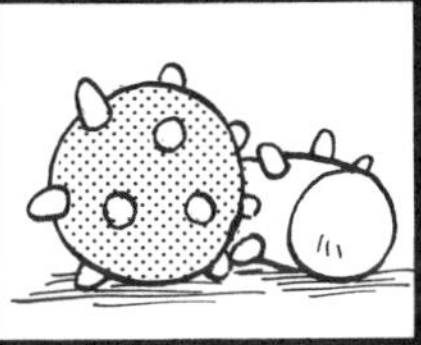

★手のひらマッサージ（通称イボイボ）

握って手遊びしてると、睡魔対策にも有効ですが、貧乏ゆすり等の多動を防ぐこともできますよ

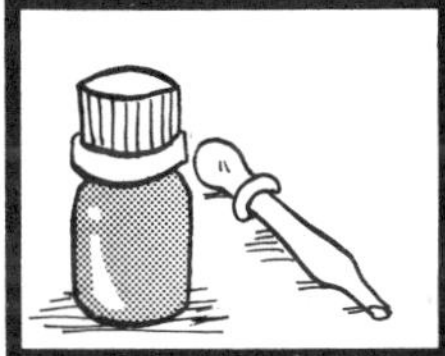

★アロマオイル・ペパーミント

眠気を覚ます他、集中力を上げたり、気持ちをリフレッシュさせる作用アリ、
必ず天然 100％のモノを使おう
合成のものは逆に脳に良くない

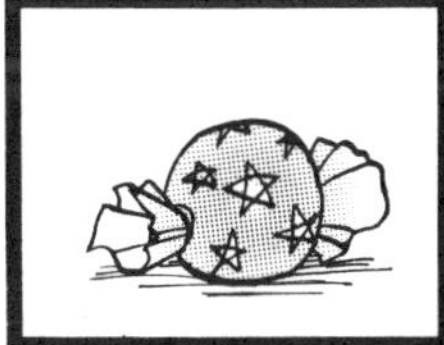

★アメ

口を動かしているといいよ
ペパーミント味のキャンディーならなお効果的！

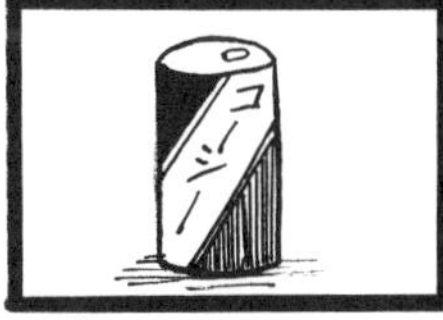
コーヒー

★コーヒー

王道

とどめに

対策その④「眠気を覚ますヨガポーズ」

眠気すっきり！
人目を忍んで
トイレの個室でもできる
ヨガポーズ

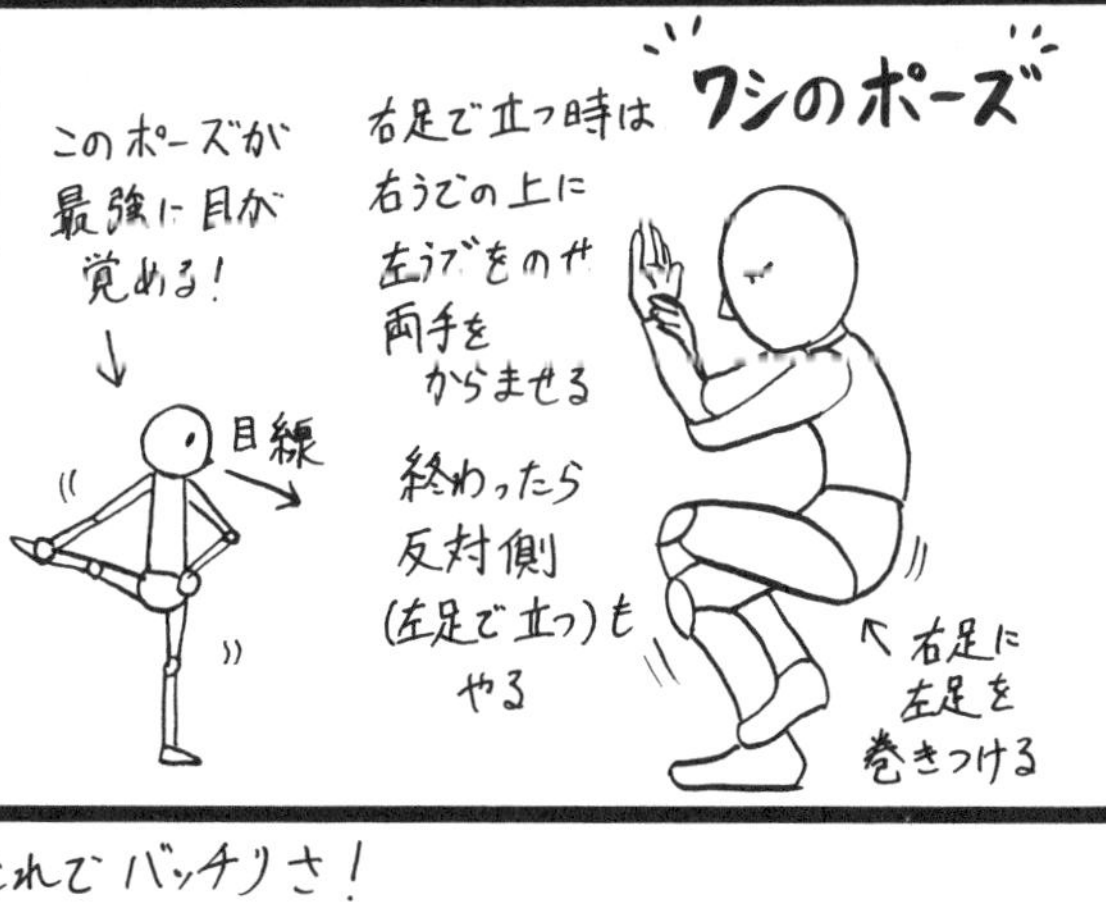

ワシのポーズ
右足で立つ時は
右うでの上に
左うでをのせ
両手を
からませる
終わったら
反対側
（左足で立つ）も
やる
右足に
左足を
巻きつける
このポーズが
最強に目が
覚める！
目線

基本的に
バランスをとろうと
ふんばると
眠気は覚めやすいようね

これでバッチリさ！

前向きになるために

全ての悩みを解決するための原動力
それが前向きでポジティブな心
ポジティブなエネルギーが欲しい時は
ポジティブな他者（あるいは物）から
遠慮なく分けてもらいましょう

友人・家族
絵・歌・サイト・石・観葉植物
などなど♪
逆にネガティブなエネルギーを放ってそうな物には
なるべく関わらない方がいいですよ
（愚痴ばかり言い合ってるサイトとかね）

あと
素敵な人の本をたくさん読みましょう（テレビでもいい！）
松下幸之助さん、斉藤一人さん
船井幸雄さん、美輪明宏さん…etc.
多くの人から喜ばれ、尊敬され、成功された方は
皆さんおもしろいくらい一貫して同じことを言ってます
それが一体何なのか、ぜひ掴んでください
そして実行してください
最初はただの「虚勢」でも、後で「本当」になったりしますから
「あ、こういうことか！」って気づいたりね

成功経験を脳に刷り込む

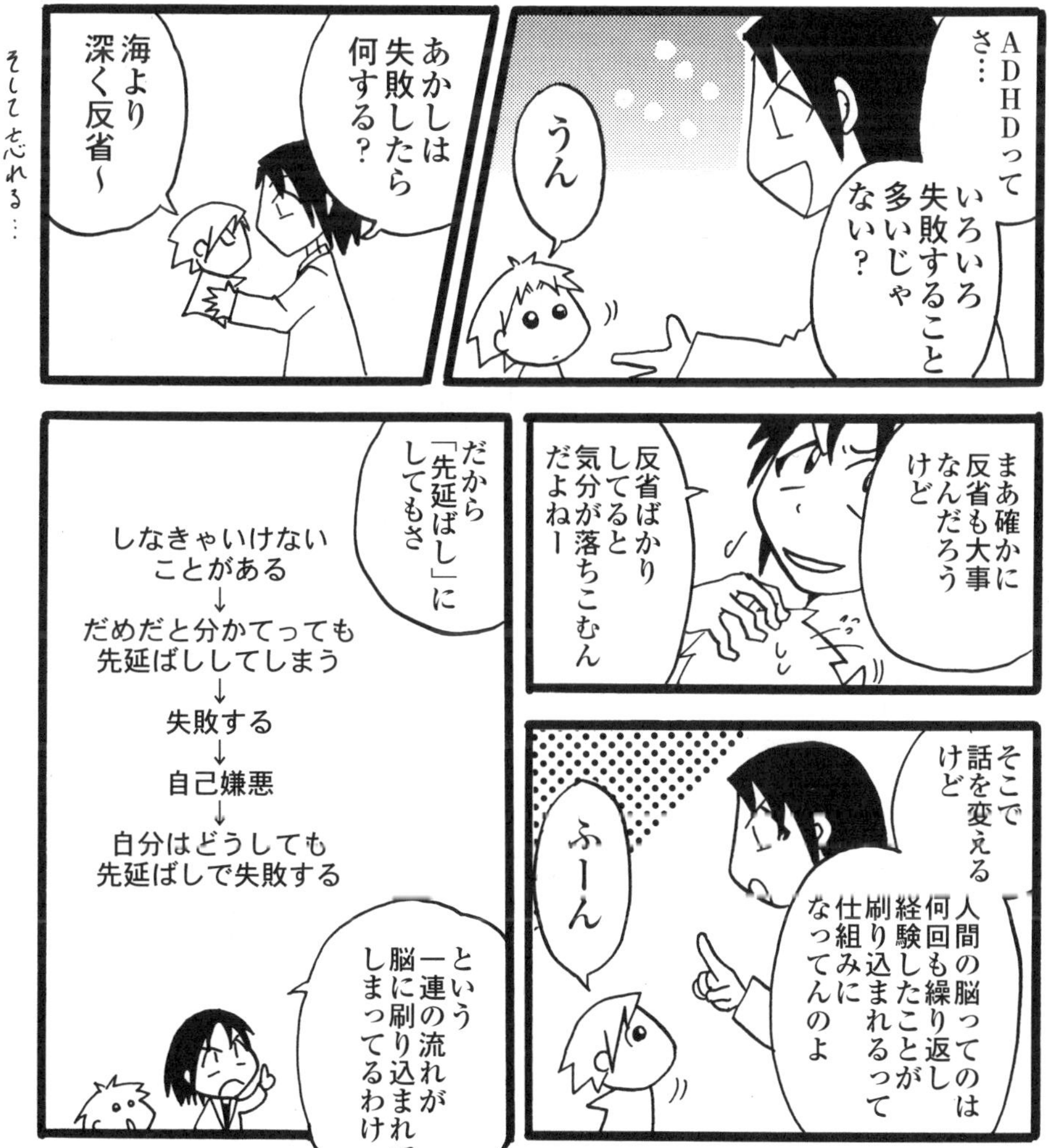
ADHDってさ…
いろいろ失敗すること多いじゃない？
うん
あかしは失敗したら何する？
海より深く反省〜
そして忘れる…
まあ確かに反省も大事なんだろうけど
反省ばかりしてると気分が落ちこむんだよねー
そこで話を変えるけど
ふーん
人間の脳ってのは何回も繰り返し経験したことが刷り込まれるって仕組みになってんのよ
だから「先延ばし」にしてもさ
しなきゃいけないことがある
↓
だめだと分かてっても先延ばしししてしまう
↓
失敗する
↓
自己嫌悪
↓
自分はどうしても先延ばしで失敗する
という一連の流れが脳に刷り込まれてしまってるわけ

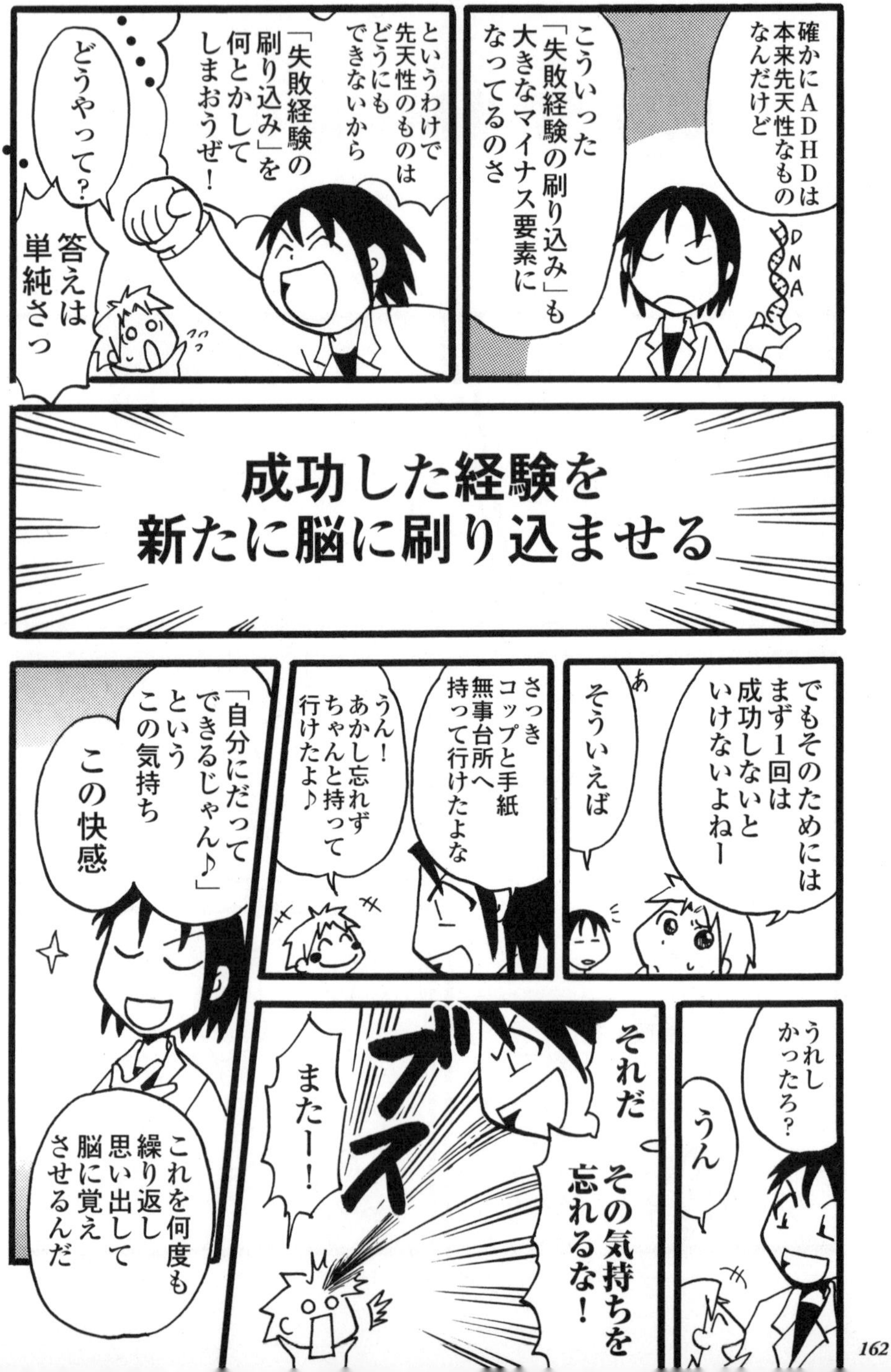
確かにADHDは本来先天性なものなんだけど
DNA
こういった「失敗経験の刷り込み」も大きなマイナス要素になってるのさ
というわけで先天性のものはどうにもできないから「失敗経験の刷り込み」を何とかしてしまおうぜ！
どうやって？
答えは単純さっ
成功した経験を新たに脳に刷り込ませる
でもそのためにはまず1回は成功しないといけないよねー
あ
そういえば
さっきコップと手紙無事台所へ持って行けたよな
うん！あかし忘れずちゃんと持って行けたよ♪
うれしかったろ？
うん
それだ
その気持ちを忘れるな！
またーー！
「自分にだってできるじゃん♪」というこの気持ち
この快感
これを何度も繰り返し思い出して脳に覚えさせるんだ

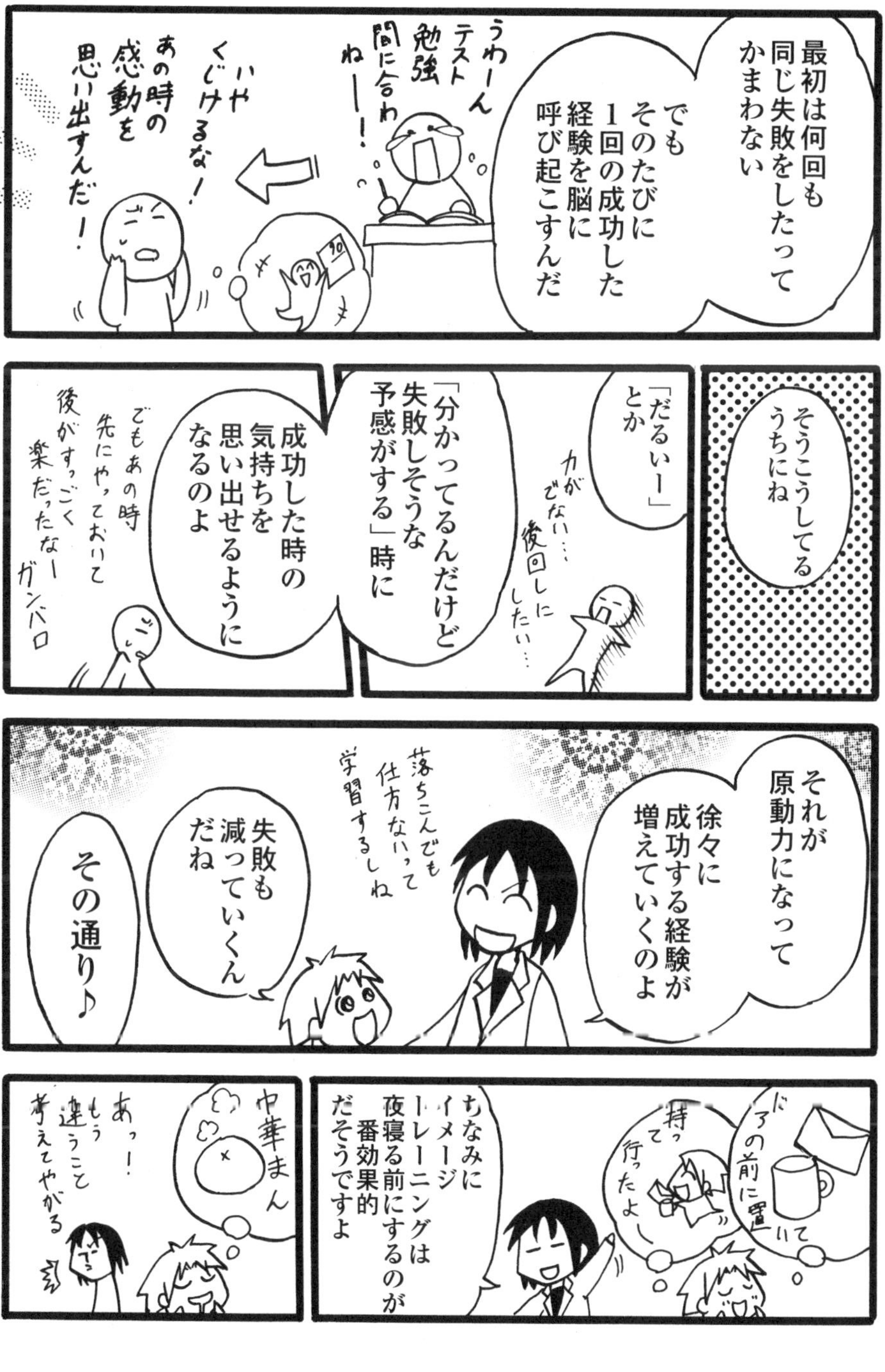
最初は何回も同じ失敗をしたってかまわない
でもそのたびに1回の成功した経験を脳に呼び起こすんだ
うわーんテスト勉強間に合わねーー！
いやくじけるな！あの時の感動を思い出すんだ！
そうこうしてるうちにね
「だるいー」とか
力がでない… 後回しにしたい…
「分かってるんだけど失敗しそうな予感がする」時に
成功した時の気持ちを思い出せるようになるのよ
でもあの時先にやっておいて後がすっごく楽だったなー ガンバロ
それが原動力になって
徐々に成功する経験が増えていくのよ
落ちこんでも仕方ないって学習するしね
失敗も減っていくんだね
その通り♪
ドアの前に置いて
持って行ったよー
ちなみにイメージトレーニングは夜寝る前にするのが一番効果的だそうですよ
中華まん
あっ！もう違うこと考えてやがる

時間を守るには？

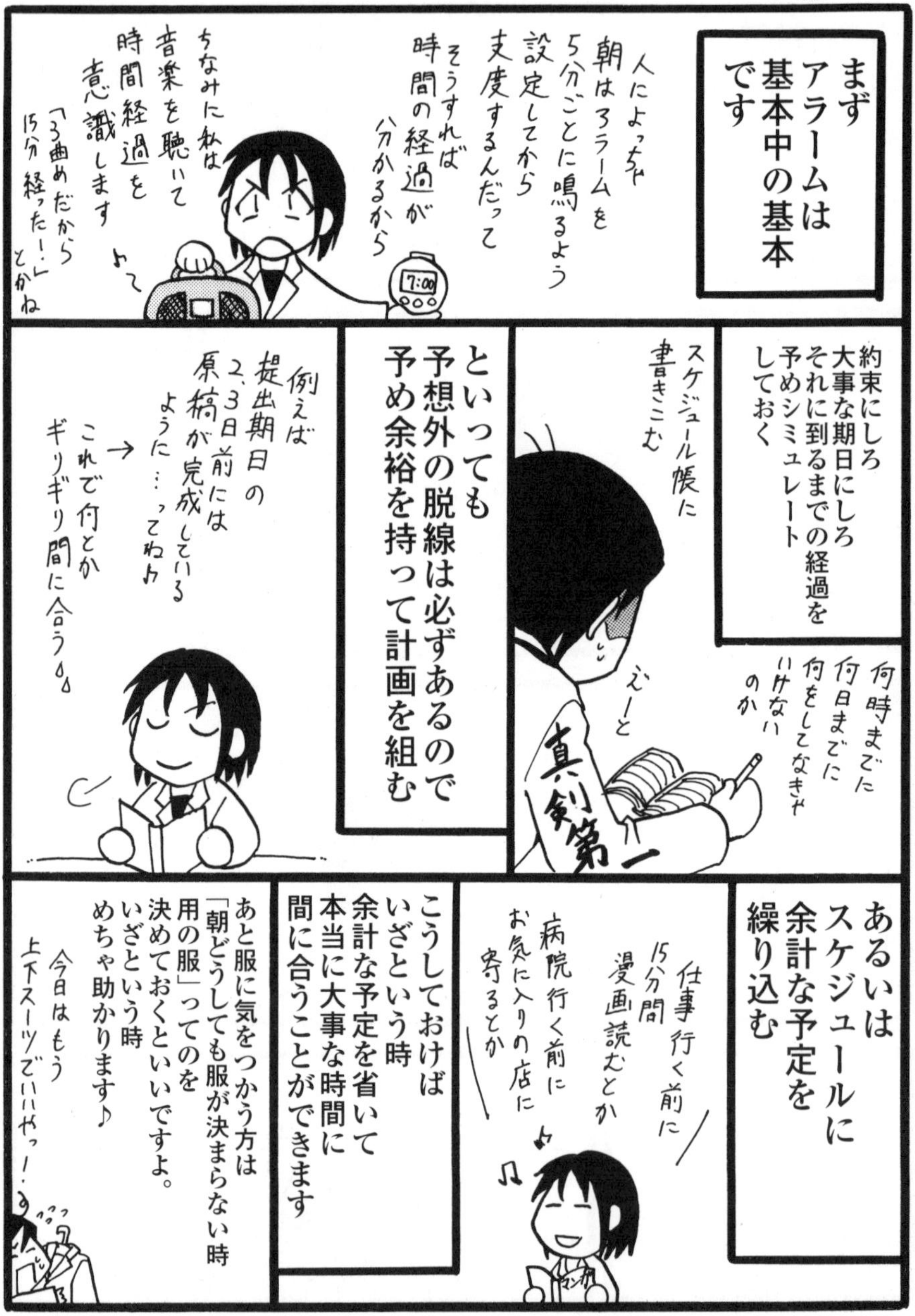
まず
アラームは
基本中の基本
です
人によっちゃ
朝は3ラームを
5分ごとに鳴るよう
設定してから
支度するんだって
そうすれば
時間の経過が
分かるから
7:00
ちなみに私は
音楽を聴いて
時間経過を
意識します
「3曲めだから
15分経った！」
とかね
約束にしろ
大事な期日にしろ
それに到るまでの経過を
予めシミュレート
しておく
スケジュール帳に
書きこむ
何時までに
何日までに
何をしてなきゃ
いけないのか
え～と
真剣第一
といっても
予想外の脱線は必ずあるので
予め余裕を持って計画を組む
例えば
提出期日の
2、3日前には
原稿が完成している
ように…ってね♪
→
これで何とか
ギリギリ間に合う
あるいは
スケジュールに
余計な予定を
繰り込む
仕事行く前に
15分間
漫画読むとか
病院行く前に
お気に入りの店に
寄るとか
マンガ
こうしておけば
いざという時
余計な予定を省いて
本当に大事な時間に
間に合うことができます
あと服に気をつかう方は
「朝どうしても服が決まらない時
用の服」ってのを
決めておくといいですよ。
いざという時
めちゃ助かります♪
今日はもう
上下スーツでいいやっ！

腹式呼吸で
心と体を丈夫にしよう

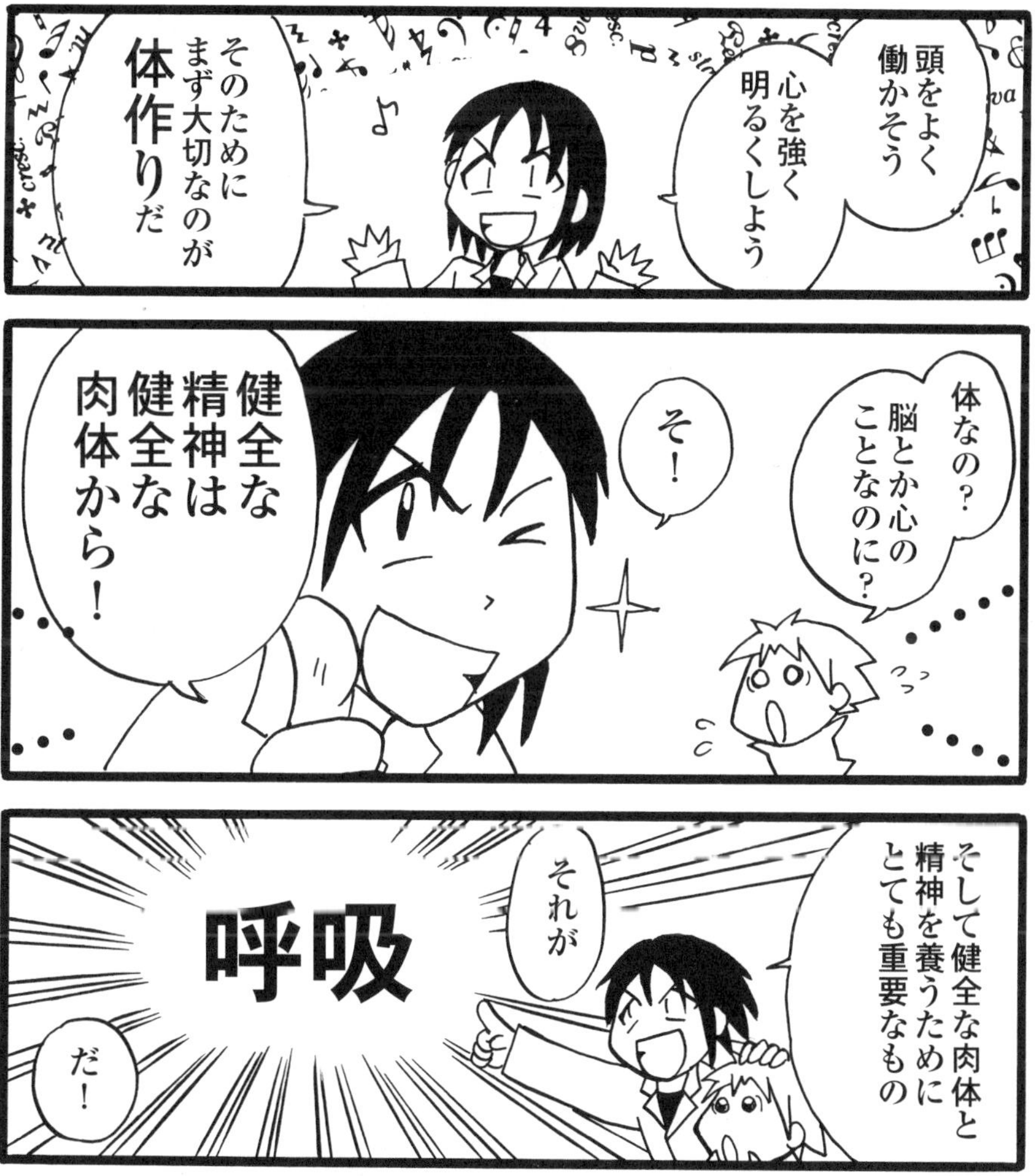

頭をよく働かそう
心を強く明るくしよう
そのためにまず大切なのが体作りだ
体なの？脳とか心のことなのに？
そ！
健全な精神は健全な肉体から！
そして健全な肉体と精神を養うためにとても重要なもの
それが
呼吸
だ！

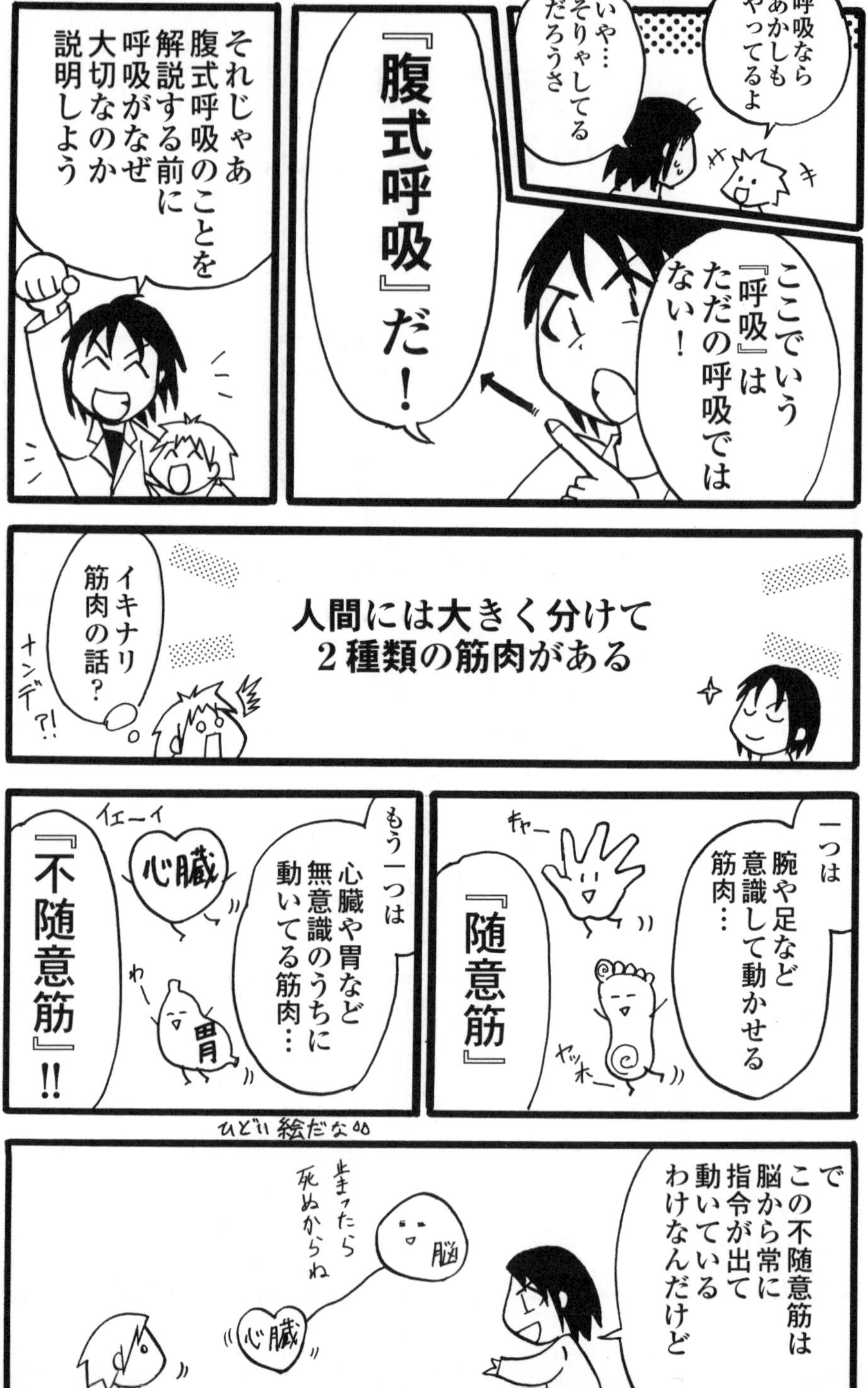

呼吸ならあかしもやってるよ
いや…そりゃしてるだろうさ
キ
ここでいう『呼吸』はただの呼吸ではない！
『腹式呼吸』だ！
それじゃあ腹式呼吸のことを解説する前に呼吸がなぜ大切なのか説明しよう
人間には大きく分けて2種類の筋肉がある
イキナリ筋肉の話？
ナンデ?!
一つは腕や足など意識して動かせる筋肉…
『随意筋』
キャー
ヤッホー
もう一つは心臓や胃など無意識のうちに動いてる筋肉…
『不随意筋』!!
イェーイ
心臓
わー
胃
ひどい絵だな
でこの不随意筋は脳から常に指令が出て動いているわけなんだけど
止まったら死ぬからね
脳
心臓

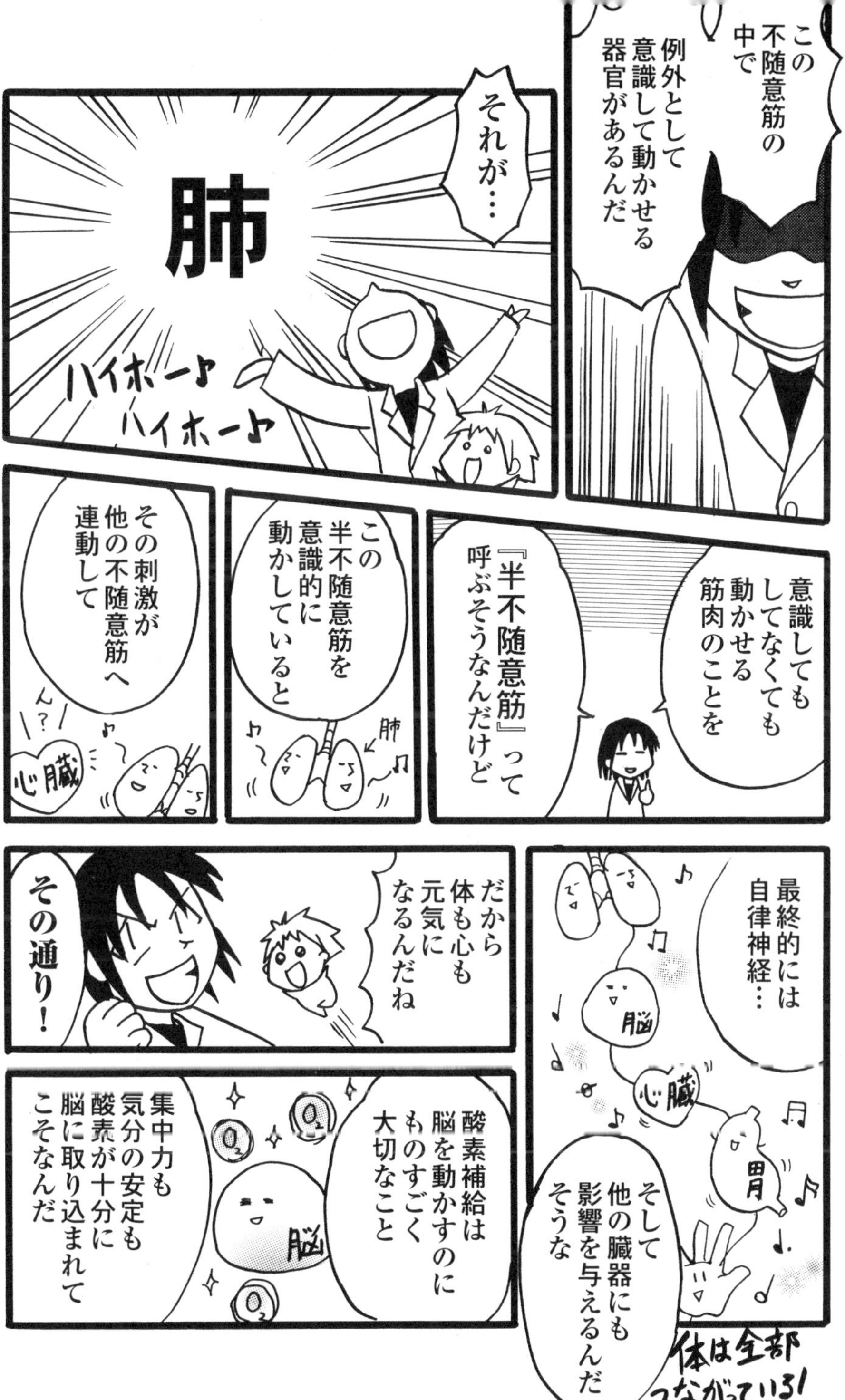
この不随意筋の中で
例外として意識して動かせる器官があるんだ
それが…
肺
ハイホー♪
ハイホー♪
意識してもしてなくても動かせる筋肉のことを
『半不随意筋』って呼ぶそうなんだけど
この半不随意筋を意識的に動かしていると
肺
その刺激が他の不随意筋へ連動して
ん?
心臓
最終的には自律神経…
脳
心臓
胃
そして他の臓器にも影響を与えるんだそうな
体は全部つながっている!
だから体も心も元気になるんだね
その通り!
酸素補給は脳を動かすのにものすごく大切なこと
集中力も気分の安定も酸素が十分に脳に取り込まれてこそなんだ
脳

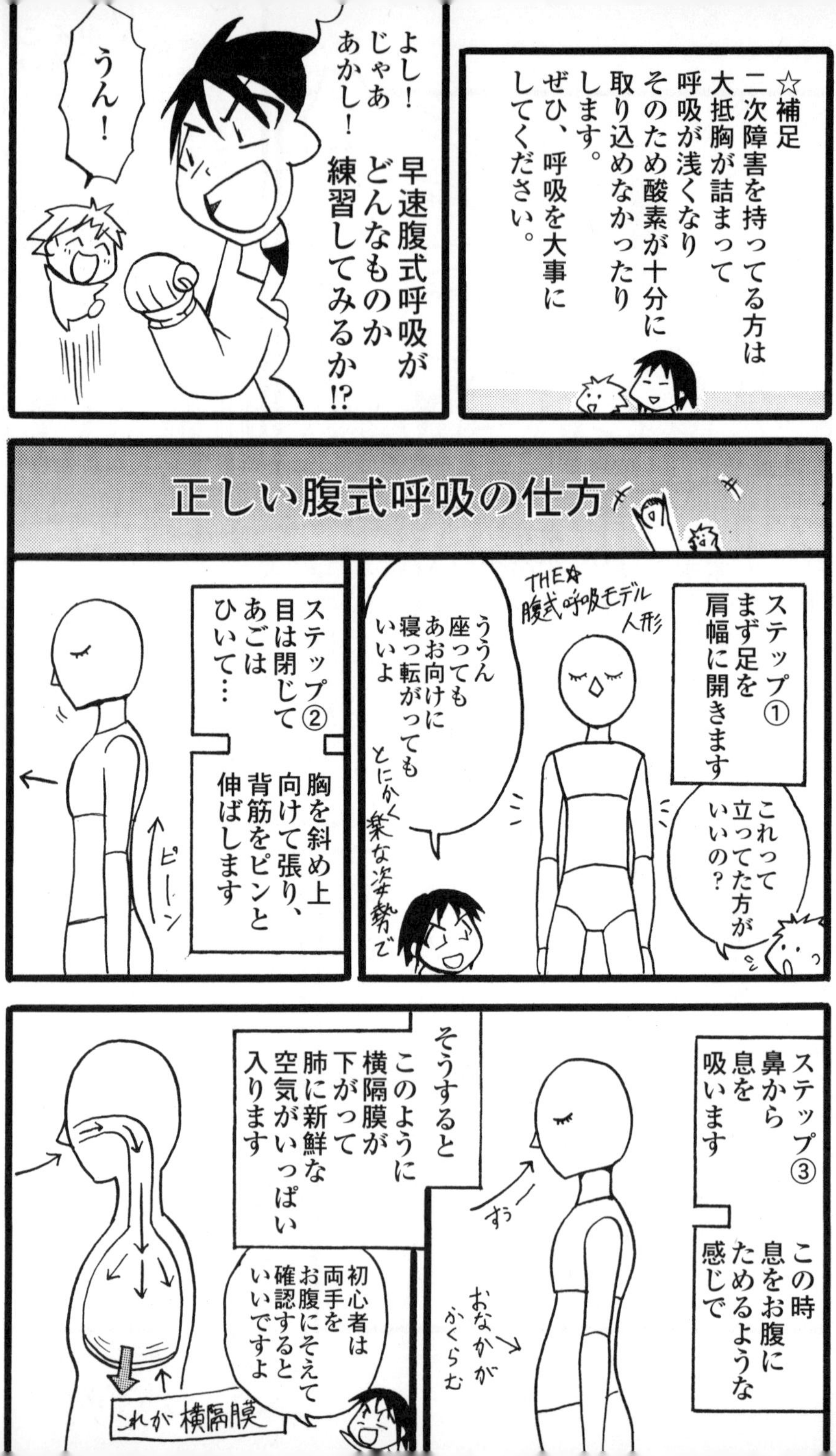
☆補足
二次障害を持ってる方は大抵胸が詰まって呼吸が浅くなりそのため酸素が十分に取り込めなかったりします。
ぜひ、呼吸を大事にしてください。
よし！じゃあ あかし！
早速腹式呼吸がどんなものか練習してみるか!?
うん！
正しい腹式呼吸の仕方
ステップ① まず足を肩幅に開きます
THE☆腹式呼吸モデル人形
これって立ってた方がいいの？
ううん 座ってもあお向けに寝っ転がってもいいよ
とにかく楽な姿勢で
ステップ② 目は閉じてあごはひいて…
胸を斜め上向けて張り、背筋をピンと伸ばします
ピーン
ステップ③ 鼻から息を吸います
この時息をお腹にためるような感じで
すぅ
おなかがふくらむ
そうすると
このように横隔膜が下がって肺に新鮮な空気がいっぱい入ります
初心者は両手をお腹にそえて確認するといいですよ
これが横隔膜

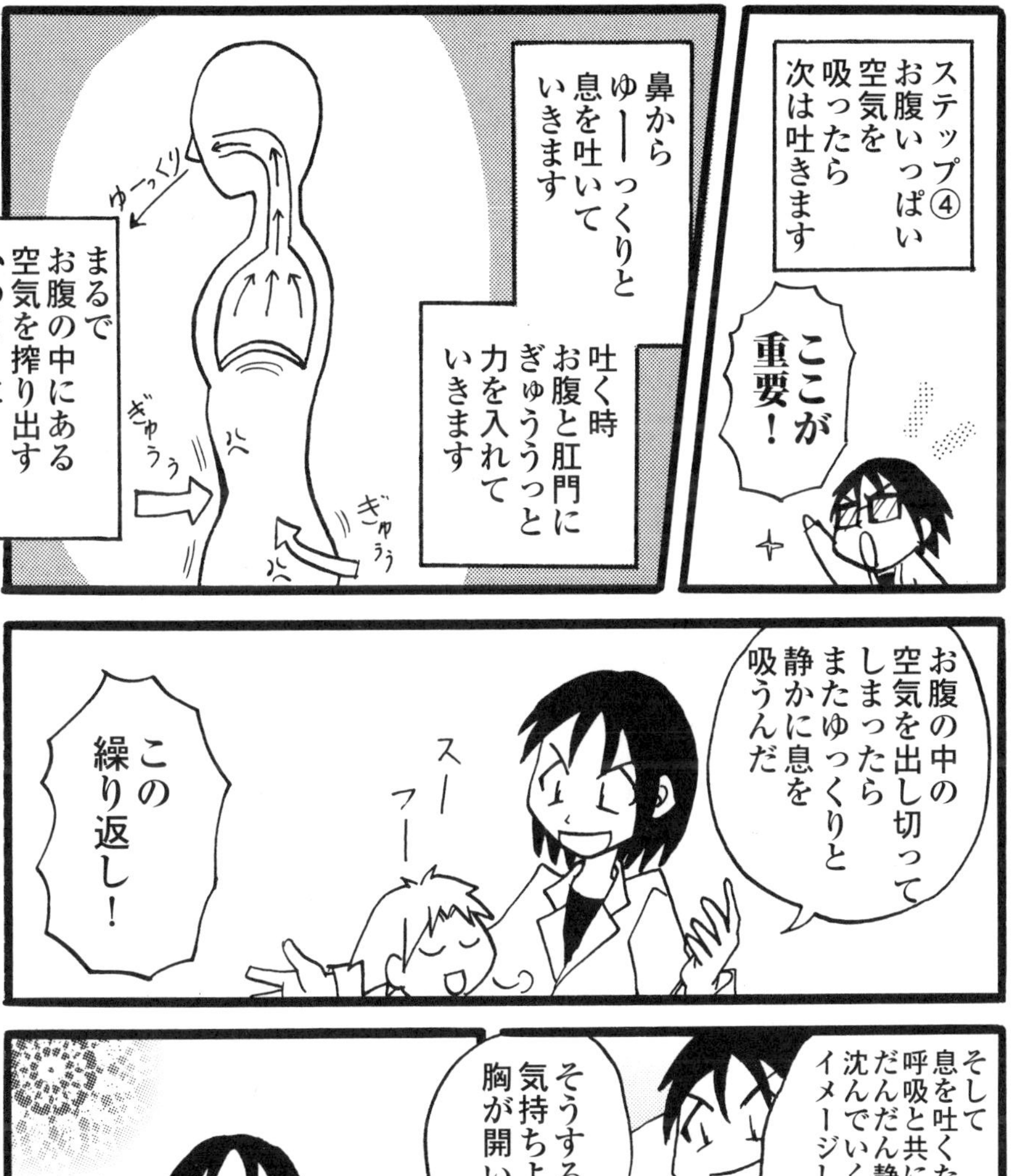
ステップ④お腹いっぱい空気を吸ったら次は吐きます
ここが重要！
鼻からゆーーっくりと息を吐いていきます
ゆーっくり
吐く時お腹と肛門にぎゅううっと力を入れていきます
ぎゅううう
ぎゅううう
まるでお腹の中にある空気を搾り出すかのように
お腹の中の空気を出し切ってしまったらまたゆっくりと静かに息を吸うんだ
スー
フー
この繰り返し！
そして息を吐くたびに呼吸と共に意識がだんだん静かに沈んでいくってイメージしてごらん
ぷく
ぷく
そうすると気持ちよく胸が開いて
とても静かで穏やかな気分になれるんだよ

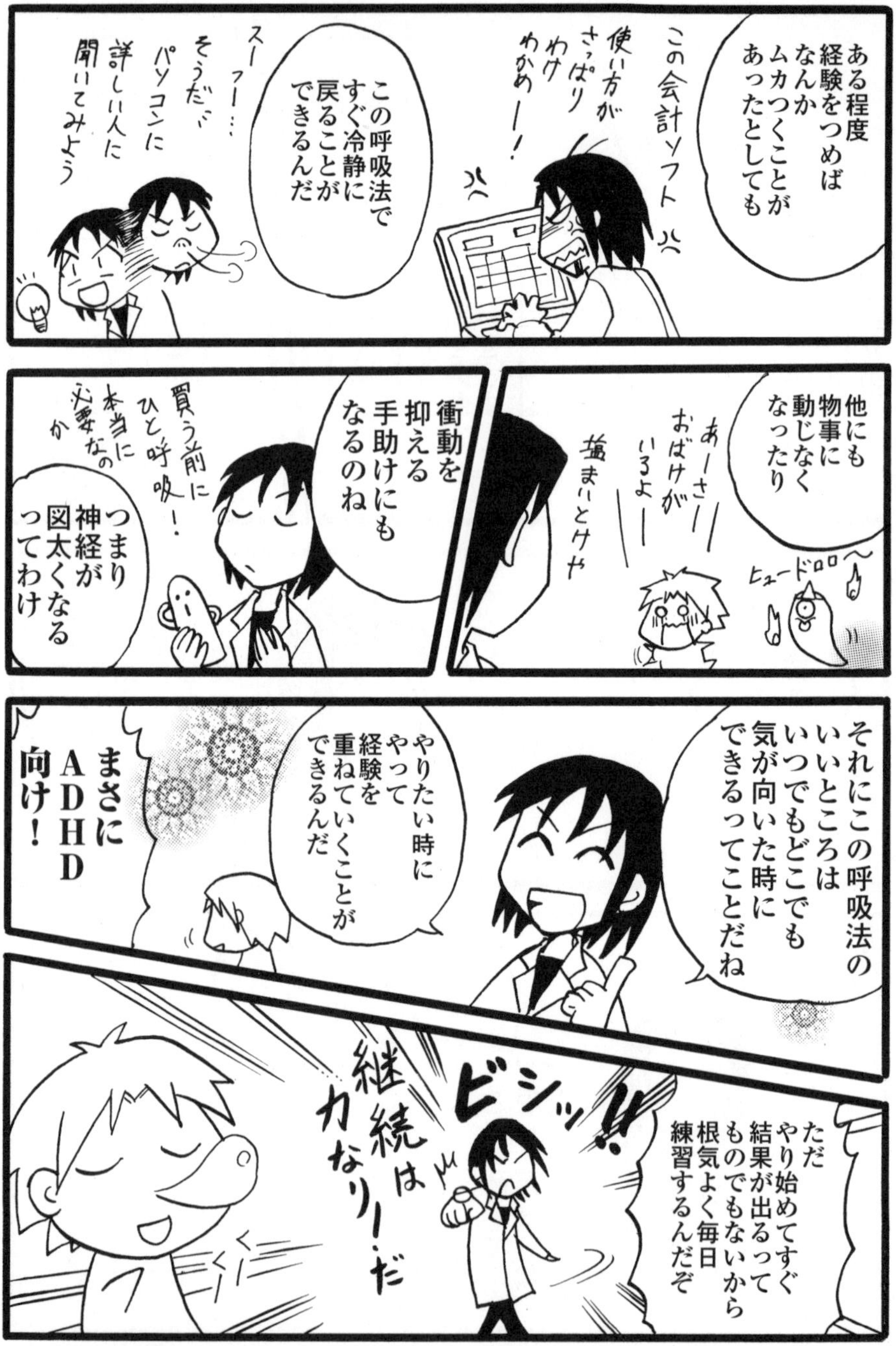
ある程度経験をつめばなんかムカつくことがあったとしても
この会計ソフト使い方がさっぱりわけわかめーー！
この呼吸法ですぐ冷静に戻ることができるんだ
スーフー…
そうだ パソコンに詳しい人に聞いてみよう
他にも物事に動じなくなったり
あーさーおばけがいるよーー
塩まいとけや
ヒュードロロ～
衝動を抑える手助けにもなるのね
買う前にひと呼吸！本当に必要なのか
つまり神経が図太くなるってわけ
それにこの呼吸法のいいところはいつでもどこでも気が向いた時にできるってことだね
やりたい時にやって経験を重ねていくことができるんだ
まさにADHD向け！
ただやり始めてすぐ結果が出るってものでもないから根気よく毎日練習するんだぞ
ビシッ!!
継続は力なり！だ

こら！寝るな！

心と体を丈夫にしよう～パート2～

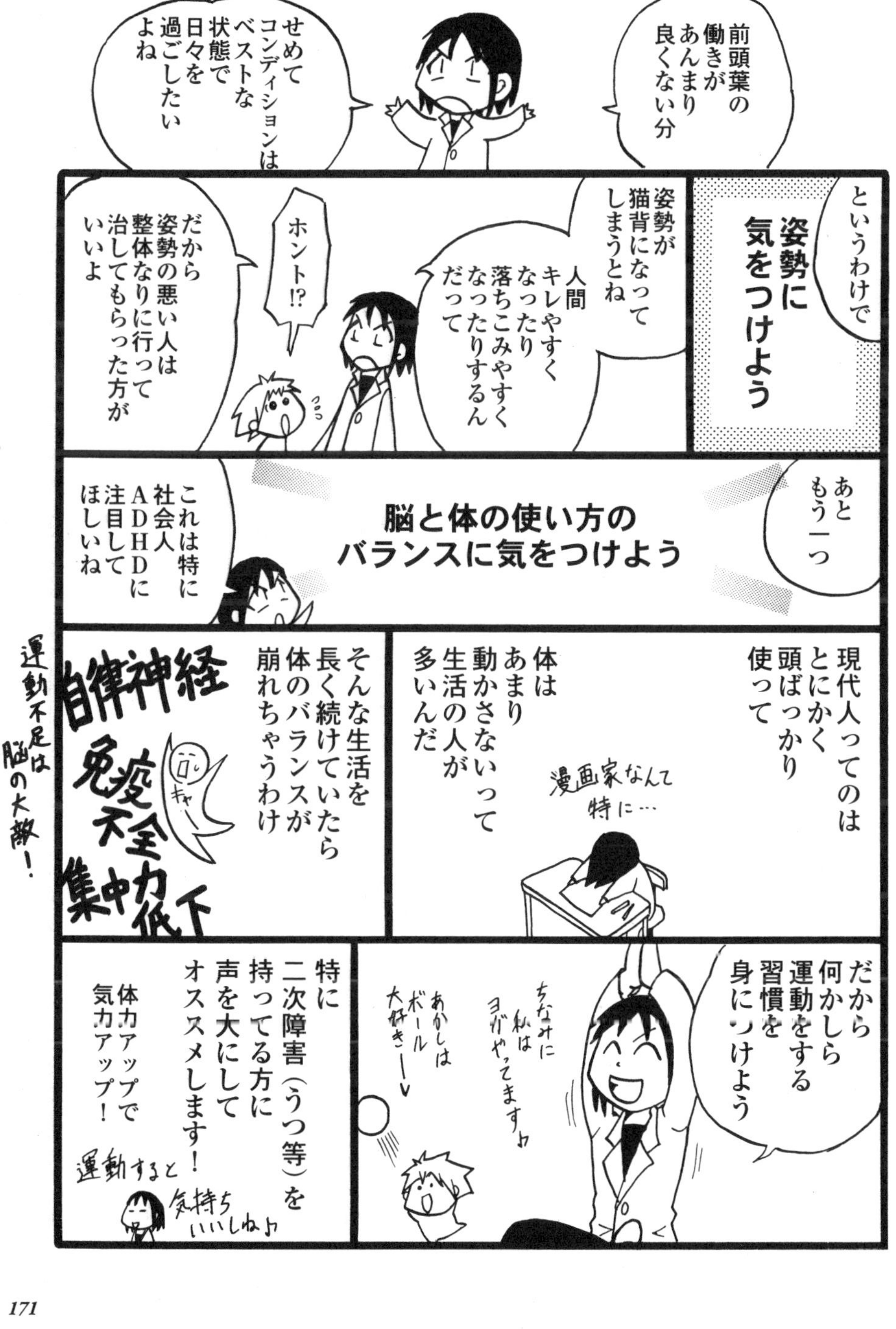
前頭葉の働きがあんまり良くない分
せめてコンディションはベストな状態で日々を過ごしたいよね
というわけで
姿勢に気をつけよう
姿勢が猫背になってしまうとね
人間キレやすくなったり落ちこみやすくなったりするんだって
ホント!?
だから姿勢の悪い人は整体なりに行って治してもらった方がいいよ
あともう一つ
脳と体の使い方のバランスに気をつけよう
これは特に社会人ADHDに注目してほしいね
現代人ってのはとにかく頭ばっかり使って
体はあまり動かさないって生活の人が多いんだ
漫画家なんて特に…
そんな生活を長く続けていたら体のバランスが崩れちゃうわけ
自律神経
免疫不全
集中力低下
キャー
運動不足は脳の大敵!
だから何かしら運動をする習慣を身につけよう
ちなみに私はヨガやってます♪
あかしはボール大好きー
特に二次障害(うつ等)を持ってる方に声を大にしてオススメします!
体力アップで気力アップ!
運動すると!
気持ちいいしね♪

仕事のできる人間になろう

仕事で大事なのは『**心意気**』

「ミスをしたくない」
「少しでもみんなの足を引っ張りたくない」
じゃ、なくて——（↑この考え方じゃ絶対仕事できない）
積極的に

「自分が皆をより良くリードしてやる！」

くらい、思わなきゃダメ

「ミスをしたくない」って思うと、自分がやる仕事のみ
つまりピンポイントしか注目できなくなる（視野がせまい）
でも「自分が職場全体のプラスに！」って考えた場合
自分の仕事だけじゃなく
職場全体の効率も考えなきゃならなくなるんだ（視野が広い）
だから当然周りからウケのいい仕事が
できるようになるわけ

実力なんてのは心意気の後から
ついてくるものさ

それにいつミスするかってビクビクするのはしんどいからね
そんな精神状態じゃ、100％の実力も出せないってもんよ

部屋が整理できた

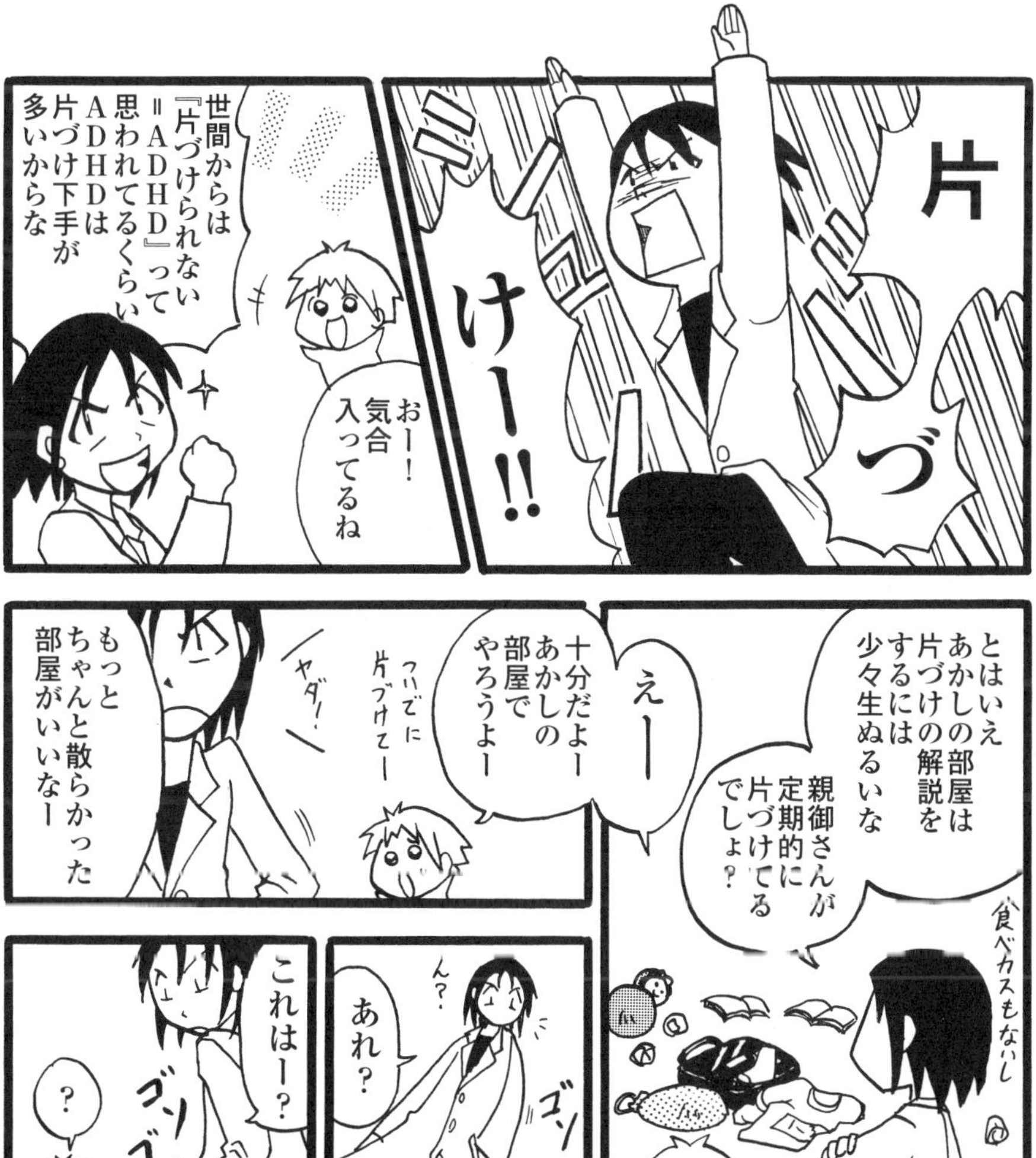
片づけー!!
おー！
気合入ってるね
世間からは『片づけられない』＝『ＡＤＨＤ』って思われてるくらいＡＤＨＤは片づけ下手が多いからな
とはいえあかしの部屋は片づけの解説をするには少々生ぬるいな
親御さんが定期的に片づけてるでしょ？
食べカスもないし
えー
十分だよーあかしの部屋でやろうよー
ついでに片づけてー
ヤダ！
もっとちゃんと散らかった部屋がいいなー
ん？
あれ？
ゴソ
これはー？
ゴソゴソ
？

※もちろん片づけ上手なＡＤＨＤの人もいますよ

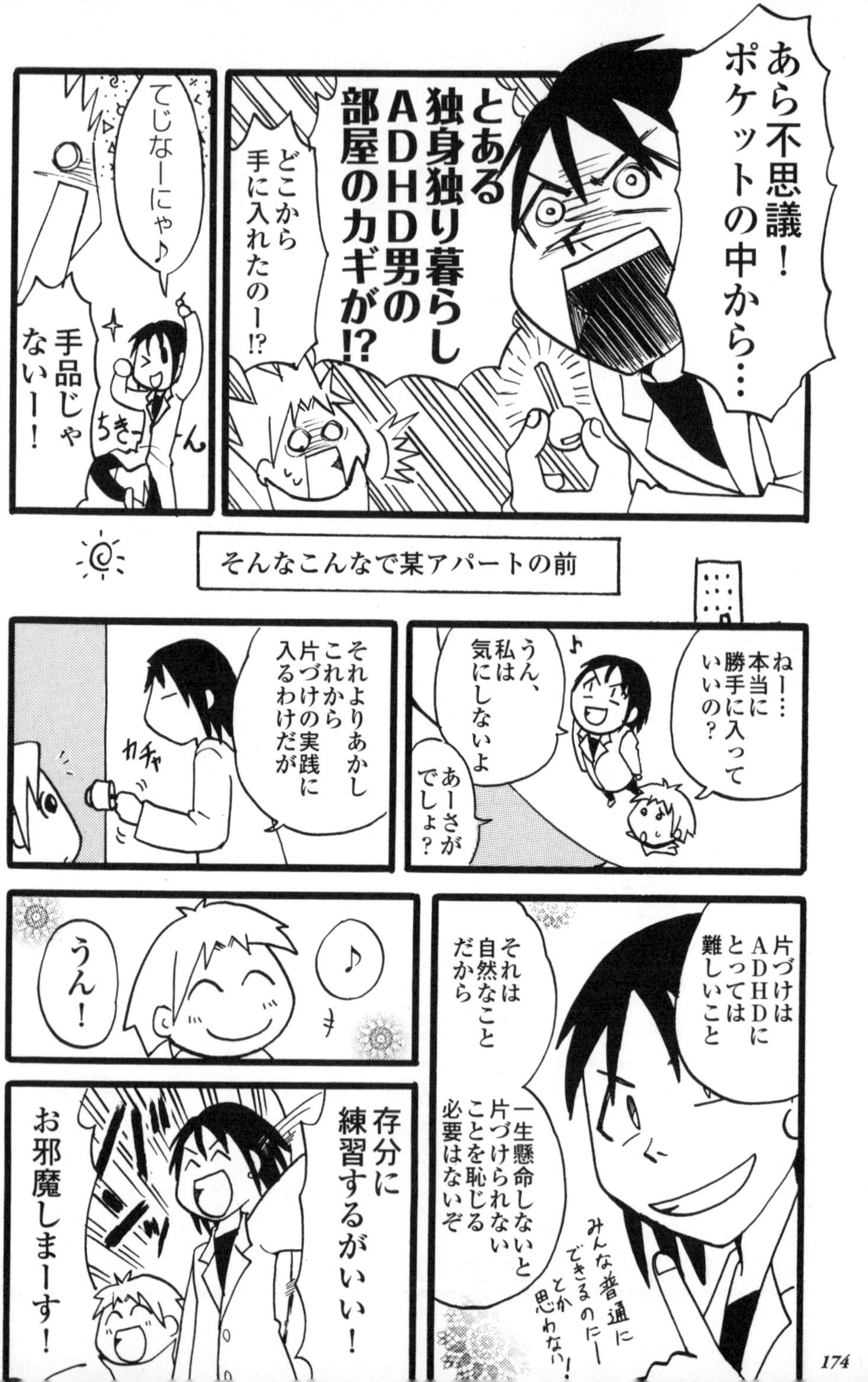
あら不思議！
ポケットの中から…
とある独身独り暮らしＡＤＨＤ男の部屋のカギが!?
どこから手に入れたのー!?
てじなーにゃ♪
ちきーん
手品じゃないー！
そんなこんなで某アパートの前
ねー…本当に勝手に入っていいの？
うん、私は気にしないよ
あーさがでしょ？
カチャ
それよりあかしこれから片づけの実践に入るわけだが
片づけはＡＤＨＤにとっては難しいこと
それは自然なことだから
♪
うん！
一生懸命しないと片づけられないことを恥じる必要はないぞ
みんな普通にできるのにーとか思わない！
存分に練習するがいい！
お邪魔しまーす！

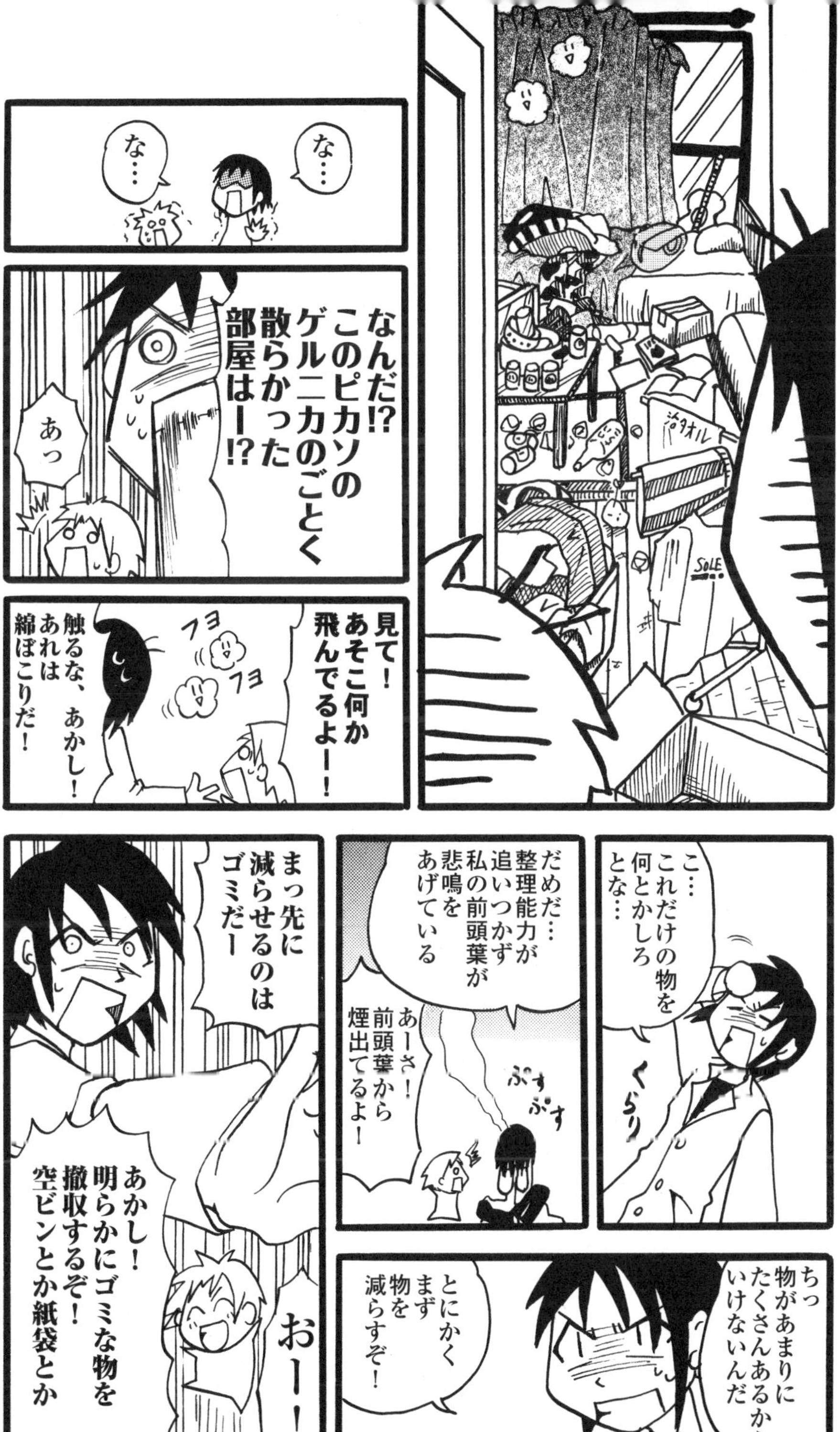
な・・・・
な・・・・
なんだ!? このピカソのゲルニカのごとく散らかった部屋はー!?
あっ
見て！あそこ何か飛んでるよーー！
フヨ
フヨ
触るな、あかし！あれは綿ぼこりだ！
こ…これだけの物を何とかしろとな…
くらり
だめだ…整理能力が追いつかず私の前頭葉が悲鳴をあげている
あーさ！前頭葉から煙出てるよ！
ぷすぷす
まっ先に減らせるのはゴミだー
ちっ 物があまりにたくさんあるからいけないんだ
とにかくまず物を減らすぞ！
あかし！明らかにゴミな物を撤収するぞ！空ビンとか紙袋とか
おーー！

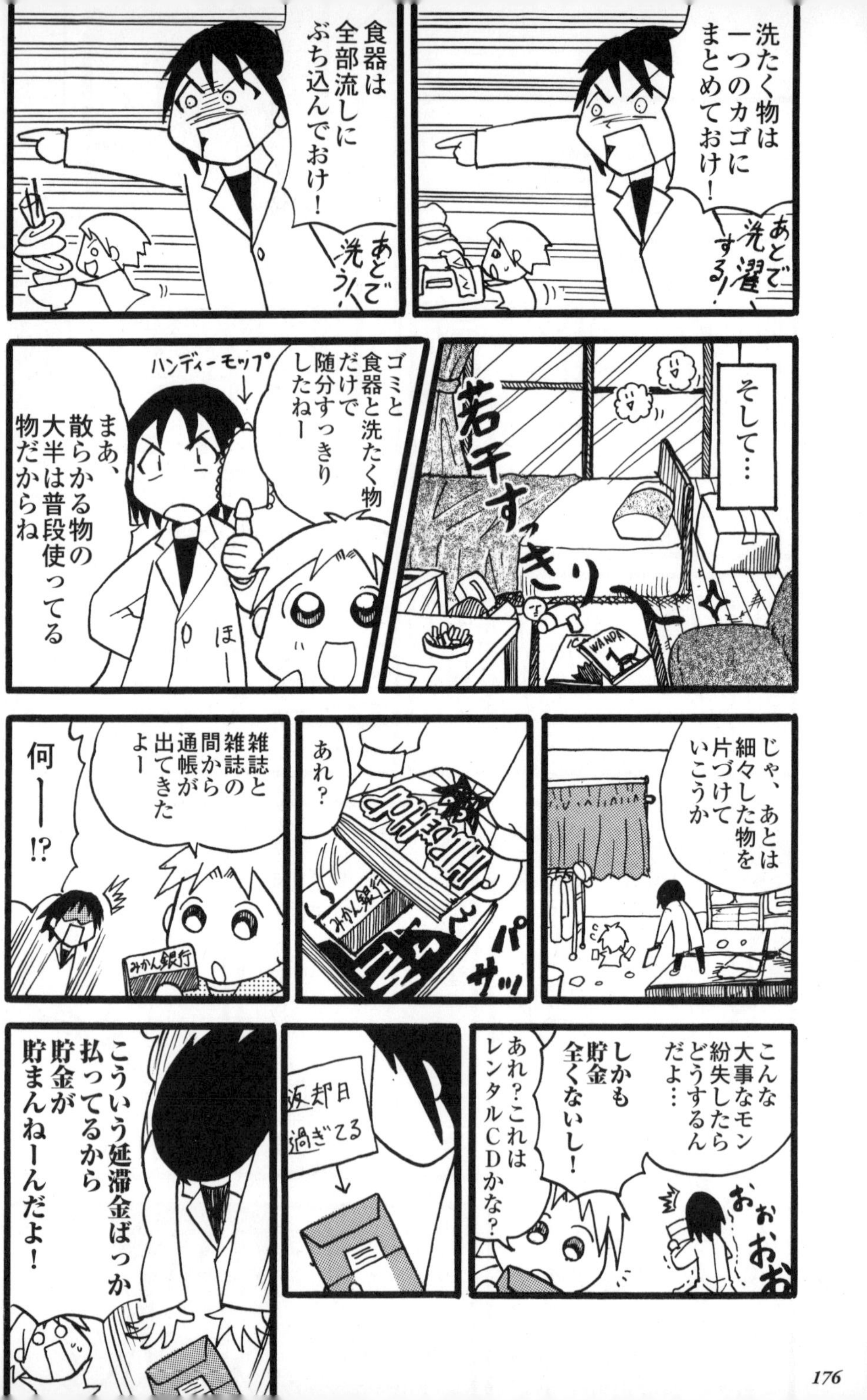
洗たく物は一つのカゴにまとめておけ!
あとで洗濯する!
食器は全部流しにぶち込んでおけ!
あとで洗う!
そして…
若干すっきり
ゴミと食器と洗たく物だけで随分すっきりしたねー
ハンディーモップ
まあ、散らかる物の大半は普段使ってる物だからね
ほー
じゃ、あとは細々した物を片づけていこうか
あれ?
パサッ
雑誌と雑誌の間から通帳が出てきたよー
何ーー!?
みかん銀行
こんな大事なモン紛失したらどうするんだよ…
しかも貯金全くないし!
あれ?これはレンタルCDかな?
おぉおお
返却日過ぎてる
こういう延滞金ばっか払ってるから貯金が貯まんねーんだよ!

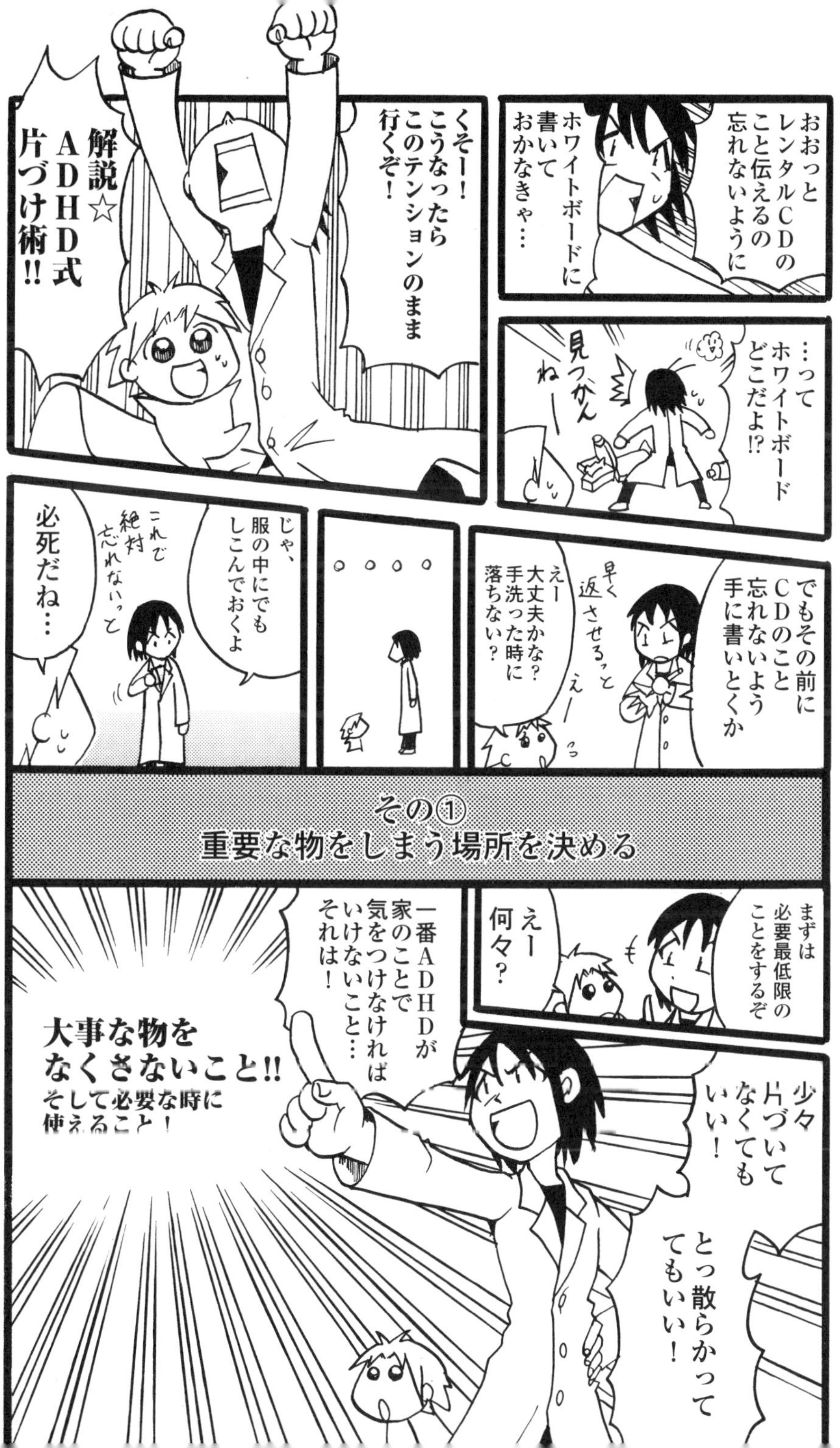
おおっと
レンタルCDのこと伝えるの忘れないように
ホワイトボードに書いておかなきゃ…
…って
ホワイトボードどこだよ!?
見つかんねー
くそー！
こうなったらこのテンションのまま行くぞ！
解説☆ADHD式片づけ術!!
でもその前にCDのこと忘れないよう手に書いとくか
早く返させろって
えー大丈夫かな？手洗った時に落ちない？
えー
。。。。
じゃ、服の中にでもしこんでおくよ
これで絶対忘れないって
必死だね…
あかし…成長したな…
その①
重要な物をしまう場所を決める
まずは必要最低限のことをするぞ
えー何々？
一番ADHDが家のことで気をつけなければいけないこと…それは！
大事な物をなくさないこと!!
そして必要な時に使えること！
少々片づいてなくてもいい！
とっ散らかっててもいい！

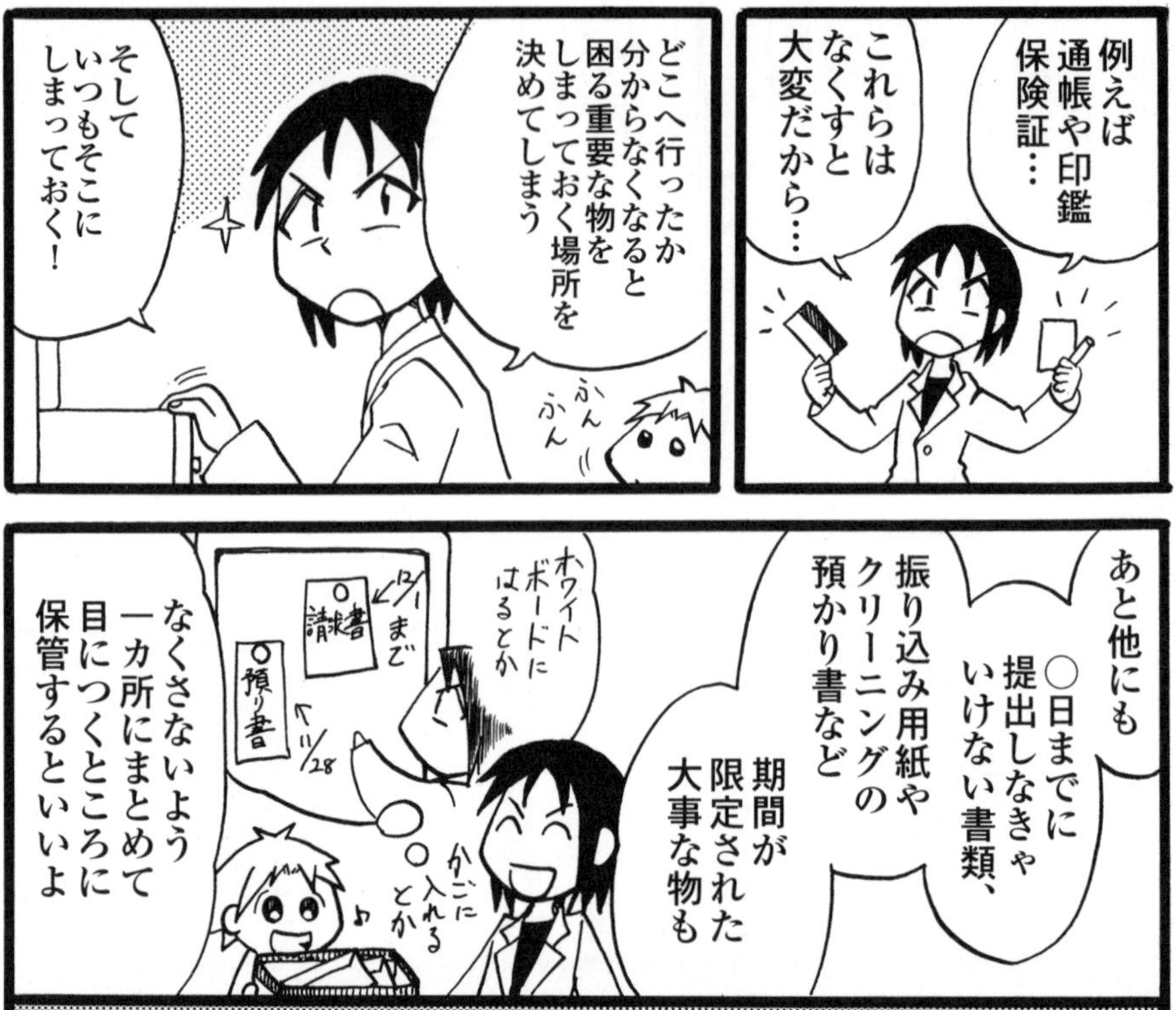
例えば通帳や印鑑保険証…
これらはなくすと大変だから…
どこへ行ったか分からなくなると困る重要な物をしまっておく場所を決めてしまう
そしていつもそこにしまっておく！
ふんふん
あと他にも○日までに提出しなきゃいけない書類、
振り込み用紙やクリーニングの預かり書など
期間が限定された大事な物も
ホワイトボードにはるとか
12/1まで
請求書
預り書
11/28
かごに入れるとか
なくさないよう一カ所にまとめて目につくところに保管するといいよ

その②
片づけ上手な人と一緒に
家具や物を整理整頓しやすい配置にする

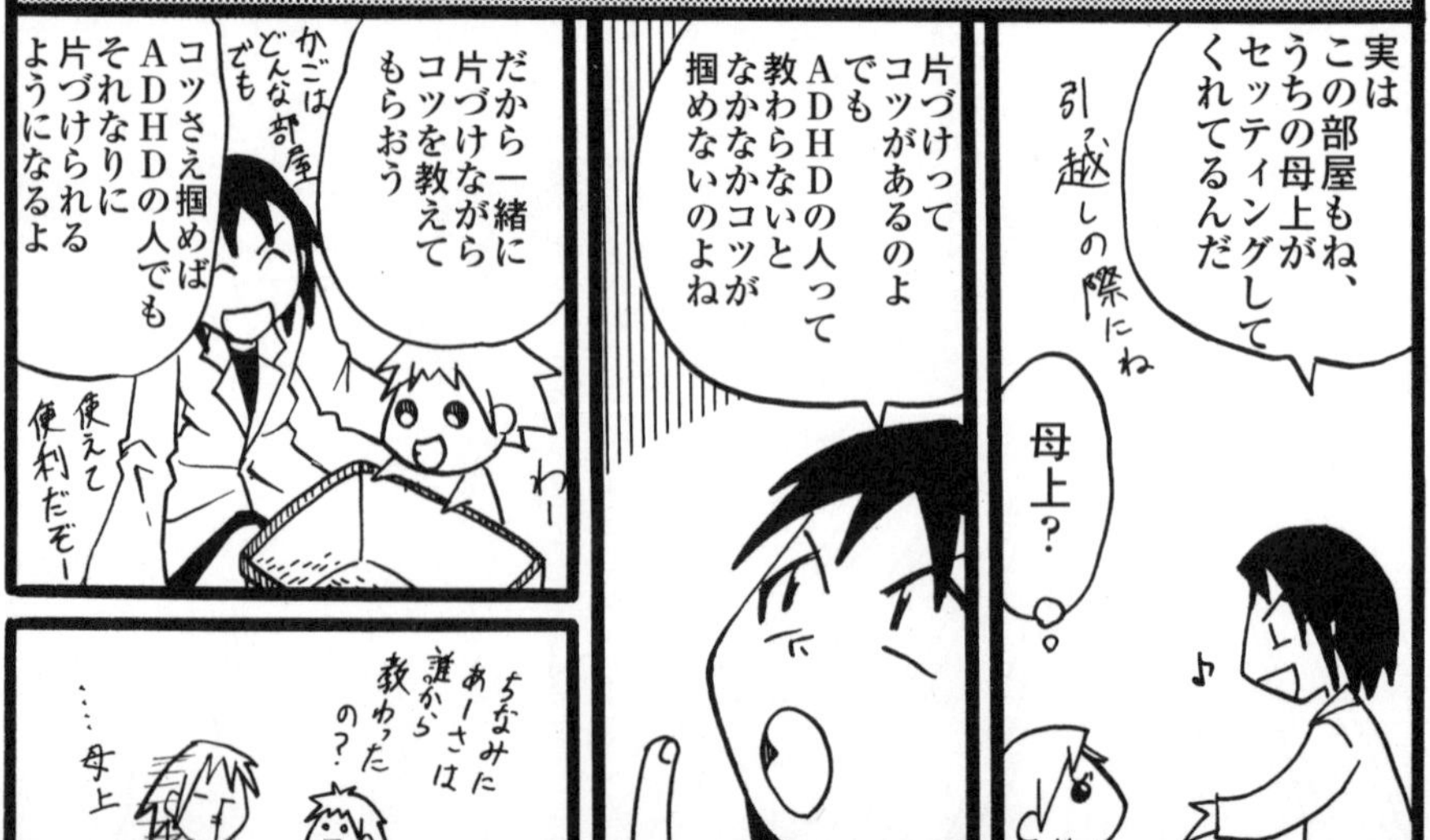
実はこの部屋もね、うちの母上がセッティングしてくれてるんだ
引っ越しの際にね
母上？
片づけってコツがあるのよ
でもＡＤＨＤの人って教わらないとなかなかコツが掴めないのよね
だから一緒に片づけながらコツを教えてもらおう
かごはどんな部屋でも
使えて便利だぞー
わー
コツさえ掴めばＡＤＨＤの人でもそれなりに片づけられるようになるよ
ちなみにあーさは誰から教わったの？
……母上

その③
なくしやすい小物類を置くスペースを各部屋に作る
そしてそこにしか置かない

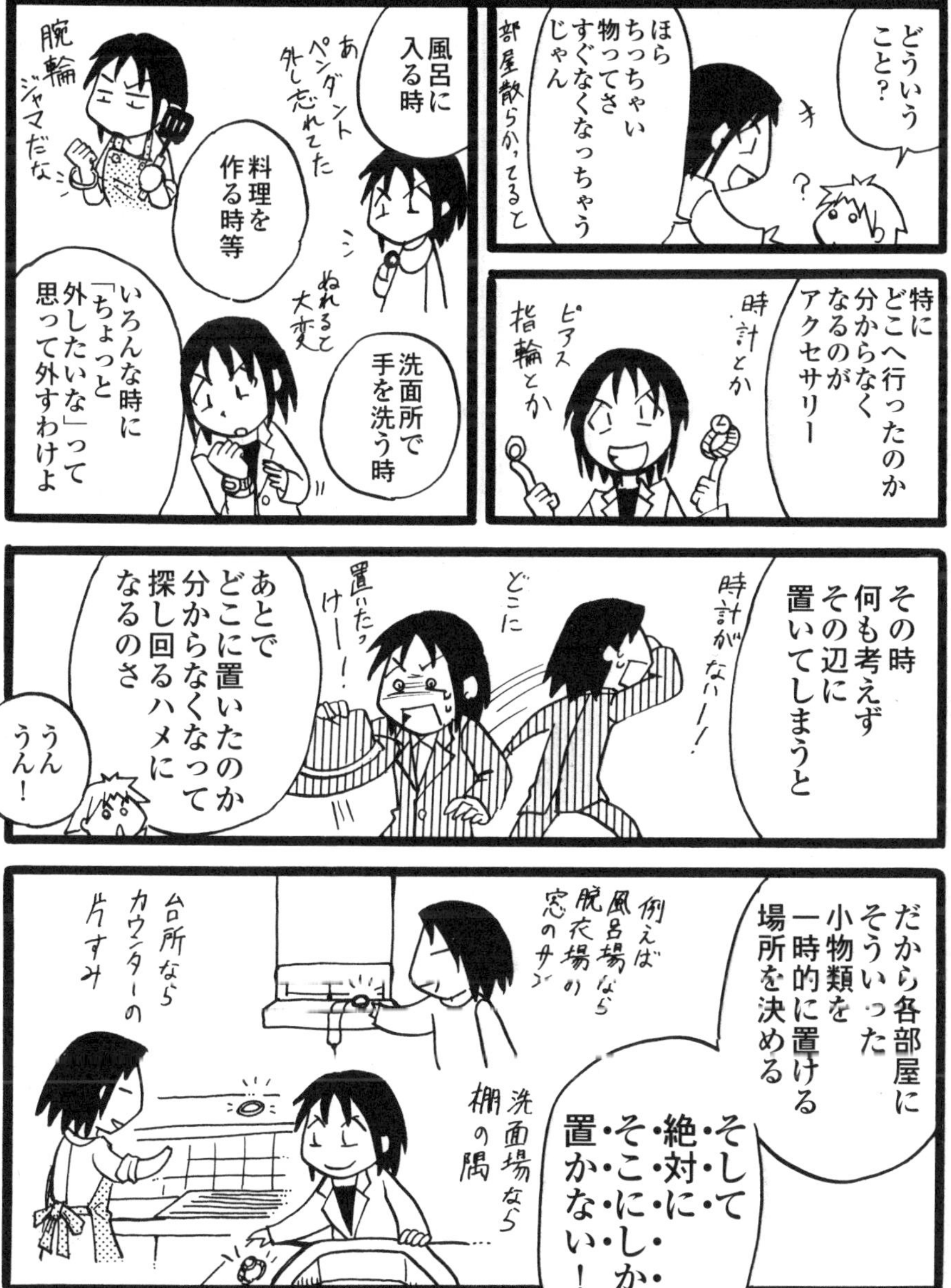

どういうこと？
ほら ちっちゃい物ってさ すぐなくなっちゃうじゃん
部屋散らかってると
特にどこへ行ったのか分からなくなるのがアクセサリー
時計とか
ピアス 指輪とか
風呂に入る時
あ ペンダント外し忘れてた
料理を作る時等
腕輪ジャマだな
洗面所で手を洗う時
ぬれると大変
いろんな時に「ちょっと外したいな」って思って外すわけよ
その時何も考えずその辺に置いてしまうと
時計がない！！
どこに置いたっけー！！
あとでどこに置いたのか分からなくなって探し回るハメになるのさ
うんうん！
だから各部屋にそういった小物類を一時的に置ける場所を決める
例えば風呂場なら脱衣場の窓のサン
台所ならカウンターの片すみ
洗面場なら棚の隅
そして絶対にそこにしか置かない！

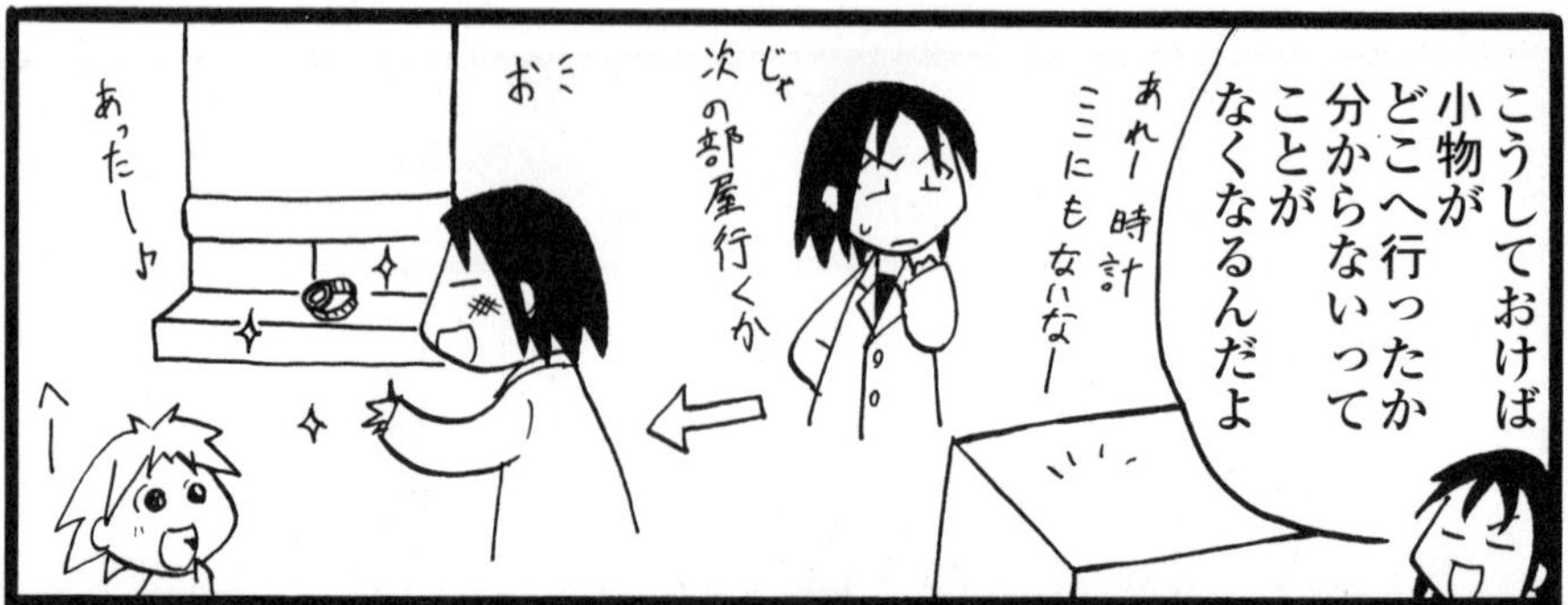
こうしておけば
小物が
どこへ行ったか
分からないって
ことが
なくなるんだよ
あれー 時計
ここにも ないなー
じゃ
次の部屋行くか
あったー♪
へー

その④
そうじのお供に、ぜひ音楽を

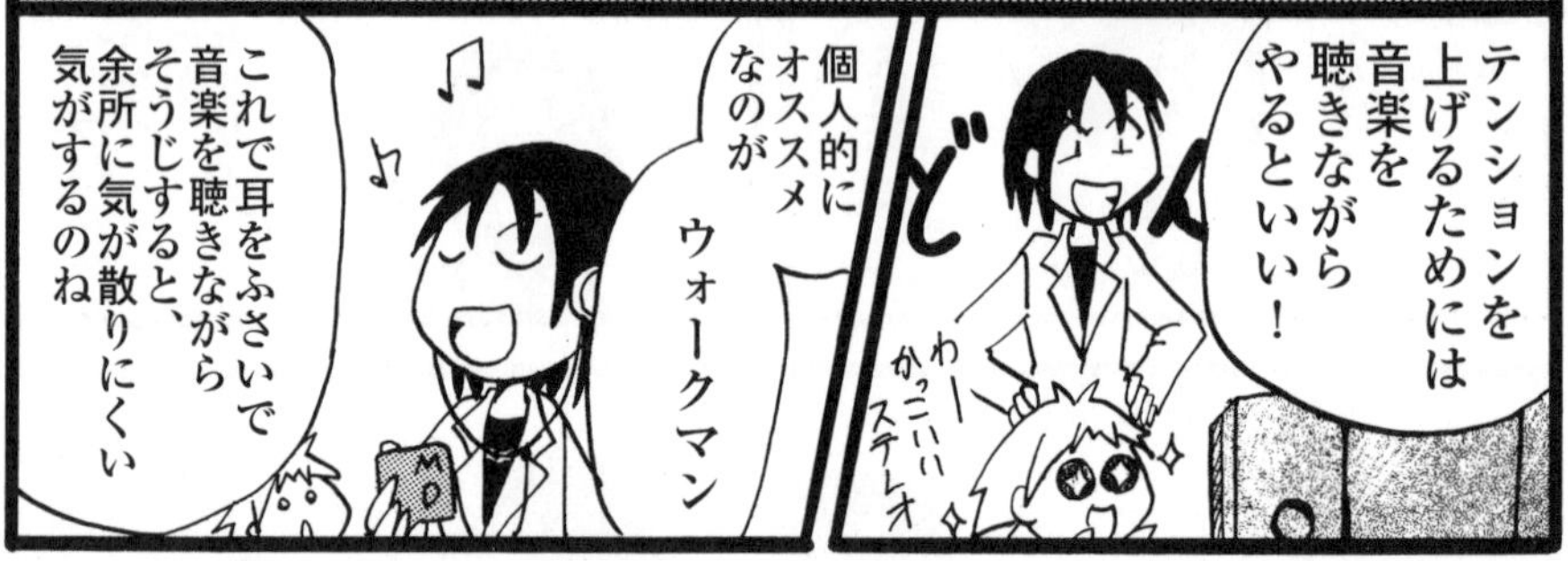
テンションを
上げるためには
音楽を
聴きながら
やるといい!
わー
かっこいい
ステレオ
個人的に
オススメ
なのが
ウォークマン
これで耳をふさいで
音楽を聴きながら
そうじすると、
余所に気が散りにくい
気がするのね
MD

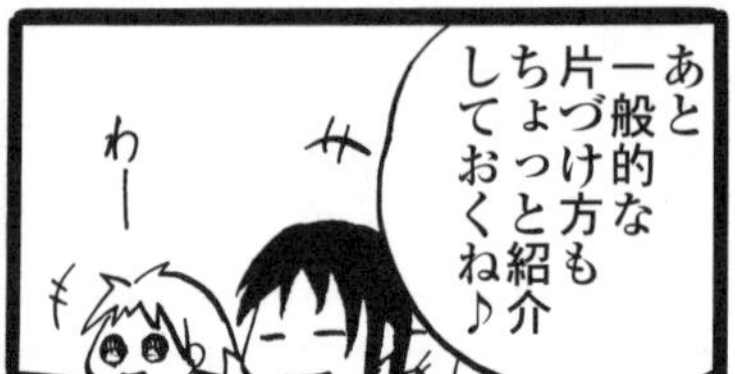
あと
一般的な
片づけ方も
ちょっと紹介
しておくね♪
わー

・古雑誌は中身を見ないで捨てる
（中身を見てしまうと、ついつい読んでしまうから）

・もう何年も開けたことのないような箱は中身を見ないで捨てる
（何年も開けてないということはもう必要がないということだから）

・２年間一度も袖を通さなかったような服は捨てる

・洗たく物が苦手な人はハンガーで干して、そのまま収納してしまおう
ただ、場所をとるため、たくさんの服が持てないという欠点もあるけど
（ちなみに下着類は全部カゴに入れる）

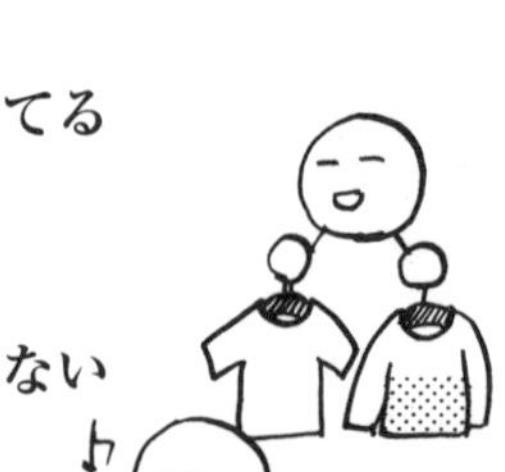

こんなADHDもアリ？

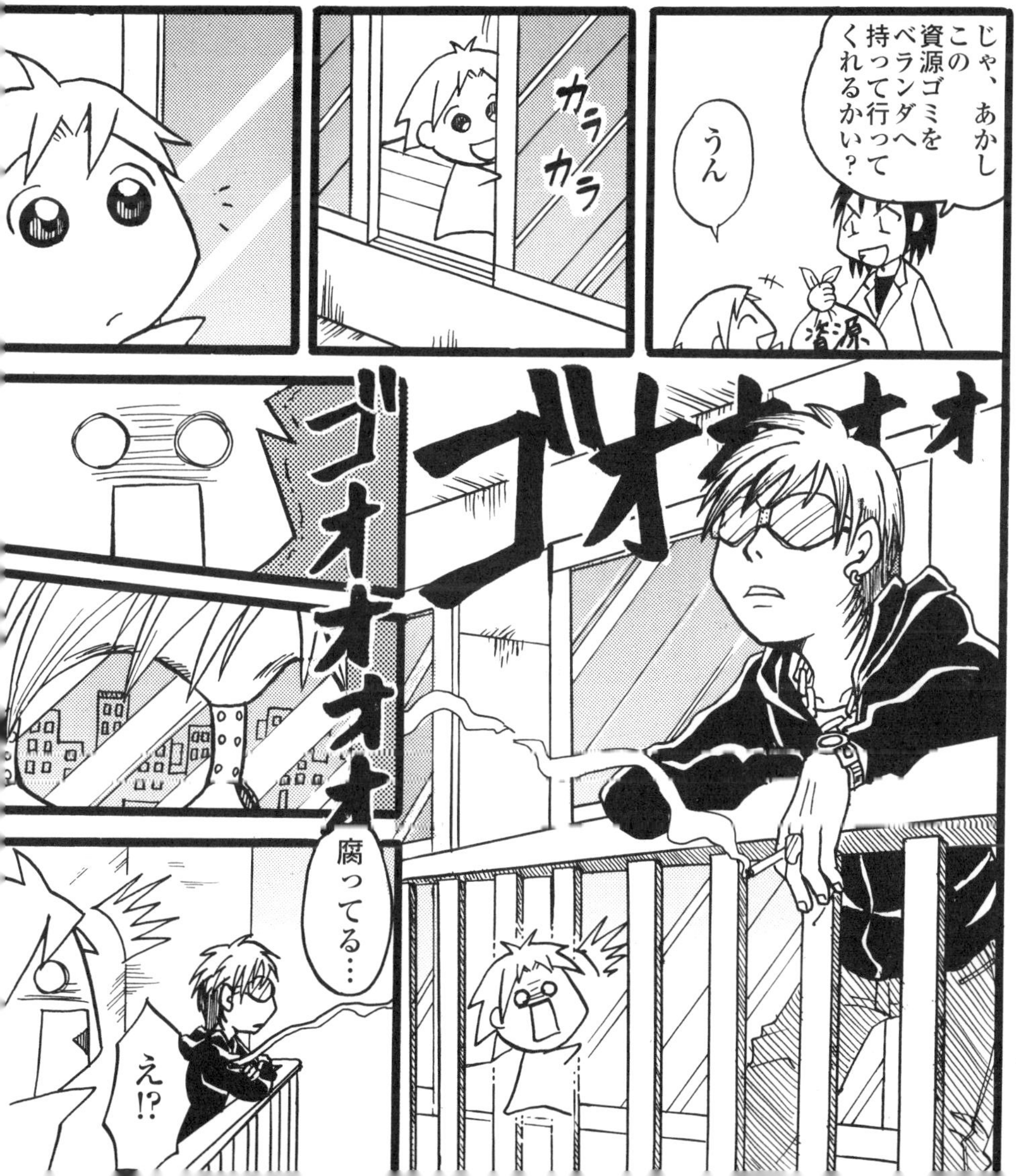
じゃ、あかし
この資源ゴミを
ベランダへ
持って行って
くれるかい？
うん
資源
カラ
カラ
ゴオ
ゴオオオオ
腐ってる…
え!?

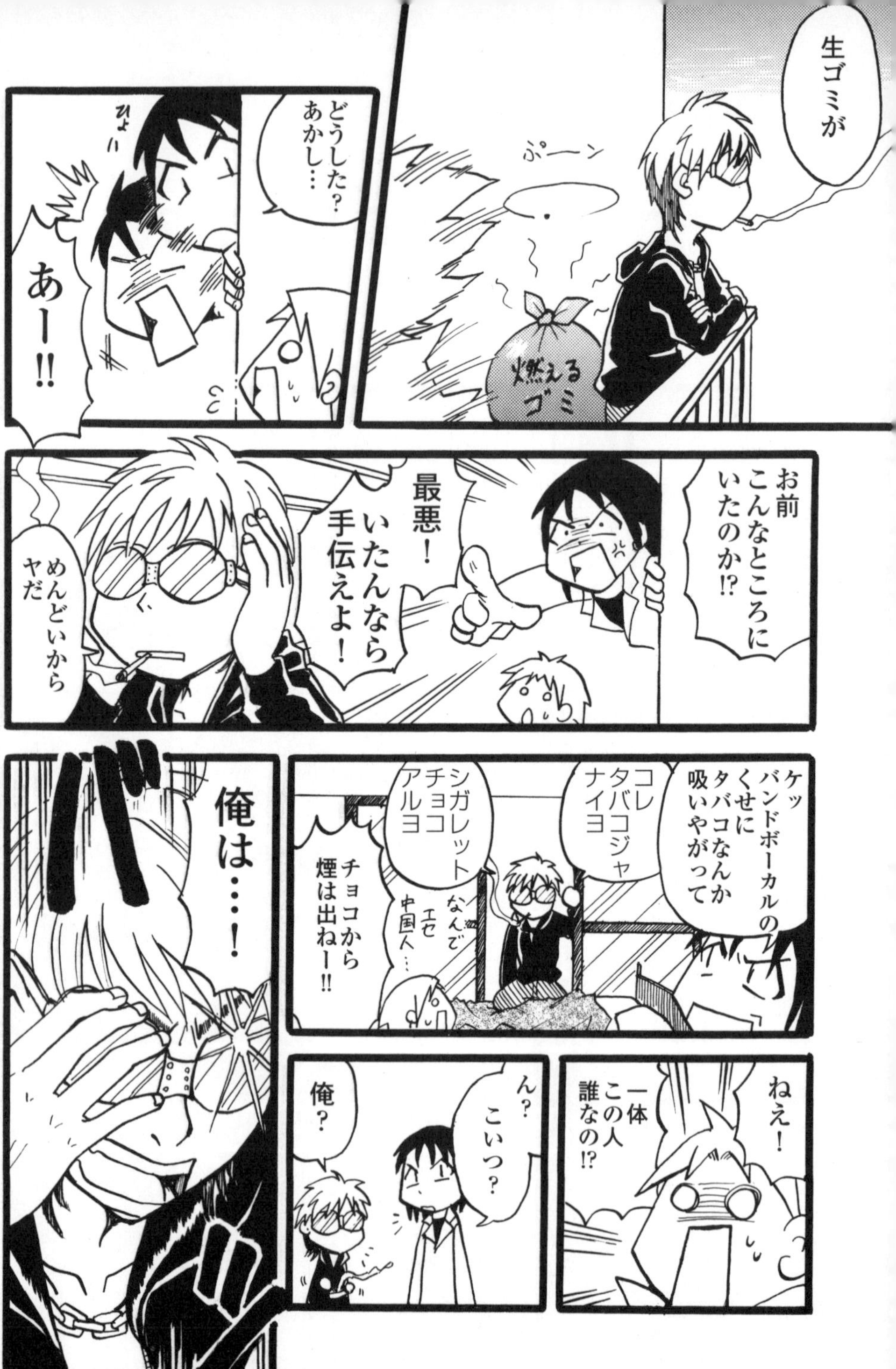
生ゴミが
ぷーーン
燃えるゴミ
どうした？あかし…
ひょい
あー!!
お前こんなところにいたのか!?
最悪！いたんなら手伝えよ！
めんどいからヤだ
ケッバンドボーカルのくせにタバコなんか吸いやがって
コレタバコジャナイヨ
シガレットチヨコアルヨ
なんでエセ中国人…
チョコから煙は出ねー!!
俺は…！
ねえ！一体この人誰なの!?
ん？こいつ？
俺？

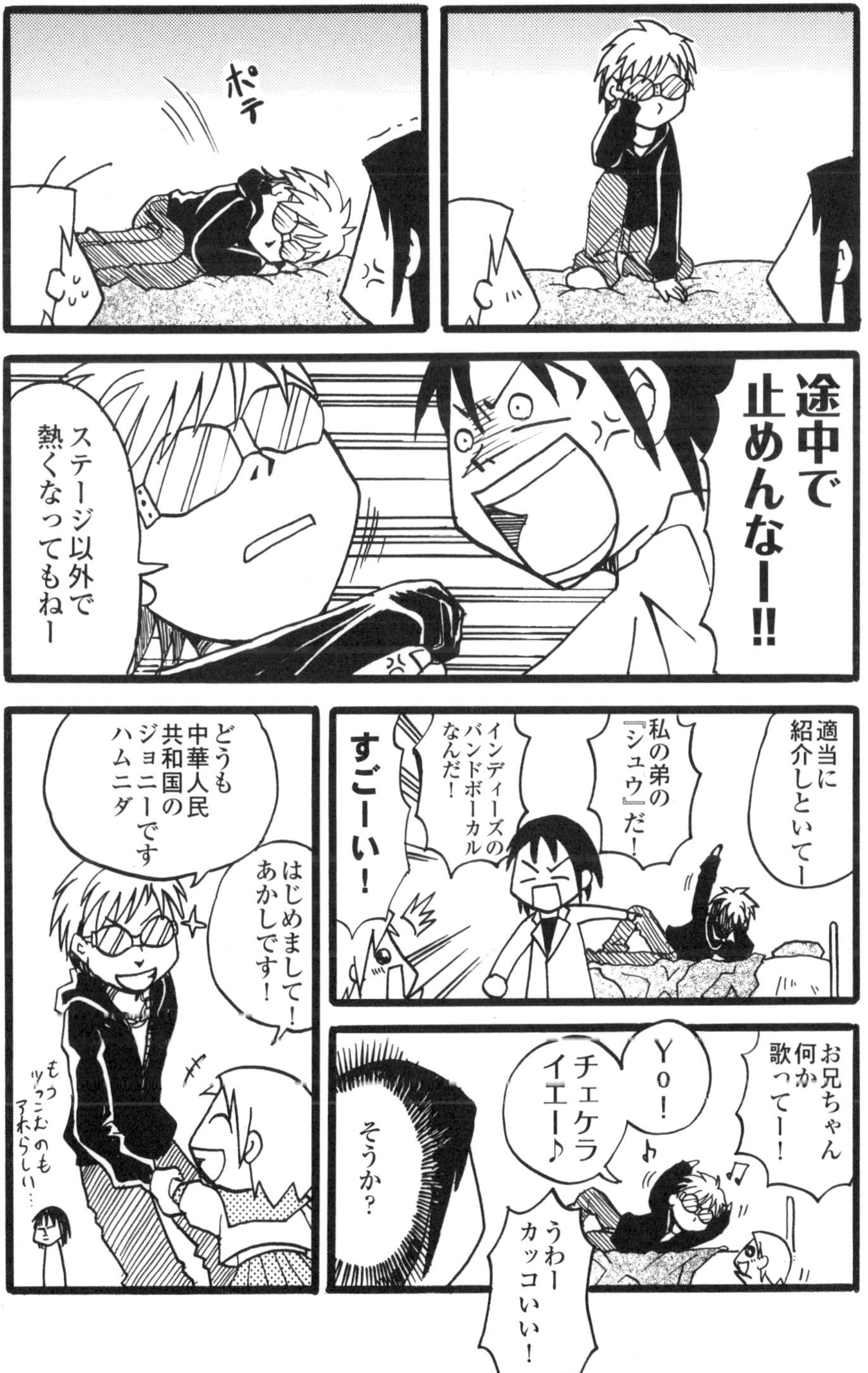
ポテ
途中で止めんなー!!
ステージ以外で熱くなってもねー
適当に紹介しといてー
私の弟の『シュウ』だ!
インディーズのバンドボーカルなんだ!
すごーい!
どうも中華人民共和国のジョニーですハムニダ
はじめましてあかしです!
もうツッコむのもアホらしい…
お兄ちゃん何か歌ってー!
Yo!
チェケラ
イエー!♪
うわーカッコいいい!
そうか?

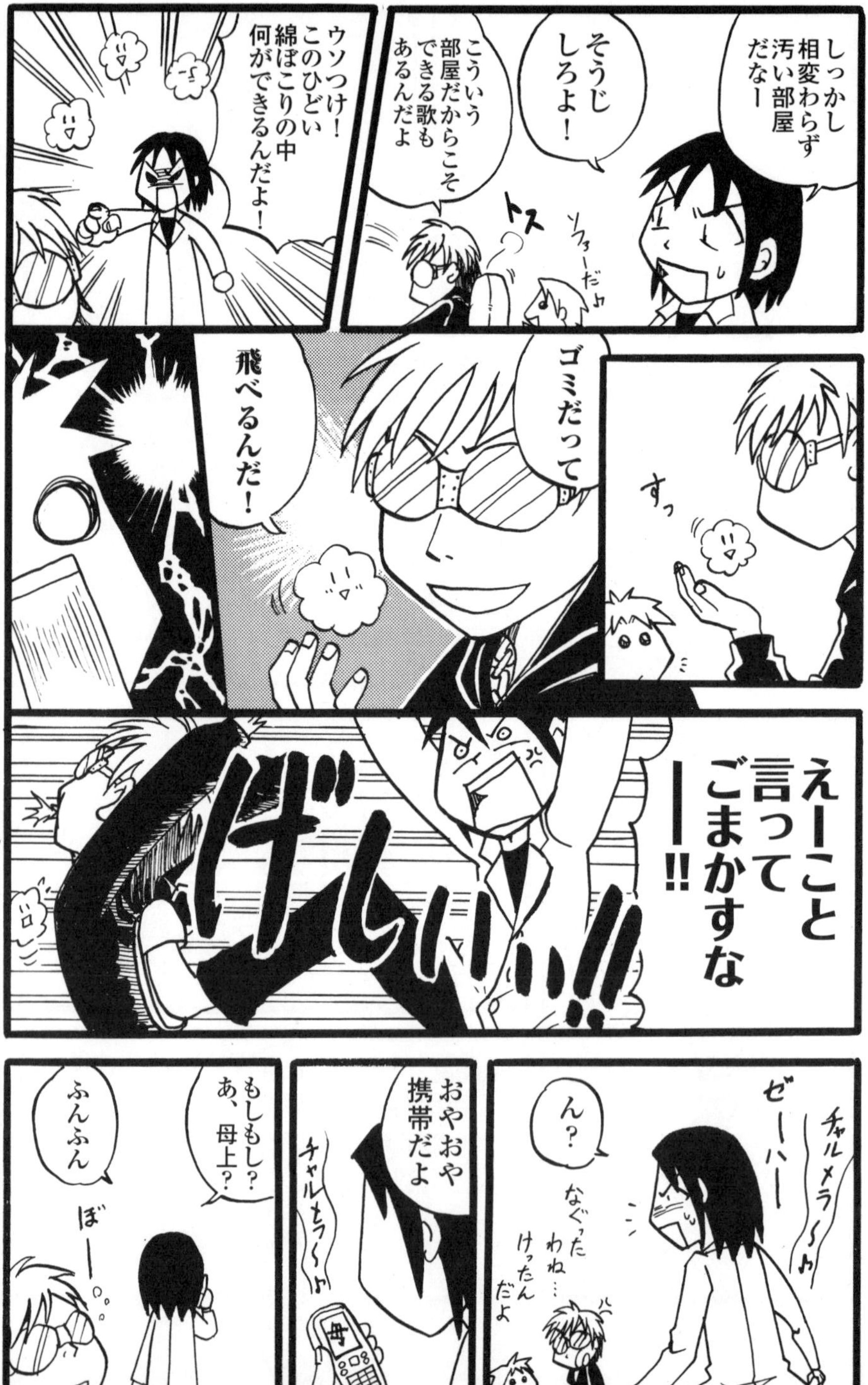
しっかし相変わらず汚い部屋だなー
そうじしろよ！
こういう部屋だからこそできる歌もあるんだよ
トス
ソファーだ♪
ウソつけ！このひどい綿ぼこりの中何ができるんだよ！
すっ
ゴミだって
飛べるんだ！
えーことと言ってごまかすなーー!!
げしぃぃ!!
ブッ
チャルメラ～♪
ゼーハー
ん？
なぐったわね…
けったんだよ
おやおや携帯だよ
チャルもラ～♪
母
もしもし？あ、母上？
ふんふん
ぼー

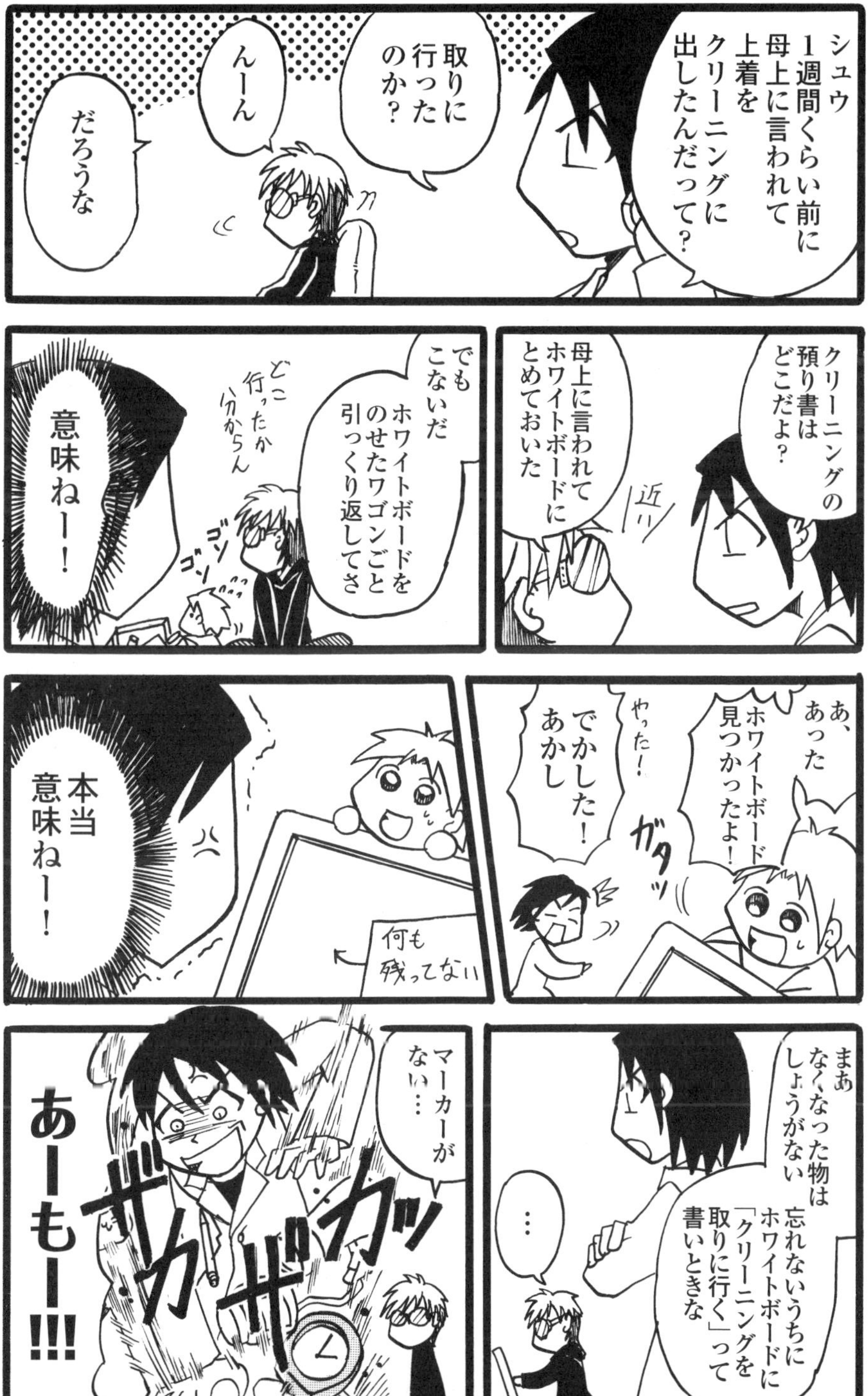
シュウ 1週間くらい前に母上に言われて上着をクリーニングに出したんだって？
取りに行ったのか？
んーん
だろうな
クリーニングの預り書はどこだよ？
近ッ
母上に言われてホワイトボードにとめておいた
でもこないだホワイトボードをのせたワゴンごと引っくり返してさ
どこ行ったかわからん
ゴソゴソ
意味ねー！
あ、あった ホワイトボード見つかったよ！
やった！
でかした！あかし
ガタッ
本当意味ねー！
何も残ってない
まあなくなった物はしょうがない
忘れないうちにホワイトボードに「クリーニングに取りに行く」って書いときな
…
マーカーがない…
ザカザカッ
あーもー!!!

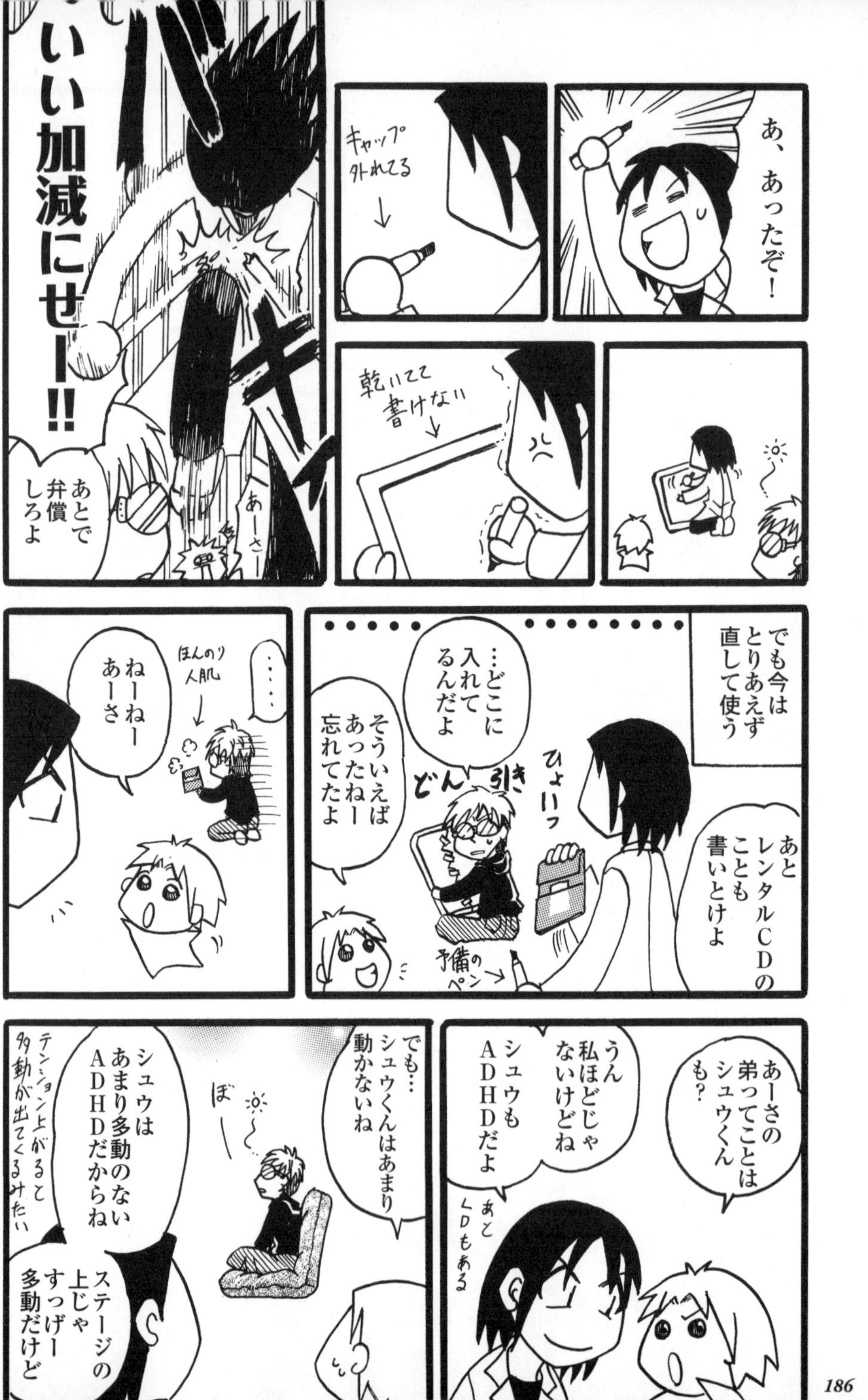

あ、あったぞ！
キャップ外れてる
乾いてて書けない
いい加減にせー!!
あーさー
あとで弁償しろよ
でも今はとりあえず直して使う
…どこに入れてるんだよ
どん引き
ひょいっ
あとレンタルCDのことも書いとけよ
予備のペン
そういえばあったねー忘れてたよ
……
ほんのり人肌
ねーねーあーさ
あーさの弟ってことはシュウくんも？
うん私ほどじゃないけどねシュウもADHDだよ
あとLDもある
でも…シュウくんはあまり動かないね
ぼー
シュウはあまり多動のないADHDだからね
テンション上がると多動が出てくるみたい
ステージの上じゃすっげー多動だけど

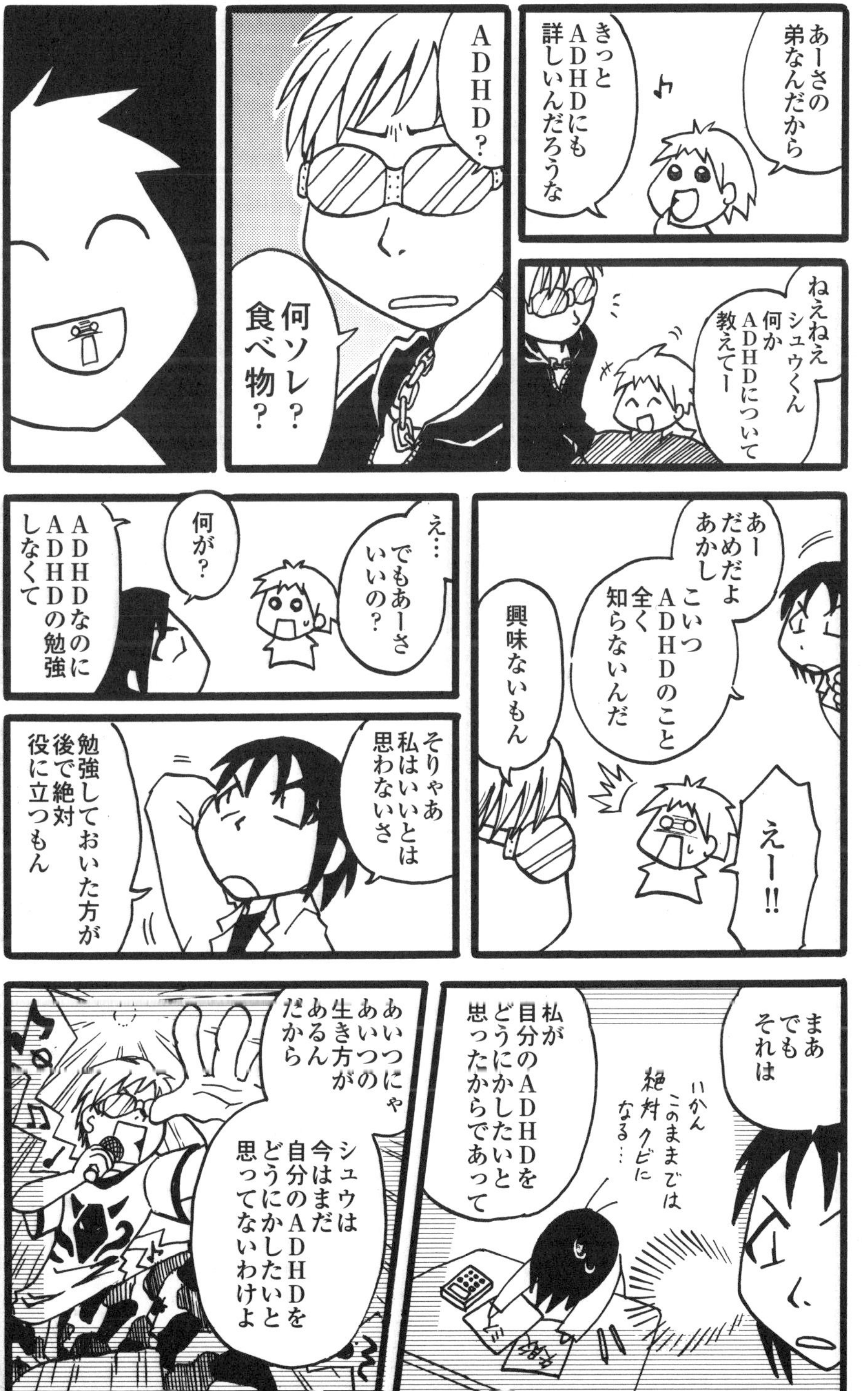

あーさの弟なんだから
♪
きっとADHDにも詳しいんだろうな
ねえねえシュウくん何かADHDについて教えてー
ADHD?
何ソレ?食べ物?
あーだめだよあかし
こいつADHDのこと全く知らないんだ
興味ないもん
えー!!
え…でもあーさいいの?
何が?
ADHDなのにADHDの勉強しなくて
そりゃあ私はいいとは思わないさ
勉強しておいた方が後で絶対役に立つもん
まあでもそれは
私が自分のADHDをどうにかしたいと思ったからであって
いかん このままでは 絶対クビになる…
あいつにゃあいつの生き方があるんだから
シュウは今はまだ自分のADHDをどうにかしたいと思ってないわけよ

便利だし

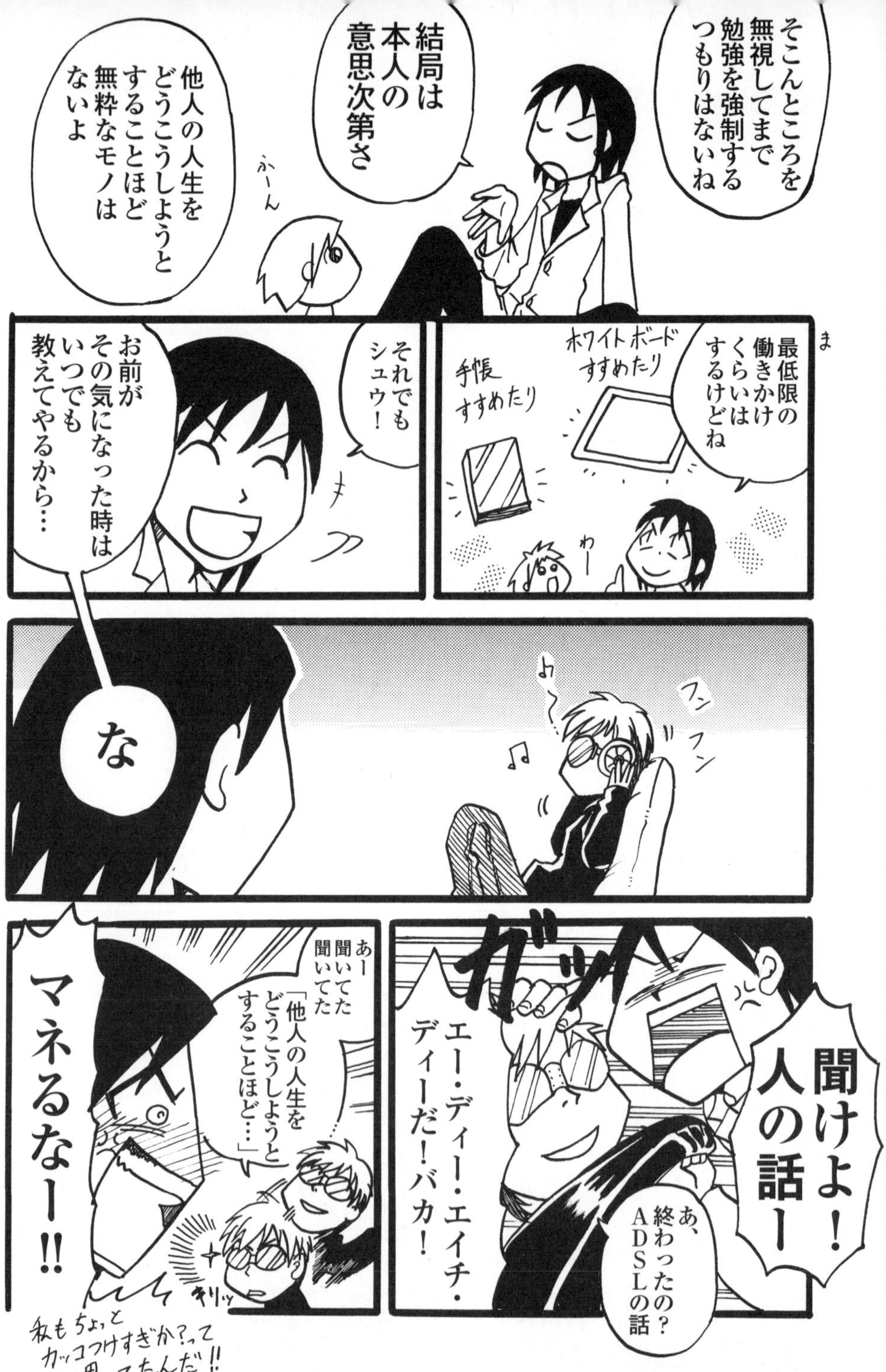
そこんところを無視してまで勉強を強制するつもりはないね
結局は本人の意思次第さ
ふーん
他人の人生をどうこうしようとすることほど無粋なモノはないよ
ま
最低限の働きかけくらいはするけどね
ホワイトボードすすめたり
手帳すすめたり
わー
それでもシュウ!
お前がその気になった時はいつでも教えてやるから…
な
よ～
フンフン
ガッ
聞けよ!人の話ー!
あ、終わったの?ADSLの話
エー・ディー・エイチ・ディーだ!バカ!
あー聞いてた聞いてた
「他人の人生をどうこうしようとすることほど…」
キリッ
マネるなー!!
私もちょっとカッコつけすぎか?って思ってたんだ!!

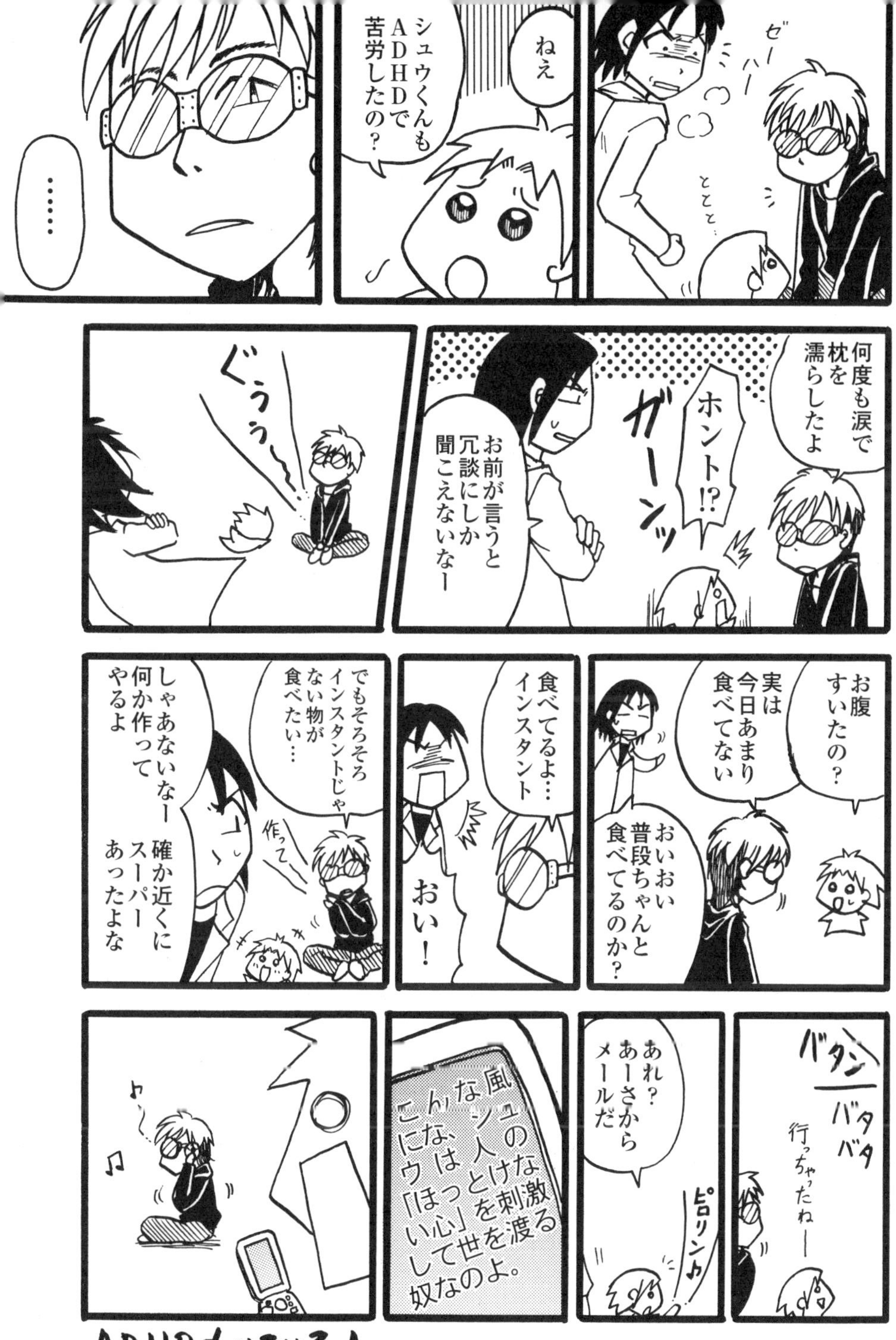
ゼー
ハー
とてて…
ねえ
シュウくんもADHDで苦労したの？
……
何度も涙で枕を濡らしたよ
ホント!?
ガーンッ
お前が言うと冗談にしか聞こえないなー
ぐぅぅ〜
お腹すいたの？
実は今日あまり食べてない
おいおい普段ちゃんと食べてるのか？
食べてるよ…インスタント
おい！
でもそろそろインスタントじゃない物が食べたい…
作って
しゃあないなー何か作ってやるよ
確か近くにスーパーあったよな
バタン
バタバタ
行っちゃったね——
あれ？あーさからメールだ
ピロリン♪
こんな風にシュウは人の「ほっとけない心」を刺激して世を渡る奴なのよ。

ADHDもいろいろ♪

アンケート企画②
ADHDの人に聞きました
『ADHDを乗り越えるのに必要なことは？』

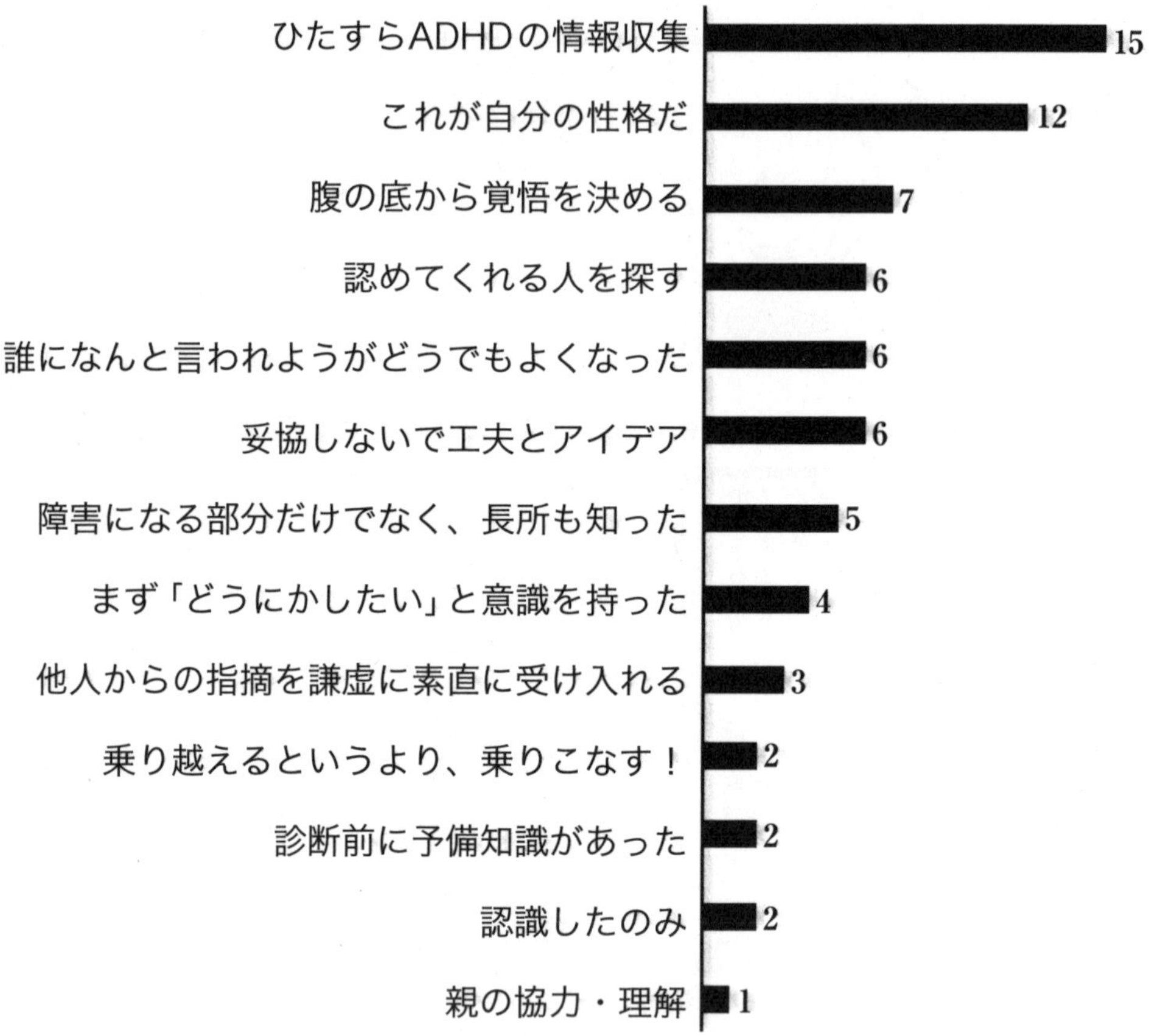

（計71票）

投稿コメント★一部抜粋♪

★第１位★「ひたすらADHDの情報収集」

・まず、攻略するには敵を知ることから始めなきゃならないから！

・人生勉強じゃい!!

・ADHDとは、なんぞな？という疑問、どうして？を、知りたい。とにかく知りたい。だから情報収集かなぁ…

・ADHDのことや自分に対する理解が深まるから、上手に付き合っていこうと思えるようになる。

・世間さまの心なき発言を真に受けずに、まず自分自身の力で我を解き明かすよう心がけた。

・自分で自分の分からないところに「納得」したかった。自分を知りたかったから。

・説得力を増すために、情報量は必要かも。

★第２位★「これが自分の性格だ」

・これが自分らしさ、今のこんな自分も結構大好きだったりします（笑）

・これが俺だあああああああああああああ!!イエイ!!!!!

・ありのままの自分を全て受け入れた上で、今より一段階好ましい行動ができるにはどうすべきかを考え続けることでしょうね。

・そしてこれが俺の武器だ。

・ひっくるめて自分ですよね、うん。

・生まれ持った性格と考え、うまく付き合うしかない。

・誰がなんと言おうと、これが私ですから!!!

★第３位★「腹の底から覚悟を決める」

・これが私の脳みそのパターンで私は私でいいのだ。

・もう自分を責めないぞ！

・どんなに常識から外れようと、自分が良かれと思った道を貫く。

・他者からの非難も、己の未熟さも、全部受け止めてやらぁ!!どんと来い!!

★第４位★「認めてくれる人を探す」

- 例えADHDを知らなくても、ありのままの自分を受け入れてもらえたのが、すごく支えになりました。
- 私を分かってくれる人がいて救われました。

★第４位★「妥協しないで工夫とアイデア」

- これに尽きる。一人の時はADHD全開！集団の時はちょびっと協調性！
- ADHDという事実に甘えない。「どうせダメなんだ」とは絶対に思わない。できない理由をADHDのせいにしない。
- 一般の人に理解されるの難しいし、非ADHDの人間の方が数が多いから、彼らに合わせるほうが社会で生きていきやすい。
- 例えば忘れないようにこまめにメモをとる等でも、恥ずかしがらずに行います。

以下、第５位以降の素敵な投稿コメント

- 困るのは自分自身だし、たとえどうしようもなく理不尽なことだとしても、これも自業自得だし、やっぱり自分でなんとかするしかないと思った。これからの自分の人生のためにどうにかしたいと意識を持った。
- 他人から見たら障害なんていいわけに過ぎないから
- 最初は同情してもらいたい、甘えたいだけだった。でも自分の現状を見つめて、「何とかしなくちゃ」と改善策を考え始めた。そこまで来たら、半分はもう乗り越えられているのではと思います。
- ADHDという概念を知ってから、批判を受ける自分を客観的に見れるようになって、そして直すべきところが以前よりも明確に見えた。
- 他人の指摘には謙虚に、かつ失敗する自分に向き合い、受け入れる。
- これが自分だと生まれて初めて感じられたから。大切なアイデンティティだと思う。
- 「普通」を知っている訳じゃないし、それなりに楽しいからいいかなー、みたいな。

情報を集めよう

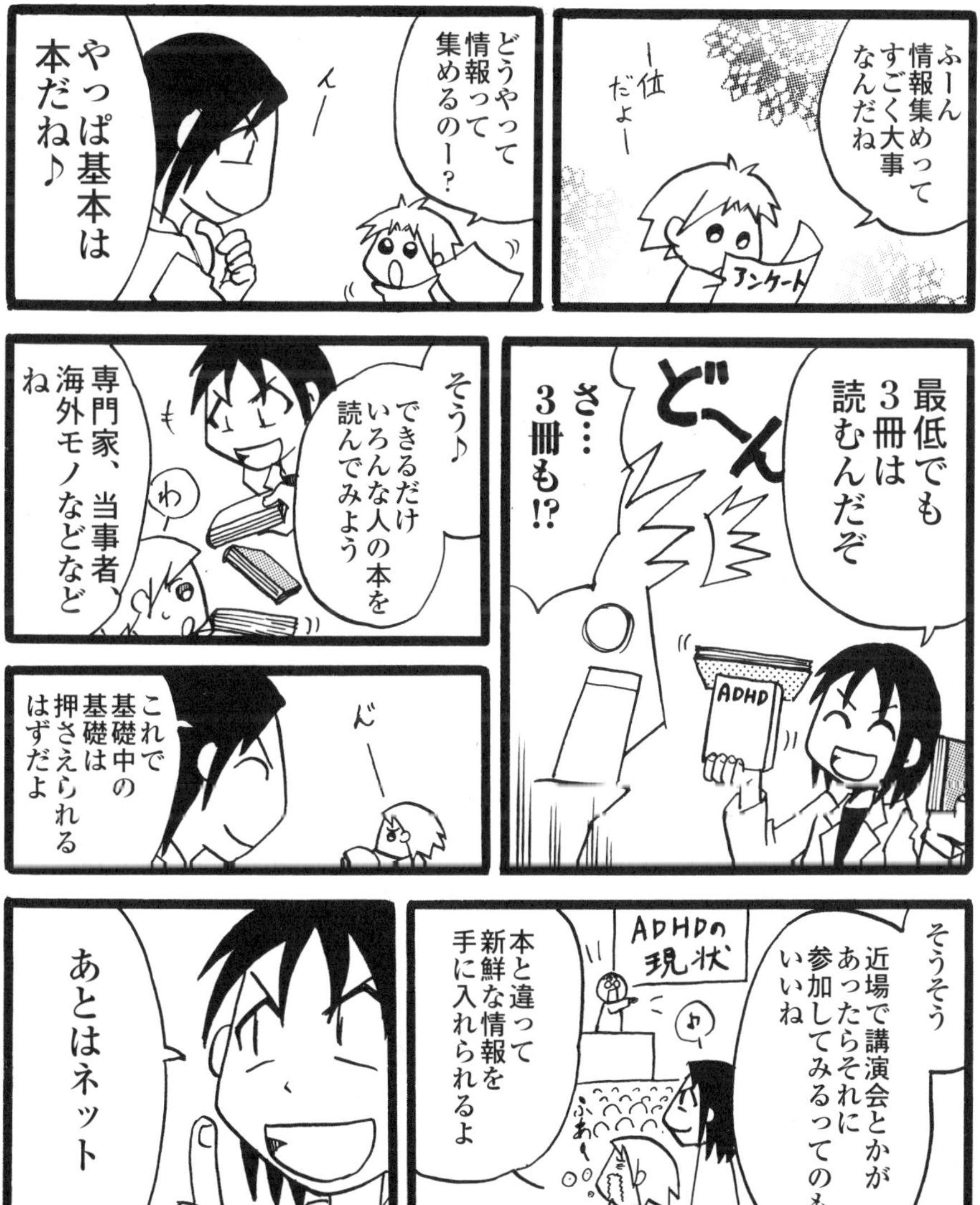
ふーん 情報集めって すごく大事 なんだね
1位 だよー
アンケート
どうやって 情報って 集めるのー？
んー
やっぱ基本は 本だね♪
最低でも 3冊は 読むんだぞ
どーん
さ… 3冊も!?
ADHD
そう♪ できるだけ いろんな人の本を 読んでみよう
も
わ
専門家、当事者、 海外モノ などなど ね
これで 基礎中の 基礎は 押さえられる はずだよ
そうそう 近場で講演会とかが あったらそれに 参加してみるってのも いいね
ADHDの 現状
本と違って 新鮮な情報を 手に入れられるよ
ふあ〜
あとはネット

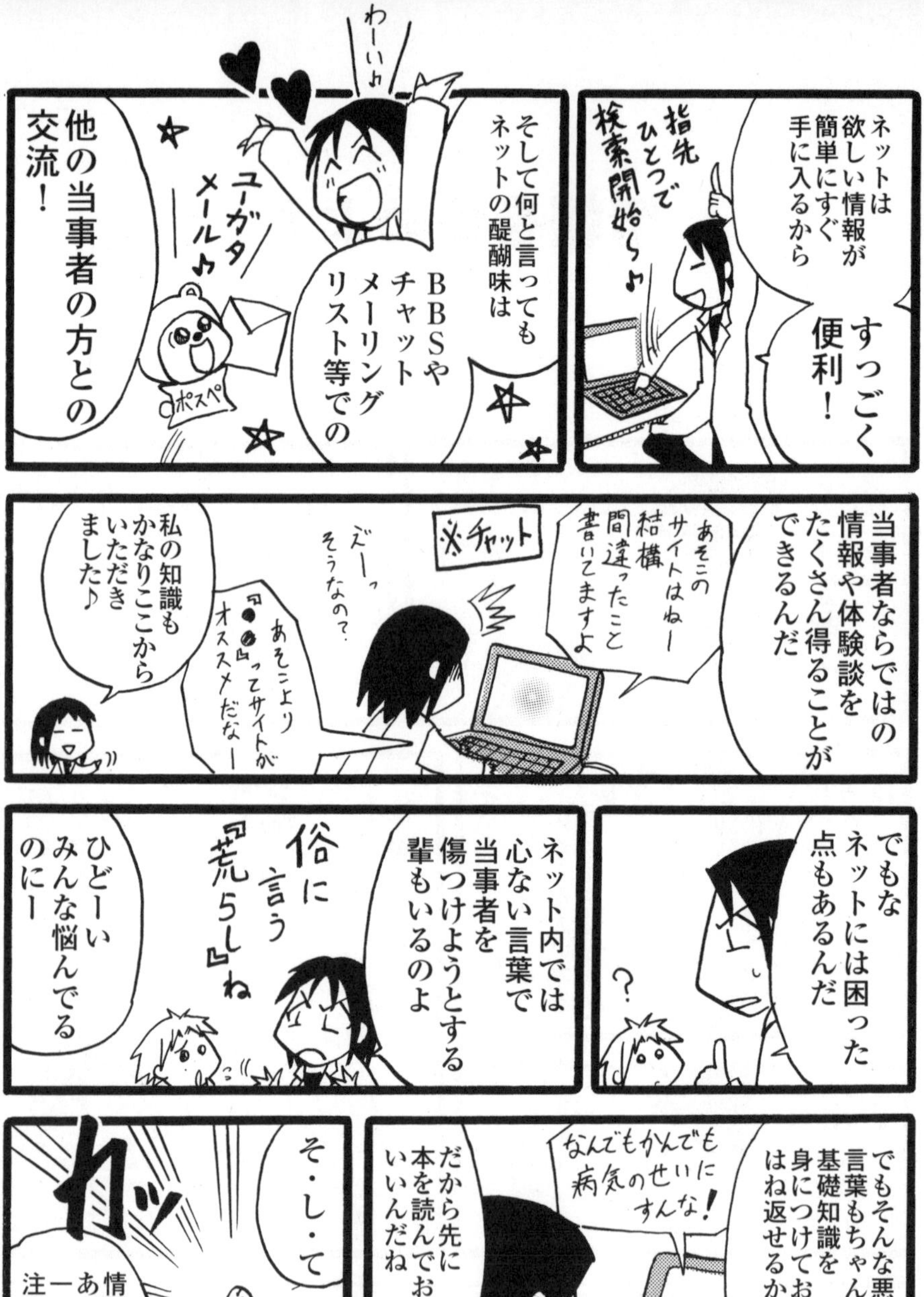
ネットは欲しい情報が簡単にすぐ手に入るから
すっごく便利！
指先ひとつで検索開始～♪
そして何と言ってもネットの醍醐味は
BBSやチャットメーリングリスト等での
他の当事者の方との交流！
わーい♪
ユーガタメール♪
ポスペ
当事者ならではの情報や体験談をたくさん得ることができるんだ
※チャット
あそこのサイトはねー結構間違ったこと書いてますよ
ズーっそうなので．
あそこより『●●』ってサイトがオススメだなー
私の知識もかなりここからいただきました♪
でもなネットには困った点もあるんだ
？
ネット内では心ない言葉で当事者を傷つけようとする輩もいるのよ
俗に言う『荒らし』ね
ひどーいみんな悩んでるのにー
でもそんな悪意のある言葉もちゃんと本で基礎知識を身につけておけばはね返せるから
なんでもかんでも病気のせいにすんな！
いやそもそも病気じゃないし
だから先に本を読んでおいた方がいいんだね
カッ
そ・し・て
情報を集めるにあたって一つ大事な注意事項があるんだ
荒らしは放置！これがネット上のマナー！！

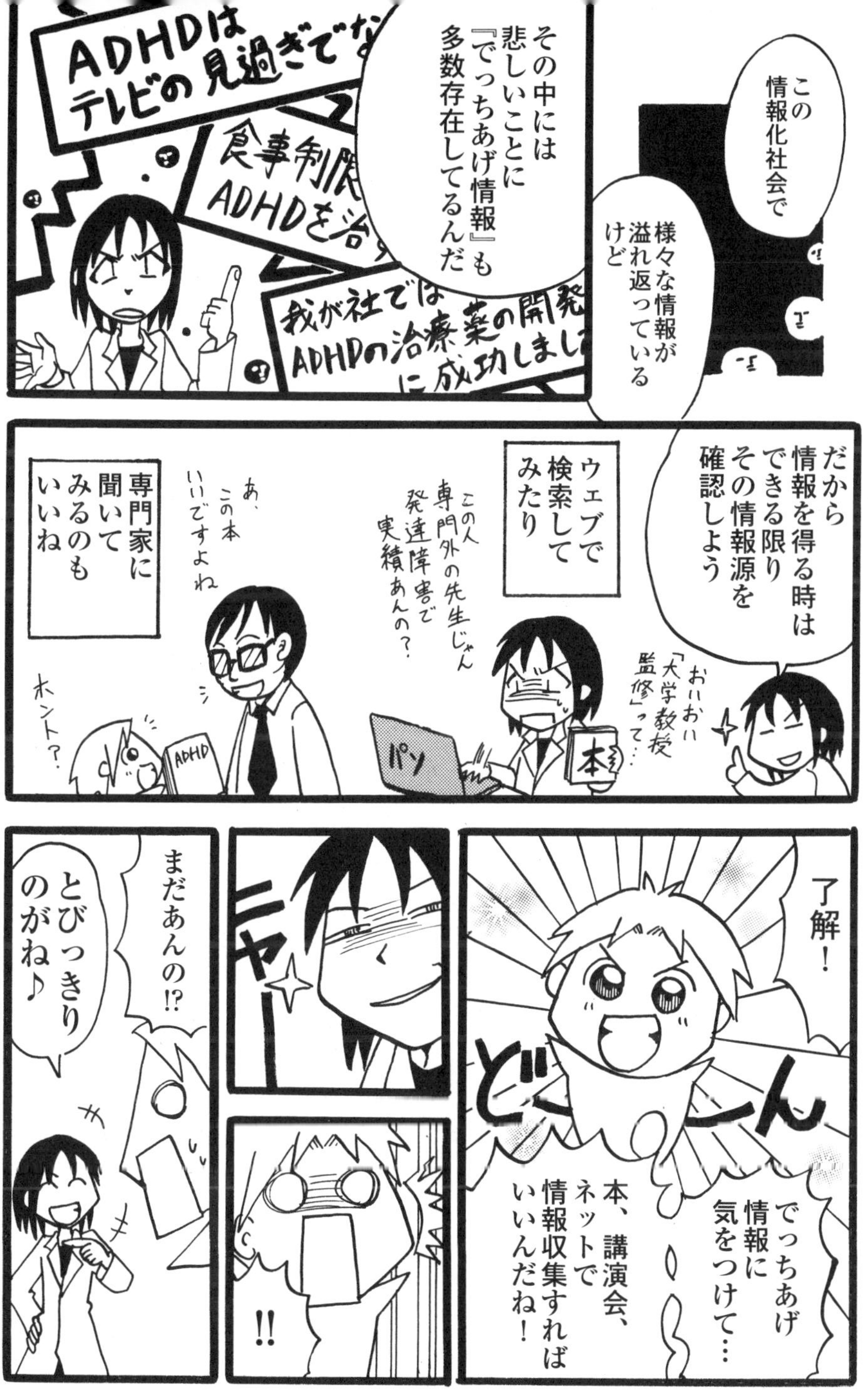
この情報化社会で
様々な情報が溢れ返っているけど
ADHDはテレビの見過ぎでな
食事制限
ADHDを治
我が社ではADHDの治療薬の開発に成功しまし
その中には悲しいことに『でっちあげ情報』も多数存在してるんだ
だから情報を得る時はできる限りその情報源を確認しよう
おいおい「大学教授監修」って…
本
ウェブで検索してみたり
この人専門外の先生じゃん発達障害で実績あんの？
パソ
あ、この本いいですよね
専門家に聞いてみるのもいいね
ADHD
ホント？
了解！
どーん
でっちあげ情報に気をつけて…
本、講演会、ネットで情報収集すればいいんだね！
ニヤ
!!
まだあんの!?
とびっきりのがね♪

続く！

自助グループ
～出会い編～

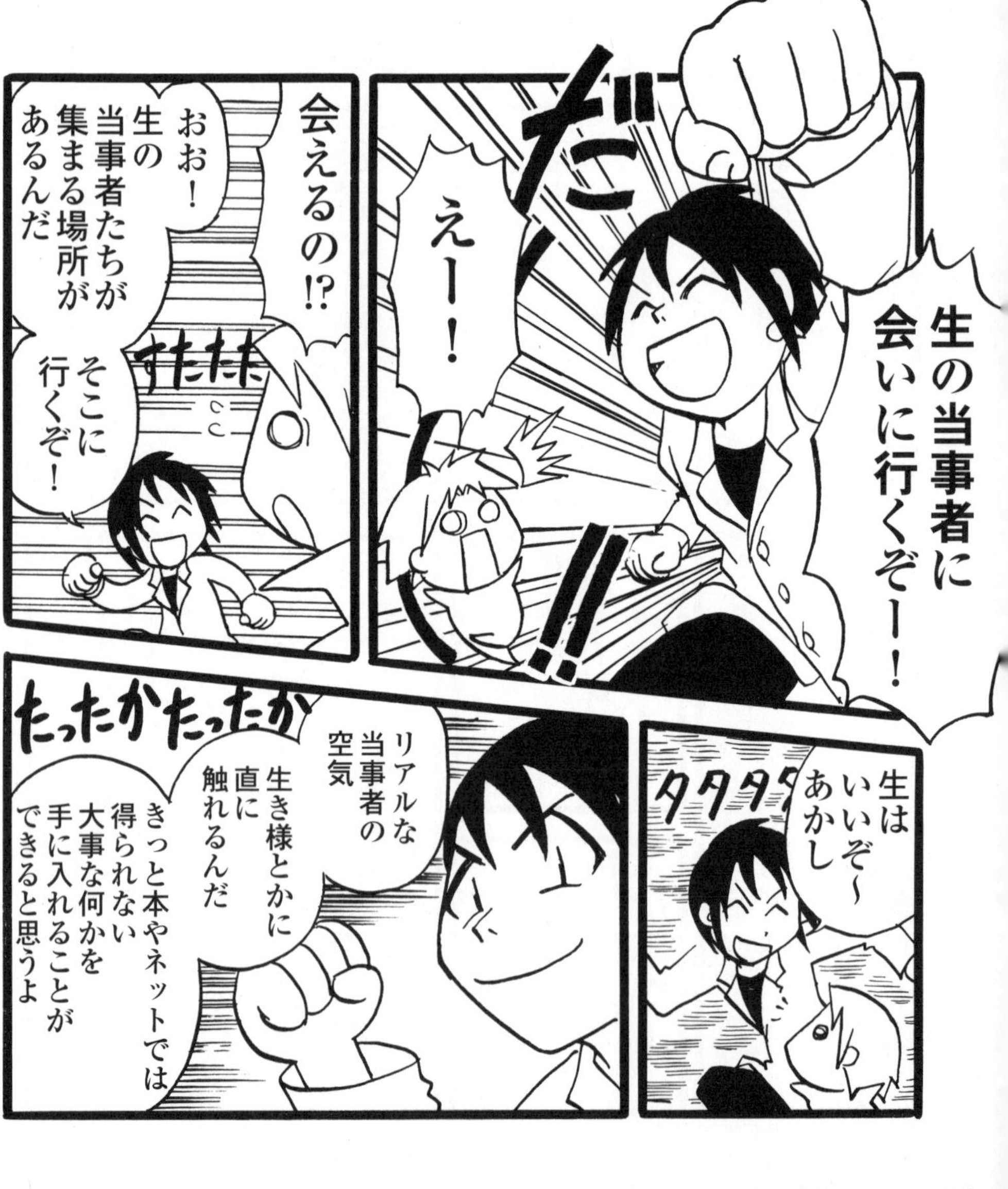
生の当事者に会いに行くぞー！
えーー！
会えるの!?
おお！生の当事者たちが集まる場所があるんだ
そこに行くぞ！
すたたた
生はいいぞ～あかし
タタタタ
たったかたったか
リアルな当事者の空気
生き様とかに直に触れるんだ
きっと本やネットでは得られない大事な何かを手に入れることができると思うよ

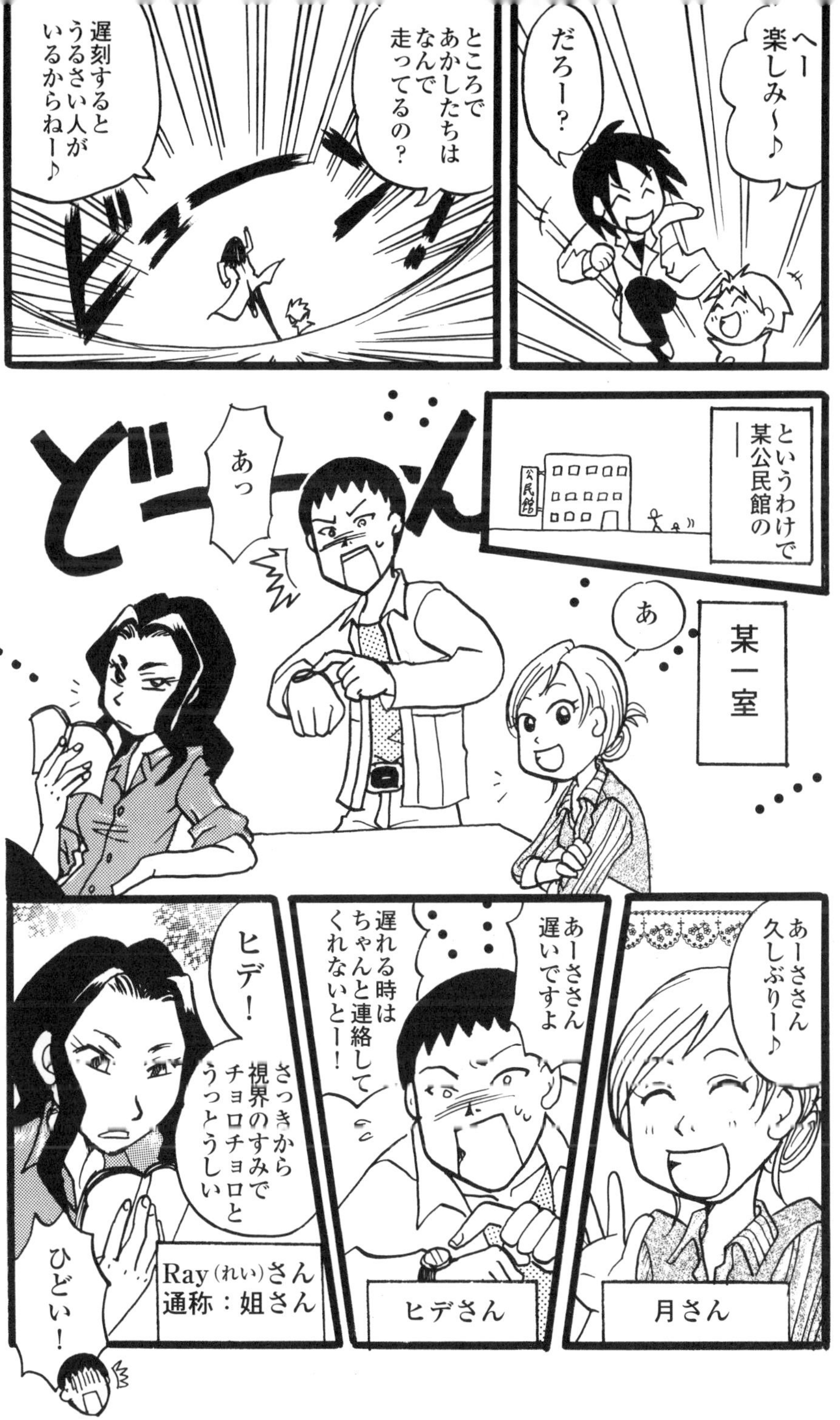
へー楽しみ～♪
だろー？
ところであかしたちはなんで走ってるの？
遅刻するとうるさい人がいるからねー♪
というわけで某公民館の―
公民館
某一室
どーーん
あっ
あ
あーさささん久しぶりー♪
月さん
あーさささん遅いですよ
遅れる時はちゃんと連絡してくれないとー！
ヒデさん
ヒデ！
さっきから視界のすみでチョロチョロとうっとうしい
Ray（れい）さん
通称：姐さん
ひどい！

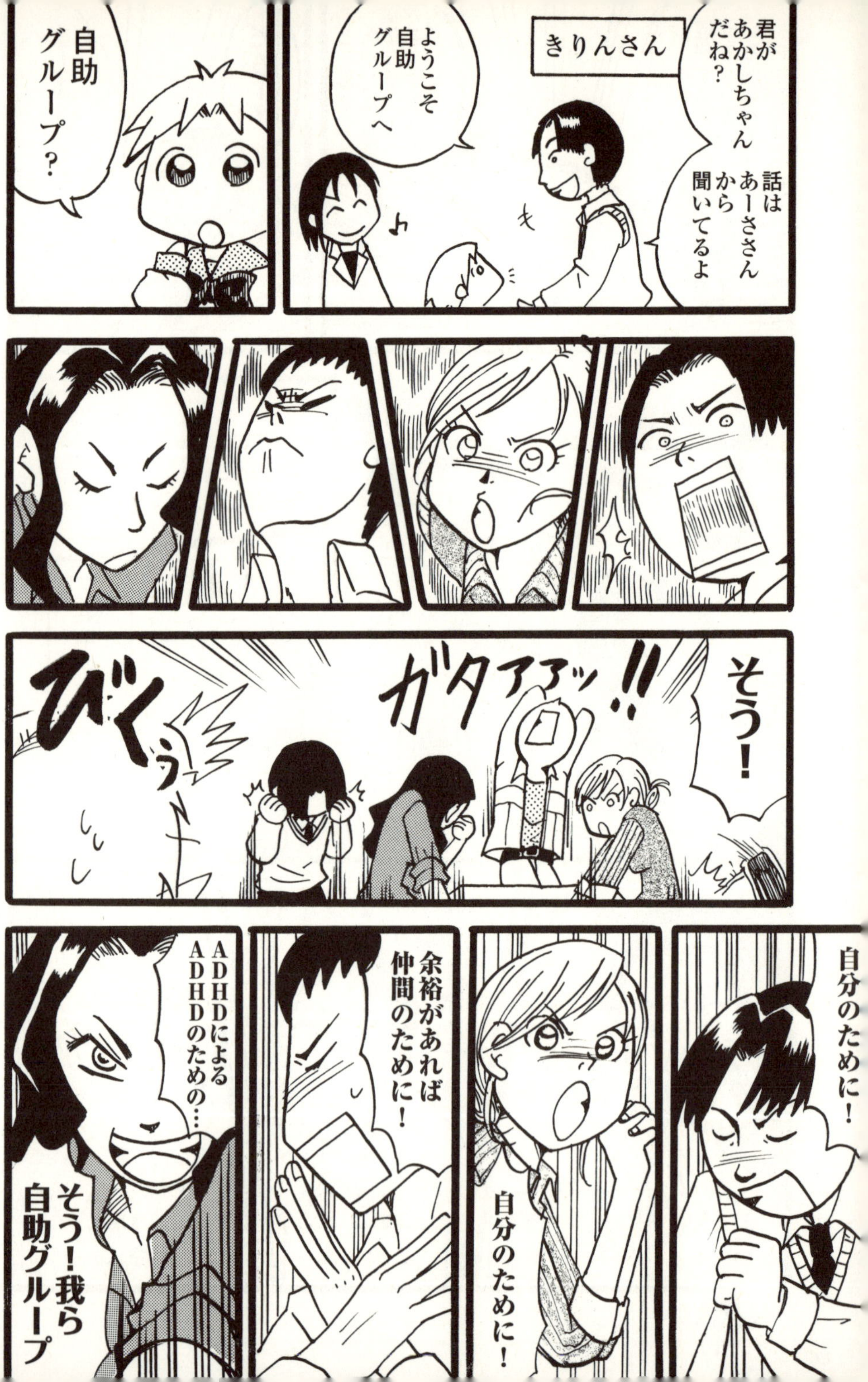
きりんさん
君があかしちゃんだね？
話はあーささんから聞いてるよ
ようこそ自助グループへ
自助グループ？
そう！
ガタアアッ！！
びくぅ
自分のために！
自分のために！
余裕があれば仲間のために！
ADHDによるADHDのための…
そう！我ら自助グループ

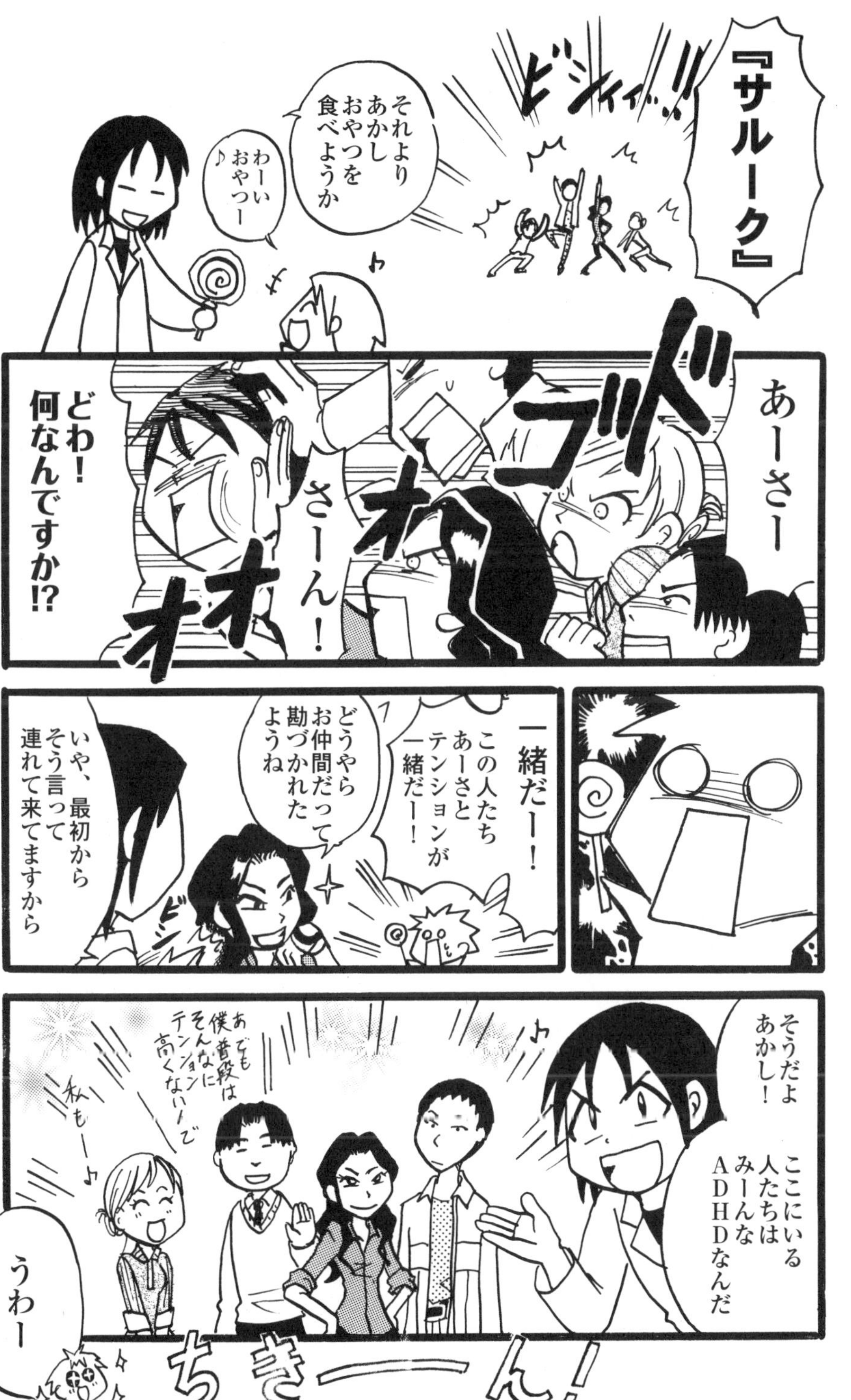

『サルーク』
ビシィィ!!
それより あかし おやつを 食べようか
わーい おやつー♪
あーさー
さーん!
どわ! 何なんですか!?
一緒だー!
この人たち あーさと テンションが 一緒だー!
どうやら お仲間だって 勘づかれた ようね
いや、最初から そう言って 連れて来てますから
そうだよ あかし!
ここにいる 人たちは みーんな ADHDなんだ
あ でも 僕普段は そんなに テンション 高くないんで
私もー♪
さっきはノったけど
うわー
ちきーーん!

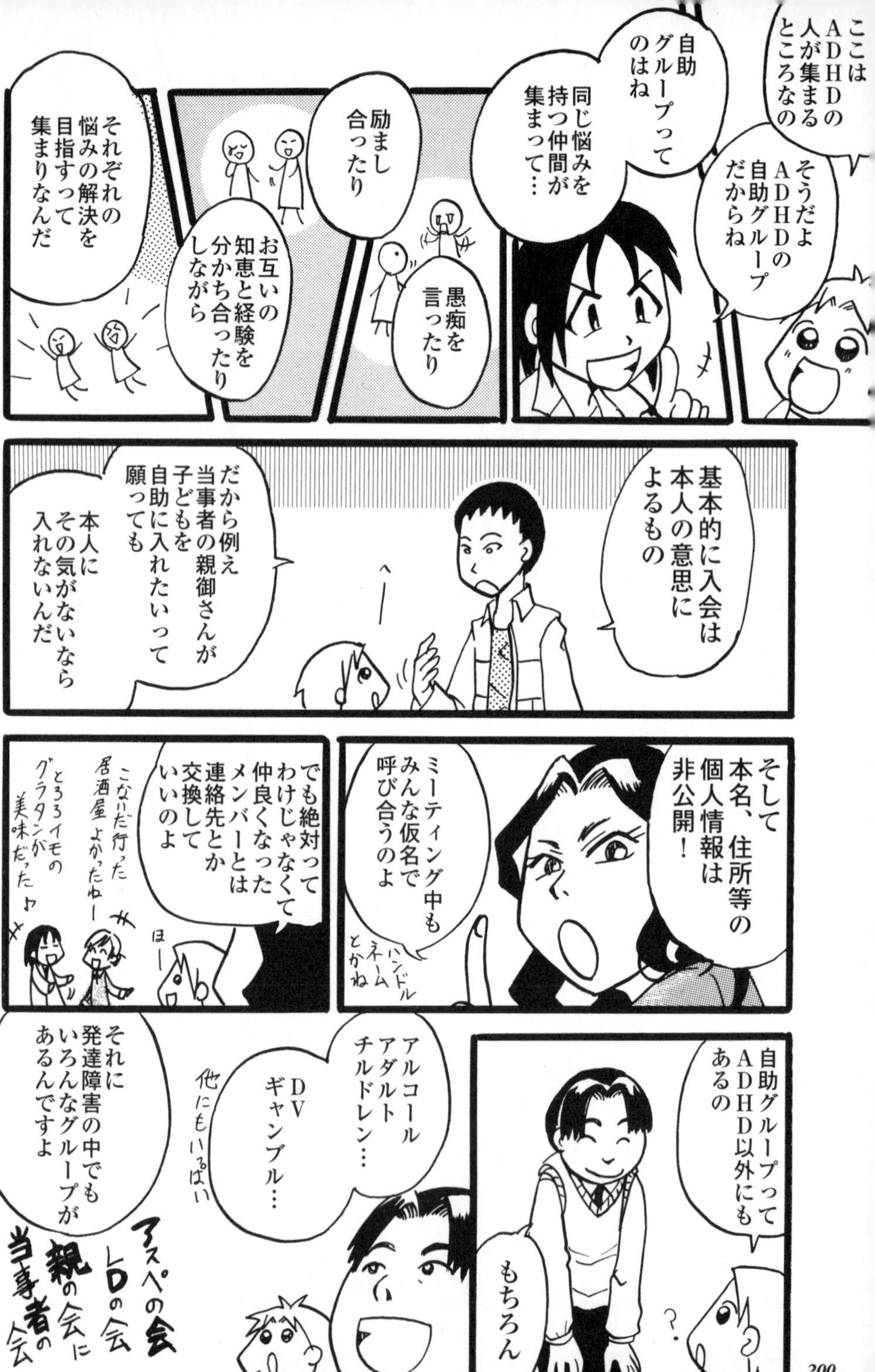
ここはADHDの人が集まるところなの
そうだよADHDの自助グループだからね
自助グループってのはね
同じ悩みを持つ仲間が集まって…
愚痴を言ったり
励まし合ったり
お互いの知恵と経験を分かち合ったりしながら
それぞれの悩みの解決を目指すって集まりなんだ
基本的に入会は本人の意思によるもの
へー
だから例え当事者の親御さんが子どもを自助に入れたいいって願っても
本人にその気がないなら入れないんだ
そして本名、住所等の個人情報は非公開！
ミーティング中もみんな仮名で呼び合うのよ
ハンドルネームとかね
でも絶対ってわけじゃなくて仲良くなったメンバーとは連絡先とか交換していいのよ
ほー
こないだ行った居酒屋よかったねー
とろろイモのグラタンが美味だった♪
自助グループってADHD以外にもあるの
?
もちろん
アルコール
アダルトチルドレン…
DV
ギャンブル…
他にもいっぱい
それに発達障害の中でもいろんなグループがあるんですよ
アスペの会
LDの会
親の会に
当事者の会

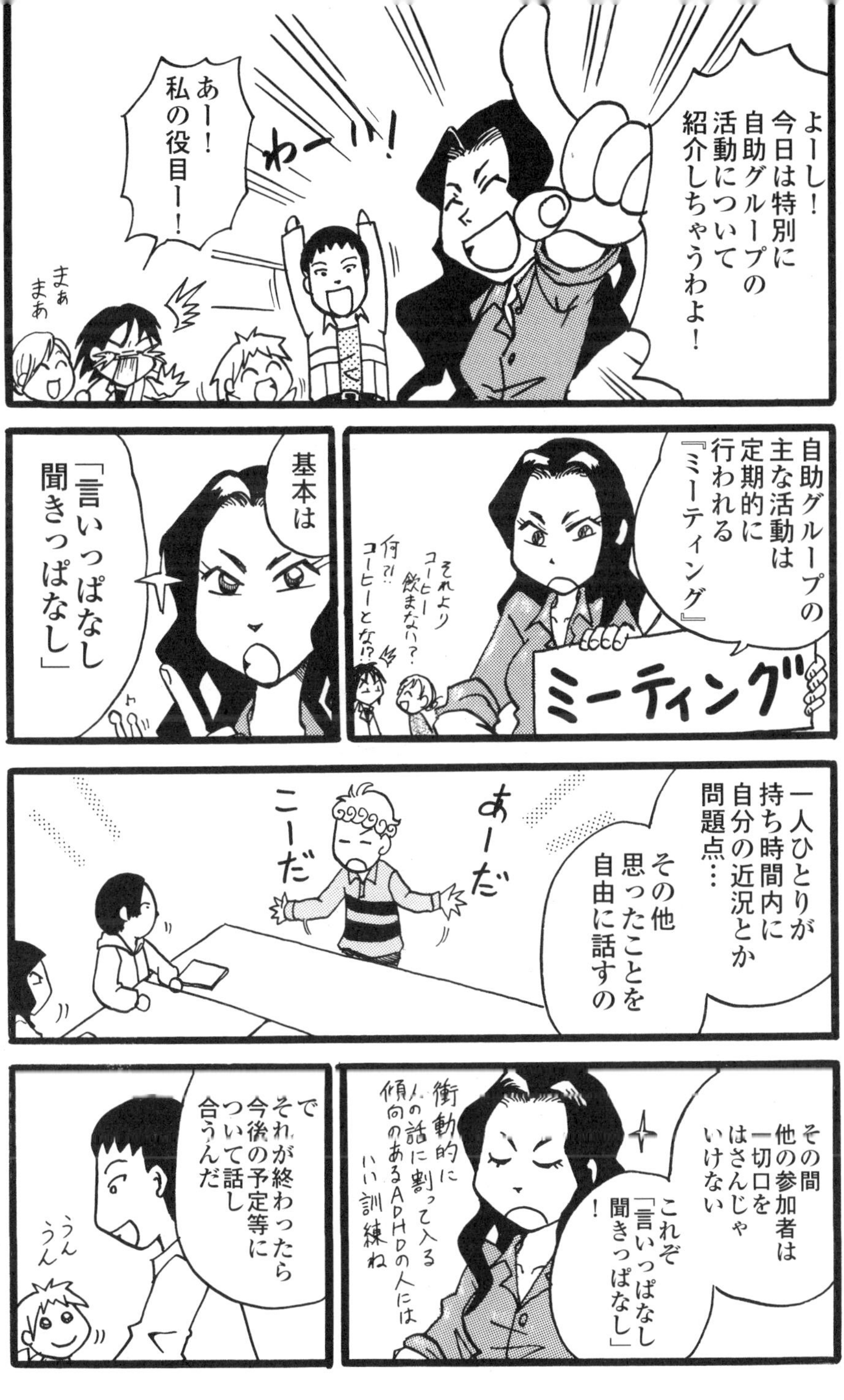
よーし！今日は特別に自助グループの活動について紹介しちゃうわよ！
わーー!!
あー！私の役目ー！
まぁまぁ
自助グループの主な活動は定期的に行われる『ミーティング』
ミーティング
それよりコーヒー飲まない？
何?! コーヒーとな!?
基本は
「言いっぱなし聞きっぱなし」
一人ひとりが持ち時間内に自分の近況とか問題点…
その他思ったことを自由に話すの
あーだ
こーだ
その間他の参加者は一切口をはさんじゃいけない
これぞ「言いっぱなし聞きっぱなし」！
衝動的に人の話に割って入る傾向のあるADHDの人にはいい訓練ね
でそれが終わったら今後の予定等について話し合うんだ
うんうん

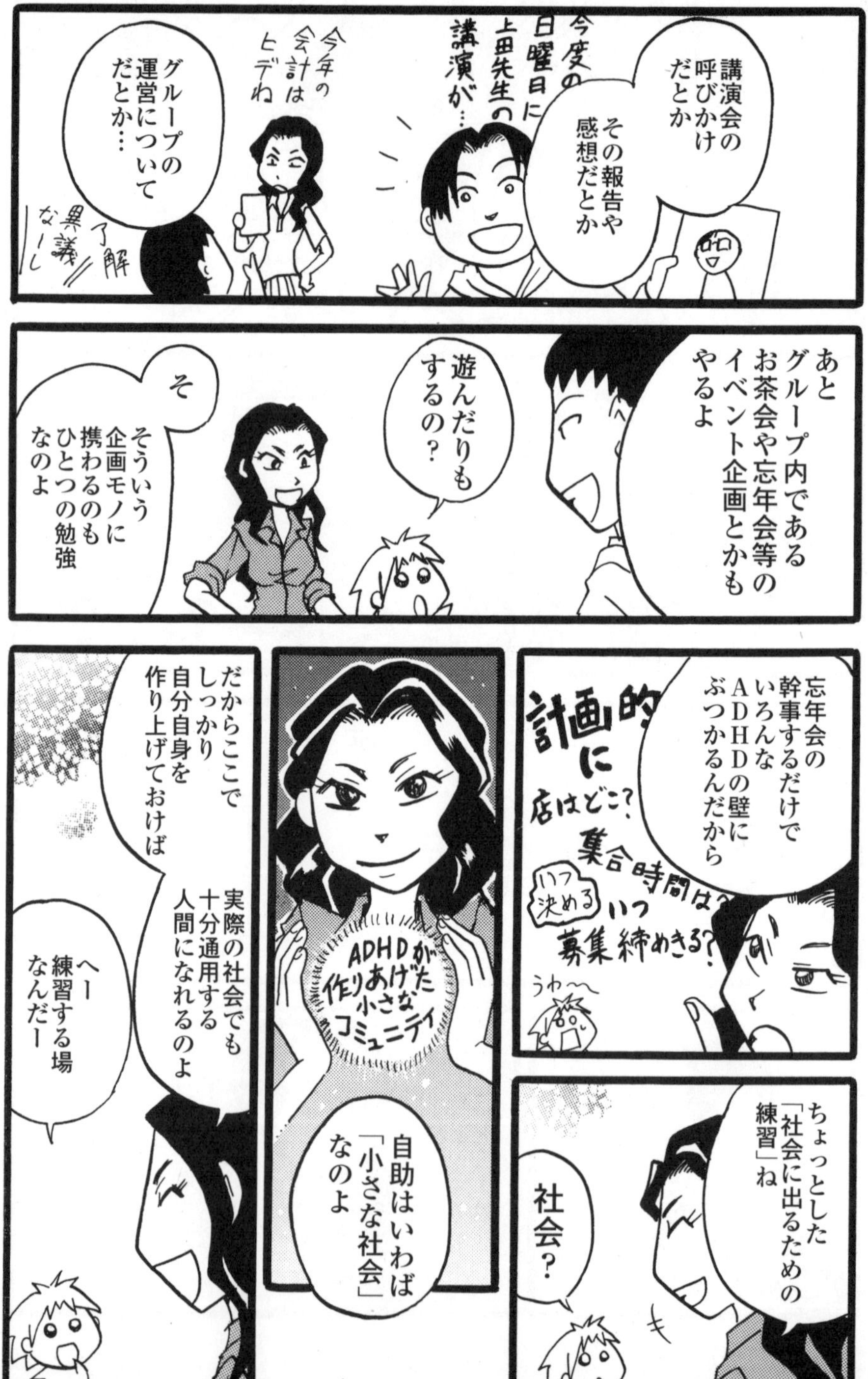
講演会の呼びかけだとか
その報告や感想だとか
今度の日曜日に上田先生の講演が…
今年の会計はヒデね
グループの運営についてだとか…
了解
異議なーし
あとグループ内であるお茶会や忘年会等のイベント企画とかもやるよ
遊んだりもするの？
そ
そういう企画モノに携わるのもひとつの勉強なのよ
忘年会の幹事するだけでいろんなＡＤＨＤの壁にぶつかるんだから
計画的に
店はどこ？
集合時間は？
いつ決める
いつ募集締めきる？
うわ〜
ちょっとした「社会に出るための練習」ね
社会？
ADHDが作りあげた小さなコミュニティ
自助はいわば「小さな社会」なのよ
だからここでしっかり自分自身を作り上げておけば
実際の社会でも十分通用する人間になれるのよ
へー練習する場なんだー

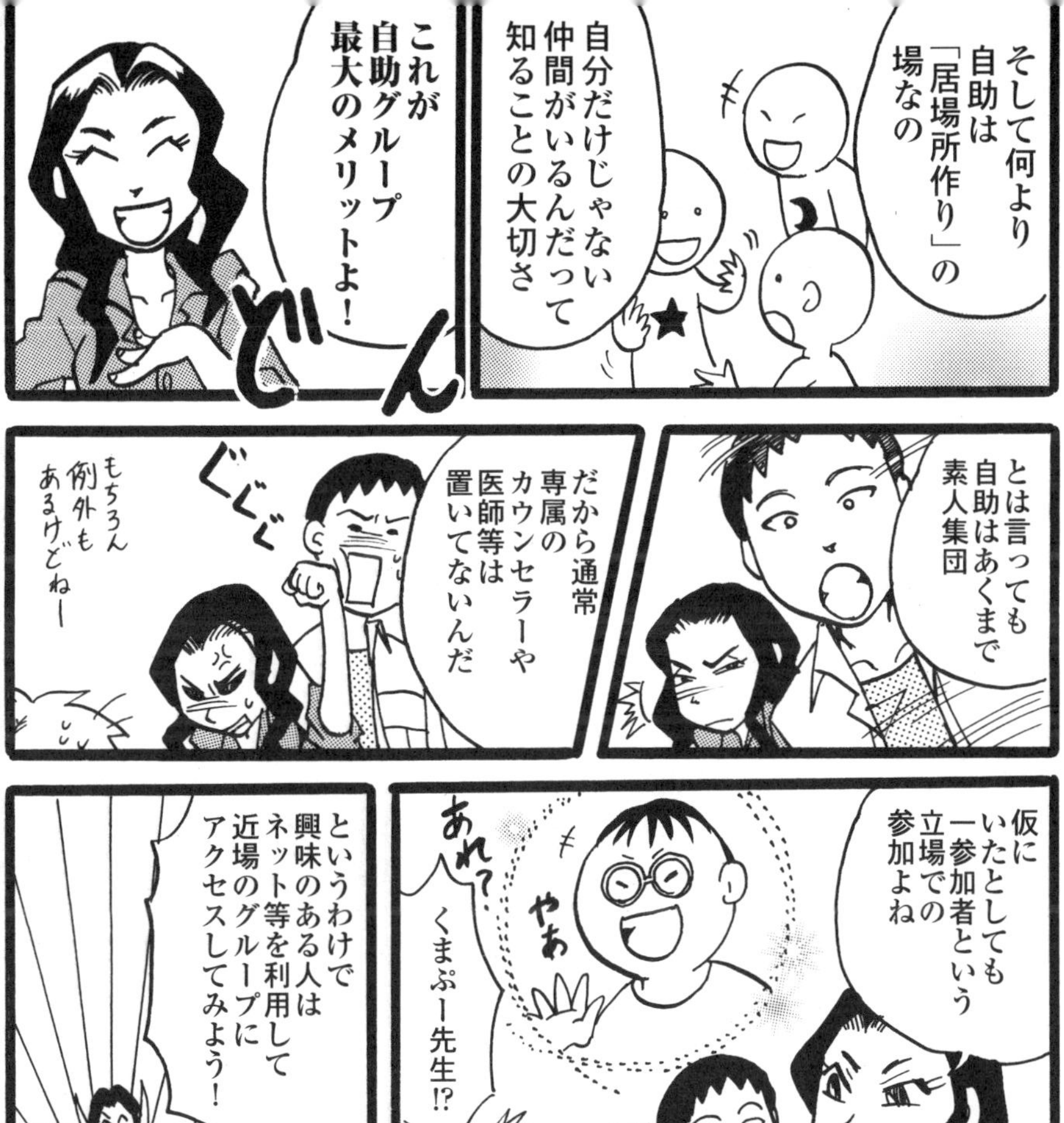

そして何より自助は「居場所作り」の場なの
自分だけじゃない仲間がいるんだって知ることの大切さ
これが自助グループ最大のメリットよ！
どん
とは言っても自助はあくまで素人集団
だから通常専属のカウンセラーや医師等は置いてないんだ
ぐぐぐ
もちろん例外もあるけどねー
仮にいたとしても一参加者という立場での参加よね
あれ？
やあ
くまぷー先生!?
※上田先生も一枚かんでます
というわけで興味のある人はネット等を利用して近場のグループにアクセスしてみよう！

自助グループの基本的なルール
・匿名
・内部で聞いた話等を、外部にもらさない
・一般常識は守る
・グループやメンバーに依存しない
ただ細かいルールはグループによって多少違うので入る際にはそのグループのサイト等でルールをチェックしてみてね
あ
あーさ結局全然解説しなかったな

というわけでその頃のあーさ

自助グループ
～結婚話編～

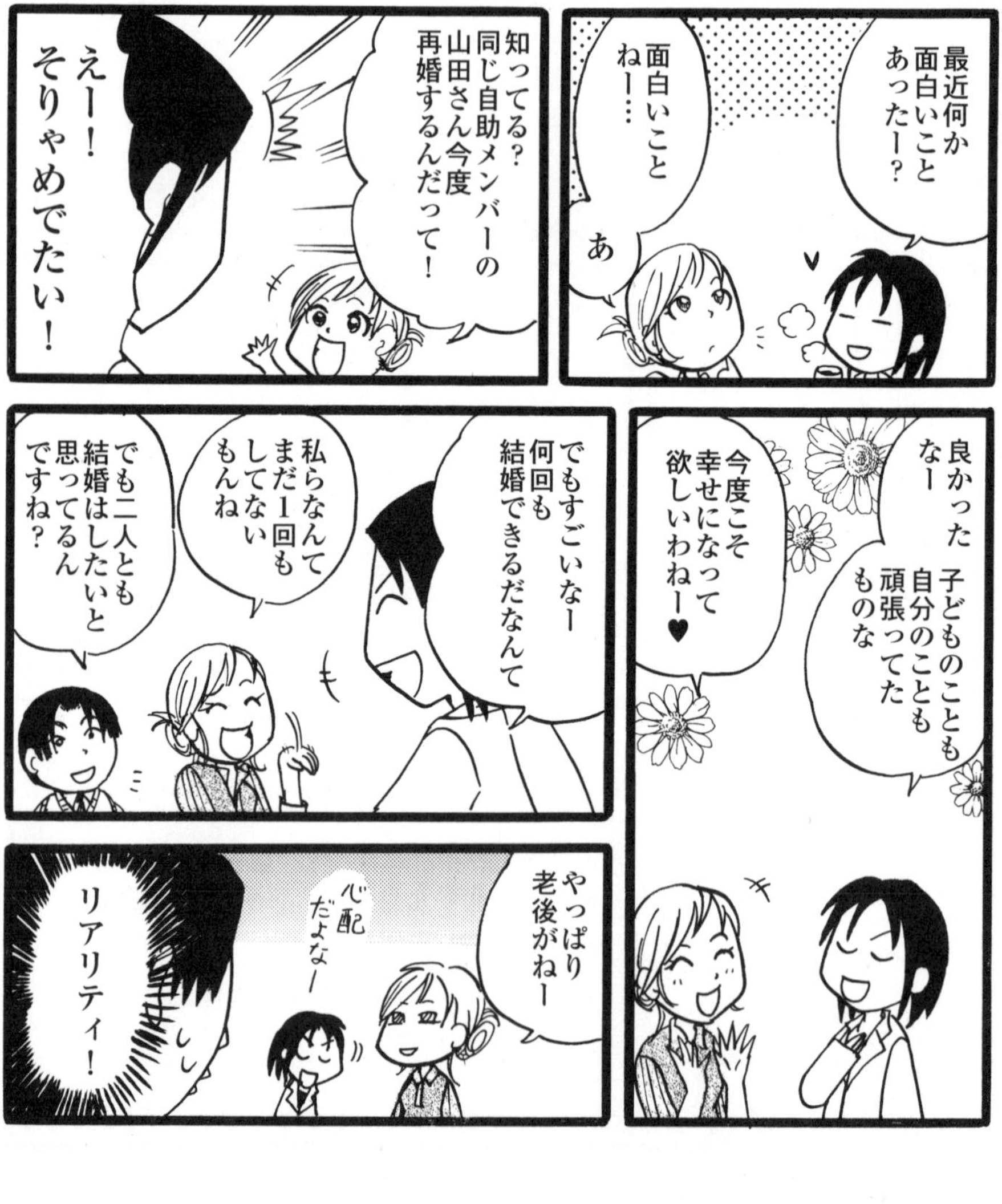
最近何か面白いことあったー?
面白いことねー…
あ
知ってる?同じ自助メンバーの山田さん今度再婚するんだって!
えー!そりゃめでたい!
良かったなー 子どものことも自分のことも頑張ってたものな
今度こそ幸せになって欲しいわねー♥
でもすごいなー何回も結婚できるだなんて
私らなんてまだ1回もしてないもんね
でも二人とも結婚はしたいと思ってるんですね?
やっぱり老後がねー
心配だよなー
リアリティ!

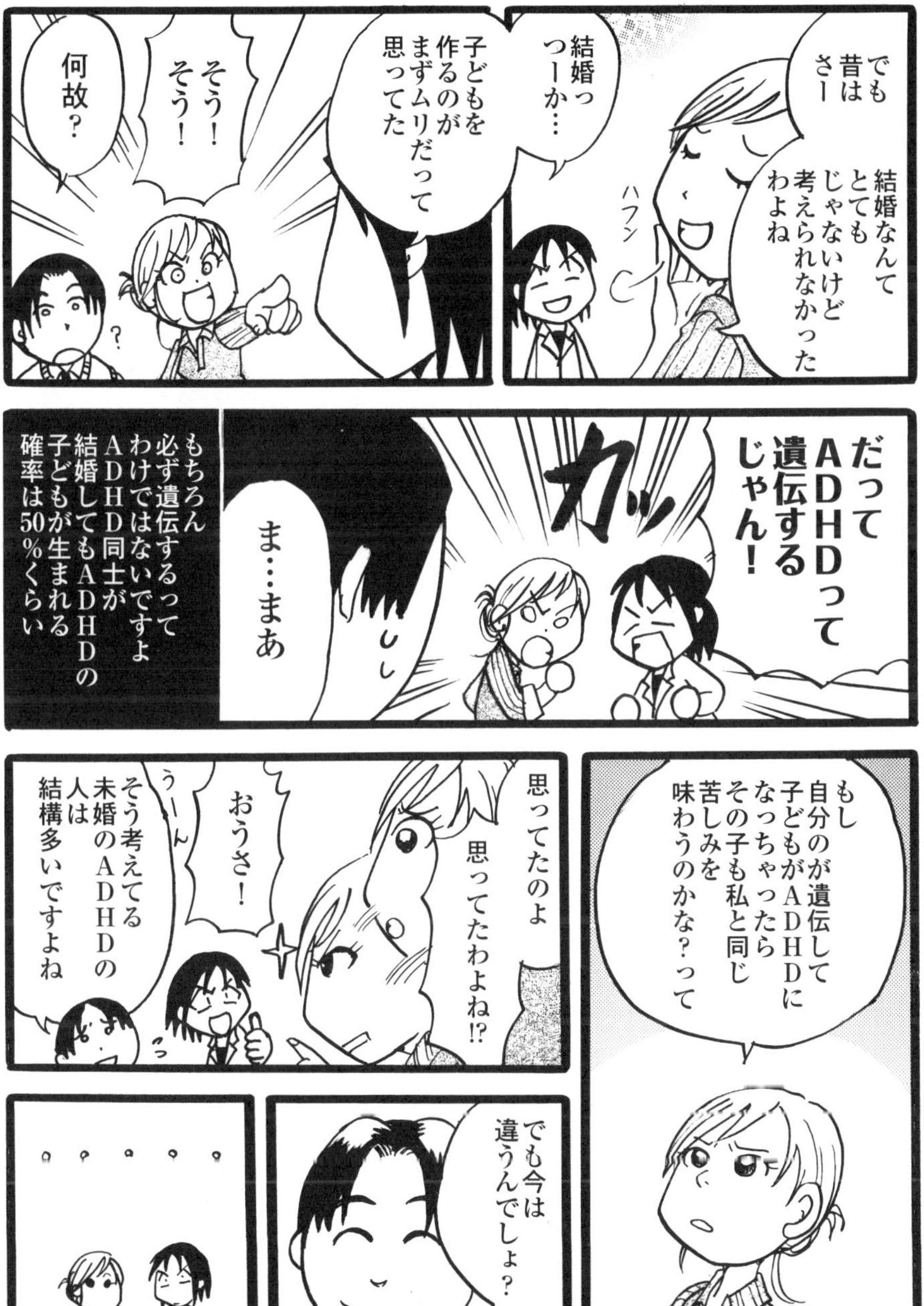
でも昔はさー
結婚なんてとてもじゃないけど考えられなかったわよね
ハフン
結婚っつーか…
子どもを作るのがまずムリだって思ってた
そう！そう！
何故？
だってADHDって遺伝するじゃん！
カッ
ま…まあ
もちろん必ず遺伝するってわけではないですよ ADHD同士が結婚してもADHDの子どもが生まれる確率は50％くらい
もし自分のが遺伝して子どもがADHDになっちゃったらその子も私と同じ苦しみを味わうのかな？って
思ってたのよ
思ってたわよね!?
おうさ！
うーん
そう考えてる未婚のADHDの人は結構多いですよね
でも今は違うんでしょ？

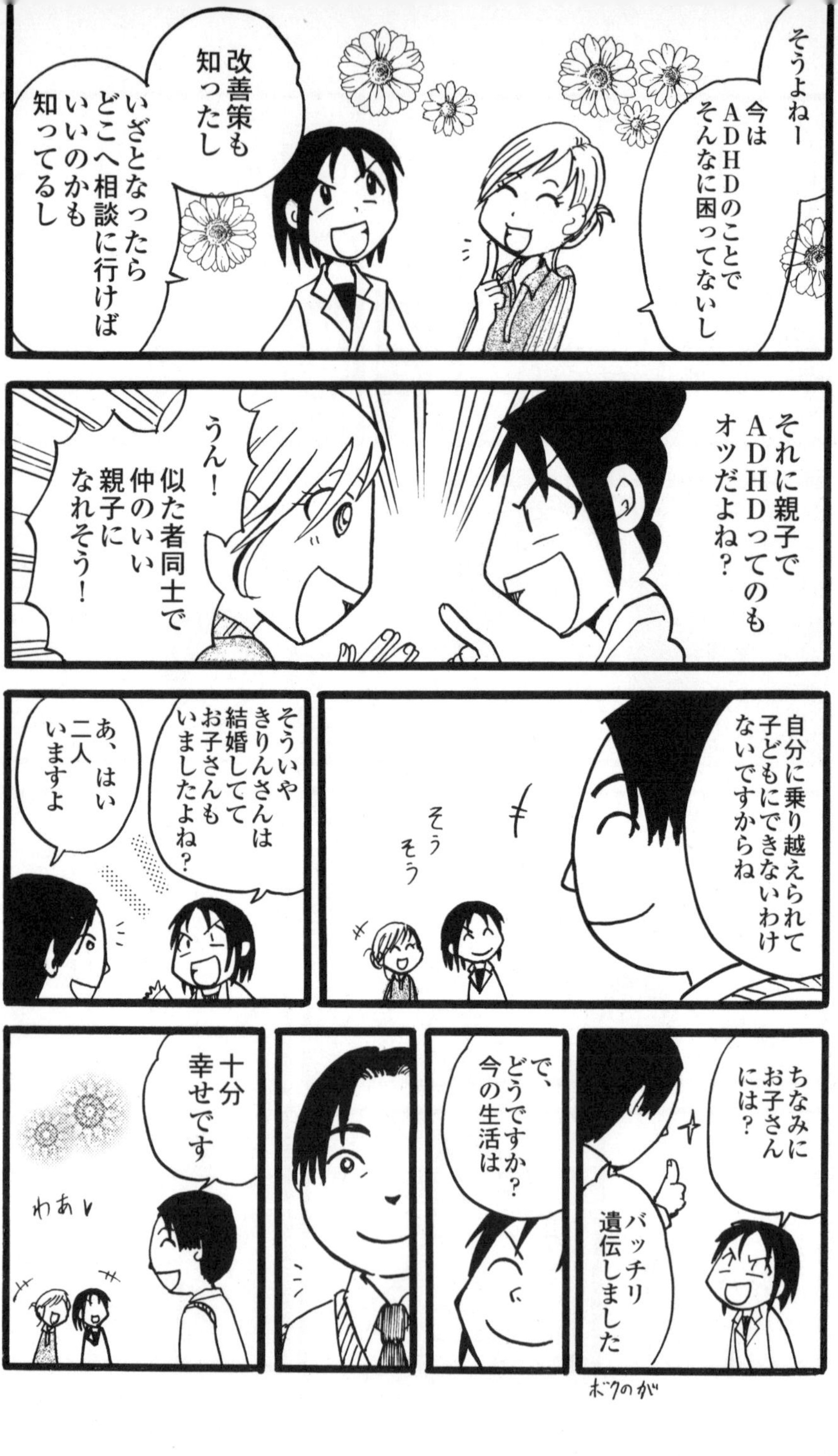
そうよねー
今は ADHDのことで そんなに困ってないし
改善策も 知ったし
いざとなったら どこへ相談に行けば いいのかも 知ってるし
それに親子で ADHDってのも オツだよね？
うん！
似た者同士で 仲のいい 親子に なれそう！
自分に乗り越えられて 子どもにできないわけ ないですからね
そう そう
そういや きりんさんは 結婚してて お子さんも いましたよね？
あ、はい 二人 いますよ
ちなみに お子さんには？
バッチリ 遺伝しました
ボクのが
で、どうですか？ 今の生活は
十分 幸せです
わあ

ミーティングが
終わった後、
みんなでごはんを
食べに行きました。

自助グループ ～しゃべり場編～

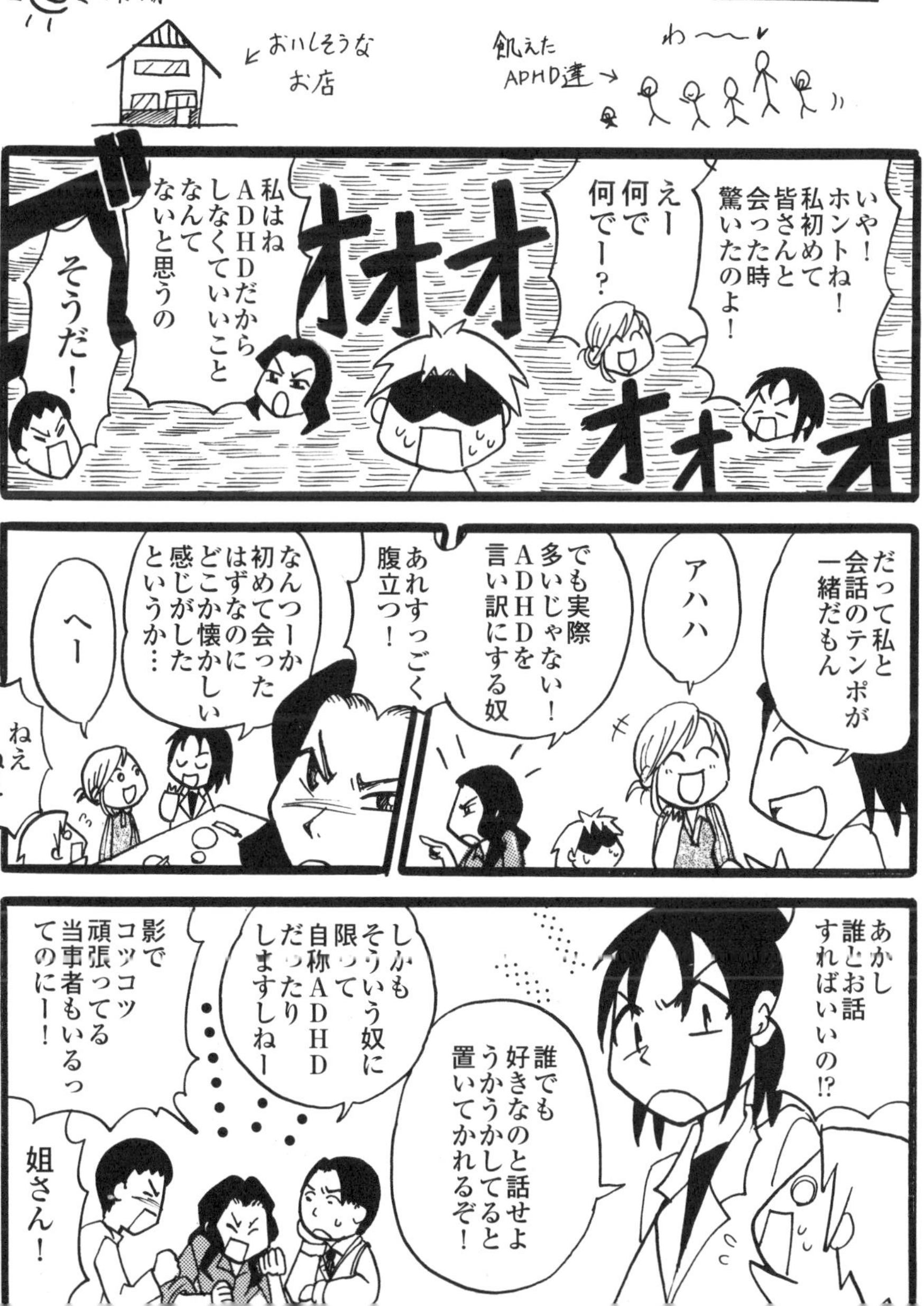

←太陽
←おいしそうなお店
飢えたADHD達→
わ〜〜〜
いや！ホントね！私初めて皆さんと会った時驚いたのよ！
えー何で何でー？
オオオ
私はねADHDだからしなくていいことなんてないと思うの
そうだ！
ザ
オオオ
だって私と会話のテンポが一緒だもん
アハハ
でも実際多いじゃない！ADHDを言い訳にする奴
あれすっごく腹立つ！
なんつーか初めて会ったはずなのにどこか懐かしい感じがしたというか…
へー
ねえねえ
あかし誰とお話すればいいの!?
誰でも好きなのと話せようかうかしてると置いてかれるぞ！
しかもそういう奴に限って自称ADHDだったりしますしねー
影でコツコツ頑張ってる当事者もいるってのにー！
姐さん！

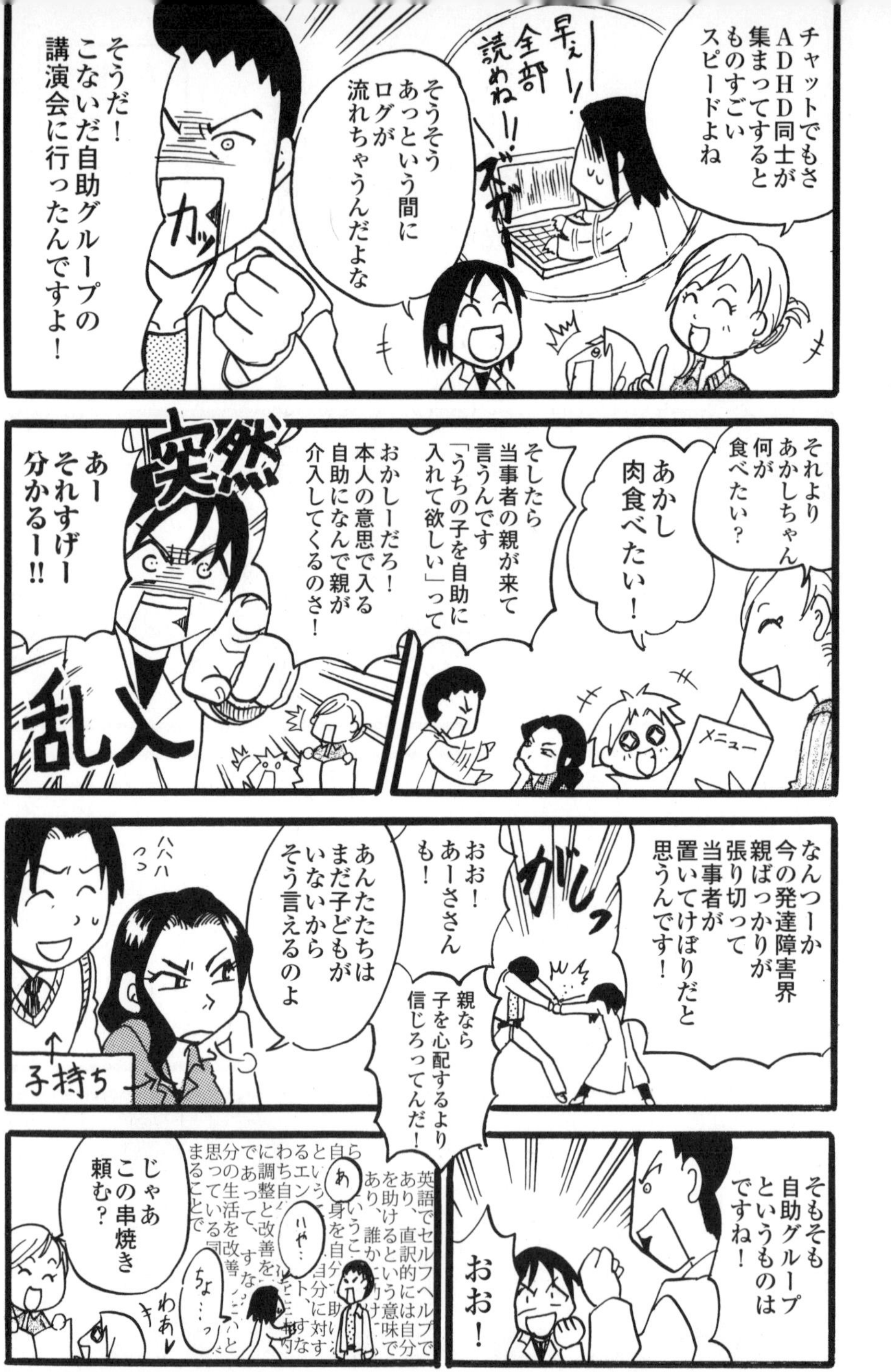
チャットでもさ ADHD同士が集まってするとものすごいスピードよね
早ぇー!! 全部読めねー!!
そうそう あっという間にログが流れちゃうんだよな
カッ
そうだ！こないだ自助グループの講演会に行ったんですよ！
それより あかしちゃん何が食べたい？
あかし肉食べたい！
そしたら当事者の親が来て言うんです「うちの子を自助に入れて欲しい」って
おかしーだろ！本人の意思で入る自助になんで親が介入してくるのさ！
突然
乱入
あーそれすげー分かるー!!
メニュー
なんつーか今の発達障害界 親ばっかりが張り切って当事者が置いてけぼりだと思うんです！
がしっ
おお！あーささんも！
親なら子を心配するより信じろってんだ！
あんたたちはまだ子どもがいないからそう言えるのよ
ハハハっっ
子持ち
そもそも自助グループというものはですね！
おお！
英語でセルフヘルプであり、直訳的には自分を助けるという意味であり、
あ
いや…
ちょ…っ
じゃあこの串焼き頼む？
わぁ

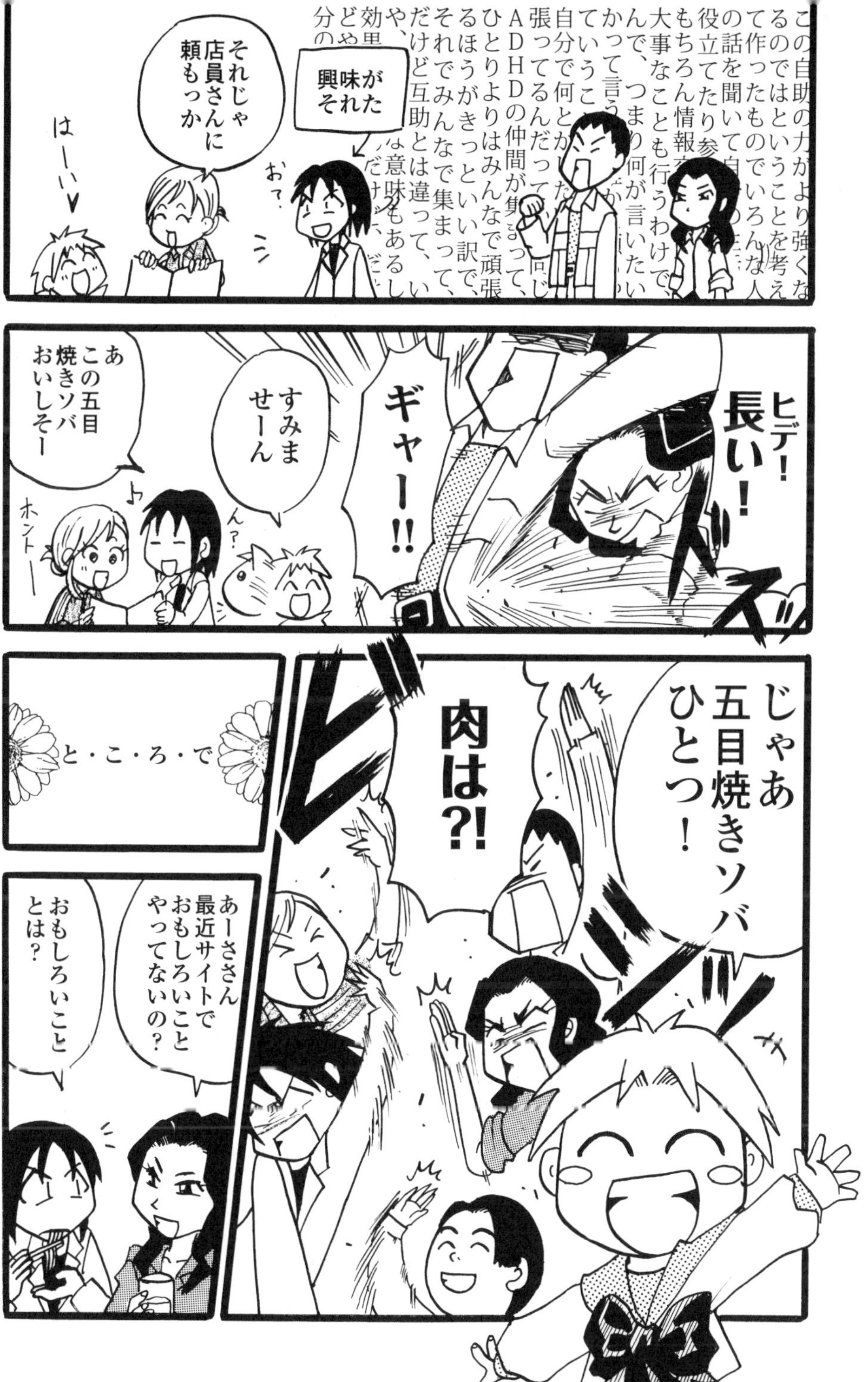

興味がそれた
おっ
それじゃ店員さんに頼もっか
はーい
ヒデ！長い！
ギャー!!
すみませーん
ん？
あ この五目焼きソバおいしそー
ホントーー
じゃあ五目焼きソバひとつ！
肉は?!
と・こ・ろ・で
あーさん 最近サイトでおもしろいことやってないの？
おもしろいこととは？

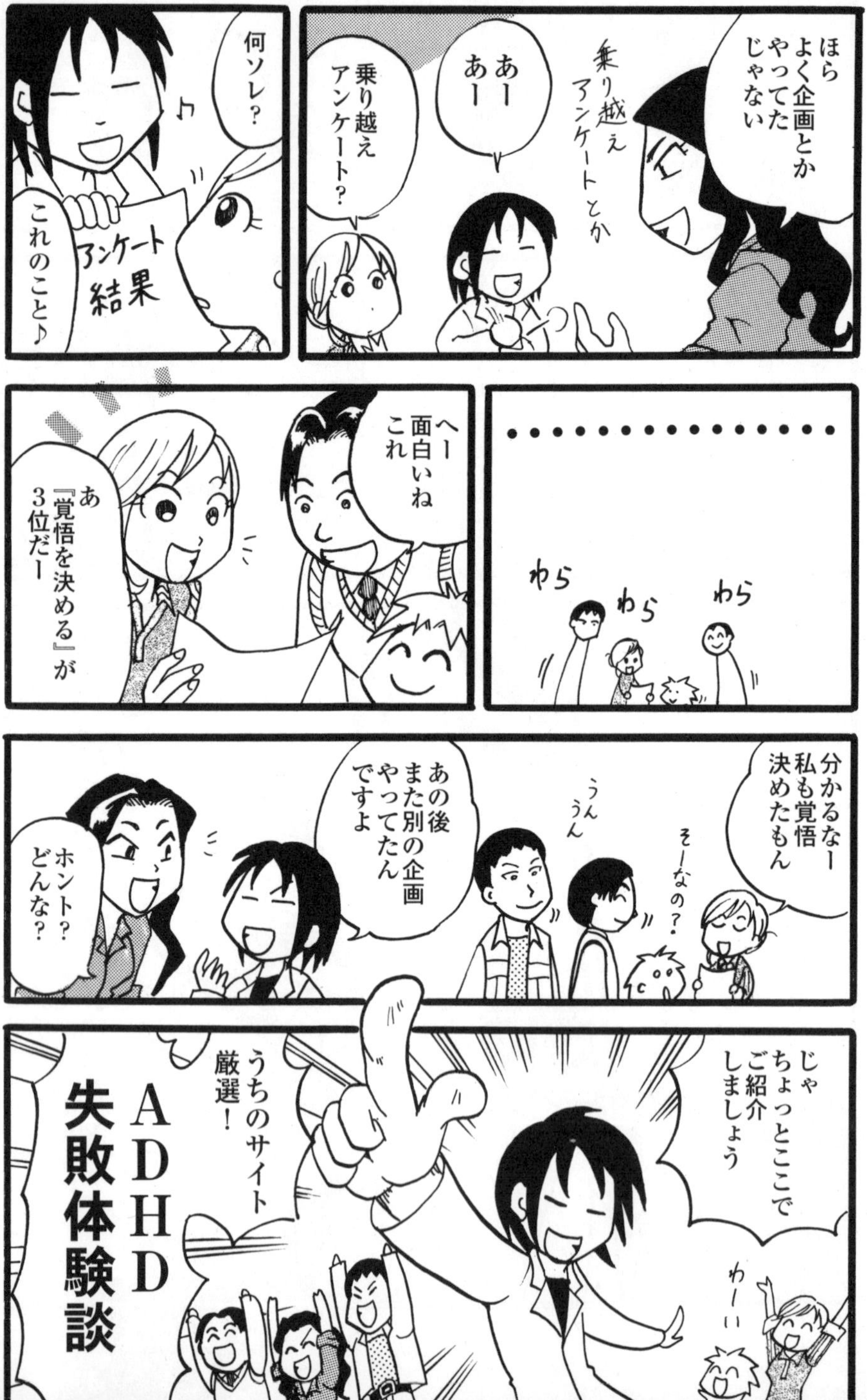
ほら
よく企画とか
やってた
じゃない
乗り越え
アンケートとか
あー
あー
乗り越え
アンケート？
何ソレ？
これのこと♪
アンケート
結果
・・・・・・・・・・・・・・・
わら
わら
わら
へー
面白いね
これ
あ
『覚悟を決める』が
3位だー
分かるなー
私も覚悟
決めたもん
そーなの？
うん
うん
あの後
また別の企画
やってたん
ですよ
ホント？
どんな？
じゃ
ちょっとここで
ご紹介
しましょう
うちのサイト
厳選！
ADHD
失敗体験談
わーい

ADHDのおもしろ失敗談

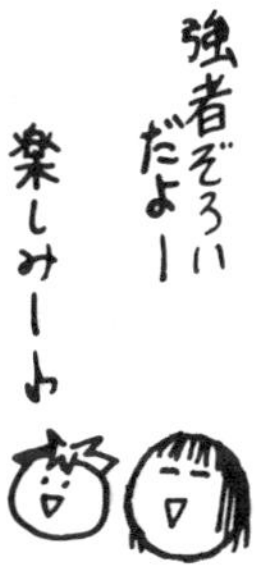

強者ぞろいだよー
楽しみーー♪

中学生の時、家族で旅行に行った時、帰りに、旅館で荷物をまるごと忘れました。帰りの途中で気付いたのですが、もうすでに遅しでしたね。それで、後日、旅館先に電話をして宅配で送ってもらいました。それで、自分の荷物は無事に手もとに戻りました。

また、5年前、友達と旅行に行く時、荷物は忘れなかったけど、財布を忘れてしまいました。それで友達からお金を借りるはめに。旅行先で財布を忘れたり、荷物をまるごと持って帰るの忘れる自分って…

Assyさん

その日はなんだかいつもより体が軽く、気分良く家に帰ることができました。ところが、ドアの前でがっくり。

あーあ、鍵が…

あれ？っていうより先に鞄がないじゃんっっ!!

軽くパニくりながら急いでもと来た道を戻ると横断歩道の真ん中に堂々と私の黒い鞄が落ちてました。盗まれなくて良かった…笑
ちなみに車がほとんど通らない道で鞄は無傷でした。

みかさん

何かに夢中になると、それっきりしか目や頭に入らなくなる私。

テレビや映画でもそうで、すぐに入り込んでしまう。

映画を観てたとき、物陰から突然犯人が襲い掛かるというシーンで、すっかり見入ってしまっていた私はものすごく驚いて、持っていたジュースをぶちまけてしまいました。

あのとき周りにいた皆さん、ごめんなさい…。

リスくん

整理整頓、すかね。我らＡＤＨＤの最大の敵は。
まず、予定表を作って、そこに「机の整理整頓！」と書く。
↓書いたことを忘れる。
次に、書いた後にそれを、定期入れなり、通学鞄なり、に貼ろうとする。
↓貼ることを忘れる
↓見てやらなきゃ、と思った瞬間に忘れる
結局、疲れ果ててやらない。

海猫さん

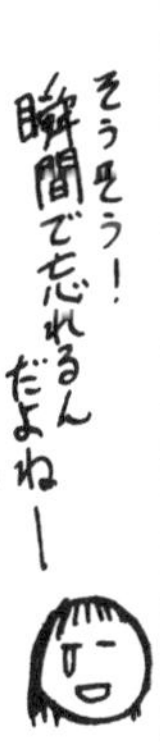

そうそう！瞬間で忘れるんだよねー

フツーに毎日起きる出来事ですが…

実家からおかずの残りをもらって帰ろうと、タッパーに入れて用意しました。が、その時「キャベツも一玉あげる」と声がかかり、おかずを放置してキャベツのもとへ。そしてキャベツだけを大事に持って帰った私。帰って冷蔵庫を開けるまで、おかずのことはもちろんきれいに忘れ去っていました。しかも、野菜室には先客のキャベツがおり、大きな二つのキャベツが野菜室を占拠したのでした。トホホ

てけてけさん

ここに書き込むのに、自分の名前忘れていたこと…もうこの辺でやばいんですが…
①毎日のように鍵が行方不明になりますね〜絶対に足があると思っています。
②自転車で近くのスーパーに行き、帰りは歩きでした…まあ良くあることですよね（？）
という感じで書き出したらキリがないですが、自分の息子も同じようなことをするのではないかと思って今から楽しみです（息子もＡＤＨＤの傾向ありです）
え？楽しんではいけませんか？

朔さん

●小学生のころ、朝パジャマの上から洋服を着て登校するのは、何回もやっている。
「なんか、今日の服は窮屈だな」と思ってたら、パジャマ着たまま服着てたんですね〜。
●電話オペレーターの仕事をしていた時。お客様からの「携帯をなくしたから、どこへ連絡したらいい？」という内容。私の方が超焦り、主任を呼ぶと「案内サービスがあるでしょう、そこを案内なさい、あなたが焦ってどうするの」と笑われてしまいました。

ま〜やさん

ヘルメットは私もやったなー

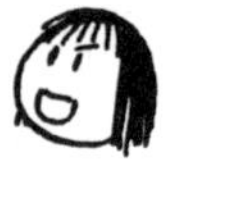

中学の時の校則で、自転車に乗るときはヘルメット着用が義務づけられていました。で、ヘルメットをつける習慣は身についたのですが、しょっちゅう外し忘れたまま歩いていました。
お正月の神社で、買い物先のデパートで、周囲がみんな変な顔でこちらを見ていて、気付いたときは本当に恥ずかしかったです。
小学校の頃はよく、かがんでランドセルの中身を辺りにぶちまけていましたが、これはＡＤＨＤであればみんな必ず通る道ではないでしょうか??

ＮＡＯさん

あかしはよくランドセル忘れてたなー

ランドセル閉め忘れってのは良くありますが、息子が川を覗き込んで中身が川にドバドバと…
それを悲鳴をあげつつ見ていたのですが、良く考えると私もやったなあと思いました。
川続きでもう一つ、どうしても手の届かない川のそばの何かが欲しいと言い張る息子に根負けして、お母さんが手を持っててあげるから身を乗り出して頑張りなさいと挑戦したのですが
母が思うより成長していた息子の重さに耐え切れず、手を離してしまいました…
結果の予測のできない親子の失敗談です。

ぷちぷちさん

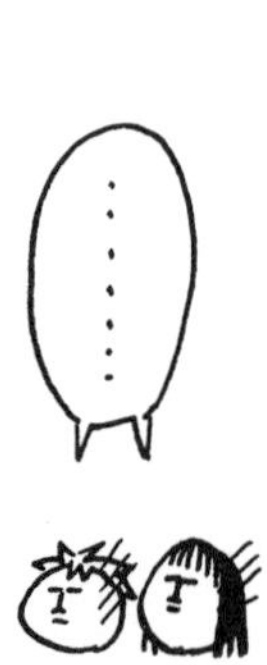

失敗といえば……。
失敗を覚えていないことかも知れないですっ！

そらさん

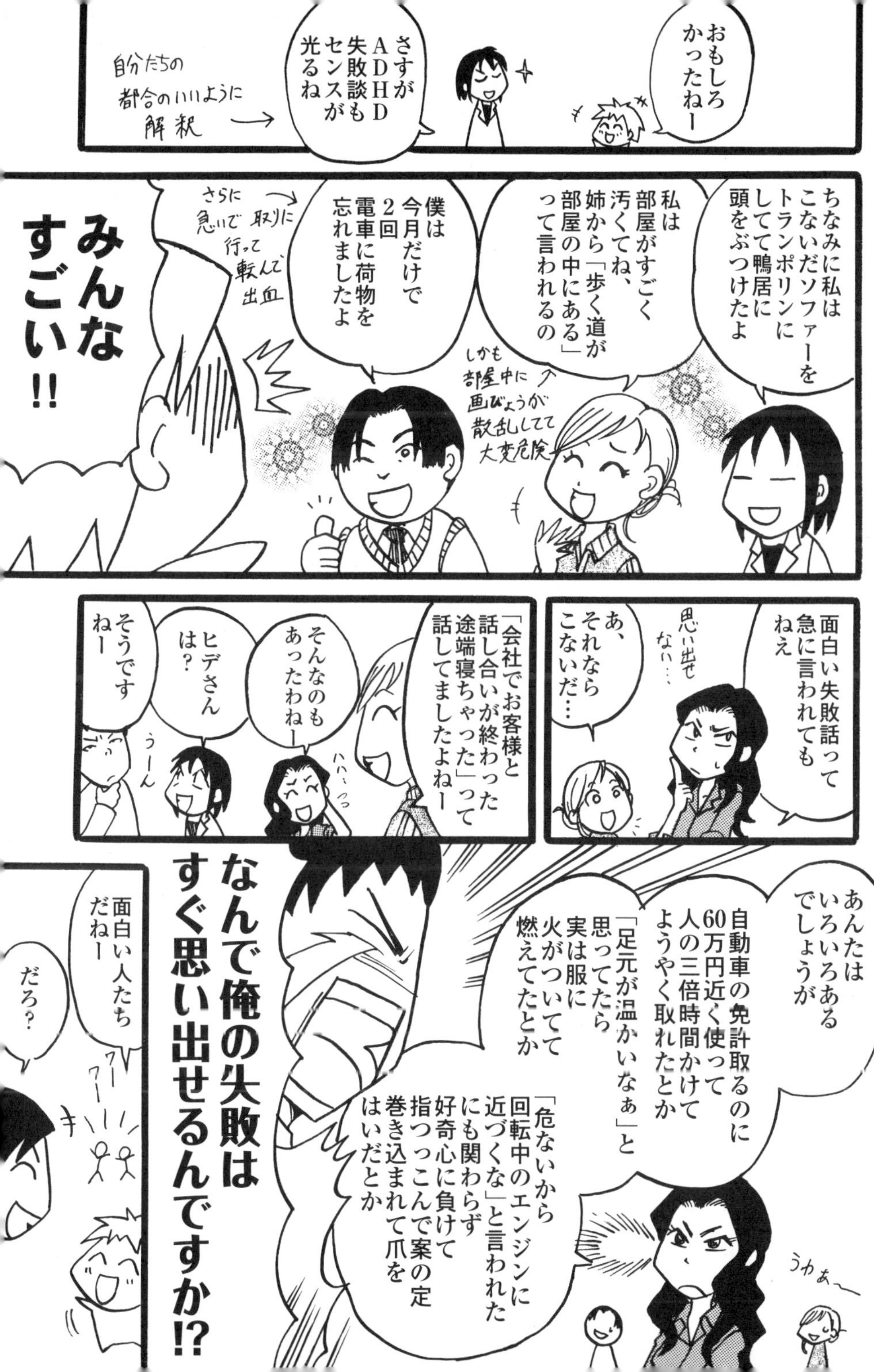
おもしろかったねー
さすがADHD失敗談もセンスが光るね
自分たちの都合のいいように解釈
ちなみに私はこないだソファーをトランポリンにしてて鴨居に頭をぶつけたよ
私は部屋がすごく汚くてね、姉から「歩く道が部屋の中にある」って言われるの
しかも部屋中に画びょうが散乱してて大変危険
僕は今月だけで2回電車に荷物を忘れましたよ
さらに急いで取りに行って転んで出血
みんなすごい!!
面白い失敗話って急に言われてもねえ
思い出せない…
あ、それならこないだ…
「会社でお客様と話し合いが終わった途端寝ちゃった」って話してましたよねー
そんなのもあったわねー
ヒデさんは？
うーん
そうですねー
あんたはいろいろあるでしょうが
自動車の免許取るのに60万円近く使って人の三倍時間かけてようやく取れたとか
「足元が温かいなぁ」と思ってたら実は服に火がついてて燃えてたとか
「危ないから回転中のエンジンに近づくな」と言われたにも関わらず好奇心に負けて指つっこんで案の定巻き込まれて爪をはいだとか
うわぁ〜
なんで俺の失敗はすぐ思い出せるんですか!?
面白い人たちだねー
だろ？

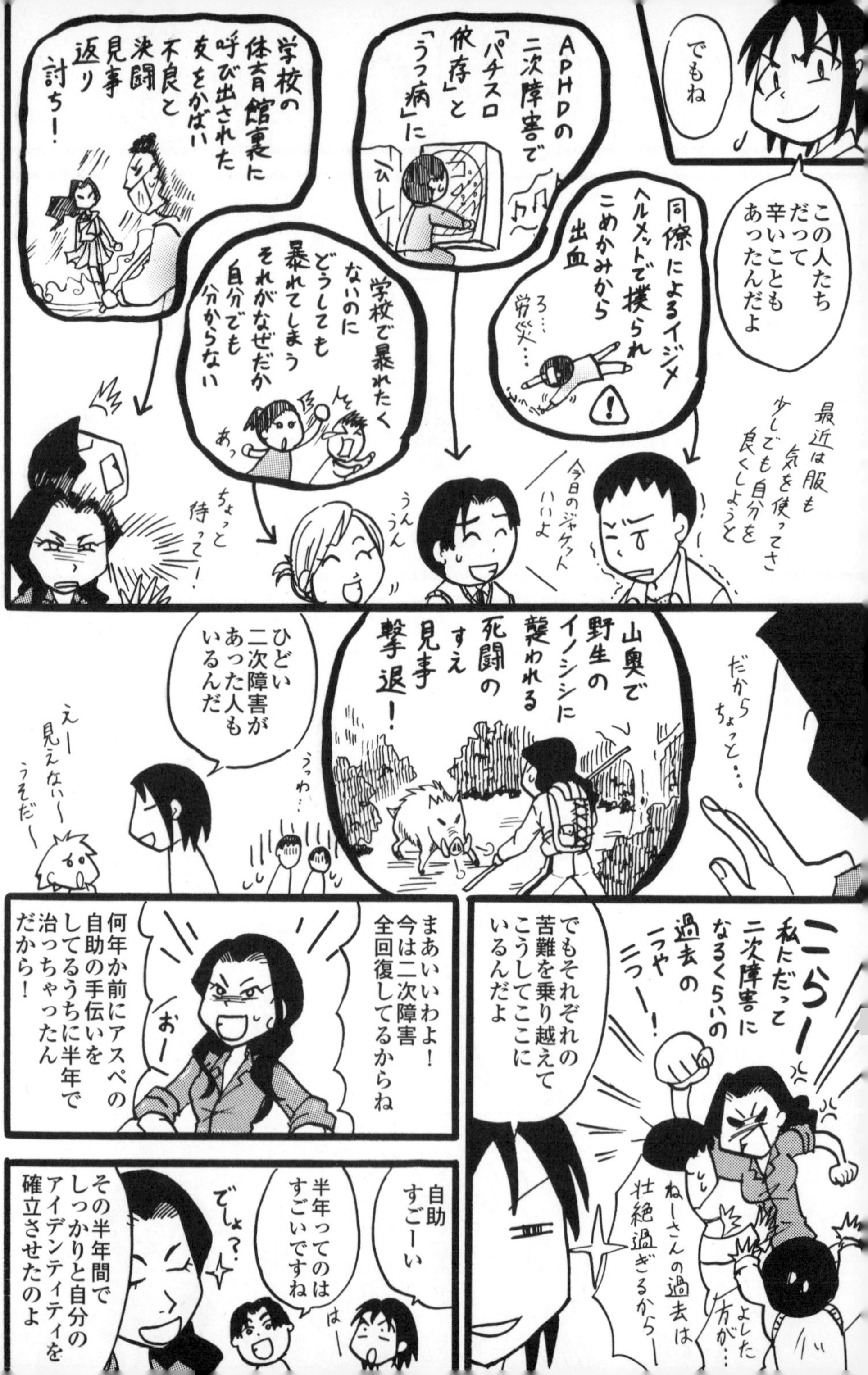

でもね
この人たちだって辛いこともあったんだよ
同僚によるイジメ
ヘルメットで撲られこめかみから出血
ろ…労災…
最近は服も気を使ってさ少しでも自分を良くしようと
今日のジャケットいいよ
APHDの二次障害で「パチスロ依存」と「うつ病」に
ひーん
うんうん
学校で暴れたくないのにどうしても暴れてしまうそれがなぜだか自分でも分からない
あっ
ちょっと待って!
学校の体育館裏に呼び出された友をかばい不良と決闘見事返り討ち!
だからちょっと…
山奥で野生のイノシシに襲われる死闘のすえ見事撃退!
うっわ…
ひどい二次障害があった人もいるんだ
えー見えないーうそだー
こらー!私たちだって二次障害になるくらいの過去のーっやーっ!
でもそれぞれの苦難を乗り越えてこうしてここにいるんだよ
ねーさんの過去は壮絶過ぎるから
よした方が…
まあいいわよ!今は二次障害全回復してるからね
おー
何年か前にアスペの自助の手伝いをしてるうちに半年で治っちゃったんだから!
自助すごーい
半年ってのはすごいですね
はー
でしょ?
その半年間でしっかりと自分のアイデンティティを確立させたのよ

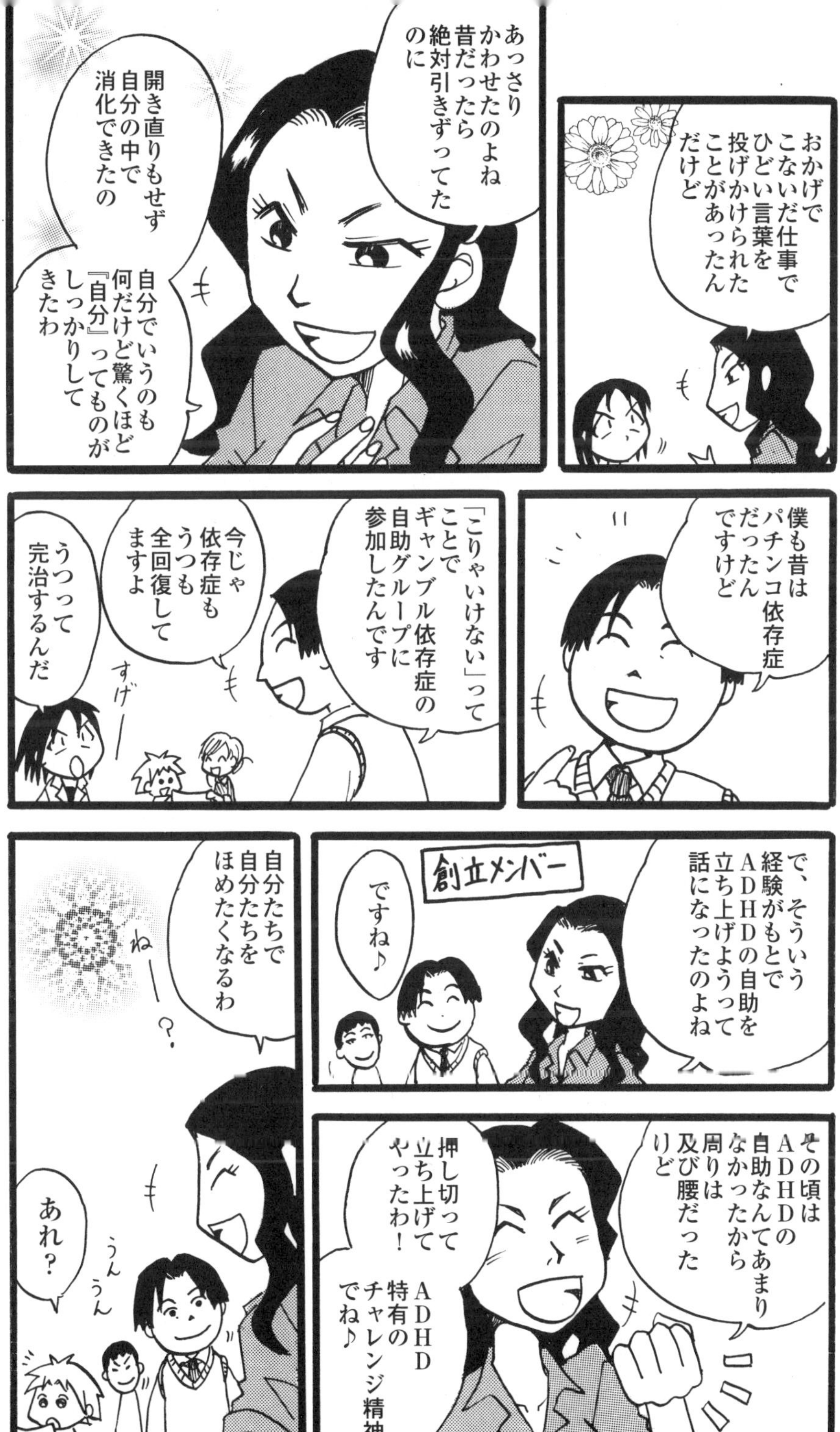
おかげでこないだ仕事でひどい言葉を投げかけられたことがあったんだけど
あっさりかわせたのよね昔だったら絶対引きずってたのに
開き直りもせず自分の中で消化できたの
自分でいうのも何だけど驚くほど『自分』ってものがしっかりしてきたわ
僕も昔はパチンコ依存症だったんですけど
「こりゃいけない」ってことでギャンブル依存症の自助グループに参加したんです
今じゃ依存症もうつも全回復してますよ
すげー
うつって完治するんだ
で、そういう経験がもとでADHDの自助を立ち上げようって話になったのよね
創立メンバー
ですね♪
その頃はADHDの自助なんてあまりなかったから周りは及び腰だったりど
押し切って立ち上げてやったわ！
ADHD特有のチャレンジ精神でね♪
自分たちで自分たちをほめたくなるわ
ねー？
うんうん
あれ？

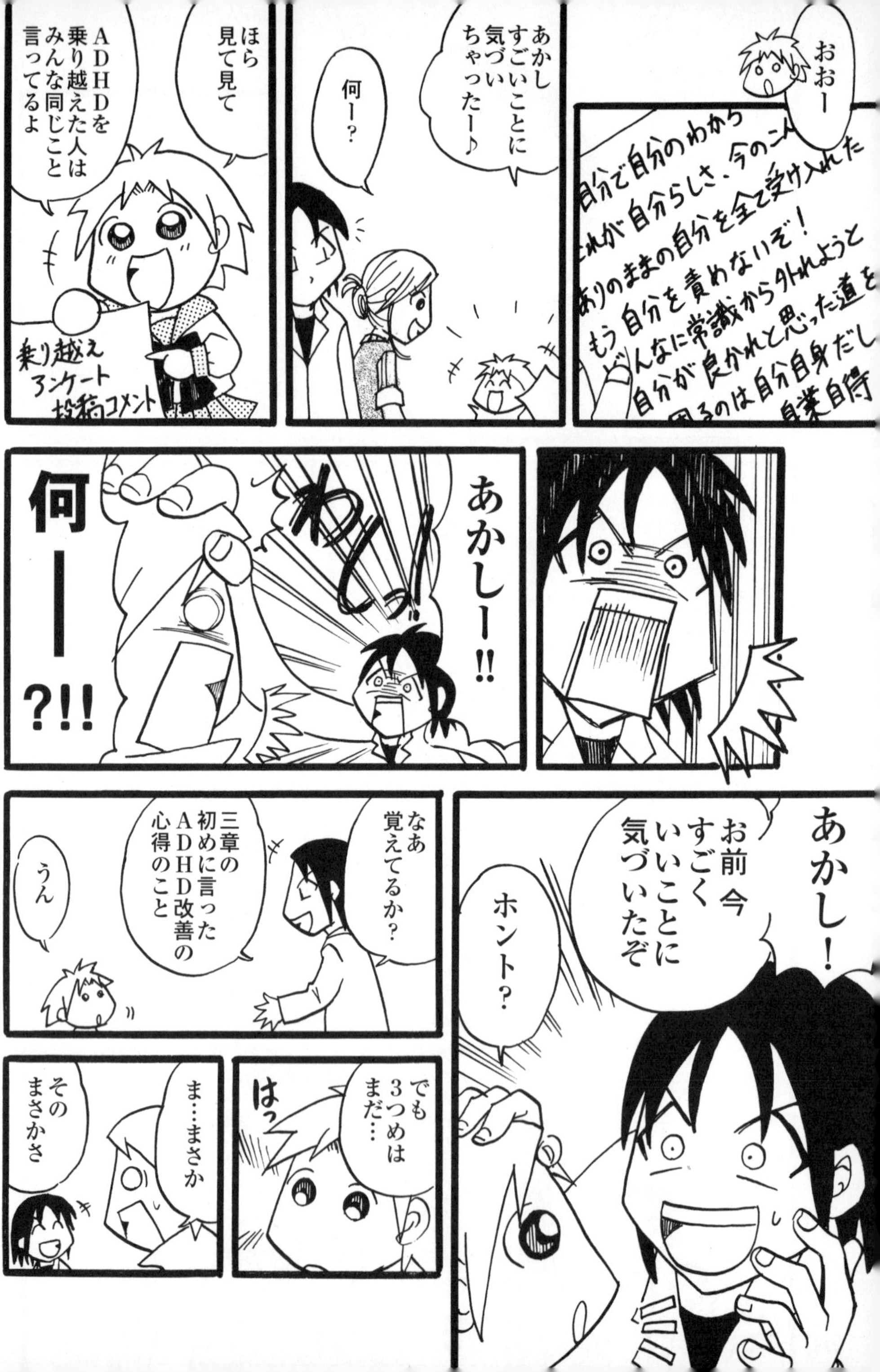
おおー
自分で自分のわから
これが自分らしさ、今のこん
ありのままの自分を全て受け入れた
もう自分を責めないぞ！
どんなに常識から外れようと
自分が良かれと思った道を
困るのは自分自身だし
自業自得
あかしすごいことに気づいちゃったー♪
何ー？
ほら見て見て
ADHDを乗り越えた人はみんな同じこと言ってるよ
乗り越えアンケート投稿コメント
あかしー!!
わしっ
何ーー?!!
あかし！
お前今すごくいいことに気づいたぞ
ホント？
なあ覚えてるか？
三章の初めに言ったADHD改善の心得のこと
うん
でも3つめはまだ…
はっ
ま…まさか
そのまさかさ

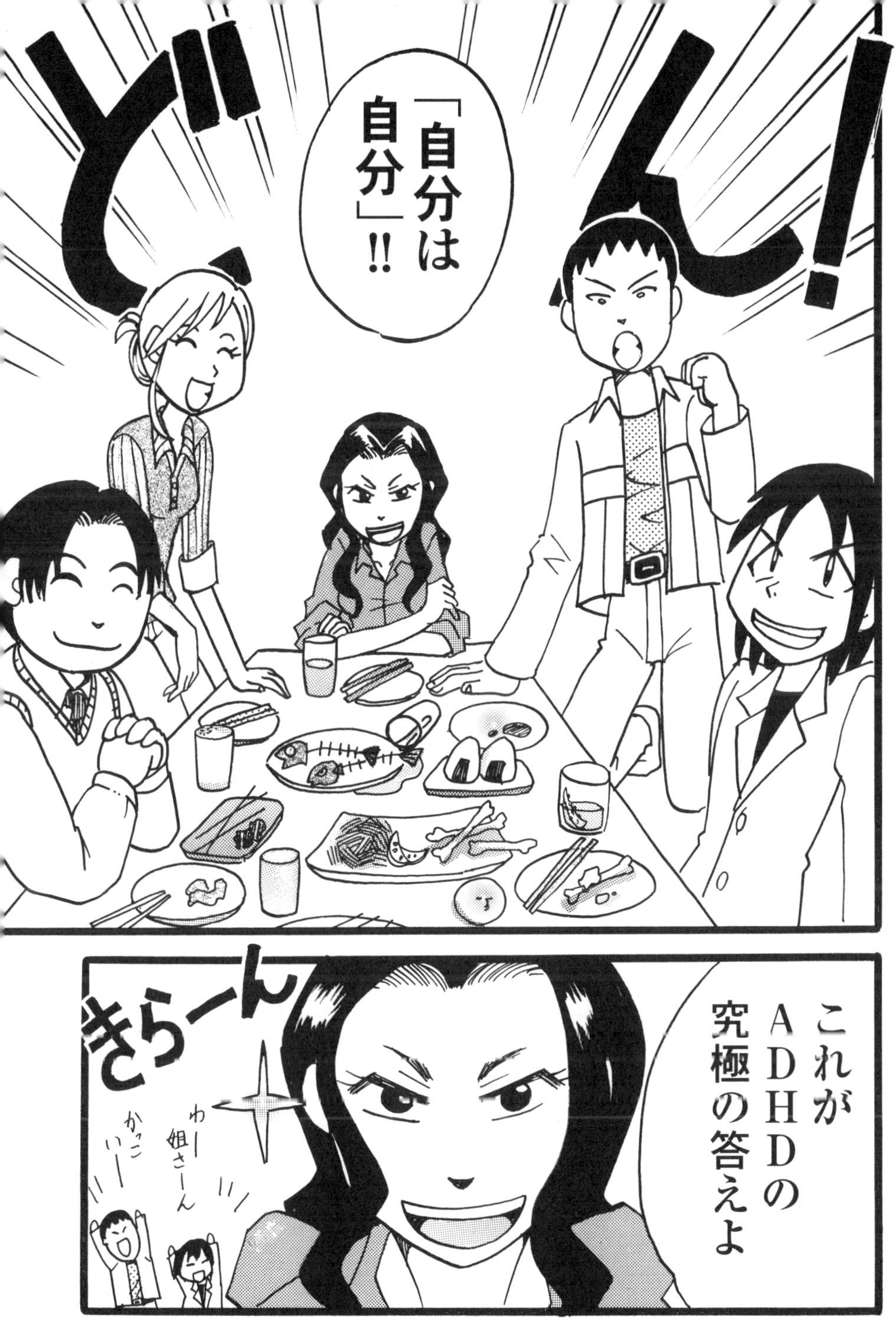
どん!
「自分は自分」!!
これがADHDの究極の答えよ
きらーん
わー姐さーん
かっこいーー

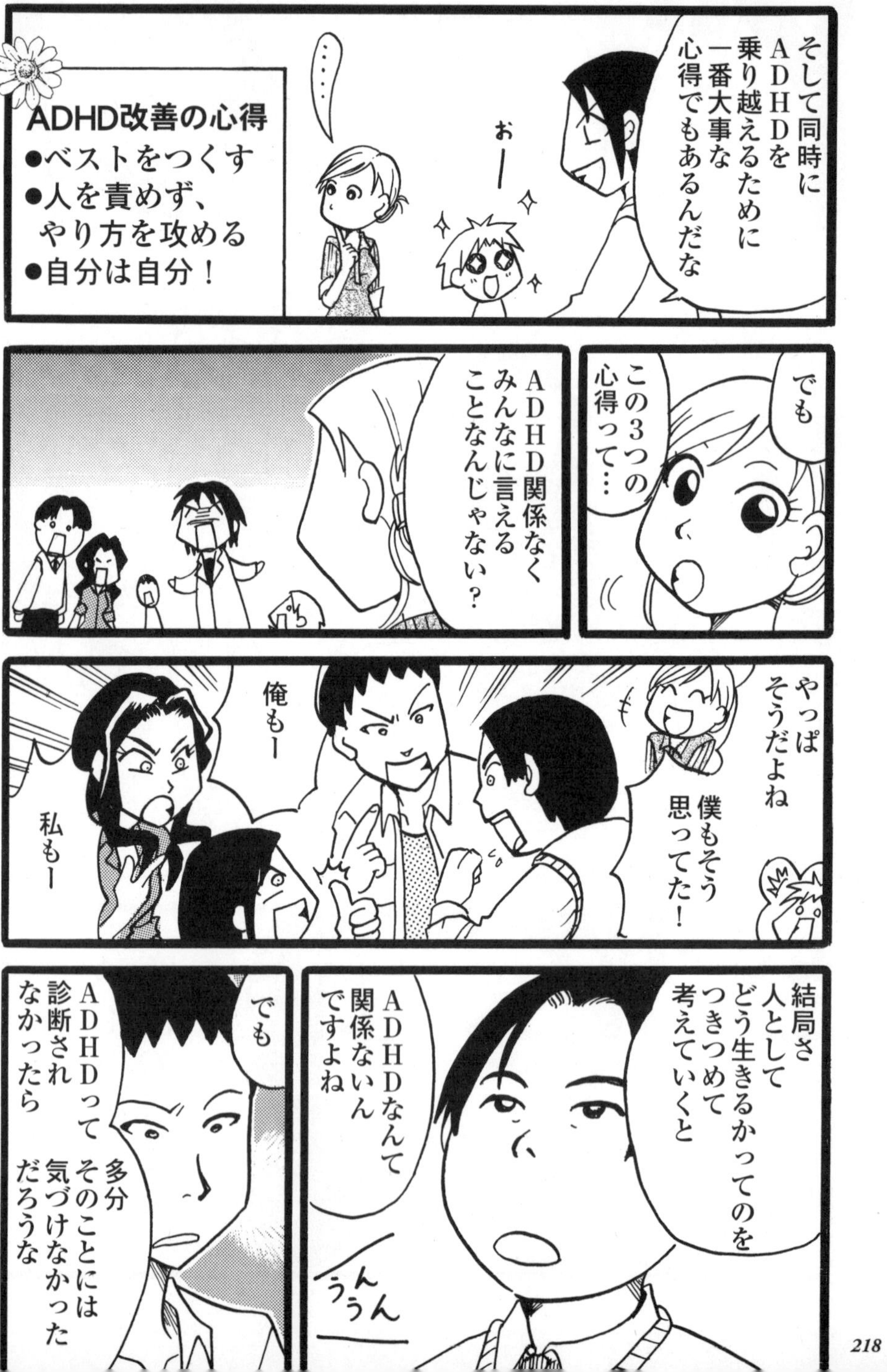

そして同時にADHDを乗り越えるために一番大事な心得でもあるんだな
おー
…
ADHD改善の心得
●ベストをつくす
●人を責めず、やり方を攻める
●自分は自分！
でも
この3つの心得って…
ADHD関係なくみんなに言えることなんじゃない？
やっぱそうだよね
僕もそう思ってた！
俺もー
私もー
結局さ人としてどう生きるかってのをつきつめて考えていくと
ADHDなんて関係ないんですよね
うんうん
でも
ADHDって診断されなかったら
多分そのことには気づけなかっただろうな

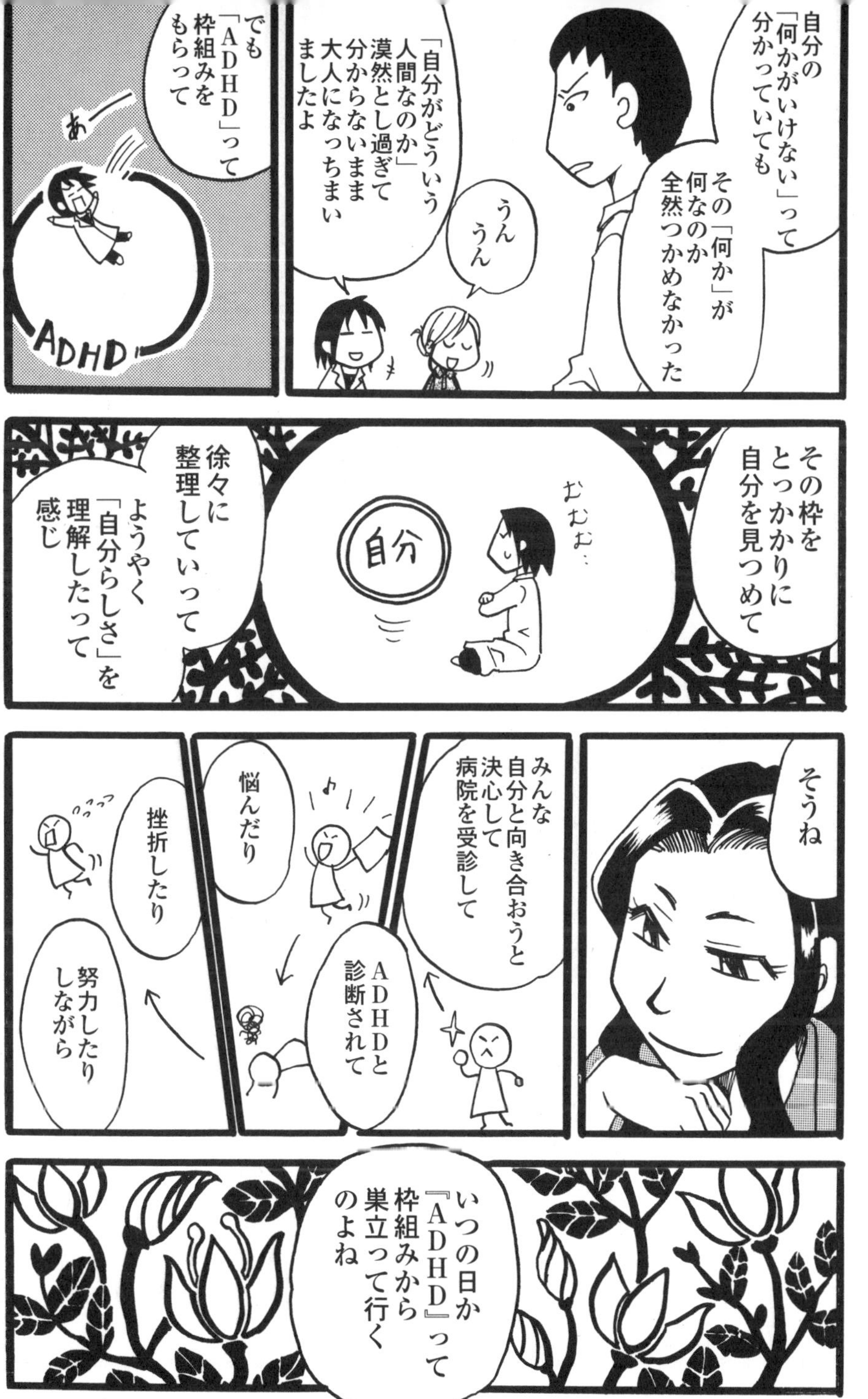

自分の「何かがいけない」って分かっていても
その「何か」が何なのか全然つかめなかった
「自分がどういう人間なのか」漠然とし過ぎて分からないまま大人になっちまいましたよ
うんうん
でも「ＡＤＨＤ」って枠組みをもらって
あー
ADHD
その枠をとっかかりに自分を見つめて
むむむ…
自分
徐々に整理していって
ようやく「自分らしさ」を理解したって感じ
そうね
みんな自分と向き合おうと決心して病院を受診して
ＡＤＨＤと診断されて
悩んだり
挫折したり
努力したりしながら
いつの日か『ＡＤＨＤ』って枠組みから巣立って行くのよね

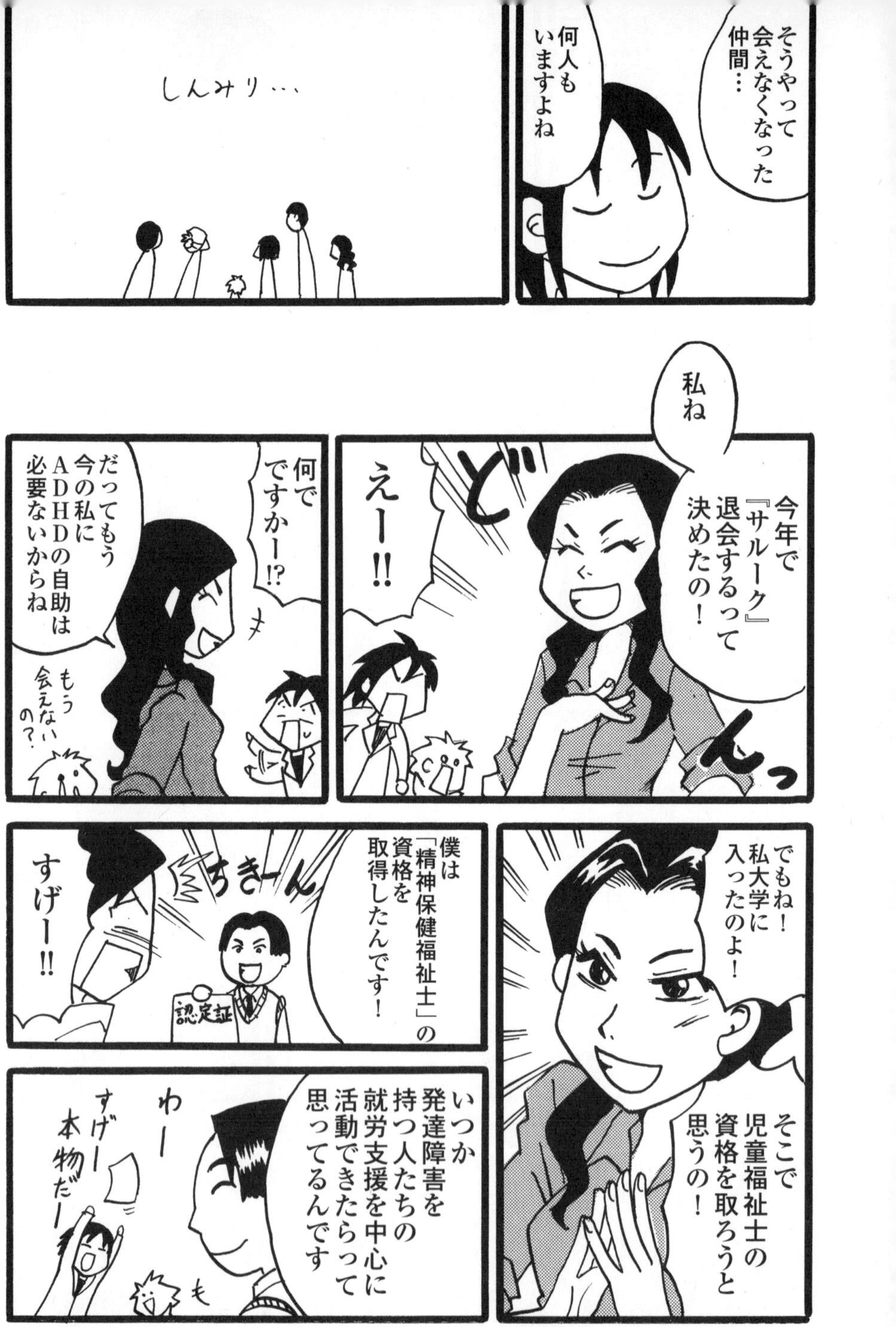
そうやって会えなくなった仲間…
何人もいますよね
しんみり…
私ね
今年で『サルーク』退会するって決めたの！
ど
ん
えー!!
何ですかー!?
だってもう今の私にADHDの自助は必要ないからね
もう会えないの？
でもね！私大学に入ったのよ！
そこで児童福祉士の資格を取ろうと思うの！
僕は「精神保健福祉士」の資格を取得したんです！
ちきーん
認定証
すげー!!
いつか発達障害を持つ人たちの就労支援を中心に活動できたらって思ってるんです
わー
すげー本物だー
も
大事に扱えよ！

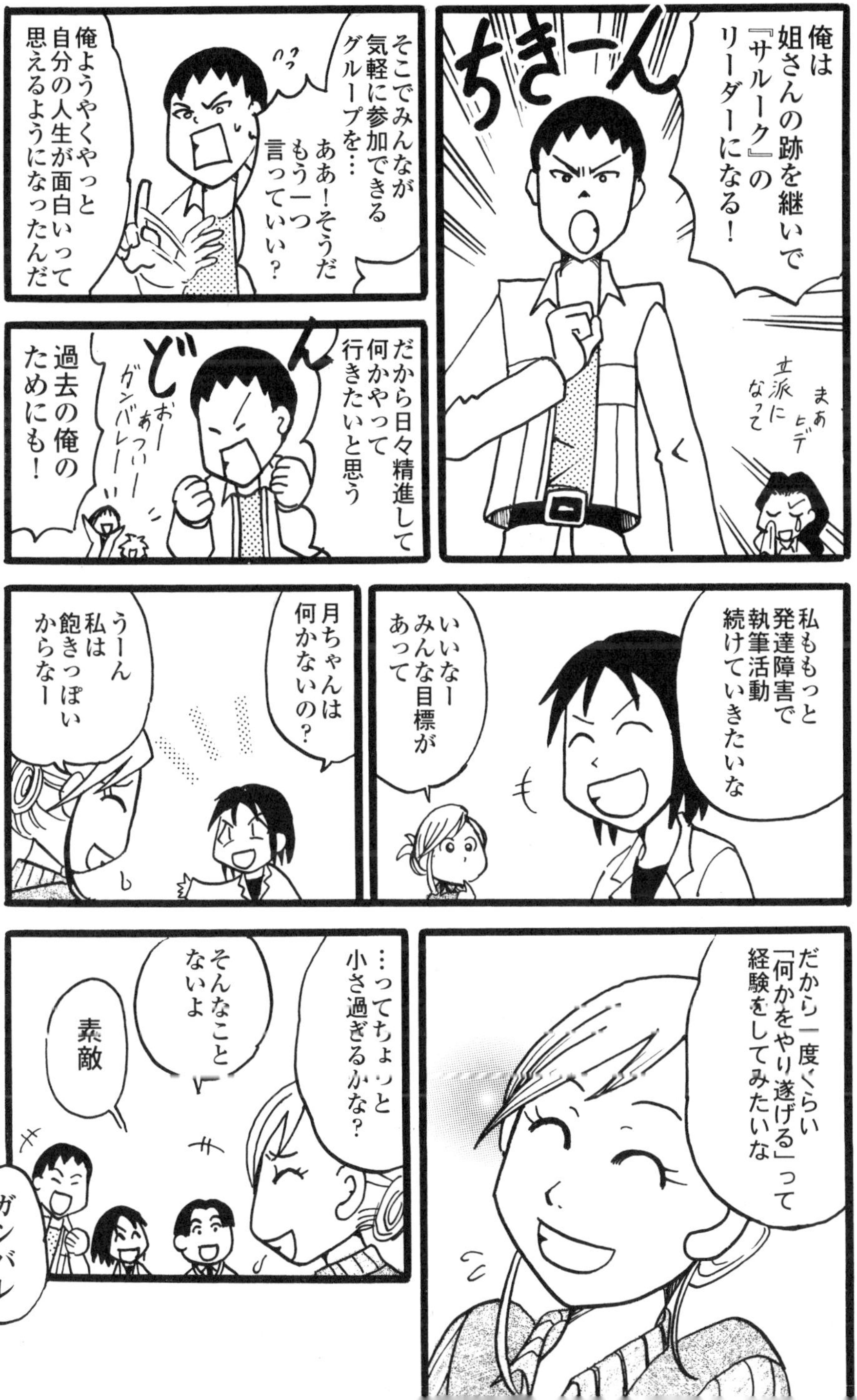
俺は姉さんの跡を継いで『サルーク』のリーダーになる！
ちきーん
まあ ヒデ 立派になって
そこでみんなが気軽に参加できるグループを…
ああ！そうだもう一つ言っていい？
俺ようやくやっと自分の人生が面白いって思えるようになったんだ
だから日々精進して何かやって行きたいと思う
どん
過去の俺のためにも！
おー あつい ガンバレー
私ももっと発達障害で執筆活動続けていきたいな
いいなーみんな目標があって
月ちゃんは何かないの？
うーん私は飽きっぽいからなー
だから一度くらい「何かをやり遂げる」って経験をしてみたいな
…ってちょっと小さ過ぎるかな？
そんなことないよ
素敵
ガンバレ

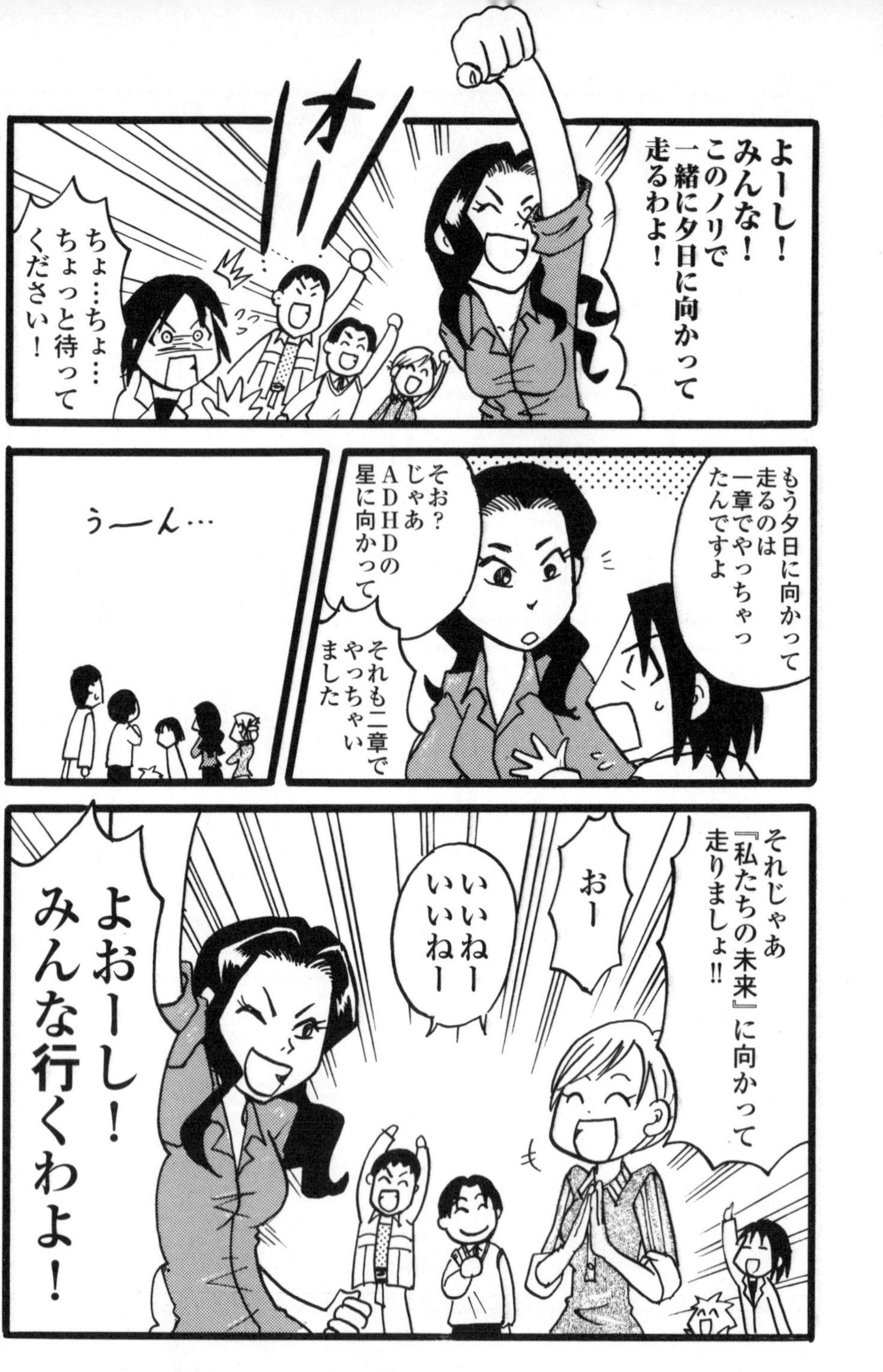
よーし！
みんな！
このノリで
一緒に夕日に向かって
走るわよ！
オー！
ちょ…ちょ…
ちょっと待って
ください！
もう夕日に向かって
走るのは
一章でやっちゃっ
たんですよ
そお？
じゃあ
ＡＤＨＤの
星に向かって
それも二章で
やっちゃい
ました
うーん…
それじゃあ
『私たちの未来』に向かって
走りましょ!!
おー
いいねー
いいねー
よおーし！
みんな行くわよ！

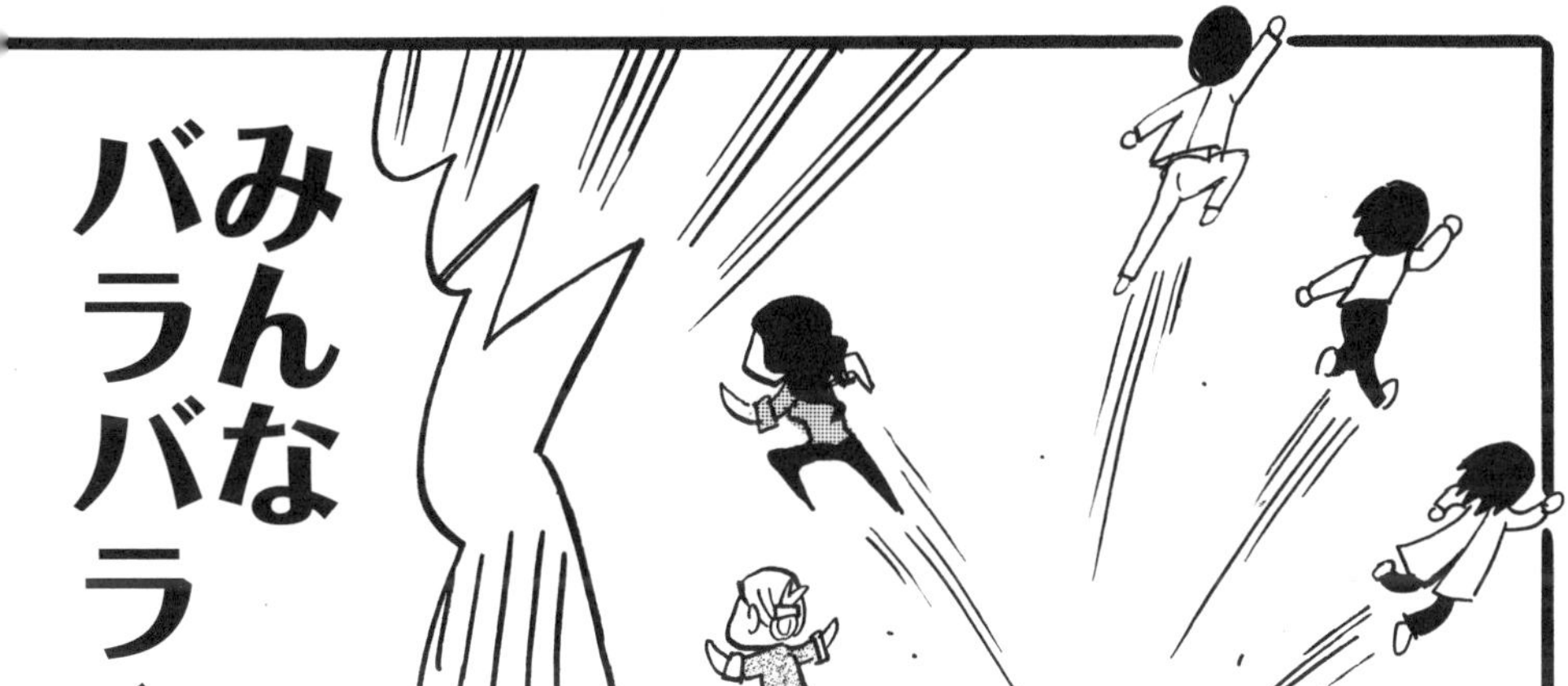
だぁ!
みんなバラバラ～～～!!!

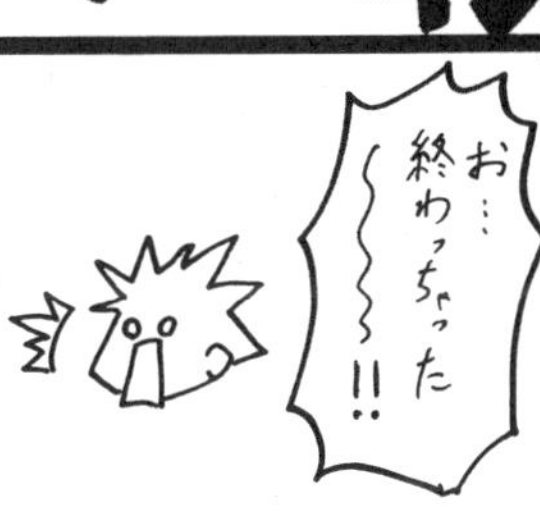
お…終わっちゃった～～～!!

～自助グループ編～

完

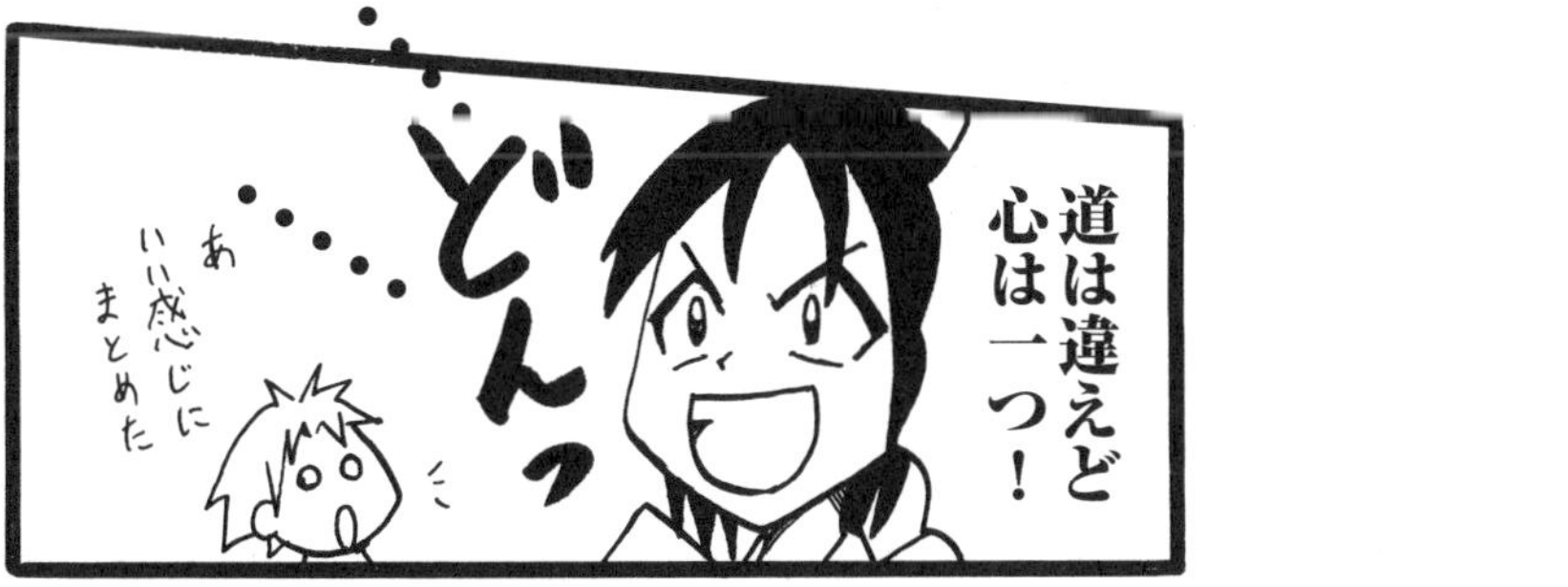
道は違えど心は一つ！
どんっ
……
あ
いい感じにまとめた

コミュニケーションについてちょっと一言

非ＡＤＨＤの人から理解されず
悲しい気持ちになったりすることもあるでしょう
でも、相手も人間です
時に間違ったこともしますし
意図せず人を傷つけてしまうこともあります
そして、自分が理解し難いものに対して
不安に思ったり、身構えたりするものです
そこに気づくだけで、随分と対人関係が楽になります

自分を知ってもらうのも大切ですが
それ以上に大切なのは、相手を知ろうと努めることです
ただ、自分を分かってもらおうと
相手に無理強いするのは良くありません
逆に相手のガードを強めてしまいます
例え、相手が自分のＡＤＨＤ的な部分を理解できなくても
「この人は、私のこの部分が分からないんだな」と
理解することができれば
「じゃあ、無理に分かってもらおうとしなくていいや」
「分かり合える部分を大事にしよう」という風に
思いを切り替えられるものです
相手を変えることは難しいけど、自分の気持ちを変えることは
思い一つで簡単にできるはずです

そうすれば、ＡＤＨＤをあまり理解できない人とでも
それなりに上手く付き合えますよ

解決策を編み出すコツ

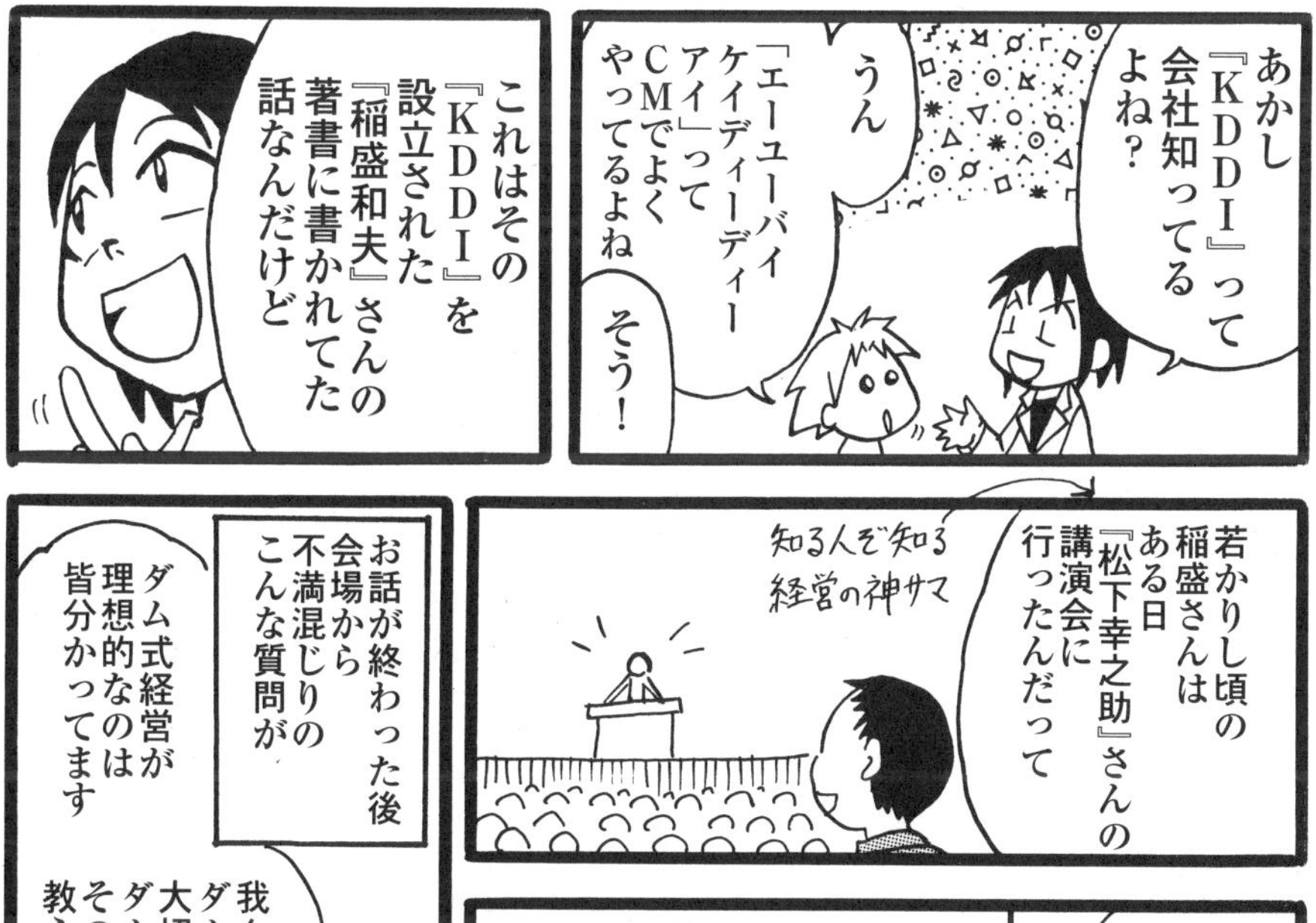

あかし『KDDI』って会社知ってるよね？
うん
「エーユーバイケイディーディーアイ」ってCMでよくやってるよね
そう！
これはその『KDDI』を設立された『稲盛和夫』さんの著書に書かれてた話なんだけど
若かりし頃の稲盛さんはある日『松下幸之助』さんの講演会に行ったんだって
知る人ぞ知る経営の神サマ
講演会で松下さんは有名なダム式経営の話をされたんだって
ダム式経営…水害を防ぐダムのように景気のいい時こそ景気の悪い時に備えて蓄えをしておこう、という余裕のある経営のこと
ダム式経営の大切さを云々・
松下
お話が終わった後会場から不満混じりのこんな質問が
ダム式経営が理想的なのは皆分かってます
我々が知りたいのはダムの大切さではなくダムの作り方です その方法を教えてください

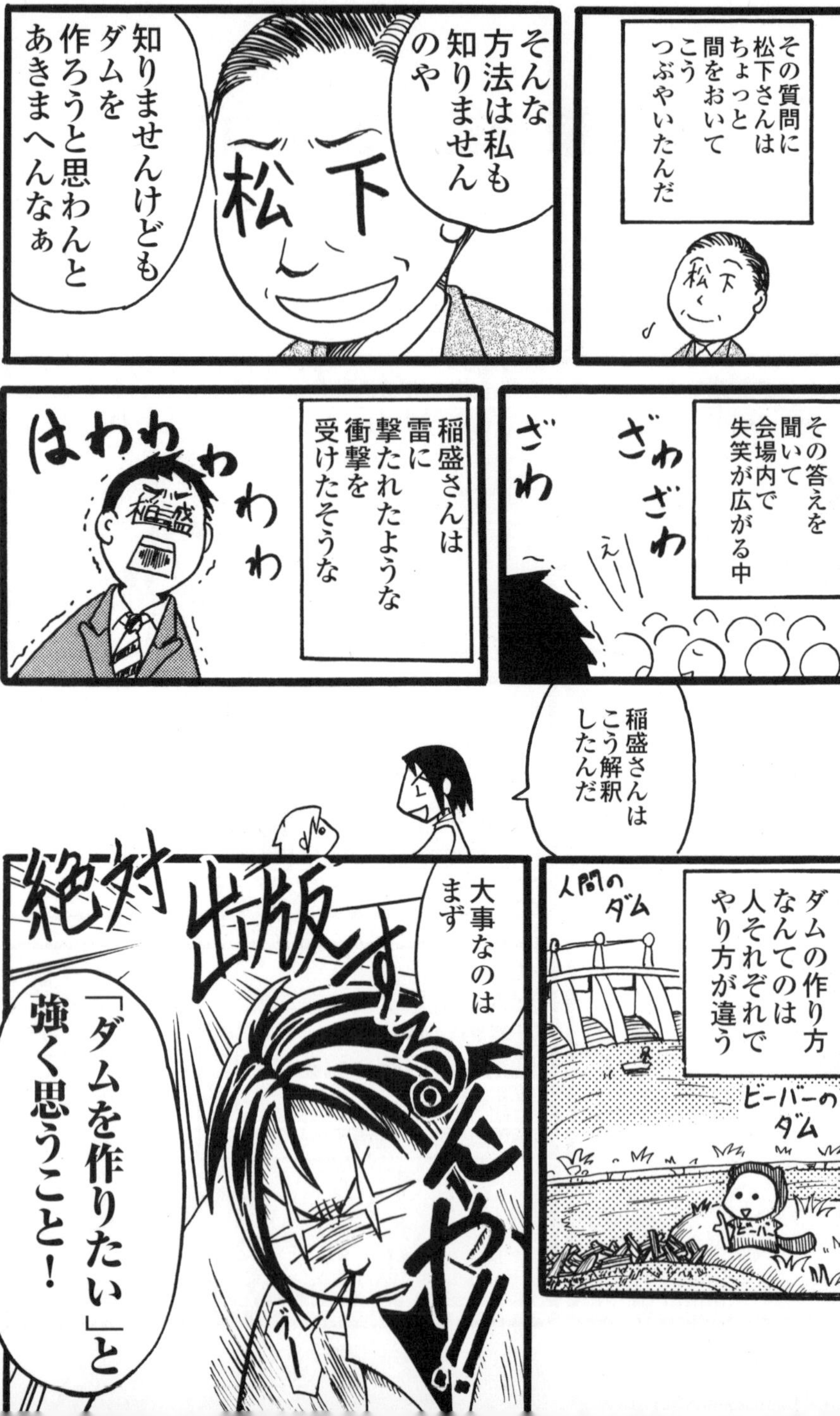

その質問に松下さんはちょっと間をおいてこうつぶやいたんだ
松下
松下
そんな方法は私も知りませんのや
知りませんけどもダムを作ろうと思わんとあきまへんなぁ
その答えを聞いて会場内で失笑が広がる中
ざわざわ
ざわ
えー
稲盛さんは雷に撃たれたような衝撃を受けたそうな
はわわわわわわ
稲盛
稲盛さんはこう解釈したんだ
ダムの作り方なんてのは人それぞれでやり方が違う
人間のダム
ビーバーのダム
ビーバー
大事なのはまず
「ダムを作りたい」と強く思うこと!
絶対出版するんや!!

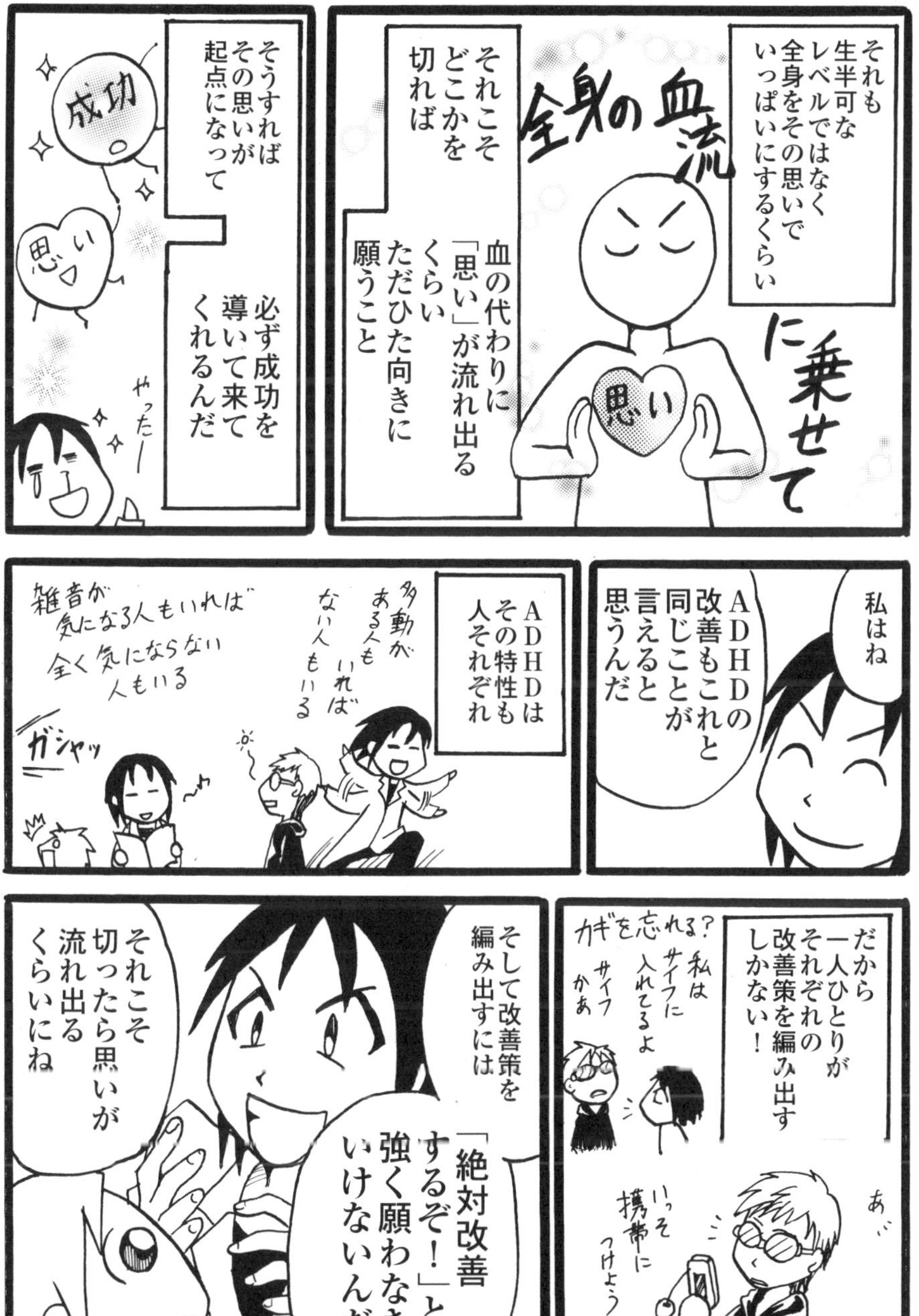

それも生半可なレベルではなく全身をその思いでいっぱいにするくらい
全身の血流に乗せて
思い
それこそどこかを切れば
血の代わりに「思い」が流れ出るくらいただひた向きに願うこと
そうすればその思いが起点になって
成功
思い
必ず成功を導いて来てくれるんだ
やったー
私はね
ADHDの改善もこれと同じことが言えると思うんだ
ADHDはその特性も人それぞれ
多動がある人もいればない人もいる
雑音が気になる人もいれば全く気にならない人もいる
ガシャッ
だから一人ひとりがそれぞれの改善策を編み出すしかない！
カギを忘れる？
私はサイフに入れてるよ
サイフかぁ
あ…
いっそ携帯につけよう
そして改善策を編み出すには
「絶対改善するぞ！」と強く願わなきゃいけないんだ！
それこそ切ったら思いが流れ出るくらいにね

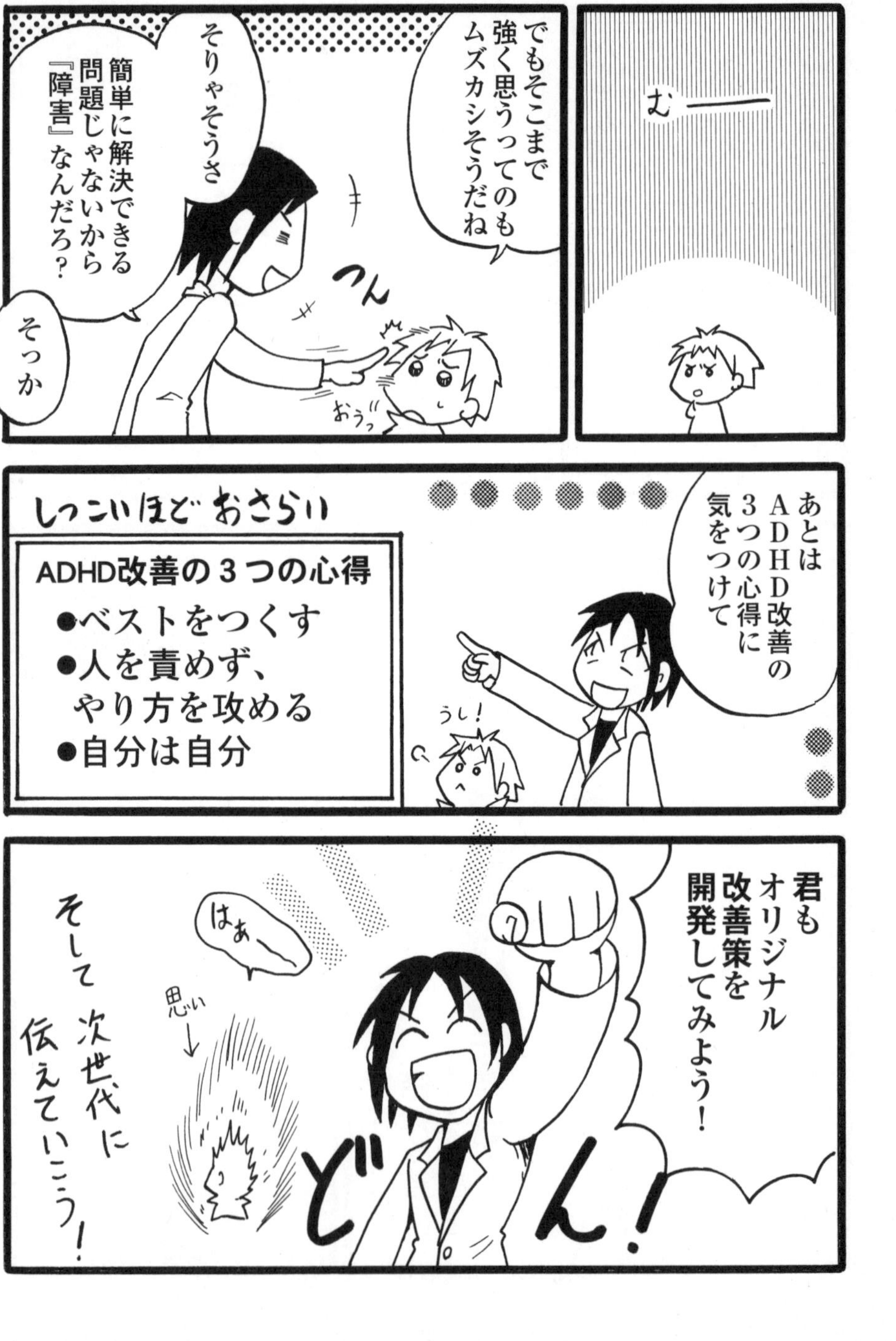

む――
でもそこまで強く思うってのもムズカシそうだね
そりゃそうさ
簡単に解決できる問題じゃないから『障害』なんだろ?
つん
おぅっ
そっか
あとはADHD改善の3つの心得に気をつけて
うし!
しつこいほどおさらい
ADHD改善の3つの心得
●ベストをつくす
●人を責めず、やり方を攻める
●自分は自分
君もオリジナル改善策を開発してみよう!
はぁ―
思い
どん!
そして次世代に伝えていこう!

エピローグ

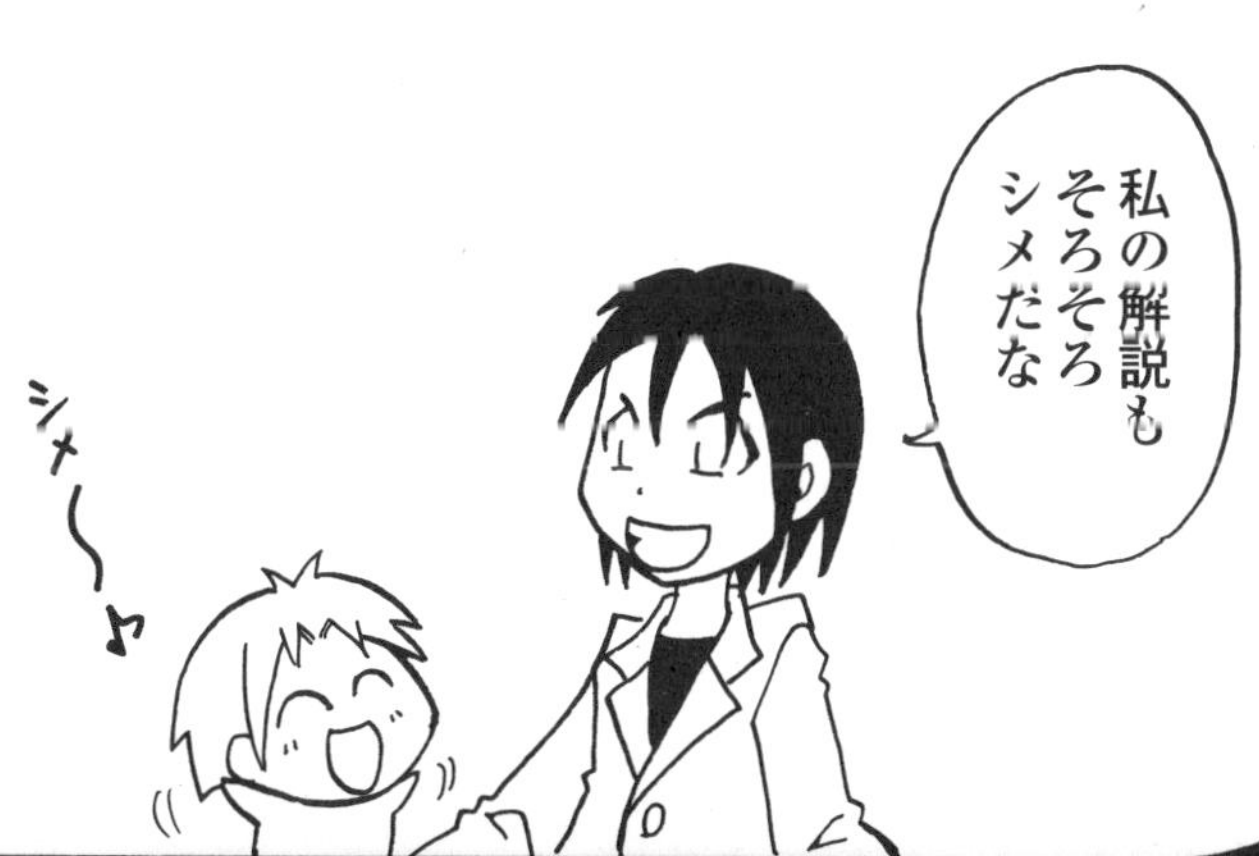
私の解説もそろそろシメだな
シメ〜♪

ADHDの人がADHDの人を応援するメッセージ集

幼少期
目立たないように、フツーになるために（見えるために）血のにじむような努力をした。
天才と言われるのに、極端に大ドジをこいて、いつも自信と劣等感が激しくうずまいていた。

思春期
自分に悩みつつも、天然ボケ、個性的と認められ、受け入れてもらえること・自分をさらけ出せることが快感に…！

今
嫌なことを忘れれる、楽しいことばかりのラテン系な自分が大好き!!
コミュニケーションが独特だけど、人の孤独が分かるから対人関係、子育てで悩むこともない!!
家事も毎日もコントのように失敗ばかりで、それをネタにして話して爆笑し、ストレスしらず！

自分を受け入れることで、海のようなおだやかな気持ちになれる。
精神世界の名言たちを地でいける生活。

人生、まさにバラ色!!!

27歳　二人の子持ちの女性で〜〜〜す！

byいくりんさん

「いつでも新鮮！」

同じ本読んでも結末覚えてないからいつも感動！

本棚に同じ本みつけた時は驚くけどね(^_^;)

友だちの愚痴も噂も何度聞いても新鮮！

何度でも真剣に聞けます。ただ「前の話聞いてなかったでしょ？」と思われますが（笑）

「人に寛容」

嫌な経験は忘れるしね…

相手に苛立っても「あれ？もしかして私が間違ってる？」と思ってしまって責められないし。

自分もアテにならないので人もアテにしないし。


「個性的」

ま…凡人ではないよね。

そんな私でも結婚して子どもも二人。

こんな私を好む夫だもん、あちらも個性的。

で…超個性的な子どもたち。

こんな家族他では味わえないよ。離婚なんて考えられない。他の家庭とは価値観ちがうかもしれないけれど家族間の価値観はバッチリ！

現状は夫が鬱で悲惨だけどすぐ忘れる性格だから明るく話していられるし。


子どもの頃はどうして自分は不器用なんだろうと思ってた。

道を歩いていて後ろからクラクション鳴らされたらどっちへ寄っていいのか分からず立ち往生。

大事な物ばかりなくす。（修学旅行のカメラとかね）

授業中はすぐ寝ちゃって先生に勧められ検査入院。

でも当時の医療では分からず…。

もっと早く解っていたらもっと早く楽になったのにな～


どんな人でも「居場所」があるよ。

割れ鍋にとじ蓋でも「居場所」があるって幸せ。

他の人にはとんでもない場所でも自分にとってのベストならいいのよ。

今、私は一番「私らしく」生きています。

byまりもさん

腰が上がらないのを悔やむくらいなら、
腰を上げたくなるまで寝そべってればいい。
それでも上がらなければ、それは自分にとって
必要ではなかったんだと思えばいい。

した方がいいかなとどこかで思ったかもしれないけど
結局するまでには至らなかったのなら、それは、
世間一般ではすべきであるのだろうなと思っただけで
別に自分がしたかったわけではなかったのだと。

自分には「できなかった」のではなく、ね。

それを自分のペースと理解すること。
それを自分のペースと許容すること。

全てを認めてしまう努力、
なんでもかんでも好きになる努力をしたら、
自分も満更ではないと思えるようになりました。

そしたら、自分が受け入れられないものを
すぐ拒絶や批判をする人たちの方こそ障害なのでは
と、思ってしまうようになりました。

それじゃあ他人を批判する人たちと一緒なので
自分を認めるのと同じくらい他人も認めてみました。

他人にも他人のペースがあること。
自分のペースで動くことを許してもらうなら、
自分のペースで動かれることも許してあげなきゃと。

人に優しくなれました。
人の優しさが分かるようになりました。

世界も満更ではないと思えるようになれました。

byなみへいさん

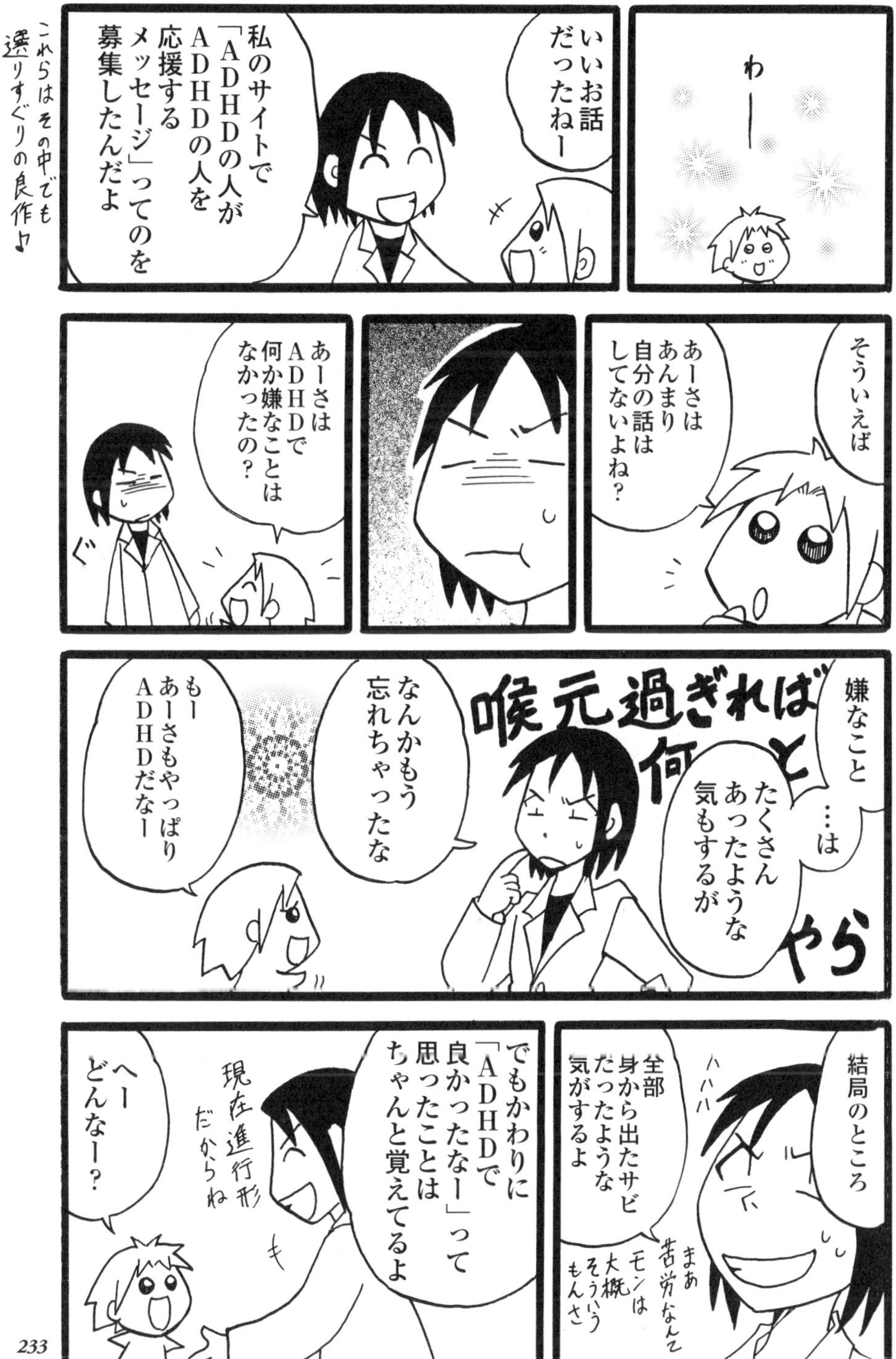
わーー
いいお話だったねー
私のサイトで「ADHDの人がADHDの人を応援するメッセージ」ってのを募集したんだよ
これらはその中でも選りすぐりの良作♪
そういえば
あーさはあんまり自分の話はしてないよね?
あーさはADHDで何か嫌なことはなかったの?
ぐ
嫌なこと
…は
たくさんあったような気もするが
喉元過ぎれば何とやら
なんかもう忘れちゃったな
もーあーさもやっぱりADHDだなー
結局のところ
全部身から出たサビだったような気がするよ
ハハハ
まあ苦労なんてモンは大概そういうもんさ
でもかわりに「ADHDで良かったなー」って思ったことはちゃんと覚えてるよ
現在進行形だからね
へーどんなー?

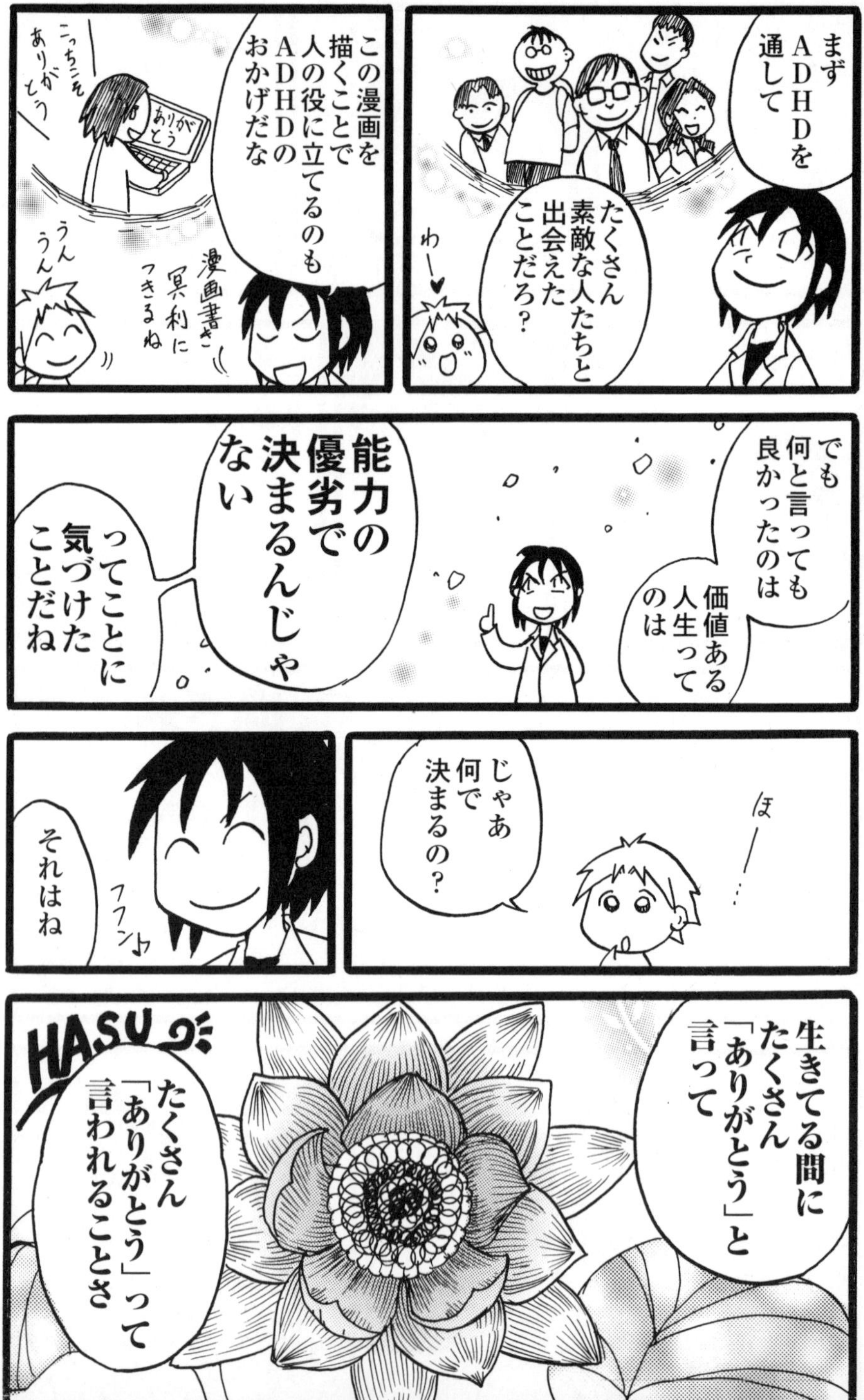
まずADHDを通して
たくさん素敵な人たちと出会えたことだろ?
わー
この漫画を描くことで人の役に立てるのもADHDのおかげだな
漫画書き冥利につきるね
こっちこそありがとう
ありがとう
うんうん
でも何と言っても良かったのは
価値ある人生ってのは
能力の優劣で決まるんじゃない
ってことに気づけたことだね
じゃあ何で決まるの?
ほー…
それはね
フフン♪
HASU
生きてる間にたくさん「ありがとう」と言って
たくさん「ありがとう」って言われることさ

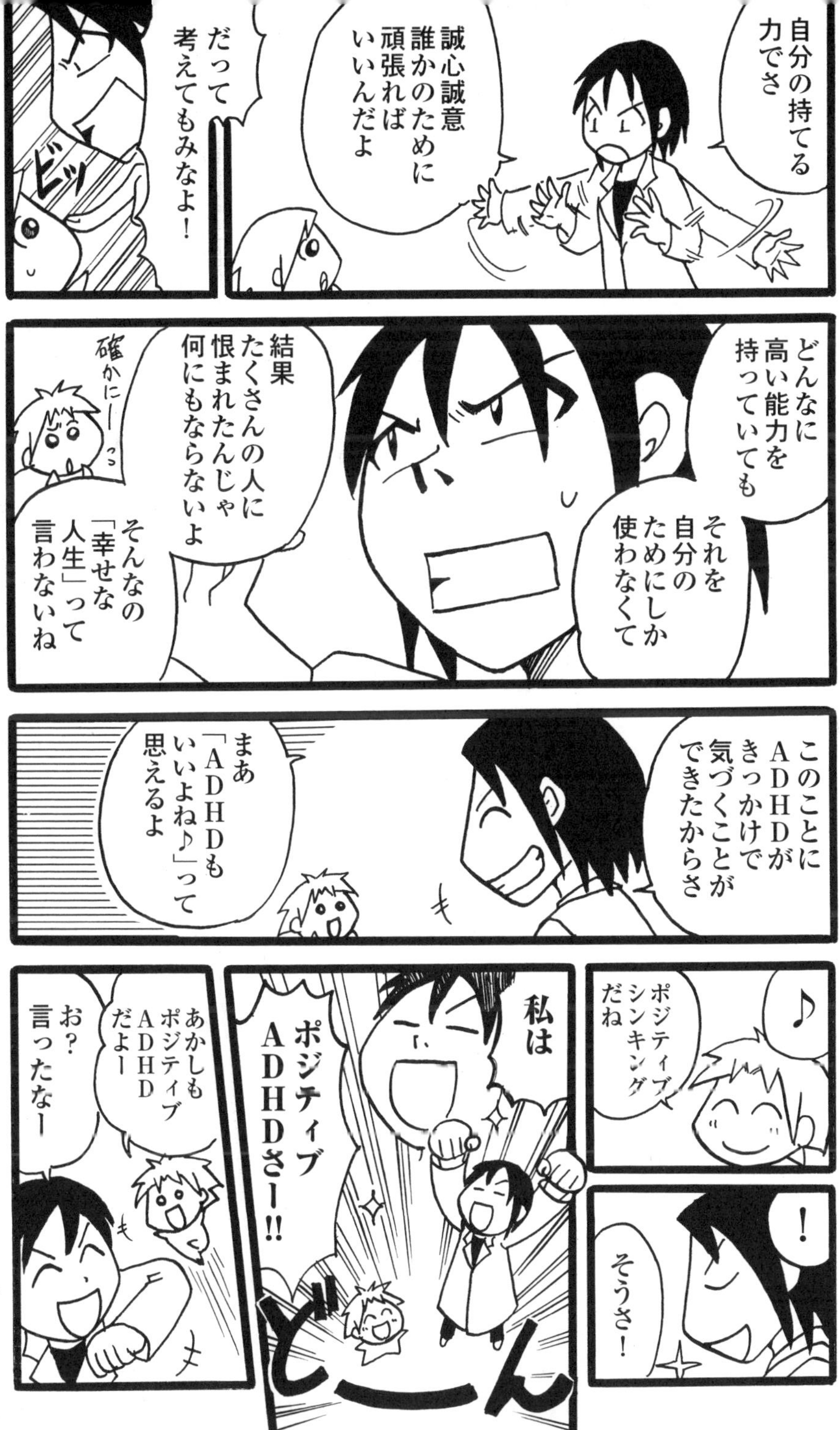
自分の持てる力でさ
誠心誠意誰かのために頑張ればいいんだよ
だって考えてもみなよ！
ビッ
どんなに高い能力を持っていても
それを自分のためにしか使わなくて
結果たくさんの人に恨まれたんじゃ何にもならないよ
確かにーっ
そんなの「幸せな人生」って言わないね
このことにADHDがきっかけで気づくことができたからさ
まあ「ADHDもいいよね♪」って思えるよ
♪
ポジティブシンキングだね
！
そうさ！
私は
ポジティブADHDさー!!
どーん
あかしもポジティブADHDだよー
お？言ったなー

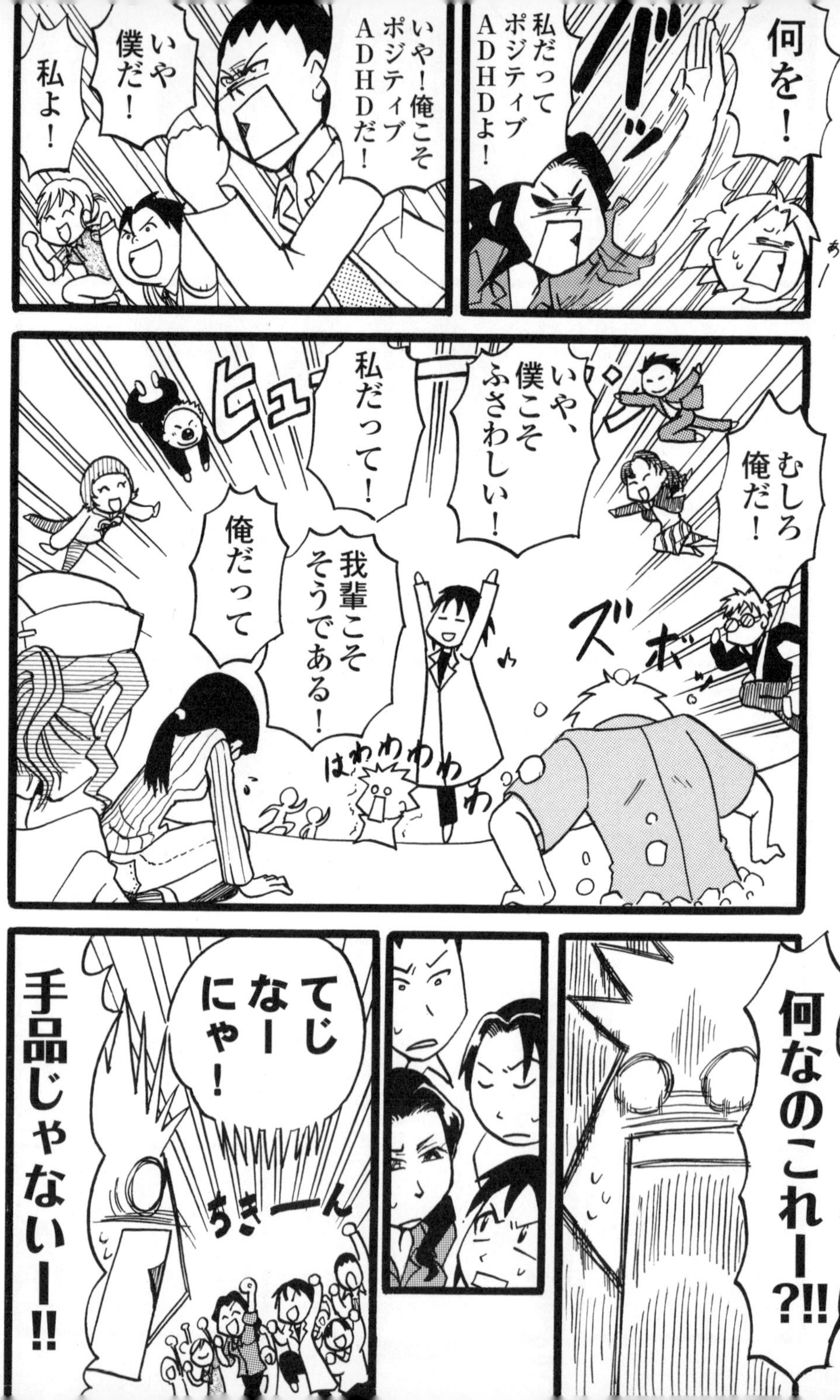
何を！
私だってポジティブADHDよ！
いや！俺こそポジティブADHDだ！
いや僕だ！
私よ！
むしろ俺だ！
いや、僕こそふさわしい！
私だって！
ヒュー
我輩こそそうである！
俺だって
ズボッ
はわわわわわ
何なのこれー?!!
てじなーにゃ！
ちきーん
手品じゃないー!!

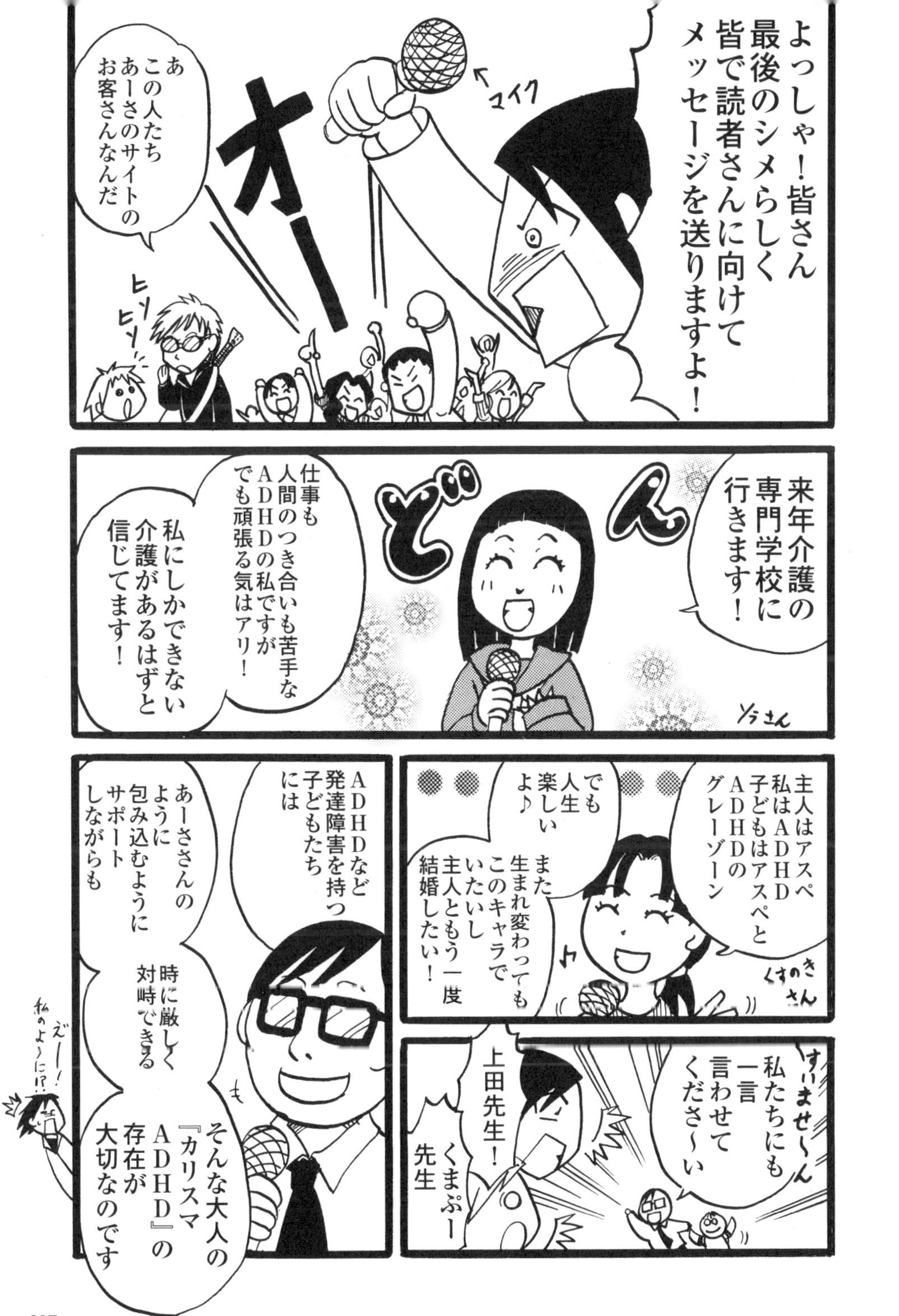
よっしゃ！皆さん最後のシメらしく皆で読者さんに向けてメッセージを送りますよ！
マイク
オー
あ この人たち あーさのサイトの お客さんなんだ
ヒソ ヒソ
来年介護の専門学校に行きます！
どん
仕事も人間のつき合いも苦手なADHDの私ですがでも頑張る気はアリ！
私にしかできない介護があるはずと信じてます！
ソラさん
主人はアスペ 私はADHD 子どもはアスペとADHDのグレーゾーン
でも人生楽しいよ♪
また生まれ変わってもこのキャラでいたいし主人ともう一度結婚したい！
くすのきさん
すいませ～ん 私たちにも一言言わせてくださ～い
上田先生！
くまぷー先生
ADHDなど発達障害を持つ子どもたちには
あーささんのように包み込むようにサポートしながらも
時に厳しく対峙できる
そんな大人の『カリスマADHD』の存在が大切なのです
えー！ 私のように!?

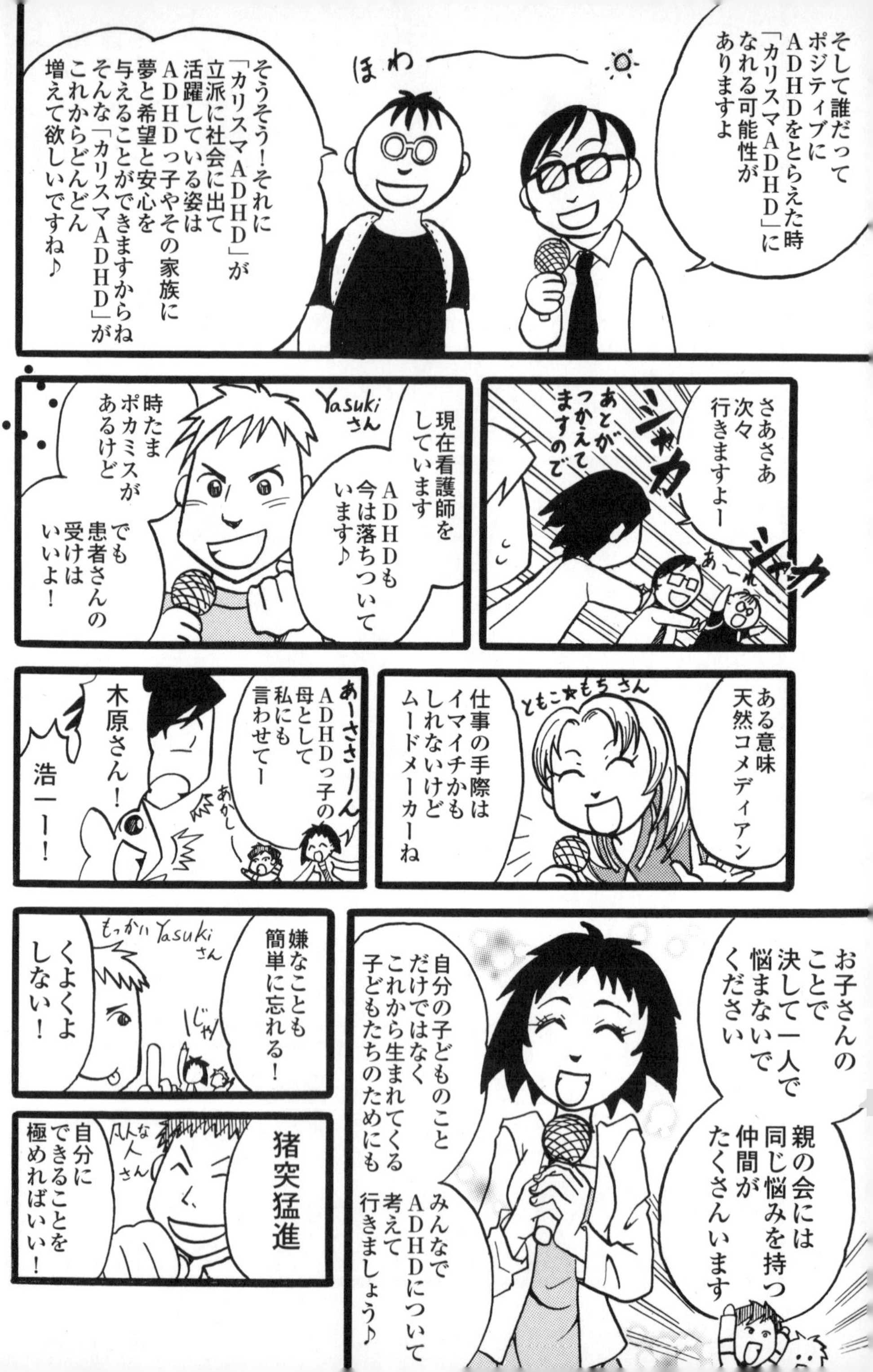
そして誰だってポジティブにADHDをとらえた時「カリスマADHD」になれる可能性がありますよ
ほわ〜
そうそう！それに「カリスマADHD」が立派に社会に出て活躍している姿はADHDっ子やその家族に夢と希望と安心を与えることができますからね
そんな「カリスマADHD」がこれからどんどん増えて欲しいですね♪
さあさあ次々行きますよー
あとがつかえてますので
シャカ
シャカ
あ〜れ
Yasukiさん
現在看護師をしています
ADHDも今は落ちついています♪
時たまポカミスがあるけど
でも患者さんの受けはいいよ！
ともこ☆もちさん
ある意味天然コメディアン
仕事の手際はイマイチかもしれないけどムードメーカーね
あーささーん
ADHDっ子の母として私にも言わせてー
あかし
木原さん！
浩一ー！
お子さんのことで決して一人で悩まないでください
親の会には同じ悩みを持つ仲間がたくさんいます
自分の子どものことだけではなくこれから生まれてくる子どもたちのためにも
みんなでADHDについて考えて行きましょう♪
もっかいYasukiさん
嫌なことも簡単に忘れる！
じゃ
くよくよしない！
凡人な人さん
猪突猛進
自分にできることを極めればいい！

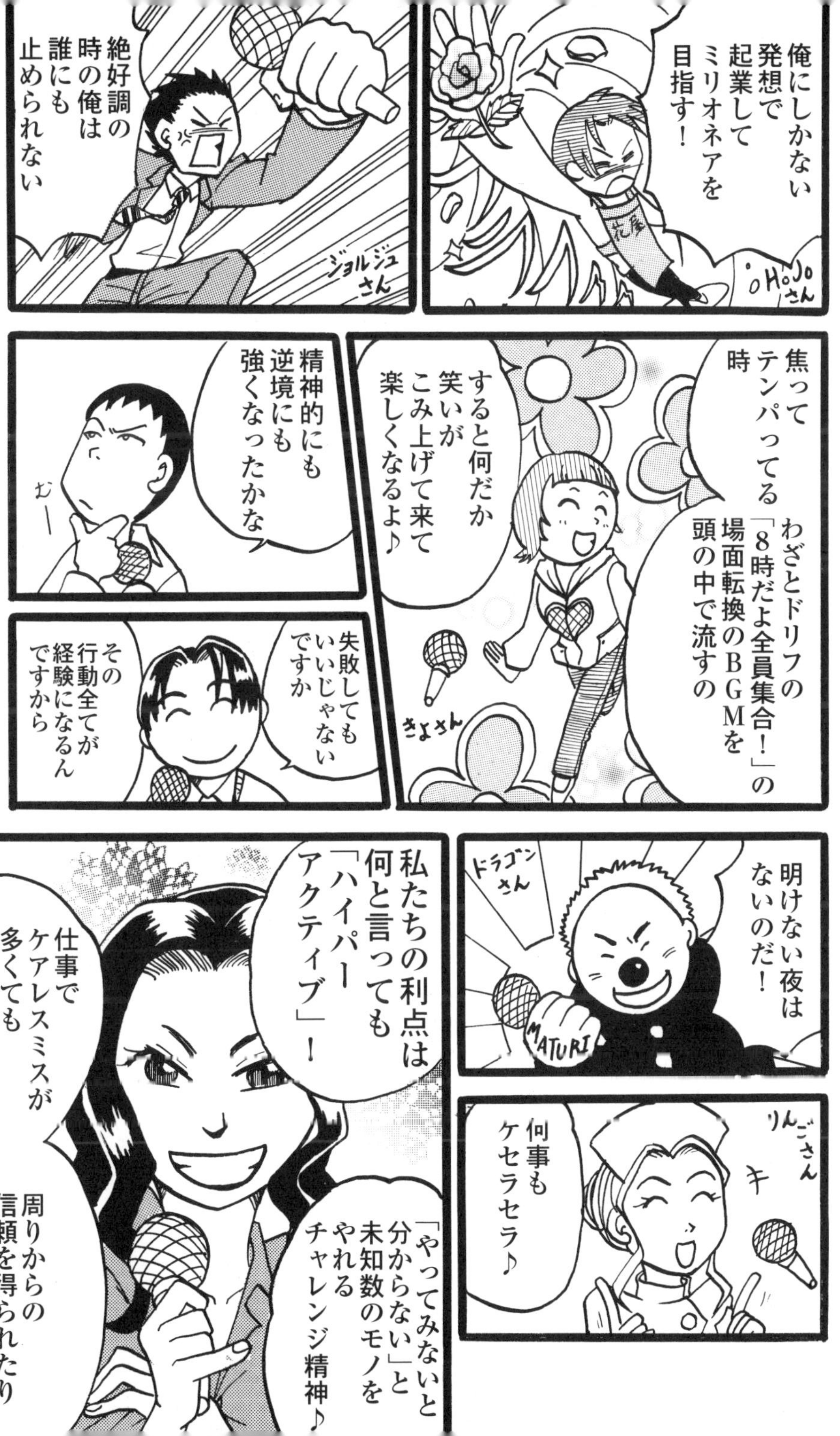

俺にしかない発想で起業してミリオネアを目指す！
OHoJoさん
絶好調の時の俺は誰にも止められない
ジョルジュさん
焦ってテンパってる時
わざとドリフの「8時だよ全員集合！」の場面転換のBGMを頭の中で流すの
すると何だか笑いがこみ上げて来て楽しくなるよ♪
きよさん
精神的にも逆境にも強くなったかな
む――
失敗してもいいじゃないですか
その行動全てが経験になるんですから
明けない夜はないのだ！
ドラゴンさん
MATURI
何事もケセラセラ♪
りんごさん
キ
私たちの利点は何と言っても「ハイパーアクティブ」！
仕事でケアレスミスが多くても大きな仕事で一発逆転！
「やってみないと分からない」と未知数のモノをやれるチャレンジ精神♪
周りからの信頼を得られたりするわよ

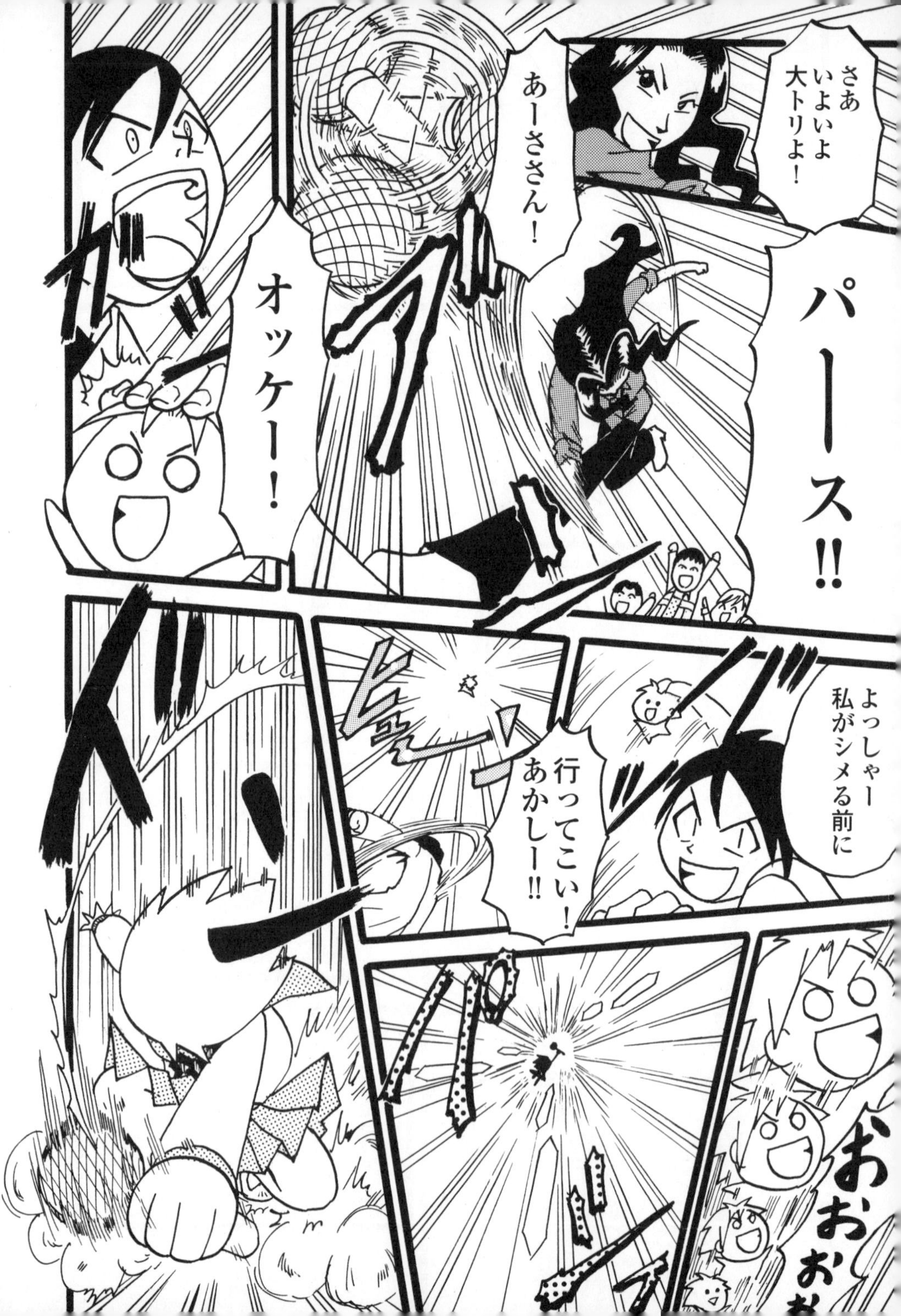

さあ
いよいよ
大トリよ！
あーささん！
パース!!
オッケー！
よっしゃー
私がシメる前に
行ってこい！
あかしー!!

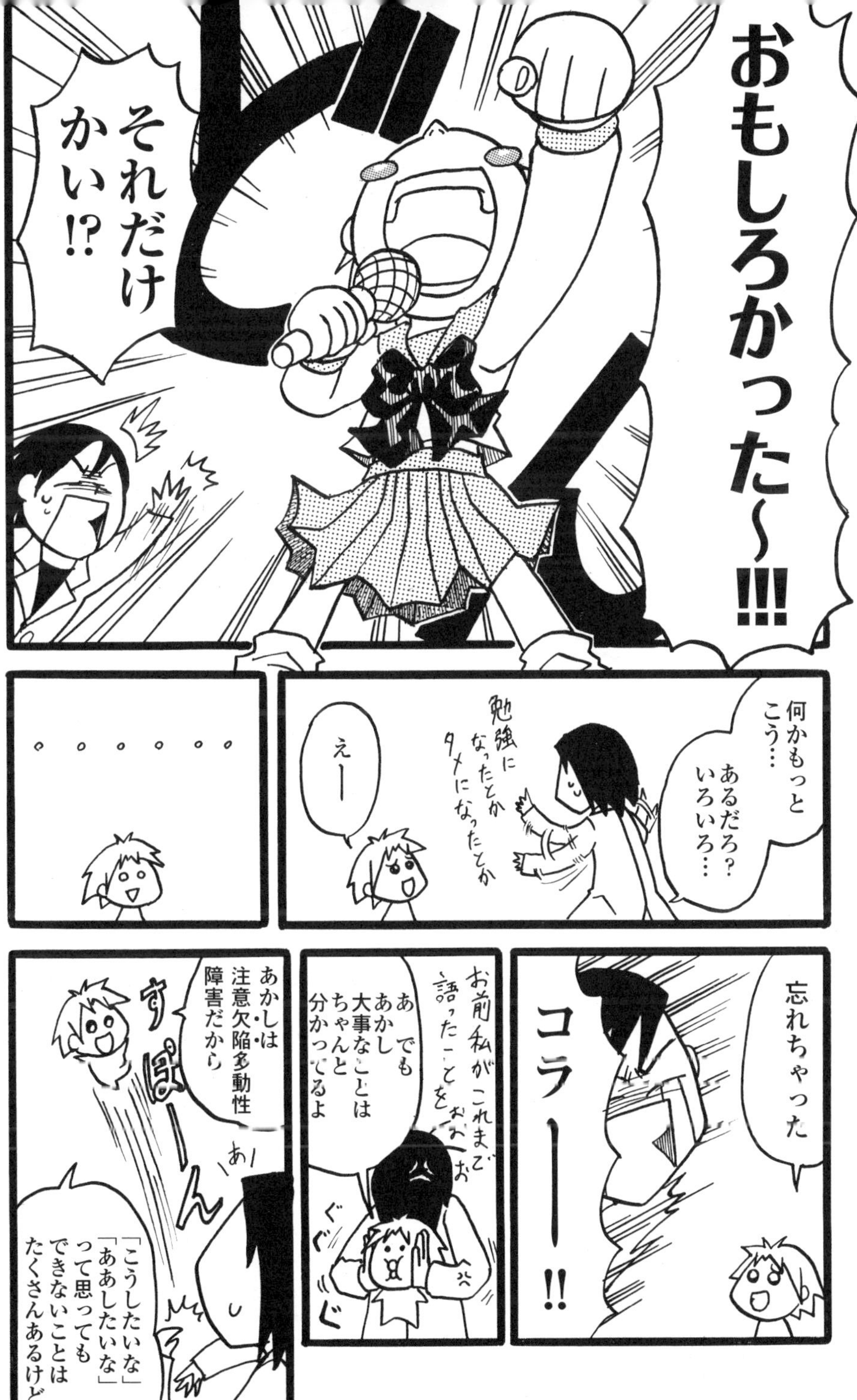

おもしろかった〜!!!
それだけかい!?
何かもっとこう…
あるだろ?いろいろ…
勉強になったとかタメになったとか
えー
。。。。。。
忘れちゃった
コラーー!!
お前私がこれまで語ったことをおお
ぐぐぐ
あでもあかし大事なことはちゃんと分かってるよ
あかしは注意欠陥多動性障害だから
すぽーーん
あ!
「こうしたいな」「ああしたいな」って思ってもできないことはたくさんあるけど

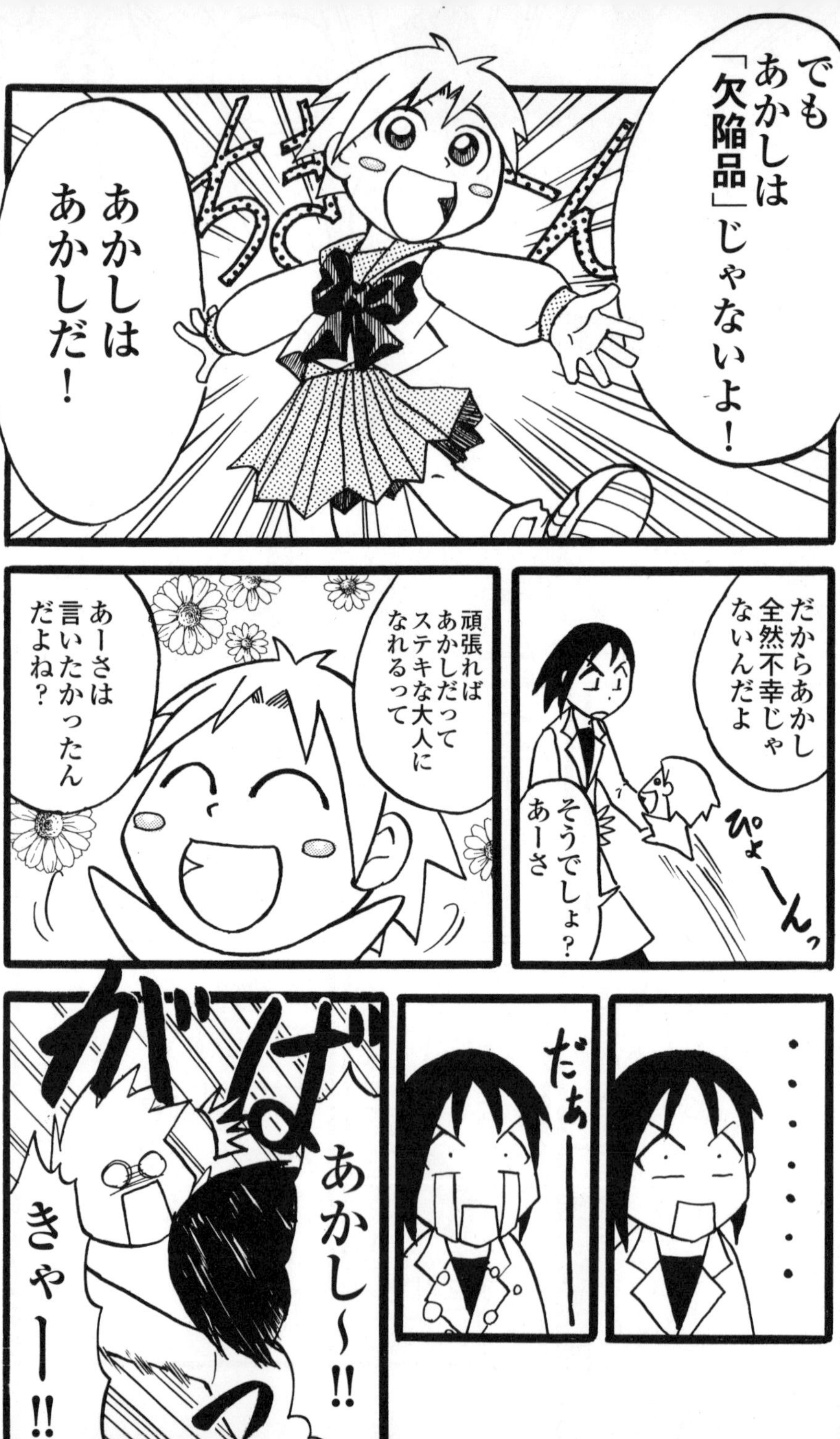

でもあかしは「欠陥品」じゃないよ！
あかしはあかしだ！
だからあかし全然不幸じゃないんだよ
ぴょーんっ
そうでしょ？あーさ
頑張ればあかしだってステキな大人になれるって
あーさは言いたかったんだよね？
・・・・・・・・
だぁーー
がばっ
あかし～!!
きゃーー!!

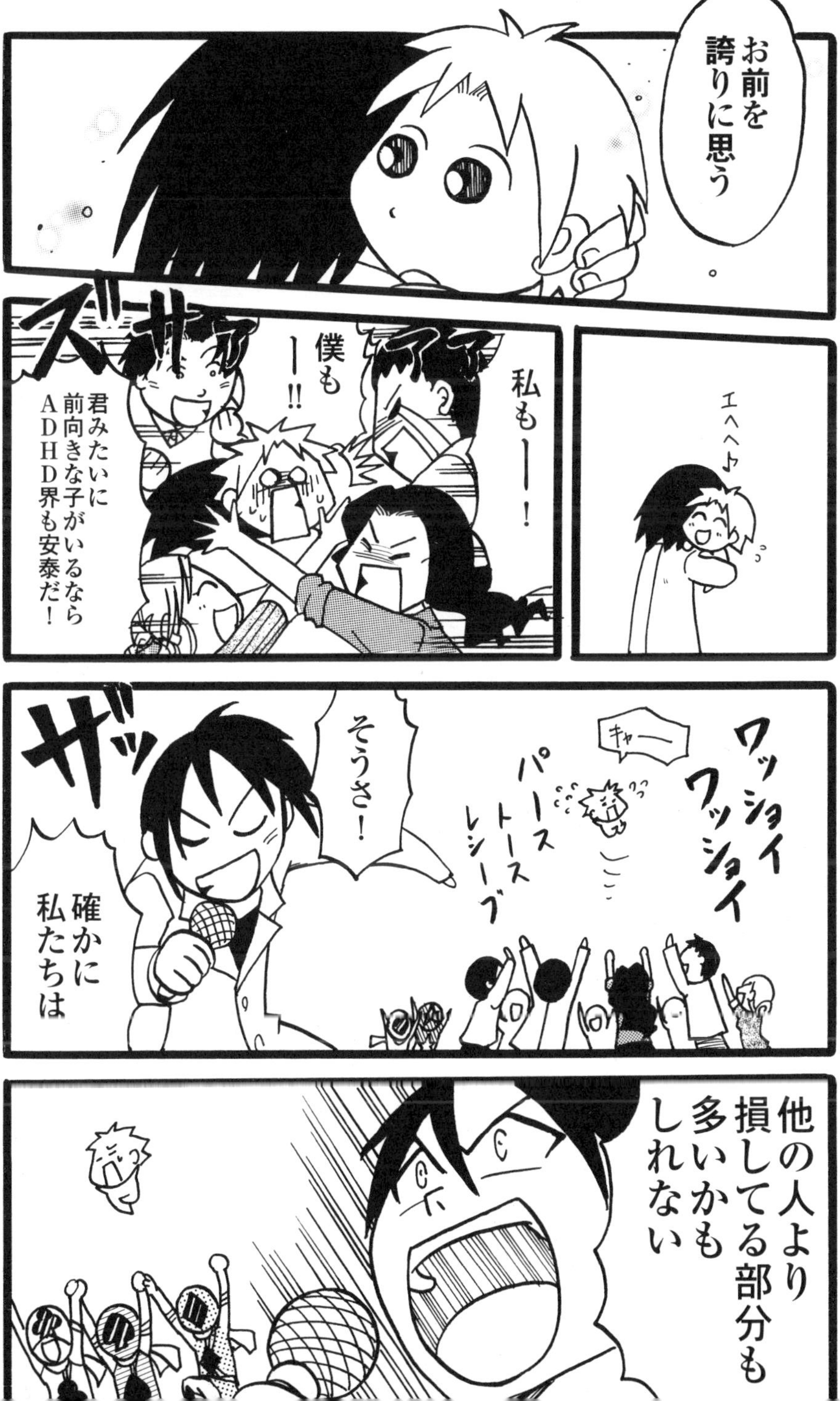
お前を誇りに思う
ズザザァァァ
エへへ♪
私もーー！
僕もーー!!
君みたいに前向きな子がいるならＡＤＨＤ界も安泰だ！
ワッショイ
ワッショイ
キャー
パース
トース
レシーブ
そうさ！
ザッ
確かに私たちは
他の人より損してる部分も多いかもしれない

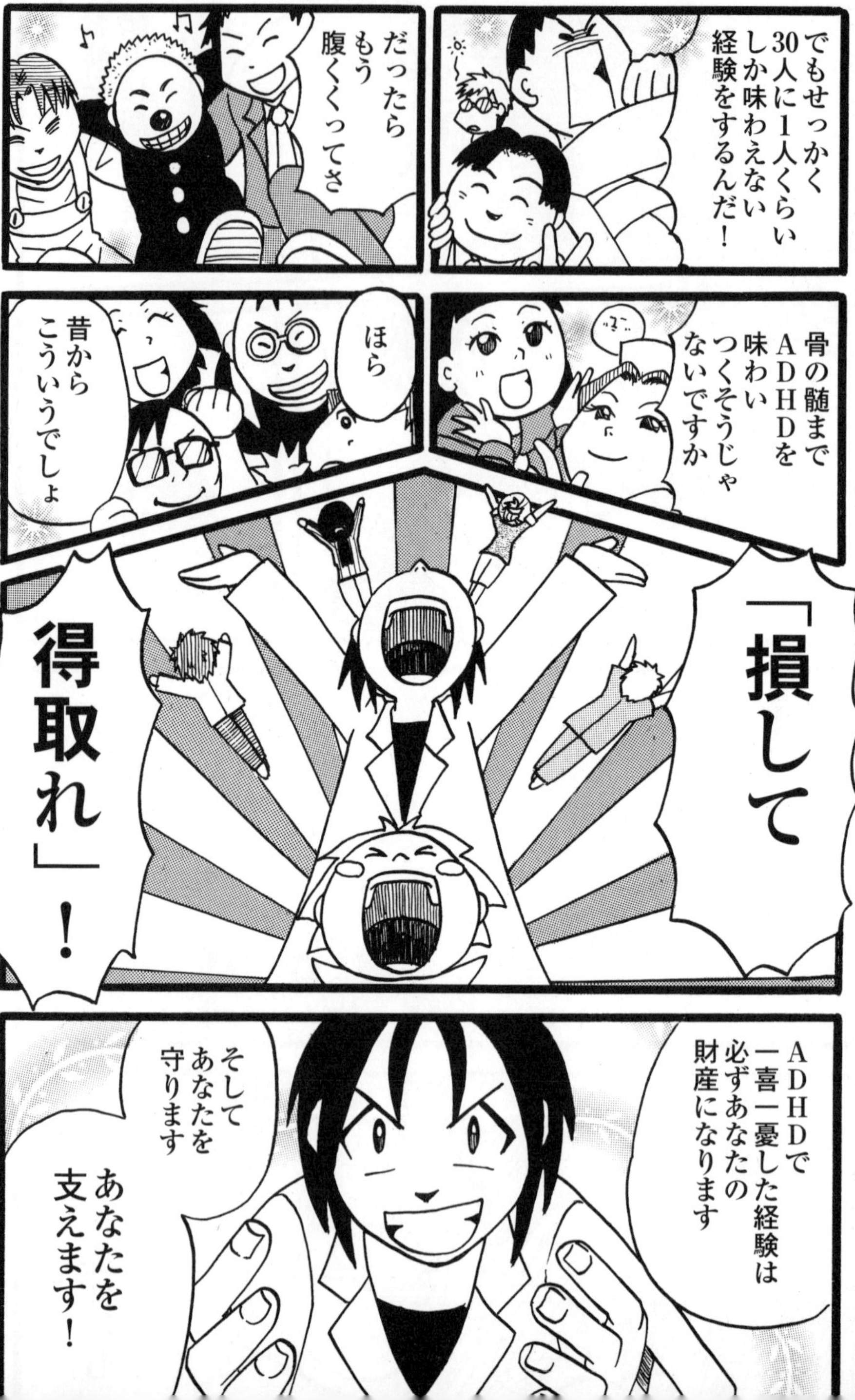
でもせっかく30人に1人くらいしか味わえない経験をするんだ！
だったらもう腹くくってさ
骨の髄までADHDを味わいつくそうじゃないですか
ほら
昔からこういうでしょ
「損して
得取れ」！
ADHDで一喜一憂した経験は必ずあなたの財産になります
そしてあなたを守ります
あなたを支えます！

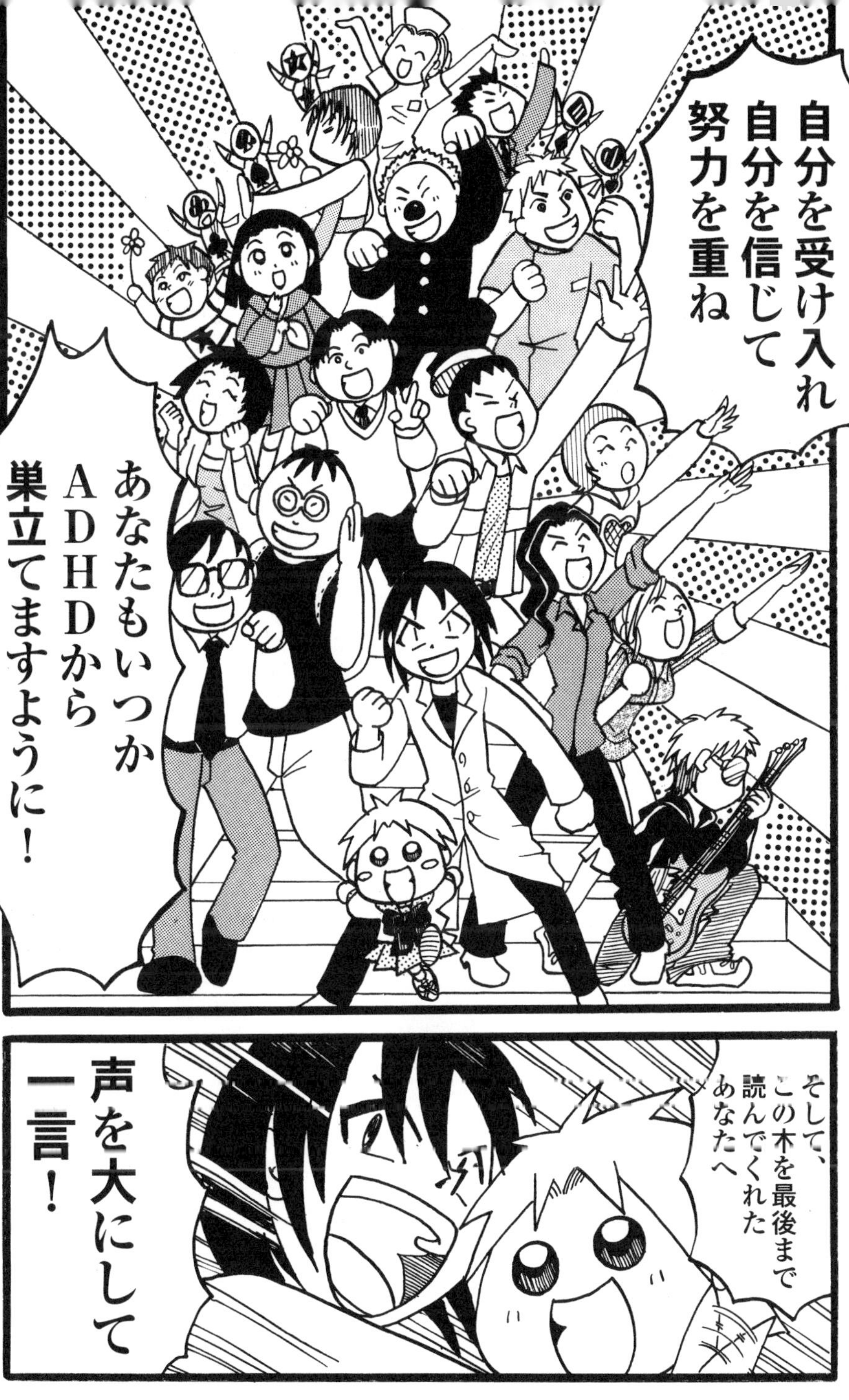
自分を受け入れ
自分を信じて
努力を重ね
あなたもいつか
ADHDから
巣立てますように！
そして、
この本を最後まで
読んでくれた
あなたへ
声を大にして
一言！

一人

ない!

君は
じゃ

あなたのADHDライフに幸あれ！

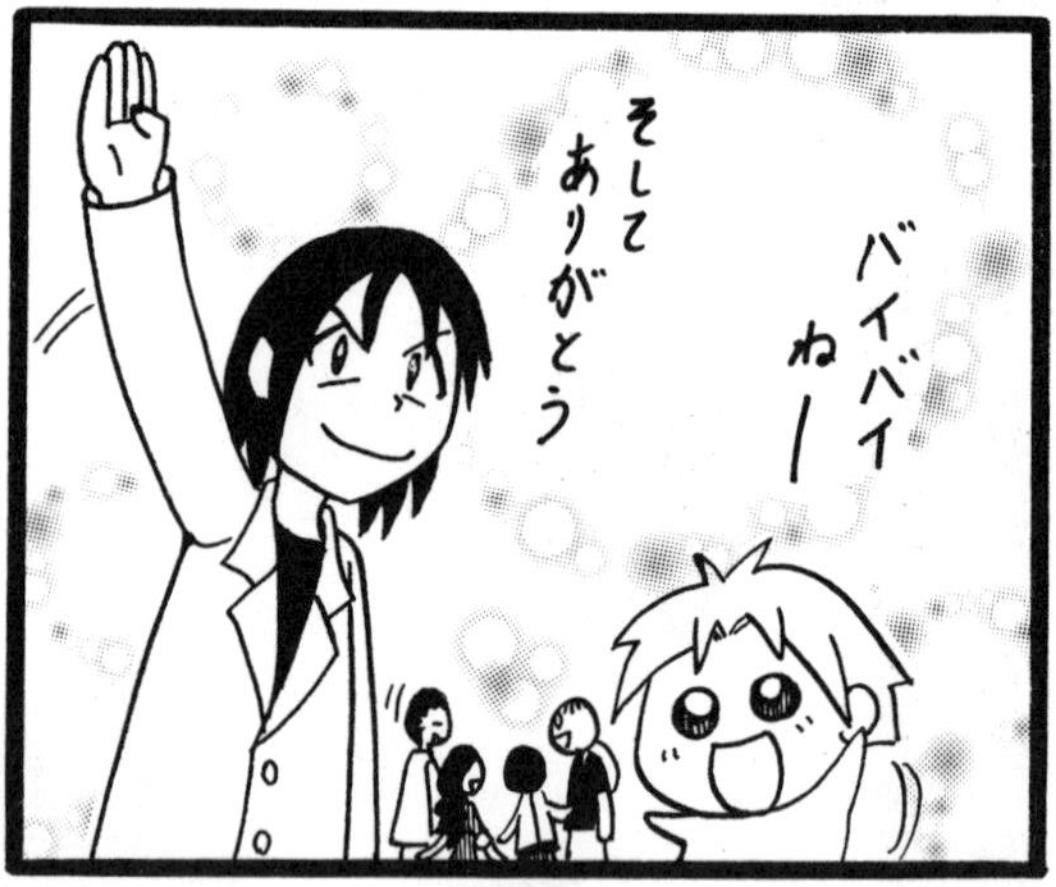

完

ＡＤＨＤの解説

久留米大学医学部小児科主任教授　山下　裕史朗

（1）ＡＤＨＤ（注意欠如多動症）の特徴

ＡＤＨＤは、発達障害の中でも最も多く、学童の3～5％、特に男の子に多く見られる。この数字は、どの診断基準を用いるかで多少異なるが、日本だけでなく、全世界でＡＤＨＤの子どもが少なくとも3～5％いることは世界的な共通認識である。原因に関しては、次に示すような要因が考えられている。

ＡＤＨＤの原因

●遺伝的要因
—家族内集積、ドーパミントランスポーター・ドーパミンレセプター遺伝子の関与—
●周生期・出生後の要因
—低出生体重児・仮死、脳外傷・脳感染症など—
●神経生理学的要因
—脳機能画像異常：線条体—前頭葉内側部システムの機能異常—
—実行機能の障害：前頭葉皮質の機能異常
●神経生化学的要因
—脳内ドーパミン、ノルアドレナリンのアンバランス：神経ネットワークの機能障害—
●環境要因
—主因ではないが、悪化させる因子になりうる—

ＡＤＨＤの子どもは、注意集中、衝動性のコントロール、活動レベルの調節に困難があり、それによって日々の生活に機能障害をきたしていることが大きな問題である。逆に、多少ＡＤＨＤ症状を持っていても、日々の生活に支障がなければ、あえて診断する必要はないと個人的には考えている。診断は、あくまで支援を前提としたものであるべきである。機能障害を伴うＡＤＨＤの多数の子どもや家族に接し、お話を伺ってきて、診断基準に記載されている症状よりも幅広い多くの問題で悩んでいることが分かってきた。

こういった苦しみは、教科書に書いてあるわけではない。当事者や家族、教師の言葉を通じて、初めて分かるものである。ＡＤＨＤの中心となる症状は、注意力障害、多動性、衝動性の３症状であるが、多動や衝動性が目立たないタイプは、教室で問題行動を起こすこともないので気づかれないことが多い。このタイプは、女児に比較的多い。ＡＤＨＤの多動性・衝動性の症状にフォーカスがあたっていた時代から80年代には、注意の問題がメインであることが注目され、「注意欠如障害（ＡＤＤ）」という呼び方に変わった経緯がある。近年、ＡＤＨＤの症状が、神経心理学でいう「実行機能（エグゼクティブ・ファンクション）」の障害であるということが研究者の間で認識され始めた（カステラーノス、１９９９）。実行機能というのは、オーケストラでいえば、指揮者のような役割であり、個々の演奏者がどんなに優秀であっても、その統括をする指揮者が良くないと良い演奏ができないことにたとえられる。または、料理を作る気があるにもかかわらず、手際が悪いために食材がどんなに良くても、良い料理ができないコックさんにもたとえられる。エール大学のブラウン博士は、高知能のＡＤＨＤ成人外来を開いているが、ＡＤＨＤ成人の実行機能の障害は、知能の高さと全く関係ないそうである。何かの作業をしようと道具を取りに行って、途中で他のことをやり始めて、いつまでたっても最初の作業が終わらない。これがＡＤＨＤの人に欠けている「セルフアウェアネス（self-awareness）」である。今、自分が何をすべきか、もっと十分なセルフアウェアネスがあれば、簡単に作業が終わるはずである。こんなことは歳をとるとだれでもたまにあると思うが、ＡＤＨＤの子どもや成人は、この度がひどすぎるのである。そのため、怠けているとか意思が弱いと非難されがちなのである。

注意の問題は、成績の低下を招くこともしばしばで、衝動性は、親や教師、友達や兄弟関係に深刻な影響を与える。さらにＡＤＨＤの子どもは、反抗挑戦性障害や素行障害、学習障害などをあわせ持つ（併存する）ことも多い。反抗挑戦性障害と素行障害をあわせ持つＡＤＨＤ児は、思春期や成人になって多くの問題（学校不適応、非行、アルコール依存、仕事上や精神的問題など）を起こすリスクが高いことがアメリカの研究では分かっているが、日本ではまだデータが不足している。非行や犯罪、精神ケアサービスにかかるコストは莫大であり、米国におけるＡＤＨＤの子どもと成人による経済的損失は、アルツハイマー病と同額という試算もある（ニューヨーク州立大学バッファロー校、ペラム教授との私信)。経済的観点からも、ＡＤＨＤの早期発見と効果的治療法の開発が重要である。ＡＤＨＤの子どもの半数は成人まで症状を持ちこすので、治療は、喘息などの慢性疾患と同様に長期的戦略を立てないといけない。

(2) ＡＤＨＤの効果的治療法

ＡＤＨＤの効果的治療法には、メチルフェニデート徐放製剤(商品名：コンサータ)などの中枢神経刺激薬や選択的ノルアドレナリン再取り込み阻害薬アトモキセチン製剤(商品名：ストラテラ)を中心とする薬物療法と、社会心理的治療法(行動療法やペアレントトレーニング)を単独もしくは、両者を併用する治療法が世界的なスタンダードである。欧州、米国、オセアニアの診断・治療ガイドライン、さらにわが国のガイドラインもこの点を明記している。治療のゴールは、不注意・多動性・衝動性の3主要症状を単純に減らすことではない。ＡＤＨＤを持つ子どもたちの家庭や学校での機能障害、特に友人関係や親子関係、学業成績などにおいて、どの程度本人や周囲が困っているのかについて十分情報を集めて検討し、対策をみんなで考えることが不可欠である。

友人関係の問題や学業成績がＡＤＨＤの予後と最も相関するという海外の報告がある。薬物療法や行動療法を用いて、機能障害をできるだけ軽減し、本人が集団生活に適応しやすい状況にもっていくこと、二次障害やセルフエスティーム低下を防ぐことが治療の目的である。薬物は服用している期間、しかもある一定の時間しか有効ではないが、行動療法は家庭でも長年にわたって継続することができることや、薬による副作用を考える必要がないこと、就学前の子どもから始めることができるなどの利点がある。しかし、薬を使わないと治療がうまくいかないケースもかなりあることも事実である。

①非薬物療法

環境調整

家庭や学校での対応の変更や環境の調整をまず行う。ＡＤＨＤをもつ子どもの特性をよく理解して、子どもへの対応を変えてみる。鳥取大学の井上雅彦先生は、実際の学校現場では、人的環境も含めた幅広い概念としての「環境アセスメント」が必要であり、環境アセスメントシートを作成することによって、家庭と学校間で障害の理解や気になる行動の理解や対応方法について共通理解が促されるとしている。この環境アセスメントに基づいて支援方略を考える。教室内の物理的環境要因に対するチェックリストや人的な環境要因のチェックリストを作成し、担任教師のセルフチェックや、コンサルテーションにも活用している（環境調整　気づきのチェックリスト　井上、２００６）。物理的環境・人的環境と個人要因に着目し、この双方にアプローチしていくことで効果的支援をはかるものである。対応の変更や環境調整を数カ月やってみても、症状の改善が得られないときは、薬物療法も考える。ＡＤＨＤをもつ子どもは、叱られていることが多い。叱られ続けてやる気をなくす、自信をなくすことを最もさけたい。スモールステップで、たとえば、まず5分着席できたら、そこですぐに褒める。褒めることで、適切な行動を増やす。具体的な小さな目標を立て、達成できたら、学校や家庭で褒める、ごほうびを与えることも有効な方法である。家庭や学校でみんなが一貫した態度で接することが大切である。

環境調整　気づきのチェックリスト

チェックしてみて、その子にとって課題になっている部分にアプローチしてみましょう

1　対応がなされている
2　対応はなされていないが問題ではない
3　対応がなされないため問題である

教室環境の整備（物理的環境整備）

●注意、集中しやすいように

□黒板が見えやすく板書がとりやすい席か
□教師からの支援が得られやすい席か
□備品や掲示物などが気にならない席か
□前面黒板がきれいに消されているか
□前面に不要な掲示がしていないか
□窓の景色や教室の外の音が気にならない席か

●トラブルの少ない環境に

□先生の机上が整理してあるか
□教室後ろの棚が整理してあるか
□危険な物（図工、技術の道具など）がきちんとしまわれてあるか

□壊れやすいものやはがれかけた掲示物の整理がなされているか
□引き出しやロッカーに仕切りを入れたり、整理しやすい工夫がなされているか
□机と机の間隔が近すぎないか
□ちょっかいや話しかけに対して反応してしまいやすい仲間との距離が近すぎないか
□サポートを得られる仲間が近くにいるか

子どもへの対応（人的環境整備）

●見通しがもちやすいように

□次の授業や活動の準備物や移動先が視覚的に提示されているか
□給食当番やそうじ当番表が掲示されているか
□いつもと違う流れで授業を進める場合にその授業の見通しが子どもに伝わっているか
□一日の活動の見通しが子どもに伝わっているか
□子どもが何をしてよいか分からない時間や状況に対して個別的な声かけや支援がなされているか
□スケジュールの変更、教室移動などに対してその子の見通しがつけやすくなるような支援をしているか
□はじめての行事や子どもが参加を苦手とする行事についてビデオで前年度の様子を示したり予行練習などスモールステップの手だてが組まれているか
□給食当番やそうじ当番は活動の直前に確認させているか
□明日の連絡が保護者に確実に伝わっているかチェックしているか

●注意、集中しやすいように

□授業の開始時に子どもの机上に必要なものだけがでているかチェックしているか
□板書の文字や量やスピードが多すぎたり速すぎないか
□どの資料を見て話をしているかを適時伝えているか
□配布プリントの文字の大きさ、記入欄が適切か
□気温・湿度・かみなりやサイレンの音などへの刺激の過敏性に対して休憩や落ちつく場所などの配慮がなされているか
□子どもにあった課題のレベルや量の調整がなされているか
□子どもの集中が続くよう授業中に子どもが頑張って

いる時に個別にほめたり声かけをしているか

□指示の内容が理解できない場面や、話し合いの場面などその子が参加困難な場面に個別的な声かけや支援がなされているか

□個別の指示や支援において文字や絵や写真など視覚的に伝えるような工夫がなされているか

□授業の終わりごとに机上に何も置いていない状態になっているよう指示しているか

□定期的に机の中を点検させているか

□しかったり注意するだけでなく、困った行動の代わりとなる適切な行動（どうすればよいか）を子どもに分かりやすく説明したり指導しているか

□教師の子どもへのしかり方や注意の仕方がその子の自尊心を過剰に傷つけたり被害的にならせていないか

●連携

□保護者に「ともに取り組み考えていきましょう」という姿勢を伝えているか

□はじめての行事や子どもが参加を苦手とする行事について保護者と事前の話し合いができているか

□他の教師と相談できる体制があるか

□定期的な支援ミーティングを開ける体制があるか

□書面での確実な引き継ぎ体制ができているか

●困った行動への対応

□その子どもの適切な行動に対してうまくほめたり賞賛ができているか

□困った行動を具体的に記録できているか

□記録や情報から困った行動が起こりやすい場面を予測できるか

□困った行動が起こりやすい場面での事前の対応策を具体的に考えているか

□事前の対応策がうまくいかなかった時の次の対応が具体的に準備されているか

□困った行動に対する家庭との共通理解ができているか

□困った行動に対する他の教師との共通理解ができているか

□困った行動に対して相談できる教師や支援機関があるか

□予測しがたい状況で起こる重大な問題行動に対して

危機管理のシステムがあるか

●クラスメイトへの対応

□クラスメイトのその子への対応や注意の仕方がその子どもにとって分かりやすいものであるか

□クラスメイトのその子に対する極端なマイナスイメージをなくすよう良い点や頑張っている点を示しているか

□クラスメイトの適切なかかわりや頑張りに対してうまく褒めたり賞賛ができているか

□クラス全体に仲間同士で助け合いお互いに努力することや成功を応援する雰囲気をつくれるよう工夫をしているか

3の項目について優先順位（すぐに実行できそうな項目、継続できそうな項目など）をつけて上位の項目から実行してみる。

（環境調整気づきのチェックリストver2・0　兵庫教育大学　井上雅彦）

ペアレントトレーニング（親訓練）

ペアレントトレーニングとは「親が自分の子どもに対する最良の治療者になれるという考えに基づき、親を対象に子どもの養育技術を獲得させるトレーニング」（大隈ら、２０００）である。ＡＤＨＤの子どもに限らず、様々な行動や発達の問題を持つ子どもに対して行われている。わが国では、大隈らの肥前方式親訓練プログラム、岩坂や上林らによるＵＣＬＡのペアレントトレーニングをベースにした著書がすでに出版されている。具体的な進め方は、大隈や岩坂らの著書を参考にしていただきたい（大隈２００５、岩坂２００４、シンシア・ウイッタム）。最近は、オーストラリアで開発され世界20カ国以上で実施されているトリプルＰ（前向き子育てプログラム）もわが国で普及しつつある。

ペアレントトレーニングの基礎にあるのは「行動療法」である。まず子どもの行動特徴をよく観察し（行動観察）、なぜそのような行動をとるのか考える（行動分析）。行動変容理論に基づいて、対応・修正を必要に応じて行うことによって、「望ましい行動」を増やし、「望ましくない行動」を減らしていく。親の子育てスタイルやしつけの仕方、子どもの行動などが複雑にからみあって、子どもの不適応行動が起こっていることが多い。ペアレントトレーニングの目的は、「悪い行動をして親が叱る」関係から「良い行動をして親が褒める」より安定した親子関係へと導くこと、子どものやる気や自信を高めることである。ペアレントトレーニングは、ＡＤＨＤの子どもを持つ親だけでなく、小児科医、保育士、教師など、日ごろ子どもと接する人々が、理解し実践できることが望ましい。一般の子育てにも大変役立つものである。グループによるペアレントトレーニングは、親同士がお互いをサポートしあう重要な場でもある。

ソーシャルスキルトレーニング（社会的スキル訓練：ＳＳＴ）

ソーシャルスキルとは、状況に応じた適応行動や対人関係の技能であり、このような場面では、このように行動すれば良い」というような社会的ルールやマナーである。クラス全体に実施する場合と、小集団で行う場合もある。例えば「友達と協力する」や「友達に優しくする」ということをテーマにして、問題場面のロールプレーを提示し、解決手段を子どもたちに考えさせて、適切なロールプレーのモデルを見せるといった流れで行う。

夏期治療プログラム（Summer Treatment Program：ＳＴＰ）

長期的予後の改善には、病院外来での治療は不十分で、問題がおこる生活場面での集中的プログラムが必要であると信じられるようになった。たとえば、友達との関係障害は、長期予後を左右すると考えられている。病院や教室で、友達との関係障害治療は困難である。友達との関係を効果的に治療するためには、治療者が問題のおこる場面で子どもたちと働かないとできにくい。アメリカのＡＤＨＤの子どものための夏期治療プログラム（Summer Treatment Program：ＳＴＰ）は、今までの治療法の限界を打破すべく、ＡＤＨＤの包括的治療法として開発され、30年以上の歴史を持つ。バッファローなど全米20カ所以上の主要都市でＳＴＰが開催されている。米国ＮＩＨの臨床研究にもＳＴＰが使われており、子どもの治療実践と科学的研究に役立つだけでなく、学生教育、人材育成にも多大な効果があるとされる。主な活動としては、ソーシャルスキルトレーニング、スポーツルール習得と技術トレーニング、スポーツ試合、水泳、学習（プリント学習、ペアでの教えあい学習、コンピュータ学習）である。基本的に用いた行動療法の技法は、ポイントシステム（トークンエコノミーシステム）、タイムアウト、社会的強化である。参加者の親はペアレントトレーニングを受けており、ＳＴＰ中もデイリーレポートカードを用いて、家庭で報酬を与える。デイリーレポートカードの始め方に関しては、くるめＳＴＰのホームページからダウンロード可能である（http://www.kurume-stp.org/）。久留米市では、２００５年から米国外初の2週間の夏期治療プログラムを市内の小学校で開催してきた。小児科医、臨床心理士、特別支援教育教師（久留米市教育委員会のバックアップあり）、大学生等のチームによる協働作業で続けている。過去10回のくるめＳＴＰに参加したＡＤＨＤをもつ子どもたちは２５５名であり、一人もドロップアウトしていない。わずか2週間の集中治療プログラムであるが、行動の改善が認められる。くるめＳＴＰの具体的内容や成果については、参考文献にあげた本や論文を参照していただきたい。治療エビデンスが明確なＡＤＨＤの治療法を包括して行うＳＴＰは、今後他の地区にも広がっていくことが期待されており、島根県出雲市でもＳＴＰの手法を用いたサマースクールが行なわれている。ＮＰＯ法人くるめＳＴＰが全国でセミナーを開催している。

②薬物療法

欧米での薬物療法の中心は中枢神経刺激製剤、すなわちメチルフェニデートとアンフェタミン製剤である。わが国では、平成19年12月からメチルフェニデート徐放薬（商品名：コンサータ）が6歳以上のＡＤＨＤを効能適応として認可された。徐放錠は朝1回の内服で12時間有効であり、学校での服用が不要なのは大きなメリットである。一般的にメチルフェニデートの有効率は、70～80％と報告されており、効果は即効性である。副作用として、食欲低下がある。コンサータは、処方医は登録制になっており、登録を受けた医師しか処方できない。また、平成21年6月から、ノルアドレナリンの再取り込み阻害剤であるアトモキセチン（商品名：ストラテラ）が発売となった。やはり6歳以上のＡＤＨＤ児が対象である。コンサータに比べると、効果の発現に数週間かかる。朝夕2回の服用が一般的で、効果が現れれば1日を通して効果があるため夜の宿題や朝の身支度などの生活にも改善が期待できる。副作用は食欲低下である。ストラテラは、乱用・依存のリスクが低く、チック症状がある子どもにも使いやすいメリットがある。ストラテラは液剤も発売されたので錠剤が服薬できない子どもにとっては使いやすい。どちらの薬もＡＤＨＤの子どもたちがもっている脳内でのドーパミンやノルアドレナリンの働きの弱さを改善するためＡＤＨＤ症状が良くなると考えられている。2剤とも成人への適応も取得している。

2種類のＡＤＨＤ治療薬が使えるようになったことは、当事者、保護者にとって朗報である。服薬しないと生活面で多大な機能障害をきたす成人も多数いることは事実である。また、薬物療法だけでなく、環境調整や行動療法など包括的治療が日本中どこでも受けられる体制作りが重要である。

③効果エビデンスに乏しい治療法

ＡＤＨＤの治療法として、エビデンスに乏しいものとしては、砂糖などの除去食、アレルギー治療、栄養補助食品（ビタミンの大量投与など）、遊戯療法、カイロプラクティック、ペット療法（乗馬療法を含む）などが、米国では示されている。

④親の会やＮＰＯの役割

心理社会的治療法の専門家が少ない現状で、ＡＤＨＤの子どもをもつ家族への心理的サポートにＡＤＨＤやＬＤ親の会やＮＰＯの果たす役割は大きい。人的資源が少ないところでは、日本最大のＡＤＨＤ児・者支援グループである「えじそんくらぶ」に講師派遣を依頼するのも良いだろう（http://www.e-club.jp/）。親の会で専門家による研修会を活発に開催し、ペアレントトレーニングを行っているところもある。世界最大のＡＤＨＤサポート団体であるＣＨＡＤＤ（Children and Adults with ADD: http://www.chadd.org/）は、医療や教育の専門家と当事者・保護者が共催で、毎年国際会議を開催しており、国際ネットワーキングセッションもある。国外のすばらしい実践を知る良い機会である。

参考文献

●ＡＤＨＤの特徴

原仁、笹森洋樹編著：イラスト版ＡＤＨＤのともだちを理解する本 こんなときこうする、みんなでなかよし応援団　合同出版　2008

トーマスブラウン著、山下裕史朗、穴井千鶴監訳：ＡＤＨＤ集中できない脳をもつ人たちの本当の困難―理解・支援そして希望へ―　診断と治療社　2010

●ＡＤＨＤの効果的治療法

齊藤万比古、渡部京太編：注意欠如・多動性障害（ＡＤＨＤ）診断・治療ガイドライン第3版　じほう　2008

●ペアレントトレーニング

岩坂英巳、中田洋二郎、井潤知美編：AD／HD児へのペアレント・トレーニングガイドブック　じほう　2004

大隈紘子、伊藤啓介監修：肥前方式親訓練プログラム　AD／HDをもつ子どものお母さんの学習室　二瓶社　2005

シンシア・ウイッタム：読んで学べるADHDのペアレントトレーニング―むずかしい子にやさしい子育て　上林靖子ほか訳　明石書店　2002

シンシア・ウイッタム：きっぱりNO！でやさしい子育て―続　読んで学べるADHDのペアレントトレーニング　上林靖子、藤井和子監修／門脇陽子訳　明石書店　2003

●環境調整

井上雅彦：ADHDと環境調整　そだちの科学　特集ADHD 日本評論社　p62-66, 2006

●夏期治療プログラム

山下裕史朗、向笠章子編、くるめSTP書籍プロジェクトチーム著：夏休みで変わるADHDをもつ子どものための支援プログラム～くるめサマートリートメントプログラムの実際～　遠見書房　2010

山下裕史朗：ニューヨーク州立大バッファロー校におけるADHDの子どもと家族の包括的治療　日本小児科学会雑誌　109 (10); 1301-1307, 2005

山下裕史朗：注意欠陥多動性障害の包括的治療法：サマー・トリートメント・プログラム9年間の実践　小児保健研究 73(4):521-526,2014

監修者プロフィール

山下裕史朗（やました・ゆうしろう）

勤務先：久留米大学医学部小児科

専門領域：小児神経・発達、発達障害

略歴

1983 久留米大学医学部卒業

1987 同大学院卒業

1990 ― 1993 ベイラー医科大学小児科リサーチフェロー（新生児脳障害予防の薬物治療研究）

2013 年から久留米大学小児科発達障害担当教授

2015 年から久留米大学小児科主任教授

所属学会

日本小児科学会（代議員）、日本小児神経学会（評議員）、日本小児精神神経学会（理事）、日本ＡＤＨＤ学会（理事）、日本赤ちゃん学会（評議員）、日本小児保健協会（理事）、日本ＬＤ学会、日本虐待防止学会など多数

発達障害等に関する主な経歴

アドバイザーまたは監事：ＮＰＯ法人にじいろＣＡＰ理事、ＮＰＯ法人くるめＳＴＰ理事、レット症候群やＬＤ・ＡＤＨＤ関係のさまざまな親の会サポートをしている。2004 年から日本ＬＤ学会公認の特別支援教育士スーパーバイザー

2003年イーライリリー海外フェローシップ受賞（ニューヨーク州立大バッファロー校にて 5 週間 ADHD の包括的治療法について研修）

2005 年から米国以外では初の ADHD 児への夏期治療プログラムを久留米で開催

あとがき

久留米大学小児科主任教授　山下　裕史朗

この漫画の作者「あーさん」と私の出会いは、「ADHD成人当事者の知人が、ADHDの漫画をホームページに公開しているのだけど、医学的監修をしてもらえないだろうか」という相談を九州のADHD成人当事者自助グループの知人からメールで受けたことに始まります。早速、そのホームページ「ADHDを漫画で解説するサイト：フロンティア☆ADHD」(http:// homepage2.nifty.com/ryantairan/)を見てみました。漫画がとてもユニークで、ぐいぐい引き込まれました。作者のADHDパワーが漫画からあふれ出ています。何よりも「前向きな姿勢」に感銘を受けました。比較的深刻な問題にも、笑い飛ばして克服しようという「超ポジティブ思考」です。ADHD当事者だからこそ語れる悩みやすばらしい工夫・アイデアのオンパレード。漫画の過激なタッチから、最初、作者は男性なのかなと思ったのですが、女性でした！

どういういきさつで出版の話になったのか、今となってはよく覚えていません（ADHD人間の習性として）が、ADHD当事者の立場から、漫画でADHDを解説した本は世界的にもまだないようなので、出版してはどうだろうかという軽い乗りがスタートだったように思います。あーささんのサイトを、ADHDの子どもを診療しているアメリカの小児科開業医（奥様が日本人）に見てもらったコメント「まるでNaruto meets Pockemon（ナルトとポケモン合体したような）漫画。アメリカのADHDの子どもにも読ませたい」というものでした。世界初であればぜひやりましょうという話に。出版するとしたらお互い顔をあわせないと話が進まないのでと福岡の出版社（書肆侃侃房）であーさんと、もう一人の監修者である九州看護福祉大学の水間先生（教育専門家の立場から監修、「漫画おたく」であることも判明）と三人で初めて顔をあわせることになりました。あーさんは、想像していたよりも、お若く、きれいな女性でした（失礼！）。漫画そのもの、とてもポジティブ思考のチャーミングな女性でした。ADHDの可能性があるけど受診をためらっているお子さん、親御さんが読んでも役立つような内容の漫画にしたいということで、あーさんは、病院も訪問され、ADHDで悩みを抱える親子へのインタビューもされました。その親子は、あーささんの生き生きした姿に「成人ＡＤＨＤの良いモデルを見た。勇気づけられた」と後日語っていらっしゃいました。

ピーター・ジェンセンというアメリカのＡＤＨＤ研究の第一人者が、『Making the system work for your child with ADHD』（ギルフォード出版社、２００４年発刊）という本を執筆されています。児童精神科教授であり、ＡＤＨＤの世界的権威であるジェンセン先生ですら、ＡＤＨＤをもつ息子さんの治療には大変苦労したと記されています。医学書にはＡＤＨＤのことが詳しく記載されていますが、いざ自分の子どもの治療となると専門医でも具体的方法が分からなかったというのです。行動療法で挫折する、学校が理解してくれない、学校とうまく連携できないなど、治療が軌道に乗るまでには長い道のりがあります。ジェンセン先生の執筆された本には、医学書には書かれていないこと、すなわちＡＤＨＤの子どもをもつ多くの親御さんから語られた工夫の数々が紹介されています。あーささんの書かれた漫画にも、医学書には書かれていないＡＤＨＤをもつ成人当事者やＡＤＨＤの子どもをもつ親御さんの経験から出た工夫やアイデアがちりばめてあります。読者は、そこから学ぶことがたくさんあると思います。

ＡＤＨＤの子どもをもつ親御さん、成人の当事者の方の中には、何事にも悲観的になって、うつ状態に陥る方がいらっしゃいます。アメリカの心理学者、ブラウン博士は、これをＡＮＴＳ（Automatic negative thoughts：湧き上がるネガティブ思考）と呼んでいます。そうではなくて、ポジティブ思考に変えていかなければいけません。ＡＮＴＳは、英語で「蟻（あり）」のことですが、「あり食い」のように「あり」を食べて（克服して）やろうと語っています。

あーささんの漫画を読んで、元気をもらって、あなたのＡＮＴＳを退治していただければ幸いです。

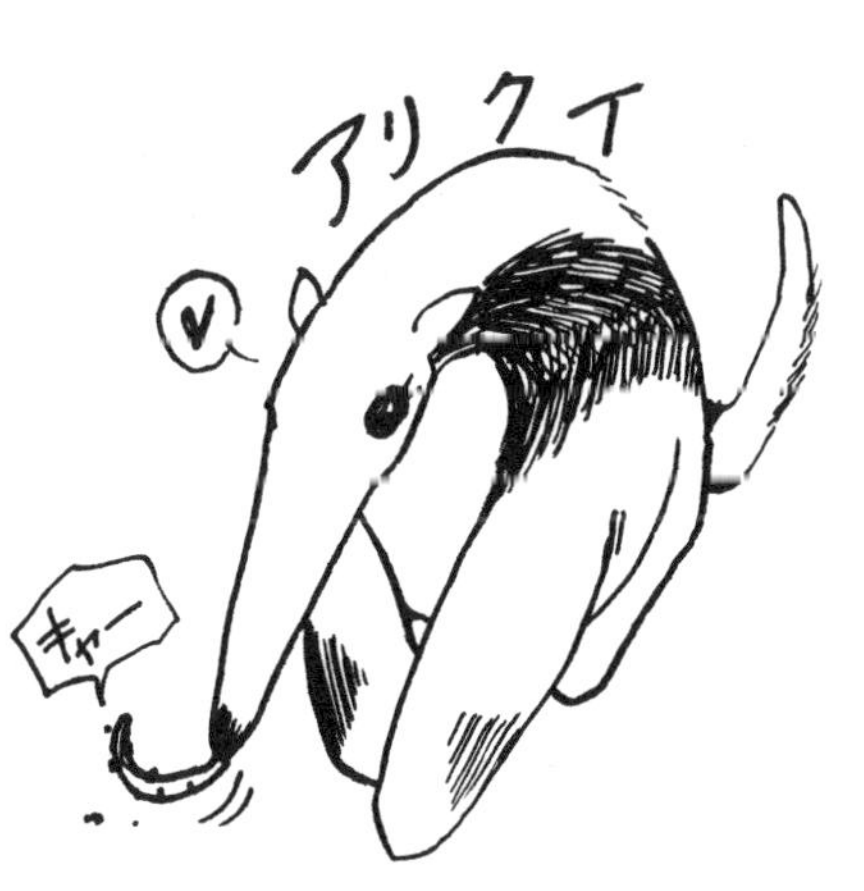

再版にあたって

九州看護福祉大学専任講師　水間 宗幸

本書は２００７年に出版されました。それ以降、発達障害をめぐる世界も大きく変化しました。２００７年の流行語を見てみると「どげんかせんといかん」「そんなの関係ねえ」「消えた年金」などが見つかります。学校教育の中では、それまであった盲・聾・養護学校が「特別支援学校」として一本化されました。特別支援教育が正式に実施された年ということです。本書は非常にタイムリーに出版されたと言えます。

それから８年。「特別支援教育」「発達障害」ということばは日常的に聞かれるようになり、社会の理解が進んだかのように思える部分もあります。その一方でこれらのことばだけがひとり歩きし、本質的な理解や対応が十分といえるものになったのかというと、まだ十分とはいえないところもあるでしょう。

このような変化の中で、本書の内容が現在の状況と異なるところが生じてきました。ここでは少し、このあたりを整理したいと思います。

診断基準や診断名の変化

発達障害の診断は、基本的に国際的な診断基準に沿ってなされています。この国際的な診断基準には、ＷＨＯが作っている「ＩＣＤ−10」とアメリカ精神医学会が出版する「ＤＳＭ−５」とがあります。「ＤＳＭ−５（精神疾患の診断統計マニュアル第５版）」は２０１３年に改定され（それまでは「ＤＳＭ−Ⅳ−ＴＲ」とよばれるものでした）、大幅な改定がなされました。

ＡＤＨＤ (Attention Deficit / Hyperactive Disorder) に関しては「注意欠陥多動性障害」から「注意欠如多動性障害」となりました。「欠陥」ということばがネガティブな印象を与えるため、これに配慮し「欠如」と変更されました。またいくつかの関係学会では「障害」という用語に対しても配慮が必要であるとの考えのもと、「注意欠如多動症」と変更するなど「障害」が「症」に置き換えられています。これまで「注意欠陥多動性障害」と呼ばれていたものは、「注意欠如多動症」や「注意欠如多動性障害」と表記されることになったのです。実は、今回の改定でＡＤＨＤの立場も変化しました。驚くことに旧来のカテゴリーでＡＤＨＤは「発達障害」ではなかったのですが(！)、ＤＳＭ−５では「発達障害」の枠組みの中に入りました。日本では２００５年に「発達障害者支援法」ができ、この時からＡＤＨＤを発達障害の枠組みとして扱ってきたので、ある意味、世界が日本に追いついたのかもしれません。

同じく「ＤＳＭ−５」では、本書で用いられている「アスペルガー症候群」という用語が診断名からなくなり、新たに「自閉症スペクトラム（Autism Spectrum Disorder：ASD と略）」という診断カテゴリーが作られました。アスペルガー症候群という診断名は、前提として自閉症のうち知的障害がない群に用いられていたものでしたが、知的レベルの問題よりも日常生活の困りごとに目を向けると同じグループとして扱ったほうがよい、線を引くより連続体（スペクトラム）として考えた方がよいと考えられたためです。ＡＤＨＤと同様にＡＳＤに対する訳語として「自閉スペクトラム症」、ＬＤ（学習障害：Learning Disorder）では「学習症」とされるなど、呼称に関する配慮がされています。

リタリンについて

作品中、ＡＤＨＤに対する薬物療法の代表として「リタリン」があげられていますが、現在では使用されていません。その経緯や現在よく使用されている治療薬については、山下先生の解説の稿をご覧ください。

発達障害者支援法他（p104~105）

P104に出てくる久間先生のセリフ「発達障害者支援法が通ったこのご時世に／君の学校はまだ『発達障害の支援は一切しない！』って主張しているのかい？」は、出版打ち合わせの当時、私がよく言っていたことです。現在の学校現場で先生がこんなことを言ってしまったら大きな問題になりますが、当時では珍しくない対応でもありました。発達障害者支援法は２００５年に施行された非常に重要な法律です。この法律は特別支援教育と両輪になるもので、日本における発達障害の定義をするとともに発達障害児・者への支援を定めたものです。これにより各都道府県および政令指定都市に必ず１カ所以上、「発達障害者支援センター」を設置することになりました。現在では発達障害者支援センターが、各地域で発達障害に関する相談等の業務を中心的に行っています。

このように、たった8年間の間に多くの変化や進歩がありました。小中学校の対応も随分変わりました。学校の担任の先生や養護教諭、場合によっては校長先生までもが子どもや保護者と一緒に受診するケースが増えています。専門機関を含めて、学校や家庭での子どもたちへの関わりや対応の共通認識が必要だからです。また義務教育以降の高校や大学でもＡＤＨＤをはじめとする発達障害児・者への対応の取り組みが進んできています。これから先、先輩ＡＤＨＤ者の工夫や努力、さまざまな分野での研究成果、社会システムの変化などが積み重なることで、もっとポジティブな未来が待っているかもしれません。

監修者プロフィール

水間宗幸（みずま・むねゆき）

1996年、愛知教育大学大学院修了（教育学修士）。
専門：特別支援教育、臨床発達心理学。
宮崎医療管理専門学校専任講師を経て、1998年より、九州看護福祉大学助手。2007年より同大助教、2008年より専任講師。

著書

「イルカ・セラピー入門　自閉症児のためのイルカ介在療法」（ブレーン出版、２００３、共著）
「発達障害のある子の自立に向けた支援
小・中学生の時期に、本当に必要な支援とは？」
金子書房、2015、（共著）

あとがき

この本は、実は私の『感謝の気持ち』を形にしたものです。誰に対しての『感謝の気持ち』かというと、それは私をＡＤＨＤから救ってくださった方々…主に、私のサイトのお客さんたちです。

というのも、私が個人サイトを開いて、そこでＡＤＨＤ解説ギャグ漫画を掲載し始めた頃は、ぶっちゃけまだ全然ＡＤＨＤから吹っ切れていませんでした。ええ、ものの見事に翻弄されてましたよ。

でも、そんな私が描いた漫画で、たくさんの方々が笑ってくれました。ＡＤＨＤの方には「元気がでたよ」と言ってもらえ、非ＡＤＨＤの方からは「ＡＤＨＤのことを知れてよかった」と言っていただきました。（サンキュー♪）

それで調子に乗った私は、どんどん漫画を書きました。そして漫画を書くために、前頭葉を振り絞っていろいろ勉強しました。情報を得るために、たくさんの人とも話しました。それらを参考にして、ＡＤＨＤの改善策をいろいろ編み出しました。そして、それが結果として私の中で、『ＡＤＨＤを乗り越えるためのバネ』になりました。
「助けるつもりだった人に、逆に助けられた」という話は時々聞きますが、まさにそれです。いやはや、本当にありがたい話です。

そんなわけで、恩返しと思って出版したこの本。これが少しでも、読んでくださった方々の『ポジティブ』につながれば幸福です。
この本を出すにあたって、久留米大学医学部小児科主任教授の山下先生、九州看護福祉大学専任講師の水間先生、書肆侃侃房の田島様をはじめ、たくさんの方々にお世話になったり、応援していただきました。ありがとうございました。
今度はそっちの恩返しをしなきゃいけませんね（笑）

あーさ

2007. 5
ＢＧＭ　サンボマスター「世界はそれを愛と呼ぶんだぜ」を聴きながら

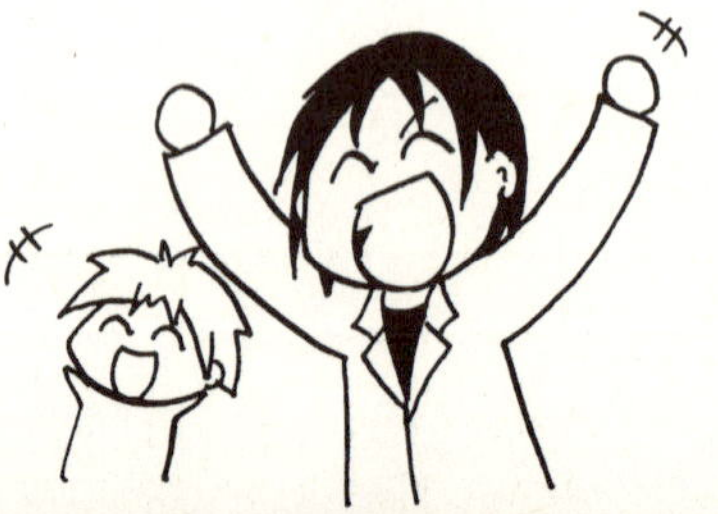

スペシャルサンクス

えじそんくらぶの高山恵子様
某自助グループの皆様
インタビューに応じてくださった皆様
文章構成を協力してくれた母上
~~ムリヤリ出させた~~ 快く漫画に出てくれた弟
何もしなかったおとん
いつのまにかアシスタントとして巻き込まれたマスターちゃん
ニジショーガイジャーのデザインをしてくれた親友Kちん
いつも見守ってくれた心の友たち
愛する我がサイトの閲覧者の皆様
この本の主人公、あかし

そして
この本を手に取ってくださったあなた！

愛してるぜ!!

by=あーさ

参考文献

- 『Attention!』
  CHADD発行
- 『生き方』
  稲盛和夫著 サンマーク出版
- 『現代ヨガ入門』
  千脳千恵美著 旺史社
- 『子どもの心の病気がわかる本』
  市川宏伸著 講談社
- 『のび太・ジャイアン症候群』
  司馬理英子　加藤醸鎱子
  千谷史子著　主婦の友社
- 『ひらめきすぎる人々』
  ロクスケ著　VOICE

著者プロフィール

あーさ

21歳の時、自分がADHDであることを知る。自分のことを知りたいと思いADHDについて猛勉強。

「もっと早い時期に知っていれば、あんな辛い思いをしなくてすんだのに」と強く感じる。

自分のような人を出さない為、そしてADHDの知名度を上げ、非ADHDの人の理解を得る為に、2003年「漫画で解説『フロンティア★ADHD』」のサイトを立ち上げる。

以降、アクセス数を順調に伸ばし、好評を得ている。

2008年から、発達障害に関連した執筆活動・講演会、当事者が集まる茶話会・イベントの主催、そして、愛媛県内の発達支援センター等で、巡回相談員として活動している。

一般社団法人日本LD学会正会員
特別支援教育士

WEB　http://homepage2.nifty.com/ryantairan/

めざせ！ポジティブADHD
ギャグマンガで読み解く基礎知識＆克服法

2007年6月25日　第1刷発行
2015年8月14日　第4刷発行

著　者　あーさ
監修者　山下裕史朗・水間宗幸
発行者　田島安江
発行所　書肆侃侃房（しょしかんかんぼう）
〒810-0041　福岡市中央区大名2-8-18-501（システムクリエート内）
TEL 092-735-2802　FAX 092-735-2792
http://www.kankanbou.com　info@kankanbou.com

編集 ――――― 池田雪（書肆侃侃房）
装丁 ――――― 川上夏子

印刷・製本 ――― アロー印刷株式会社

ISBN978-4-902108-53-8　C2049

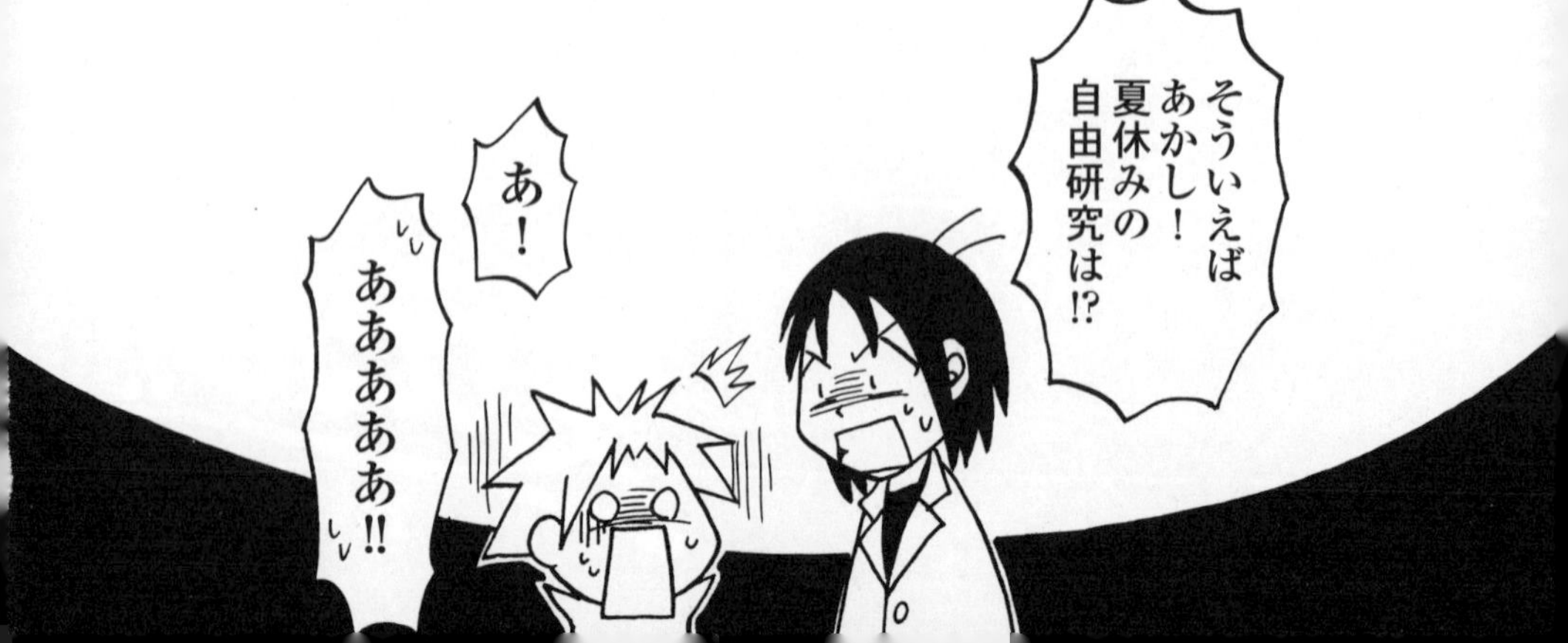